■ 医学影像联盟经典丛书

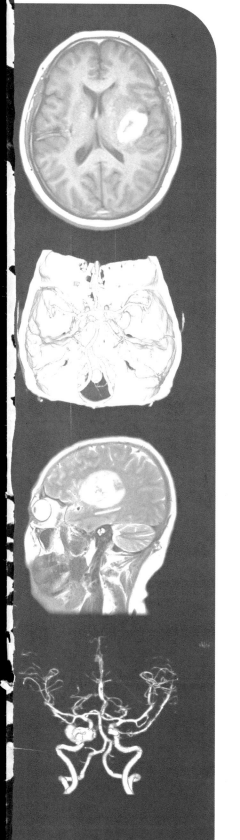

神经影像征象解析
（非肿瘤篇）

SHENJING YINGXIANG
ZHENGXIANG JIEXI
(FEI ZHONGLIU PIAN)

马　林　许茂盛　韩志江 ◎ 主　审

王宇军　白玉贞　徐守军 ◎ 主　编

江桂华　郑学军　李建业　李文华 ◎ 副主编

U0194010

科学技术文献出版社
SCIENTIFIC AND TECHNICAL DOCUMENTATION PRESS

·北京·

图书在版编目（CIP）数据

神经影像征象解析. 非肿瘤篇 / 王宇军，白玉贞，徐守军主编. —北京：科学技术文献出版社，2022.1
ISBN 978-7-5189-8508-1

Ⅰ.①神… Ⅱ.①王… ②白… ③徐… Ⅲ.①神经系统疾病—影像诊断 Ⅳ.① R741.04

中国版本图书馆 CIP 数据核字（2021）第 214202 号

神经影像征象解析（非肿瘤篇）

策划编辑：张 蓉　　责任编辑：张 蓉 危文慧 张 波　　责任校对：文 浩　　责任出版：张志平

出 版 者	科学技术文献出版社
地 址	北京市复兴路15号　邮编 100038
编 务 部	(010) 58882938，58882087（传真）
发 行 部	(010) 58882868，58882870（传真）
邮 购 部	(010) 58882873
官 方 网 址	www.stdp.com.cn
发 行 者	科学技术文献出版社发行　全国各地新华书店经销
印 刷 者	北京地大彩印有限公司
版 次	2022 年 1 月第 1 版　2022 年 1 月第 1 次印刷
开 本	889×1194　1/16
字 数	744千
印 张	28　彩插16面
书 号	ISBN 978-7-5189-8508-1
定 价	298.00元

主编简介

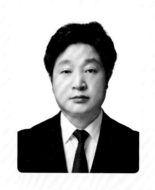

王宇军

浙江中医药大学附属第一医院医学影像科，主任医师，中国医学影像联盟总盟主、神经影像总群群主。

※ 专业特长

主要从事临床各系统的影像学诊断工作，尤其对神经系统肿瘤性与非肿瘤性病变的影像学诊断均有较深的造诣。

※ 社会任职

现任中国老年医学学会神经医学分会委员，中国中医药信息学会中西医结合介入分会副主任委员，浙江省数理医学学会人工智能影像与介入医学专业委员会常务委员，浙江省中西医结合学会影像专业委员会委员兼秘书，浙江省医学会放射学分会神经头颈组委员。

※ 学术成果

参编神经影像学专业书籍5部（主编2部、副主编1部）；以第一作者和通讯作者发表论文10余篇，其中SCI收录3篇。

※ 所获奖项

获第二届中华放射学会神经影像技能大赛二等奖，浙江省医学会放射学分会神经影像技能比赛一等奖，广东省医学会放射医学分会磁共振学组第一届擂台争霸赛一等奖，广东省医学会放射医学分会磁共振学组第二届擂台争霸赛二等奖。多次受邀参加中华医学会放射学会、北京天坛医院等神经影像学术专题讲座。

主编简介

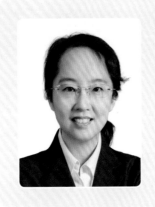

白玉贞

内蒙古医科大学附属医院影像科，主任医师，中国医学影像联盟资深会员。

※ 专业特长

主要研究神经内、外科疾病的影像学诊断。

※ 社会任职

现任中国中医药信息学会中西医结合介入分会委员，内蒙古自治区医学会医疗事故技术鉴定专家库成员。

主编简介

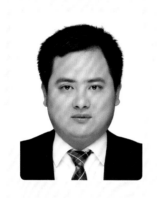

徐守军

深圳市儿童医院放射科，主治医师，博士，师从江桂华教授，中国医学影像联盟资深会员。

※ 专业特长

主要研究小儿影像学诊断；擅长儿童常见病、多发病的影像学诊断，尤其对儿童脑部发育性疾病颇有研究，对儿童罕少见疾病也有一定造诣。

※ 社会任职

现任广东省医师学会儿科医师分会委员，深圳市医学会放射学分会腹部学组委员，"17会诊网"会诊专家，《罕见疾病杂志》（"儿科疾病"专栏）主编，《中国CT和MRI杂志》及《罕少疾病杂志》审稿人、编辑。

※ 学术成果

参编书籍3部（主编1部）；发表论文29篇，其中SCI收录7篇。

编委会

序言 1

　　正所谓"精准医疗，影像先行"。影像学不仅仅是服务于临床，更是在引领临床。影像学不仅可以促进疾病的早期发现，对于经验丰富的影像学医师，甚至能在疾病早期做出精准定性诊断，从而为临床下一步精准治疗做出指导。由此可见，影像学在实现精准医疗目标上的重要作用与价值，而这种作用与价值越大，带给影像学医师的压力与挑战便越大。随着医学影像技术的快速发展，影像学医师需不断加强学习，以更好地在医疗环境中发挥价值，造福更多的患者。这就要求从事影像学专业的医师不能只停留在日常工作上，更应该有意识地培养对疾病全方位的认识，尤其是相关临床及病理知识，拓宽自己的疾病谱，夯实基础，进而逐步提高影像学诊断水平。

　　以上述的影像学医师培养目标为出发点，本套丛书凝聚了中国医学影像联盟多位长期从事临床神经影像学医师的心血，以大量实战病例为切入点，继而把握影像学关键征象，并结合分子病理，总结诊断及鉴别诊断要点，完整地将疾病呈现在读者眼前，清晰地展示了疾病的诊断思路。本套丛书涵盖病种较全，分析思路清晰、新颖，相信会给读者带来不一样的感受及收获。

序言 2

　　随着医学影像新技术的不断发展及人工智能在临床的广泛应用，影像学工作者似乎迎来了前所未有的挑战，因此提高自身业务能力、一如既往地学习仍然是影像人工作中的主旋律！由于互联网的飞速发展及各大平台的资源共享，促进了"线上教学，网络读片"这种新型的学习方式。中国医学影像联盟基于"公益、规范、融合、普及"的宗旨，激起了全国广大影像学医师的学习热情，大家通过此联盟开拓了视野、增长了认知、积累了经验。

　　由王宇军主任组织撰写的医学影像联盟经典丛书：《神经影像征象解析（肿瘤篇）》和《神经影像征象解析（非肿瘤篇）》，更是汇集了中国医学影像联盟群内编者们6年多来的临床经验，在吸收了众多前辈们的研究成果和临床经验的基础上，简明扼要地阐述了典型病例的经典征象、病理学分析及鉴别诊断要点，既新颖，又实用。

　　本套丛书文字简练、重点突出、病例丰富、图文并茂，相信将会对广大影像工作者的神经影像学诊断水平的提高起到积极的作用！

前　言

　　近年来随着神经病理学不断的推陈出新、中枢神经系统肿瘤分类将分子遗传学纳入诊断标准及一些非肿瘤性病变知识点的不断更新，医学影像学诊断也迎来了巨大挑战，影像学必定会与病理学同步进入分子影像时代，因此，我们应充分了解一些病理知识，才能更加精准的从理论上对影像图进行解读。《神经影像征象解析（肿瘤篇）》和《神经影像征象解析（非肿瘤篇）》均从影像科医师的视角出发，以影像征象为基础，密切结合临床及病理，以病例实战的形式，将一个个经典的病例进行精彩的剖析，相信一定会让您有所收获。

　　本套丛书汇集了中国医学影像联盟神经群众多医师的心血，无论是每一个病例图像的征集、筛选，还是每一个征象的解读、病理求证，都尽量做到了精益求精。本套丛书涵盖了中枢神经系统肿瘤性疾病与非肿瘤性疾病的常见病、多发病及部分少见疑难病例，以病理改变为基础，详细阐述影像学特征，特别是典型征象的标注、征象形成原理的解析及病理图片的对照，肯定会让读者记忆犹新。

　　希望本套丛书可以对每一位读者，尤其是影像科、神经内科及神经外科医师有所帮助。由于时间所限，对书中存在的不足之处，希望同仁们给予批评指正！

目 录

第 **1** 章

脑血管病

第一节 烟雾病

【临床资料】

患者男性，7岁。

主诉：头痛3天，意识障碍10小时。

【影像学检查】

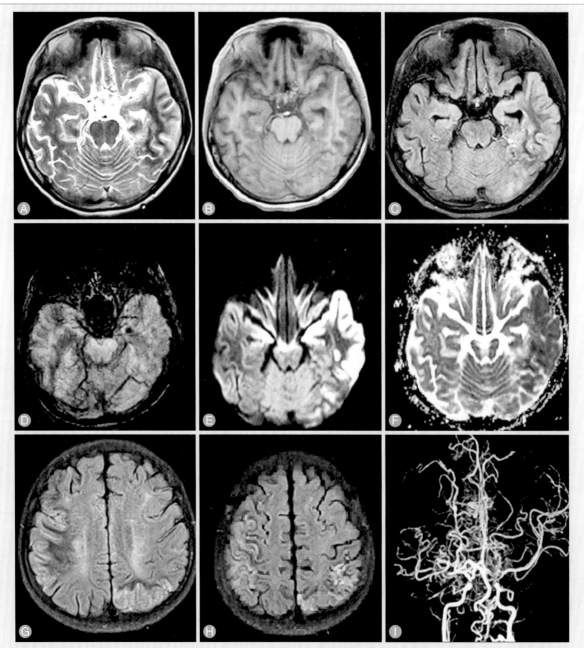

A. 轴位 T₂WI；B. 轴位 T₁WI；C. 轴位 T₂-FLAIR；D. 轴位 SWI；E. 轴位 DWI；F. 轴位 ADC；G、H. 轴位 T₂-FLAIR；I.MRA

图1-1-1 头颅MRI和MRA

【解析思路】

1.临床特征：患者为儿童，急性起病。

2.影像学特点：左颞叶见大片T_1WI稍低信号，T_2WI/T_2-FLAIR稍高信号，DWI高信号，ADC值减低、外侧裂池、基底节异常流空血管，T_2-FLAIR见"常春藤征"，血管造影CT（angiography computed tomographg，CTA）显示双颈内动脉颅内段及一侧大脑中动脉管腔狭窄闭塞，局部异常迂曲小血管（图1-1-1）。

【可能的诊断】

1.烟雾综合征

支持点：双侧颈内动脉末端、中动脉近端闭塞，血管分支减少，外侧裂大脑中动脉走行区丰富的"烟雾样"侧支血管影。

不支持点：无潜在病因如血液性疾病（系统性红斑狼疮、巨幼红细胞贫血）、先天性综合征（神经纤维瘤病、结节性硬化症）等。

2.烟雾病

支持点：儿童急性脑梗死，双侧颈内动脉末端及一侧大脑中动脉近端闭塞，外侧裂大脑中动脉走行区丰富的侧支烟雾血管影，T_2-FLAIR见"常春藤征"。

不支持点：无。

【临床诊断】

烟雾病（DSA证实）。

【讨论】烟雾病

1.概述：烟雾病（moyamoya disease，MMD）又称脑底异常血管网病，是一种慢性进行性脑血管病。影像学特征为单侧或双侧颈内动脉末端和（或）大脑前、中动脉近端慢性进行性狭窄或闭塞，伴颅底烟雾状血管网形成。

临床表现：脑卒中，缺血性脑卒中（脑梗死）儿童多见，出血性脑卒中（脑出血）成年人多见。目前烟雾病还没有有效的药物治疗方法，当脑血流动力学受到影响时，脑血管重建（颞浅动脉–大脑中动脉搭桥术）是临床应用最为广泛的外科治疗方案，且具有良好的治疗效果。

2.影像学表现：脑血管数字减影血管造影（digital subtraction angiography，DSA）为MMD诊断的金标准，但其有创且费用较高；MRI平扫、磁共振血管成像（magnetic resonance angiography，MRA）、CTA对大动脉狭窄或闭塞高度敏感，是诊断MMD较可靠的影像学检查方法。

MRI平扫见双侧颈内动脉末端和（或）大脑前、中动脉变细、流空差，颅底中线两旁区域、基底节出现烟雾状流空信号影，以轴位T_2WI显示最佳。T_2-FLAIR见两侧大脑半球脑沟或脑表面沿软脑膜分布的点状或条状高信号，因其似常春藤攀缘于石头上而得名"常春藤征"，其形成原因系软脑膜吻合支内血管网和软脑膜动脉血流缓慢，以及皮层软脑膜充血水肿及增厚，致T_2-FLAIR序列流空效应消失表现为高信号。"常春藤征"以额顶叶为多，CTA原始图像可见相应区域形态相似的线状强化影。T_2WI及T_2-FLAIR图像上还可见放射冠，半卵圆中心白质区呈现垂直于侧脑室壁的刷子状高信号，被称为"刷子征"，在SWI序列及增强扫描图像中也可显示。文献报道"刷子征"的形成可能是因为代偿扩张的皮层软脑膜侧支吻合血管网流速较慢，导致回流的大脑髓质深静脉及皮层下浅静脉流速也减慢及其管腔扩张，因位于深部白质区，无脑脊液掩盖而易于在T$_2$-FLAIR序列上显示。此外，责任大动脉血管狭窄后局部可出现瘤样扩张。MMD患者发生颅内动脉瘤的概率高于一般人群，由于来自后循环交通动脉的强大血流，可致前循环发生动脉瘤。CT和MRI平扫有助于显示脑梗死和脑出血。随着病变的进展，可出现广泛的脑萎缩。

3. 分型及分期：根据血管病变累及的范围将MMD分为3型。

Ⅰ型：只有颅底动脉环前半环狭窄及闭塞，多数累及双侧，少数累及单侧；Ⅱ型：颅底动脉后半环及后交通动脉狭窄或闭塞，出现率较低；Ⅲ型：颅底动脉前后环均狭窄或闭塞。

根据病变发展的进程分为6期。

Ⅰ期：颈内动脉分叉部狭窄，通常累及双侧；Ⅱ期：在狭窄血管附近即脑底产生特征性异常血管网（烟雾状血管初发期）；Ⅲ期：颈内动脉进一步狭窄或闭塞，逐步累及大脑中动脉及大脑前动脉；烟雾状血管更加明显（烟雾状血管增多期）；Ⅳ期：整个Wills环甚至大脑后动脉闭塞，颅外侧支循环开始出现，烟雾状血管开始减少（烟雾状血管变细期）；Ⅴ期：Ⅳ期的进一步发展，颈内动脉系统血管消失，烟雾状血管更加少（烟雾状血管缩小期）；Ⅵ期：颈内动脉及其分支闭塞，烟雾状血管消失，脑的血供完全依赖于颈外动脉和椎–基底动脉系统的侧支循环。

4. 当MRI识别以下代偿血管则高度提示烟雾病。

（1）基底节区脑底代偿小血管（图1-1-2）。

（2）眼动脉经筛前筛后动脉到额叶代偿血管（图1-1-3）。

（3）大脑后动脉经胼胝体压部动脉到大脑前动脉代偿血管（图1-1-4）。

（4）颈外动脉软脑膜支代偿的"常春藤征"典型征象：中等大血管内慢血流/反向血流导致的T$_2$-FLAIR高信号，反映侧支代偿慢血流或反向血流，高度提示近端血管狭窄或闭塞（图1-1-5）。

提示：MRA、CTA、FLAIR序列的"常春藤征"是诊断MMD较可靠的影像学检查方法及征象，DSA是诊断的金标准。但实际工作中，首诊仅有MRI平扫T$_1$WI、T$_2$WI序列，要注意颅底大动脉是否有正常血管流空信号，颅底侧裂池或基底节是否有异常杂乱的点状条样小血管影。

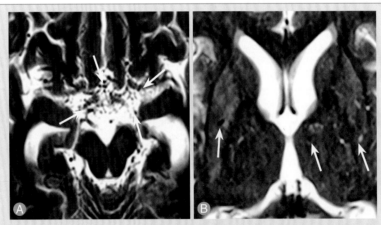

A、B. 轴位 T$_2$WI，脑底异常迂曲流空血管（图A箭头），基底节迂曲流空血管（图B箭头）

图1-1-2 基底节区脑底代偿小血管MRI

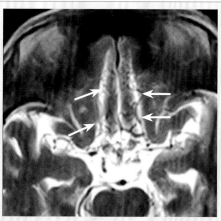

轴位 T₂WI，眼动脉经筛前筛后动脉到额叶代偿血管（箭头）

图1-1-3　眼动脉经筛前筛后动脉到额叶代偿血管MRI

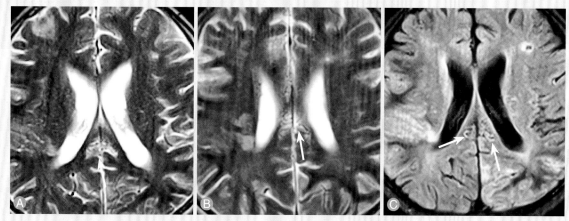

A、B.轴位 T₂WI；C.轴位 T₂-FLAIR。胼胝体压部后方大脑前、后动脉吻合支迂曲流空血管（箭头）

图1-1-4　胼胝体压部后方大脑前和后动脉吻合支迂曲流空血管MRI

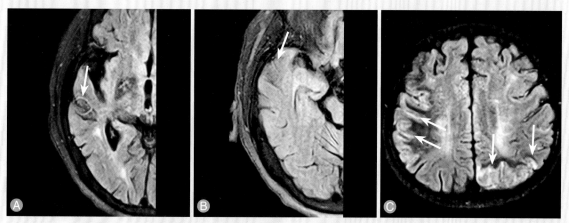

A ~ C.轴位 T₂-FLAIR，右侧大脑中动脉分支内见 T₂-FLAIR 高信号（图 A、图 B 箭头），"常春藤征"（图 C 箭头）

图1-1-5　颈外动脉软脑膜支代偿的"常春藤征"典型征象MRI

【拓展病例】

病例 患者男性，54岁，突发左侧肢体无力6天，经DSA证实烟雾病。

左基底节前部出血，脑底部、筛区额叶、胼胝体压部脑室区间异常流空血管，成年人烟雾病多表现为脑出血，最常见为蛛网膜下腔出血及脑室出血，一般认为与异常扩张代偿小血管破裂或并发粟粒状动脉瘤破裂有关，成年人非常见部位脑出血要考虑烟雾病可能（图1-1-6）。

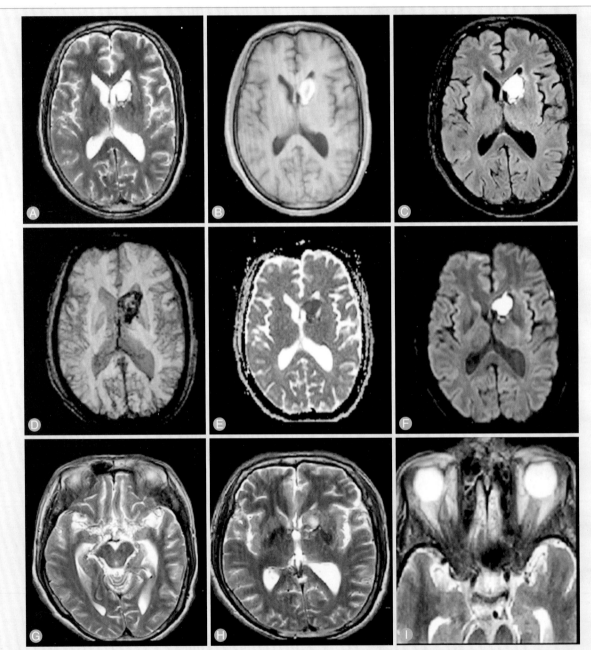

A. 轴位 T$_2$WI；B. 轴位 T$_1$WI；C. 轴位 T$_2$-FLAIR；D. 轴位 SWI；E. 轴位 ADC；F. 轴位 DWI；G. 轴位 T$_2$WI；H. 轴位 T$_2$WI；I. 轴位 T$_2$WI

图1-1-6 烟雾病MRI

【典型征象】

1.异常代偿迂曲流空血管影（图1-1-7）。

2."常春藤征"：分为T$_1$WI增强"常春藤征"和T$_2$-FLAIR"常春藤征"（图1-1-8），反映颈外动脉软脑膜支代偿慢血流。

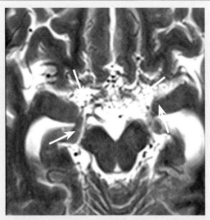

轴位 T$_2$WI，烟雾病颅底异常代偿迂曲流空血管影（箭头）

图1-1-7　烟雾病颅底异常代偿迂曲流空血管影MRI

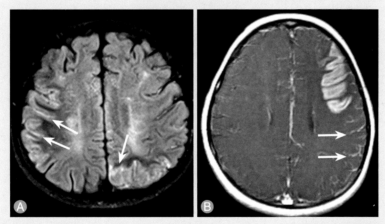

A.T$_2$-FLAIR，"常春藤征"（箭头）；B.T$_1$WI增强，"常春藤征"（箭头），在左大脑半球软脑膜异常强化，额叶"脑回样"强化区为脑梗死

图1-1-8　烟雾病MRI

【诊断要点】

1.该病好发于儿童和40岁左右成年人，儿童易发缺血性脑卒中，成年人易发出血性脑卒中。

2.MRI常规征象：前述4个代偿区域异常迂曲流空血管影，T$_2$-FLAIR血管内高信号，呈"常春藤征"。

3.可经MRA、CTA、DSA检查确诊。最重要的是在常规MRI平扫图像识别到以上细微征象时考虑到烟雾病，而不是仅满足于靠血管成像来诊断。

（王　芳　李建业）

第二节　原发性中枢神经系统血管炎

【临床资料】

患者男性，27岁。

主诉：发作性头痛伴识字困难5天。

实验室检查：血常规、红细胞沉降率、术前8项、自身抗体谱、抗核抗体、抗心磷脂抗体、甲状腺功能亢进未见异常。脑脊液常规：脑脊液细胞总数$55 \times 10^6/L$、脑脊液白细胞数$40 \times 10^6/L$。生化检查：脑脊液氯化物128.1 mmol/L。免疫检查：脑脊液IgG测定3.58 mg/dL，病原学涂片未见异常。外院送检脑脊液、血清OB及AQP-4抗体均呈阴性。

【影像学检查】

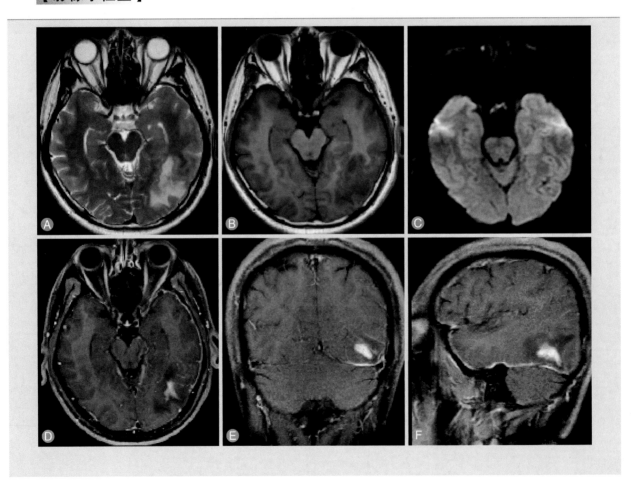

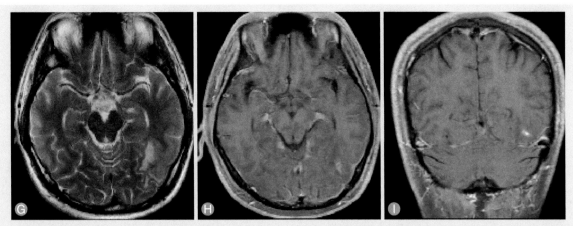

A. 轴位 T$_2$WI；B. 轴位 T$_1$WI；C. 轴位 DWI；D. 轴位 T$_1$WI 增强；E. 冠状位 T$_1$WI 增强；F. 矢状位 T$_1$WI 增强；G. 治疗后轴位 T$_2$WI；H. 治疗后轴位 T$_1$WI 增强；I. 治疗后冠状位 T$_1$WI 增强。图 A ~ 图 F 为治疗前，图 G ~ 图 I 为治疗后复查

图1-2-1　头颅MRI（图A~图F为治疗前、图G~图I为治疗后复查）

【解析思路】

1.临床特征：患者为青年男性，急性起病。

2.影像学特点：左侧颞枕叶片状异常信号，T$_1$WI呈低信号，T$_2$WI呈高信号，病灶内见T$_1$WI稍高信号、T$_2$WI稍低信号，DWI呈等信号，增强扫描后病灶中心可见不规则条片状明显强化，邻近脑膜线状强化，占位效应轻（图1-2-1）。

【可能的诊断】

1.静脉性脑梗死

支持点：患者急性起病，以头痛为首发症状，伴失读，影像学检查提示病灶强化伴水肿，患者为青年男性，需考虑静脉梗死。

不支持点：患者无血液高凝危险因素，影像学检查未见明确静脉窦血栓及皮层静脉血栓等征象。

2.可逆性脑血管收缩综合征

支持点：头痛，可有水肿及小灶皮质凸面蛛网膜下腔出血。颅内血管呈"串珠样"改变。

不支持点：呈"霹雳样"头痛。多无强化，除非发生缺血性脑血管病可有"脑回样"的强化。治疗后复查，病变基本完全消失。

3.中枢神经系统性血管炎

支持点：患者为青年男性，急性起病，无前驱感染病史，主要表现为发作性头痛、失读。影像学检查提示左颞枕叶不规则片状T$_1$WI低信号，T$_2$WI高信号，伴水肿，病灶强化，临床表现轻而影像学表现重的。

不支持点：无。

【治疗经过】

予以激素冲击及环磷酰胺免疫抑制治疗，同时予以降颅压、改善循环、控制心率、补钾、保护胃黏膜等治疗，病情较前明显缓解，复查头颅MRI见病灶较前明显好转吸收。

【临床诊断】

原发性中枢神经系统血管炎。

【讨论】原发性中枢神经系统血管炎

1.概述：原发性中枢神经系统血管炎（primary angiitis of the central nervous system，PACNS）病因不明，可能与自身免疫相关。

病理分型：肉芽肿性血管炎、淋巴细胞性血管炎、坏死性血管炎及β-淀粉样蛋白相关性脑血管炎；临床及影像学表现多样，缺乏特异性，诊断具有挑战性。

临床表现：发病高峰人群为中年人，女性稍多；多缓慢起病，少数急性起病。临床表现多样，头痛最多见，其次是脑血管事件和脑病表现（如癫痫、精神症状等），随病情进展，80%的患者出现多灶性神经功能缺损症状。

2.影像学表现具体如下。

（1）正常表现：这种情况见于少数PACNS早期。①同时累及皮层和皮层下、基底节的多发梗死，可呈中等血管或其分支供血区梗死，也可表现为小动脉型梗死，DWI高信号，可见于PACNS急性期；②进行性融合的白质病灶，此表现易被误诊为脱髓鞘疾病；③脑实质内血肿伴水肿；④肿瘤样局灶性占位病灶容易被误诊为脑肿瘤；⑤脑实质多发微出血：SWI可表现为无症状的多发斑点状微出血灶。

（2）增强表现：多变，脑实质多发小的强化病灶；单发或多发大块强化病灶，可伴水肿、小血管强化，易被误诊为肿瘤；血管周围间隙扩大伴强化；软脑膜的强化病灶。①脑血管（DSA、CTA、MRA）表现：受累血管可为大小不一、数目多发、表现多样，可表现为正常、狭窄、闭塞或狭窄与扩张交替；比起近段血管，更易累及外周动脉分支，近半数病例正常；②脑血管壁成像（HR-MRI）通常表现为节段性多血管累及的特征，受累血管的典型特征表现为光滑、明显、均匀的向心性强化，这种表现是与动脉粥样硬化性病变（偏心不均匀强化）和RCVS（无或者轻度强化）鉴别的一个关键点。

【拓展病例】

病例 患者男性，40岁，无明显原因突发晕厥，伴恶心、呕吐、神志不清1天。临床诊断为中枢神经系统血管炎。双侧大脑半球脑实质内可见多发斑片状T_1WI低信号，T_2-FLAIR高信号影，DWI信号稍高，增强扫描后双侧大脑半球脑实质及软脑膜见小结节状、条形强化影（图1-2-2）。

实验室检查：脑脊液无色透明，压力390 mmH$_2$O，常规结果提示：葡萄糖4.80 mmol/L，白蛋白0.60 g/L，氯121.0 mmol/L，潘氏反应（＋），红细胞数0，白细胞数60×10^6/L（多核细胞2%，单核细胞98%），免疫球蛋白IgG79.7 mg/L，血清抗JO-1抗体（＋），其余风湿免疫相关检查、肿瘤标志物、红细胞沉降率、超敏C-反应蛋白及脑脊液副肿瘤综合征检测、细菌及真菌培养等未见异常。

治疗经过：给予抗免疫（强的松）治疗，长春西汀、脑蛋白水解物（曲奥）、阿司匹林、阿伐他汀等药物治疗，患者症状缓解、好转，1年后复查，MRI所示较前明显好转。

双侧大脑半球脑实质内可见斑片状T_1WI稍低信号，T_2-FLAIR为高信号，DWI信号不高，较治疗前明显减少（图1-2-3）。

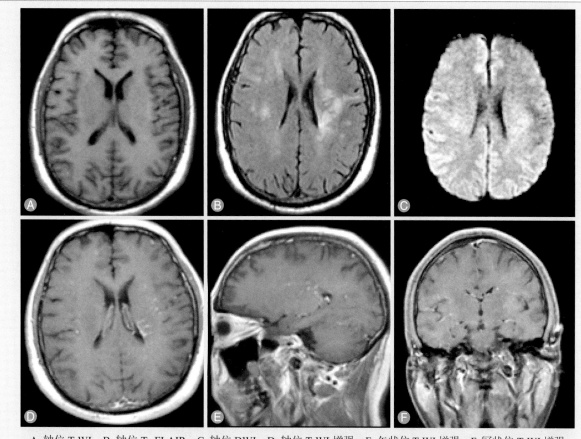

A.轴位 T₁WI；B.轴位 T₂-FLAIR；C.轴位 DWI；D.轴位 T₁WI 增强；E.矢状位 T₁WI 增强；F.冠状位 T₁WI 增强

图1-2-2 中枢神经系统血管炎MRI

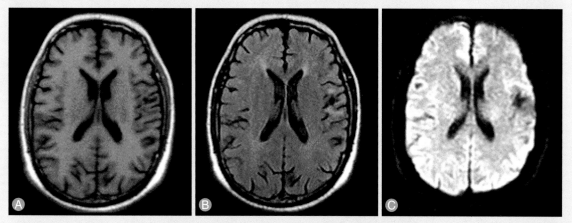

A.轴位 T₁WI；B.轴位 T₂-FLAIR；C.轴位 DWI

图1-2-3 中枢神经系统血管炎（治疗后复查）MRI

【诊断要点】

1.中枢神经系统血管炎是一种特异的中枢神经系统血管壁炎性病变，可累及大、中、小血管。

2.影像学典型表现：多发血管狭窄及扩张（"串珠样"）、动脉瘤、局灶或弥漫脑炎性/血管病改变；不典型可见肿瘤样病灶、脱髓鞘样病灶、出血性病灶等多种改变。

3.确诊依赖病理或临床治疗（激素和免疫抑制剂）表现，影像学诊断及鉴别诊断具有重要意义。

（拓展病例由青岛大学附属医院任廷德医师提供）

（赵好果）

第三节 感染性血管炎

【临床资料】

患者女性，31岁。

主诉：孕6^+月，咳嗽2个月，伴咳痰发热1周，阴道流血1天。

既往史：2004年曾患"结核性腹膜炎"。

脑脊液常规：脑脊液白细胞数$289 \times 10^6/L$。生化检查：脑脊液氯化物104.4 mmol/L、脑脊液蛋白1544.8 mg/L，脑脊液糖0.9 mmol/L。未检出细菌及抗酸杆菌，墨汁染色阴性。

【影像学检查】

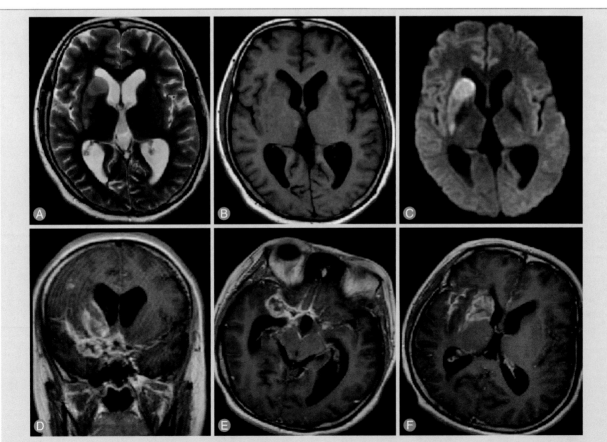

A.轴位 T_2WI；B.轴位 T_1WI；C.轴位 DWI；D.冠状位 T_1WI 增强；E.轴位 T_1WI 增强；F.轴位 T_1WI 增强

图1-3-1 头颅MRI

【解析思路】

1.临床特征：患者为青年女性，咳嗽2个月，伴咳痰发热1周；既往"结核性腹膜炎"病史。

2.影像学特点：右侧基底节区见片状T_1WI稍低信号，T_2WI高信号，DWI高信号，增强扫描显示右侧基底节区片状强化，双侧外侧裂池及基底池线状强化，右侧较明显（图1-3-1）。

【可能的诊断】

1.隐球菌性脑膜炎

支持点：基底池及外侧裂池广泛线状强化，脑脊液蛋白增高，糖降低。

不支持点：墨汁染色阴性。

2.癌性脑膜炎

支持点：基底池及外侧裂池广泛线状强化。

不支持点：无原发恶性肿瘤病史。

3.结核性脑膜炎继发血管炎伴脑梗死

支持点：既往结核性腹膜炎病史，基底池及外侧裂池广泛线状强化，继发右侧基底节区脑梗死；脑脊液蛋白增高，糖降低。

不支持点：未见抗酸杆菌。

【治疗经过】

予以异烟肼、利福平、吡嗪酰胺、乙胺丁醇、莫西沙星、利奈唑胺等药物抗结核治疗，同时给予脑脊液置换，鞘内给予异烟肼、地塞米松、糜蛋白酶等药物抗结核治疗，病情较前明显缓解。

【临床诊断】

结核性脑膜炎继发血管炎致右侧基底节急性脑梗死。

【讨论】感染性血管炎

1.概述：感染性中枢神经系统血管炎和微生物感染存在直接的关系，致病菌包括梅毒、细菌、真菌、支原体和病毒等。感染引起血管炎的机制：第一，感染原可直接破坏血管壁；第二，微生物与宿主有共同的抗原表位或能修正自体抗原，从而导致交叉性免疫反应。实际上，往往二者同时存在。任何颅底的感染均可以导致进入脑的大血管闭塞或局部血管炎，特别是结核和真菌感染，结核感染可以累及40%的深穿动脉。毛霉菌和放线菌易侵犯血管导致出现血管炎样的血管造影图像。带状疱疹眼炎暴发后几个月可以产生同侧的血管炎，在血管内皮细胞内可产生炎症，引起基底节、脑白质和大脑的梗死。关于感染相关性血管炎的诊断流程，重点是分析感染与血管炎的关系：首先应确定是否存在感染，包括发热、全身感染及颅内感染表现，结合头部CT或MRI所见，以及血液和脑脊液检查，明确是何种感染；其次应通过临床表现、影像学检查（CT或MRI）、血管评价［MRA、CTA、经颅多普勒超声（transcranial Doppler，TCD）、脑血管壁成像（HR-MRI）、DSA等］确定是否有血管炎的证据。

2.影像学表现：受累血管可大小不一、数目多发、表现多样，可表现为正常、狭窄、闭塞或狭窄与扩张交替；HR-MRI通常表现为节段性多血管累及的特征。

【拓展病例】

病例 患者男性，20岁，2个月前无明显诱因出现右手中指麻木、不灵活，逐渐出现无名指、示指麻木、不灵活，1个月前无明显诱因出现言语笨拙、欠流利。

影像学特点：左侧额叶见不规则T_1WI低信号、T_2WI高信号，DWI及T_2-FLAIR呈不均匀高信号，病灶内部见点状、线状T_1WI高信号、T_2WI低信号灶，增强扫描后病变边缘呈条状、小结节样明显强化，SWI病灶内见多发线状低信号影，动脉自旋标记（arterial spin labeling，ASL）呈低灌注（图1-3-2，文后彩图1-3-2G～文后彩图1-3-2I）。

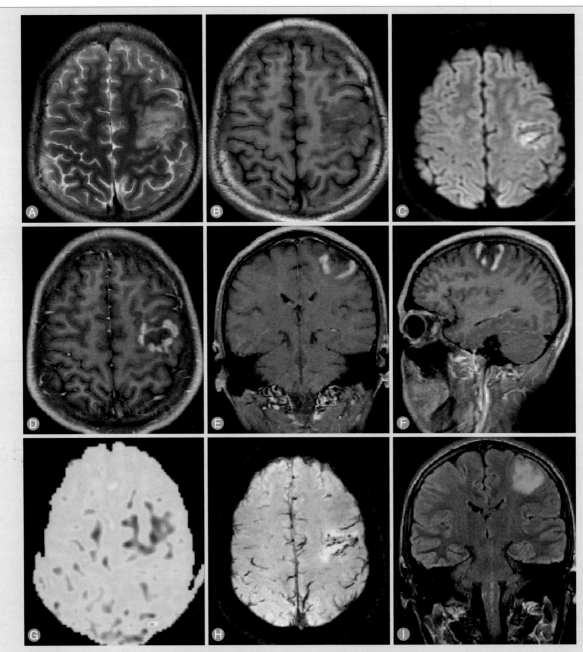

A. 轴位T_2WI；B. 轴位T_1WI；C. 轴位DWI；D. 轴位T_1WI；E. 冠状位T_1WI增强；F. 矢状位T_1WI增强；G. 轴位ASL；H. 轴位SWI；I. 冠状位T_2-FLAIR

图1-3-2 曲霉菌感染继发中枢神经系统血管炎MRI

实验室检查：腰椎穿刺术，初压130 mmH$_2$O，末压80 mmH$_2$O。脑脊液常规、生化检查、免疫、涂片未见异常。

病理结果［左额叶病变（穿刺）左额叶病变（切除）］：送检组织以皮层脑组织成分为主，软脑膜下血管增生、扩张，包括脑皮层在内的小血管周围，可见淋巴细胞、单核细胞浸润，形成"袖套样"改变，伴有胶质细胞增生；部分脑组织退变坏死，伴有大量单核细胞、"泡沫样"组织细胞聚集，散在核碎屑，并见少量不典型的真菌菌丝，锐角分枝［高碘酸希夫反应（periodic acid-Schiff reaction，PAS）阳性］，形态符合曲霉菌，考虑脑曲菌霉病，伴有血管炎改变；建议系统检查，明确脑内病原体是由邻近器官感染（鼻窦、眶等）直接蔓延，或是血源性播散所致。

免疫组化结果：CD3（T细胞+），CD20（B细胞+），CD68（组织细胞+），GFAP/Olig-2（胶质细胞+），NeuN（神经元+）。

特殊染色结果：PAS（菌丝+），网织纤维染色（血管周+），Iuxol Fast Blue髓鞘染色（+），"泡沫样"组织细胞内（+）。

【临床诊断】

曲霉菌感染继发中枢神经系统血管炎。

【诊断要点】

1.明确原发病基础上的脑血管或脑实质病变，排除动脉粥样硬化等其他原因，可累及大、中、小血管。

2.影像学表现为多发血管狭窄及扩张（"串珠样"）、动脉瘤、局灶或弥漫脑炎性/血管病改变及继发性脑梗死。

3.确诊依赖病理、基因检测、实验室检查或临床治疗表现，影像学诊断及鉴别诊断具有重要意义。

（主病例由陕西省宝鸡市人民医院樊小玲医师提供）

（赵好果）

第四节　可逆性脑血管收缩综合征

【临床资料】

患者女性，27岁。

主诉：突发剧烈头痛、视物不清，无恶心、呕吐；停经33+周，产检异常3天，发现血压升高1天；临床诊断"重度子痫前期"。

【影像学检查】

1.治疗前影像（图1-4-1，文后彩图1-4-1M～文后彩图1-4-1O）。

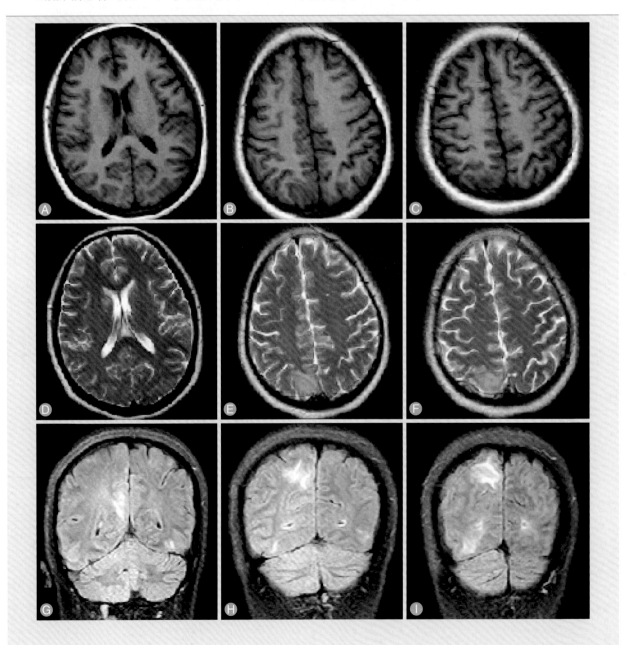

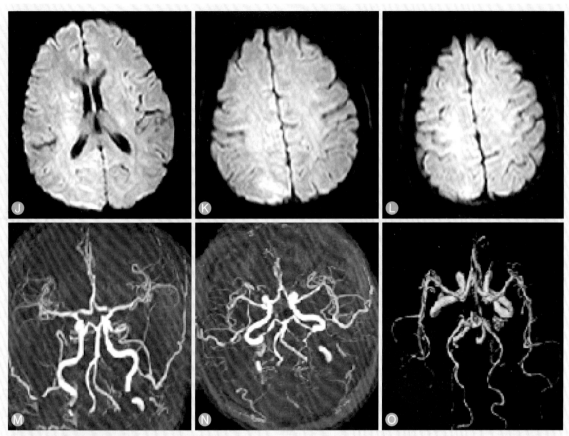

A～C.轴位 T_1WI；D～F.轴位 T_2WI；G～I.冠状位 T_2-FLAIR；J～L.轴位 DWI；M～O.颅脑 MRA 和 CTA

图1-4-1 治疗前MRI

2.治疗后影像（图1-4-2）。

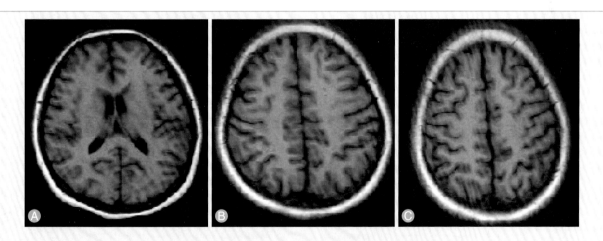

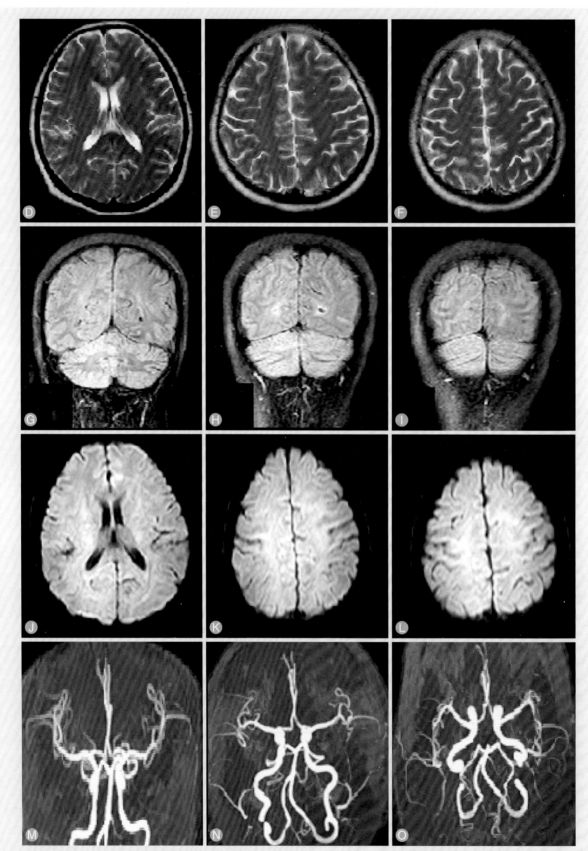

A ~ C.轴位 T₁WI；D ~ F.轴位 T₂WI；G ~ I.冠状位 T₂-FLAIR；J ~ L.轴位 DWI；M ~ O.MRA

图1-4-2　治疗后MRI

【解析思路】

1.临床特征：患者为青年女性，起病急，病程短，临床诊断"重度子痫前期"。

2.影像学特点：治疗前：①双侧室旁及右侧顶叶皮层区病灶；②T_1WI呈稍低信号；③T_2WI呈稍高信号；④T_2-FLAIR呈高信号；⑤DWI呈高信号；⑥CTA及MRA显示颅内动脉多节段狭窄，呈"串珠样"改变（图1-4-1）。治疗后：原脑内多处病灶基本吸收完全，MRA显示颅内动脉管壁规整及光滑（图1-4-2）。

【可能的诊断】

1.中枢神经系统原发性血管炎

支持点：头痛，MRA及CTA多发血管狭窄。

不支持点：PACNS多呈亚急性或慢性起病，头痛程度较轻。MRA及CTA显示主要累及小血管，大部分不可逆。不用免疫抑制剂治疗病程加重。

2.可逆性脑血管收缩综合征

支持点：围产期女性患者，急性起病，剧烈头痛，MRA及CTA显示多发大中型血管狭窄，复查头颅MRI及MRA恢复正常。

不支持点：无。

【临床诊断】

可逆性脑血管收缩综合征。

【讨论】可逆性脑血管收缩综合征

1.概述：可逆性脑血管收缩综合征（reversible cerebral vasocon striction syndrome，RCVS）是相对少见的临床影像综合征。女性多见，约1/3患者为自发RCVS。可能的原因或危险因素主要有：围产期或产褥期偏头痛、使用血管活性药物如五羟色胺等、合并肿瘤如嗜铬细胞瘤等，其他如贫血、肾脏疾病、免疫抑制剂等。诱因或促发因素：咳嗽、情绪激动、性交等。

发病机制不明，可能是由于上述多种因素参与的脑动脉节段性收缩和内皮功能障碍，导致可逆性脑动脉张力失调。病理学上呈一过性脑血管紧张度调节紊乱→血管收缩→脑缺血、脑出血、脑水肿。

急性起病，临床首发症状通常是头痛，典型的表现为"雷击样"头痛，头痛可持续数分钟或数小时，且反复发作，3周后逐渐好转。也可伴有癫痫发作及局灶性神经功能缺损如视觉障碍、失语、偏瘫等。病变为单相病程，1个月后通常无新发症状，大多数3个月内完全恢复，少数患者会遗留相关神经功能缺损症状，极少数可能会死亡。

2.影像学表现具体如下。

（1）影像学检查方法的选择：①影像学检查可阴性；②蛛网膜下腔出血非动脉瘤导致的RCVS，多较轻，单侧或双侧，多是小范围凸面蛛网膜下腔出血，选择CT、T_2-FLAIR、T_2^*WI、SWI成像；③脑出血多为单发病灶的脑叶出血而非深部出血，选择CT、T_2^*WI、SWI成像；④脑梗死，多为分水岭梗死，相比脑出血、脑梗死出现较晚，选择DWI、ADC成像；⑤可逆性脑水肿是RCVS早期征象，与可逆性后部脑病综合征（PRES）有分布相似的T_2WI、T_2-FLAIR对称高信号（注：在临床和影像学方面RCVS的可逆性脑水肿与PRES有很大重叠，有学者认为是相同发病机制下的多种临床表现谱），选择T_2-FLAIR、DWI、ADC成像，通常1个月内缓解，比血管收缩缓解要早，初次检查可正常，各种病变可合并存在或按次序出现。

（2）DSA（直接造影）、CTA/MRA（间接造影）：多表现为双侧弥漫性节段性动脉狭窄与扩张，呈"串珠样"改变，前后循环都可受累，且主要累及大中型血管。狭窄部位不固定。早期血管造影可正常，在发病后2~3周分支血管收缩最明显。通常3个月内复查血管造影恢复正常。少数（约10%）病变相对较轻，CTA/MRA可无明显异常。DSA是诊断金标准。

【典型征象】

弥漫性节段性动脉狭窄，呈"串珠样"改变（图1-4-3，文后彩图1-4-3）。

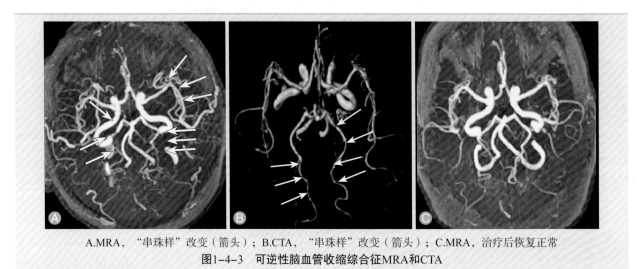

A.MRA，"串珠样"改变（箭头）；B.CTA，"串珠样"改变（箭头）；C.MRA，治疗后恢复正常

图1-4-3　可逆性脑血管收缩综合征MRA和CTA

【诊断要点】

1.多有危险因素或促发因素（如围产期或使用血管活性药物等），急性发病，典型的表现为"雷击样"头痛。

2.CTA/MRA：多表现为弥漫性节段性动脉狭窄及扩张，呈"串珠样"改变，确诊需DSA。3个月内血管恢复正常。

（周成星）

第五节 脑梗死

【临床资料】

患者女性，66岁。

主诉：言语不清伴记忆力减退10天。

【影像学检查】

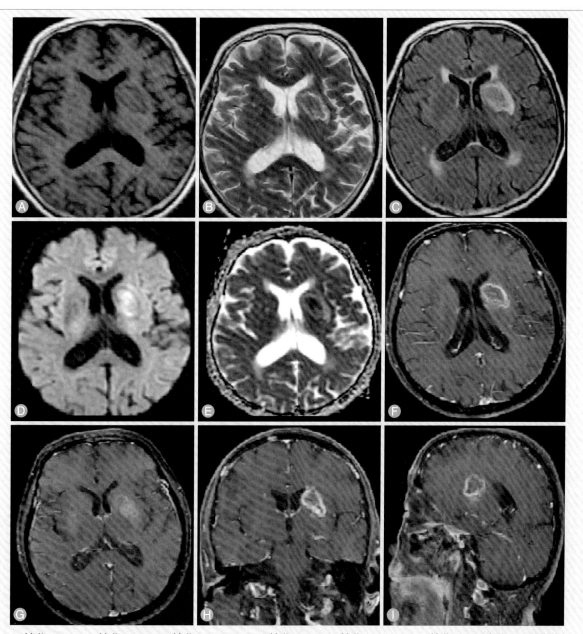

A. 轴位 T_1WI；B. 轴位 T_2WI；C. 轴位 T_2-FLAIR；D. 轴位 DWI；E. 轴位 ADC；F、G. 轴位 T_1WI 增强；H. 冠状位 T_1WI 增强；I. 矢状位 T_1WI 增强

图1-5-1 头颅MRI

【解析思路】

1.临床特征：患者为老年女性，亚急性起病，语言及记忆等高级功能受损。

2.影像学特点：左基底节T_1WI呈低信号、T_2WI呈高信号，内见T_2WI等信号，T_2-FLAIR及DWI高信号，ADC值减低,增强环形强化，部分"拉丝样"改变,病灶严格按照豆纹动脉供血区分布（图1-5-1）。

3.定位：左基底节区。

4.定性：病灶严格按照豆纹动脉供血区分布，呈供血区"地图征"，冠状位及矢状位呈楔形而非球形（按动脉血管供血区分布），无明显占位效应。结合临床，基底节梗死可表现为记忆力等高级功能异常，亚急性脑梗死？

【可能的诊断】

1.胶质母细胞瘤

支持点：年龄，非急性病史，DWI高信号，ADC值减低，环形强化，呈"拉丝征"。

不支持点：病灶严格按照豆纹动脉供血区分布（供血区呈"地图征"），冠状位及矢状位呈楔形，而非球形，无明显占位效应。肿瘤性病变的特点是形态上呈球形、类球形、分叶球形等，有一定程度的占位效应。

2.亚急性脑梗死

支持点：老年人，亚急性起病，语言及记忆等高级功能受损。左基底节T_1WI呈低信号、T_2WI呈高信号，DWI高信号，ADC值减低，增强环形强化，冠状位及矢状位增强呈楔形而非球形，即严格按动脉血管供血区分布。

不支持点：无。

【病理学诊断】

1.肉眼所见：灰白碎组织一堆，大小共约10 mm×5 mm×4 mm。

2.免疫组化：GFAP（＋），Oligo-2（＋），CgA（－），CD34（血管+），IDH（－），IDA（－），Ki-67阳性率约1%。

3.病理结果：左侧基底节区占位，胶质细胞增多伴出血及片状梗死，结合免疫组化符合胶质增生，未见明显肿瘤成分，请结合临床。

【讨论】脑梗死

1.概述：脑梗死是因脑部血液循环障碍、缺血缺氧所致的局部脑组织的缺血性坏死或软化。病因与类型：大动脉粥样硬化，栓塞，小动脉闭塞，其他明确及不明确原因。病理生理：梗死灶由缺血中心区和缺血半暗带构成，中心区细胞泵衰竭，细胞毒性水肿，死亡基本难免，缺血半暗带电衰竭，神经元失去功能但未死亡，血流由大动脉残存血流及侧支循环维持，经再灌注治疗后可恢复功能。脑梗死一般为液化性坏死，小梗死灶由胶质瘢痕取代，大梗死灶形成液化囊腔。一般为缺血性梗死，当血管再通或经侧支循环再灌注时，由于原血管床缺血损伤，红细胞外漏形成出血性脑梗死。临床好发于中老年人，常有危险因素，多安静状态起病，一般以局灶性神经缺损症状或体征为主要表现，如偏瘫、失语、共济失调等，严重可有头痛、呕吐、昏迷等全脑症状。

2.脑梗死分期见表1-5-1。

表 1-5-1 脑梗死分期

分期	时间	病理
超急性期	<6小时	细胞缺氧，钠钾泵活性减弱，发生细胞毒性水肿
急性期	6~24小时	神经元细胞坏死，血脑屏障开始被破坏，以细胞毒性水肿为主，开始出现血管源性水肿
亚急性期	1~14天	血管源性水肿明显，坏死组织吸收，吞噬细胞增多
慢性期	>15天	软化灶形成，胶质增生

3.影像学表现具体如下。

（1）CT：对早期脑梗死意义不大，以下征象有提示意义。

1）早期表现（24小时内）：①动脉"高密度征"：指大脑中动脉或颈内动脉等较大动脉的某一段，由于栓塞或血栓形成而密度增高（图1-5-2）；②豆状核"模糊征"：由基底节的细胞毒性水肿所致，此征象说明近端的大脑中动脉闭塞使豆纹动脉血流受限，可见于梗死发作2小时之内；③"岛带征"：大脑中动脉闭塞的早期可表现岛带区（脑岛、最外囊和屏状核）灰白质界面消失，此区对缺血最为敏感。

2）24小时后表现与动脉供血区一致的低密度灶。

（2）MRI表现如下。

1）MRI表现（<24小时）：血管流空信号消失、脑肿胀、T_2-FLAIR及T_2WI信号增高（>8小时）。

2）MRI表现（>24小时）：T_1WI呈低信号，T_2WI呈高信号；水肿及占位：1~2周最明显。

3）DWI：①超急性期：细胞毒性水肿，DWI呈高信号，ADC信号减低；②急性期：细胞器肿胀，开始出现血管源性水肿，但仍以细胞毒性水肿为主，DWI呈明显高信号，ADC信号减低；③亚急性期：细胞溶解，血管源性水肿更加明显，DWI信号减弱至等信号，ADC信号增高；④慢性期：脑软化，DWI呈脑脊液样低信号。

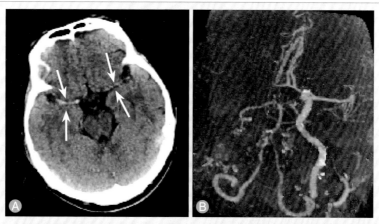

A.轴位 CT 平扫，"动脉高密度征"（箭头）；B.MRA

图1-5-2 脑梗死CT图像和MRA

4）磁共振波谱（magnetic resonance spectroscopy，MRS）：检测4种主要代谢物的水平，即NAA（神经元完整性）、Cr（脑能量代谢）、Cho（细胞膜和鞘磷脂）、Lac（无氧糖酵解）。动脉闭塞1小时后NAA浓度水平即出现下降，这种下降可持续到闭塞后一周，而Lac在闭塞发生后数分钟即开始升高，在出现再灌注后下降。

5）增强：脑梗死的增强是复杂多样的，可不强化、可较均匀强化甚至"淋巴瘤样"细腻均匀强化，可"花环样"强化、"脑回样"强化，典型皮层梗死为"脑回样"强化，深部灰质核团梗死为环形强化或均匀强化，一般发病第2天可出现，2周最明显，可持续2个月（"222原则"）。脑梗死后坏死组织诱发的局部炎症、三级侧支循环的新生血管、再灌注后原梗死区缺血损伤的血管床等导致的血管高通透性为强化主要机制。

"脑回样"强化：脑回坏死，诱发软脑膜血管炎症及三级侧支循环新生血管形成，这些高通透性血管（脑表面分子层及软脑膜为颈外动脉供血）漏钆增强，常见于脑表面梗死（图1-5-3）。

"花环样"强化：内部坏死区不强化，原供血血管无再通，周围坏死诱发炎症及三级侧支新生血管高渗透性漏钆，由外周向中心恢复供血模式。常见于深部灰质核团脑梗死的强化模式（图1-5-4）。

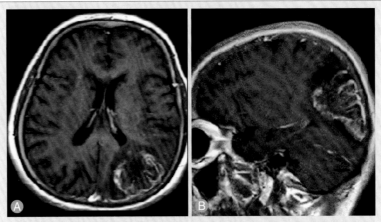

A. 轴位 T$_1$WI 增强；B. 矢状位 T$_1$WI 增强。"脑回样"强化

图1-5-3 脑梗死

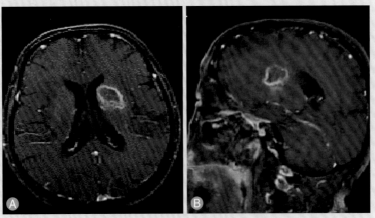

A. 轴位 T$_1$WI 增强；B. 矢状位 T$_1$WI 增强。"花环样"强化

图1-5-4 脑梗死

小脑呈"淋巴瘤样"强化：闭塞血管早期再通再灌注，原缺血血管床血管损伤漏钆，表现为"淋巴瘤样"均匀强化。由内部恢复血供模式（图1-5-5）。

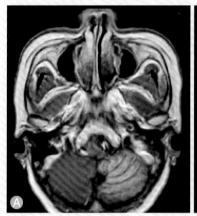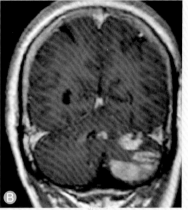

A. 轴位 T_1WI 增强；B. 冠状位 T_1WI 增强。"淋巴瘤样"强化
图1-5-5 脑梗死

6）CT及MRI灌注：

半暗带是急性脑缺血后局部血流量减低，恢复供血后仍可存活的区域，是溶栓治疗指征之一。平均通过时间（mean transit time，MTT）增加，脑血流量（cerebral blood flow，CBF）降低，脑血容量（cerebral blood volume，CBV）正常或增加。

梗死区：MTT增加，CBF降低，CBV降低。

CBF减低，范围大于DWI弥散受限区为半暗带（图1-5-6，文后彩图1-5-6C，文后彩图1-5-6D）。

以上征象用于常见脑梗死诊断是足够的，但在特殊病例中没有太大价值。

日常工作中，脑梗死可以表现出所有类型的异常信号，如T_1WI高信号（出血）/低信号，T_2WI低信号（出血）/高信号，DWI高/低信号（出血或亚急性期），低/高灌注（早期再灌注），MRI信号表现复杂多样，特异性不很高，常会干扰诊断。

供血区"地图征"：脑梗死最特异征象，指病变严格按动脉供血区分布形成的形态，一般是楔形或三角形，部分可见不规则小锯齿样边缘，在优势血管梗死时可跨界，结合轴、矢、冠状位观察。部分病灶到慢性期胶质瘢痕收缩可趋向类圆形，但位于血管分布区内的病灶形态不会发生改变。这种形态特征直接反映相应的供血动脉分布，因此，对动脉性脑梗死的诊断有很高的特异性（图1-5-7，文后彩图1-5-7B，文后彩图1-5-7C）。

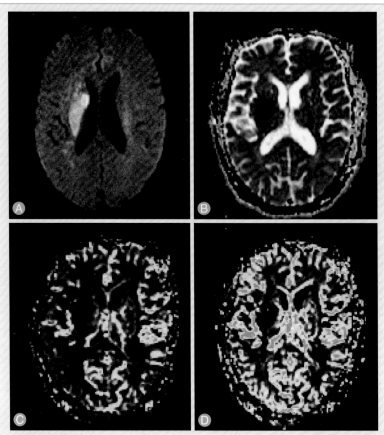

A. 轴位 DWI；B. 轴位 ADC；C. 轴位 CBF；D. 轴位 CBV

图1-5-6　脑梗死MRI

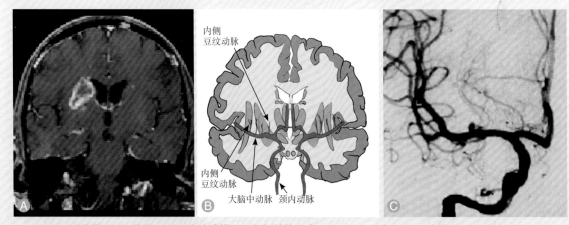

A. 冠状位 T_1WI 增强；B. 豆纹动脉供血区解剖结构示意；C.DSA。右侧豆纹动脉供血区 "地图征"

图1-5-7　脑梗死MRI

【鉴别诊断】

动脉性梗死最大特点是按动脉供血区域分布，供血区"地图征"是典型征象，每支血管的供血区不同，血管变异不同，梗死时侧支循环不同，表现也不同，而肿瘤遵循肿瘤生长动力学，一般呈球形、类球形、分叶、弧形边缘型病灶。当占位或肿瘤样病灶有动脉供血区分布特点时，2周后复查可能是最好的选择。对胶质母细胞瘤来说，2周时间对生存期及生存质量无太大影响，避免不必要的开颅术。

【拓展病例】

病例1　患者女性，43岁，左口角麻木、左侧肢体麻木无力20余天，丘脑穿通动脉供血区"地图征"。

右侧丘脑穿通动脉梗死伴出血，MRI信号受影响，诊断有难度，但出现了丘脑穿通动脉供血区"地图征"（图1-5-8）。

病例2　患者女性，52岁，头晕头痛1周，小脑上动脉供血区"地图征"。

病灶呈楔形，符合左小脑上动脉供血区分布，脑回状强化，诊断脑梗死（图1-5-9）。

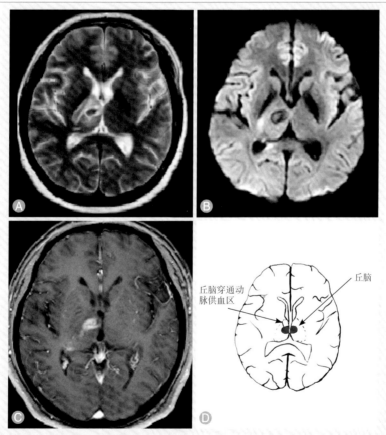

A.轴位 T_2WI；B.轴位 DWI；C.轴位 T_1WI 增强；D.丘脑穿通动脉供血区解剖结构示意。丘脑穿通动脉供血区域"地图征"

图1-5-8　脑梗死伴出血MRI

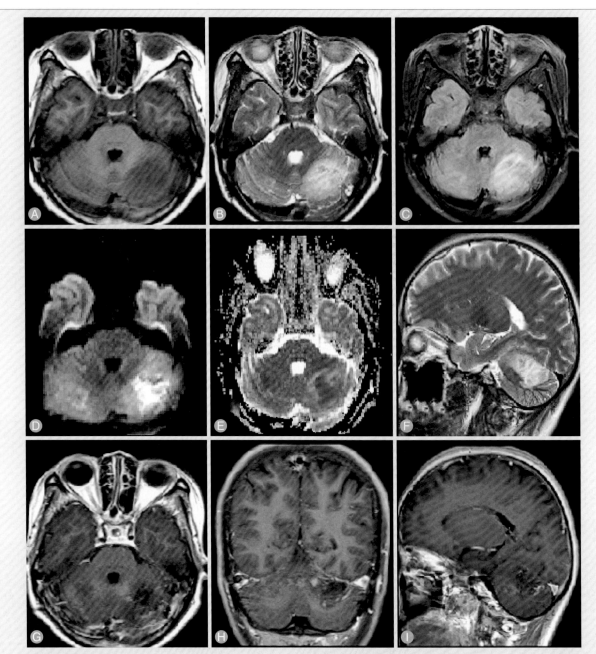

A. 轴位 T₁WI；B. 轴位 T₂WI；C. 轴位 T₂-FLAIR；D. 轴位 DWI；E. 轴位 ADC；F. 矢状位 T₂WI；G. 轴位 T₁WI 增强；
H. 冠状位 T₁WI 增强；I. 矢状位 T₁WI 增强

图1-5-9 左侧小脑上动脉梗死MRI

【典型征象】

供血区"地图征"（图1-5-10）。

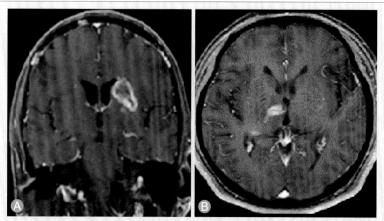

A. 冠状位 T_1WI 增强，左侧豆纹动脉供血区"地图征"；B. 轴位 T_1WI 增强，右侧丘脑穿通动脉供血区"地图征"

图1-5-10　供血区"地图征"MRI

【诊断要点】

1.脑梗死可以出现所有可能的MRI信号改变，找到动脉供血区"地图征"可锁定诊断。当占位或肿瘤样病灶有动脉供血区分布特征时，2周后复查是明智的选择，可避免不必要的手术。

2.掌握常见脑动脉解剖分布区（"地图征"）是学习脑梗死的基础，临床诊断中按图索骥完成脑梗死诊断，而不必过多依赖多变的MRI信号。

（李建业）

第六节　高同型半胱氨酸血症相关性脑梗死

【临床资料】

患者男性，66岁。

主诉：右侧肢体乏力、步行不稳1天。

神经科查体：口齿少许含糊，右侧肢体肌力Ⅳ级，右侧"巴氏征"阳性。

既往史：否认高血压、糖尿病、冠心病病史等。

同型半胱氨酸（Hcy）为41.1 μmol/L。

【影像学检查】

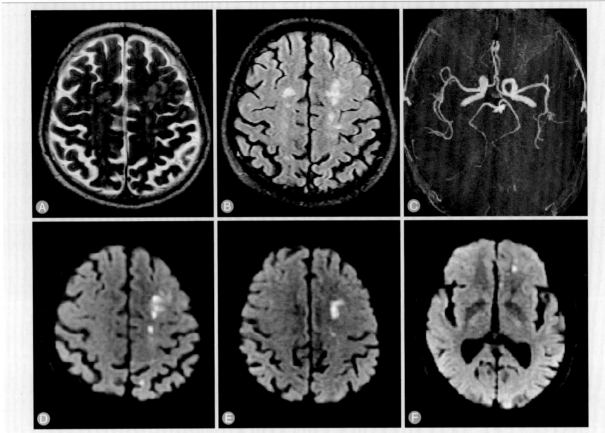

A. 轴位 T_2WI；B. 轴位 T_2-FLAIR；C.MRA；D ~ F. 轴位 DWI
图1-6-1　头颅MRI

【解析思路】

1.临床特征：患者为老年男性，急性起病。右侧肢体乏力，右下肢步行不稳。否认高血压、糖尿病、冠心病病史等。

2.影像学特点：左侧额顶叶和半卵圆中心见多发斑点、斑片状 T_2WI 高信号，T_2-FLAIR高信号，DWI呈高信号，部分边界模糊。颅脑MRA未见明显异常。

3.定位：左侧大脑半球（图1-6-1）。

4.定性：急性脑梗死。

【可能的诊断】

1.嗜酸性粒细胞增多症

支持点：脑内多发分水岭急性小梗死灶。

不支持点：缺血性卒中多发于中青年，特征为外周血嗜酸性粒细胞绝对计数＞0.5×10^9/L。

2.Trousseau综合征

支持点：脑内多发分水岭急性小梗死灶。

不支持点：无原发恶性肿瘤病史及放化疗史；D-二聚体水平无明显升高；多个动脉供血区域（多同时累及前后循环或双侧前循环）。

3.脂肪栓塞

支持点：脑内多发分水岭急性小梗死灶。

不支持点：无长骨/骨盆骨折或手术史，无呼吸窘迫、皮疹瘀斑等症状体征。DWI未见明显"星空征"或"暴风雪征"。

4.心源性血栓性脑梗死

支持点：脑内多发分水岭急性小梗死灶。

不支持点：无高危因素如房颤、近期心肌梗死、风湿性二尖瓣狭窄、感染性及非感染性心内膜炎、心房黏液瘤等。无出血性转化。

5.高同型半胱氨酸血症相关性脑梗死

支持点：患者为老年男性，急性起病，脑卒中发作症状。无高血压、糖尿病、冠心病等病史。同型半胱氨酸Hcy为41.1 μmol/L，明显升高。脑内多发分水岭急性小梗死灶，MRA未见明显异常。

不支持点：无。

【临床诊断】

高同型半胱氨酸血症相关性脑梗死。

【讨论】高同型半胱氨酸血症相关性脑梗死

1.概述：Hcy是一种含硫氨基酸，参与甲硫氨酸循环并经肾脏排泄，任何途径代谢障碍引起体内Hcy蓄积，致其血浆浓度>15 μmol/L均应视为异常。1969年，McCully首次报道代谢酶基因缺陷使Hcy重度升高，进而导致患者发生脑梗死。

目前研究一致认为高同型半胱氨酸血症（hyperhomocysteinemia，HHcy）是心脑血管事件的独立危险因素，小血管对Hcy所致效应的敏感性可能高于大血管，HHcy与脑小血管病（small vessel disease，SVD）的关系更为密切。HHcy可能通过损伤血管内皮细胞、增强氧化应激、激活血小板、促进血管平滑肌细胞增生及蛋白质Hcy化等机制导致脑内小动脉硬化，造成脑白质缺血病变。而SVD病变血管主要是位于深部的细小深穿通动脉，很少或完全没有侧支循环，该解剖学特点决定了SVD病变血管可能更难以耐受Hcy所致的缺血。

2.影像学表现：SVD包括白质高信号、新发皮质下小梗死、血管源性腔隙灶、脑微出血和血管周围间隙扩大，常见的影像学表现为脑室旁和深部白质高信号、新发皮质下小梗死、脑微出血。

Hcy长期作用于细穿支动脉，可导致脑白质慢性缺血改变。而深部白质同时接受长穿通支动脉及相邻皮层的短穿通支动脉的双重供血，脑室旁白质则主要依赖纹状体动脉终末支或室膜下动脉的脉络膜动脉供血，且动脉吻合支较少，因此脑室旁白质缺血耐受更差，HHcy所致脑梗死更易出现脑室旁和深部白质病变，且Hcy水平与脑室旁白质病变严重程度呈正相关。研究发现Hcy水平与腔隙性梗死未显示相关性，推测腔隙性脑梗死发生机制是局灶急性缺血改变，而研究表明Hcy致脑白质慢性缺血的作用相比急性缺血改变更显著，因此HHcy较少引起血管源性腔隙灶。HHcy被认为是脑微出血的独立危险因素，且存在深部CMBs者Hcy水平显著高于脑叶及接近皮质CMBs者。脑内多发急性期脑梗死患者，排除其他如高血压、糖尿病、冠心病、肥胖、吸烟等引起脑卒中的相关危险因素，患者实验室检查Hcy血浆浓度>15 μmol/L，可诊断为HHcy所致脑梗死。

【诊断要点】

1.Hcy血浆浓度＞15 μmol/L。

2.HHcy所致脑梗死更易出现脑室旁和深部白质病变，且Hcy水平与脑室旁白质病变严重程度呈正相关。Hcy致脑白质慢性缺血的作用比急性缺血改变更显著，相对容易引起深部脑微出血。

（王　芳）

第七节　Percheron动脉梗死

【临床资料】

患者男性，47岁。

主诉：头晕、复视伴左手麻木5小时。

【影像学检查】

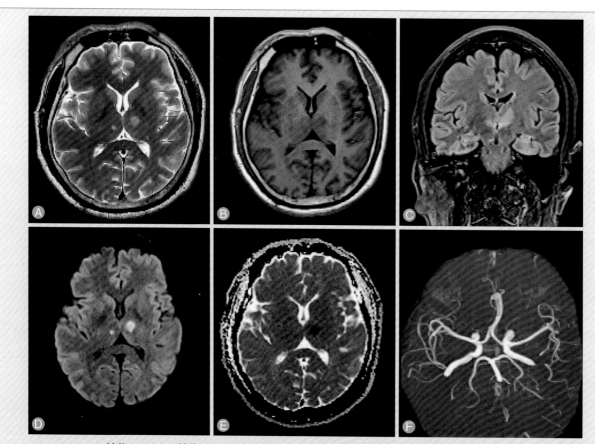

A. 轴位 T₂WI；B. 轴位 T₁WI；C. 冠状位 T₂-FLAIR；D. 轴位 DWI；E. 轴位 ADC；F. MRA

图1-7-1　头颅MRI

【解析思路】

1.临床特征：患者为中年男性，急性起病。入院前5小时于下蹲时出现头晕、复视、左右重影，伴左手及左脸部持续性麻木感。NIHSS评分为2分。发病2天前有突发头晕，伴恶心、呕吐数次。既往体检发现右侧瞳孔较左侧小。门诊行颅脑CT检查未见脑出血。

2.影像学特点：双侧丘脑内侧旁正中区见斑片状T_1WI稍低信号、T_2WI稍高信号，T_2-FLAIR为高信号，DWI/ADC见弥散受限，左侧病灶较右侧稍大。颅脑MRA未见明显异常（图1-7-1）。

【可能的诊断】

1.大脑深静脉血栓

支持点：患者为中年男性，急性起病。

不支持点：深静脉血栓所致双侧丘脑水肿范围较大，水肿延伸至尾状核及深部白质。Galen静脉和大脑内静脉也未见充盈缺损。临床病因常有高凝因素，症状较重，表现为头痛、恶心、呕吐等颅内高压症状，癫痫发作，精神状态改变等，严重者可昏迷、死亡。

2.Wernicke脑病

支持点：病灶位于三脑室旁。

不支持点：患者常有导致维生素B_1减少的病史（如长期禁食、静脉营养、严重呕吐、酒精中毒等）。典型影像学表现为双侧丘脑内侧及三脑室周围区、中脑导水管周围区、中脑顶盖、乳头体、四脑室底出现T_2WI、T_2-FLAIR对称性条片状高信号。临床病史和病灶分布形态不支持。

3.黄病毒型脑炎

支持点：起病急，双侧丘脑病变，DWI见弥散受限，黄病毒型脑炎可表现为单一细胞毒性水肿和（或）血管源性水肿。

不支持点：无发热，病灶比较局限，病灶内无出血。有些黄病毒型脑炎如乙型脑炎有季节性发病特点。

4.基底动脉尖综合征

支持点：起病急，双侧丘脑病变，DWI见弥散受限。

不支持点：后循环其他区域未见梗死灶。

5.Percheron动脉脑梗死

支持点：起病急，头晕、复视，临床表现为急性缺血性脑卒中改变，影像学上双侧丘脑内侧旁正中为区异常信号，DWI见弥散受限。

不支持点：无。

【临床诊断】

Percheron动脉梗死。

【讨论】Percheron 动脉梗死

1.概述：Percheron动脉梗死（percheron artery infarction，PAI）又称Percheron动脉综合征，被认为是基底动脉尖综合征的一种特殊类型。基底动脉尖综合征除了丘脑病变，还有脑干、双侧小脑、双侧枕颞叶等病变。

丘脑的血供主要来源于大脑后动脉及后交通动脉发出的多支穿支血管，可分为4个区域，即前部、旁正中部、下外侧部、后部，其中旁正中部由丘脑穿通动脉供血，存在一种特殊的解剖变异，即双侧丘脑穿通动脉共干起源于一侧大脑后动脉P1段，其共同主干称为Percheron动脉。该动脉闭塞后可导致双侧丘脑旁正中部梗死，伴或不伴中脑梗死，又称Percheron动脉梗死或Percheron动脉综合征。梗死占丘脑梗死的4%~8%，仅占所有脑梗死的0.1%~2%。

丘脑和中脑穿支动脉通常成对；Percheron动脉为从大脑后动脉P1段发出的单条不成对的动脉干，向双侧丘脑旁正中和嘴侧中脑供血（图1-7-2，文后彩图1-7-2）。

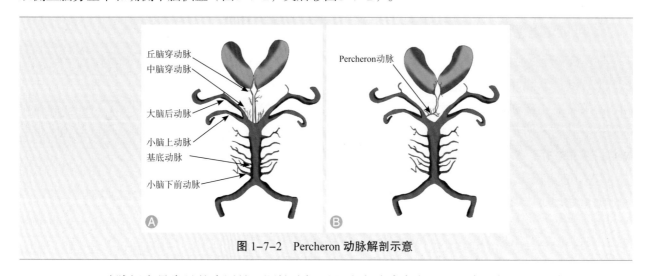

图 1-7-2　Percheron 动脉解剖示意

Percheron动脉闭塞最常见的病因是心源性脑梗死和脑小动脉病变，少见病因如继发于蛛网膜下腔出血的血管痉挛、血流动力学改变、高凝状态和继发于中枢神经系统感染的血管炎，常见的危险因素包括高血压、糖尿病、血脂异常、房颤、吸烟和颈部动脉硬化斑块脱落等。

Percheron动脉梗死的典型临床表现是意识障碍、垂直凝视麻痹、记忆力下降三联征。若梗死累及中脑，还可出现肢体瘫痪、共济失调、眼睑下垂、眼球内收障碍、复视、瞳孔改变、语言障碍、精神症状及癫痫发作等。

2.影像学表现：特征性MRI表现为双侧丘脑旁正中区对称性片状DWI高信号、ADC低信号，伴有中脑受累时可见中脑上部腹内侧近脚间窝处DWI高信号改变（呈"V字征"），当梗死起病时间不明时，DWI及T_2-FLAIR不匹配提示临床可行相应溶栓治疗，及时挽救可逆性的脑损伤，从而改善患者预后。Percheron动脉梗死的治疗与其他缺血性脑卒中的治疗相同，包括抗血小板聚集、改善循环、营养神经及对症支持治疗。

【拓展病例】

病例　患者女性，49岁，言语不清、四肢乏力5日，加重伴意识不清4日（图1-7-3）。

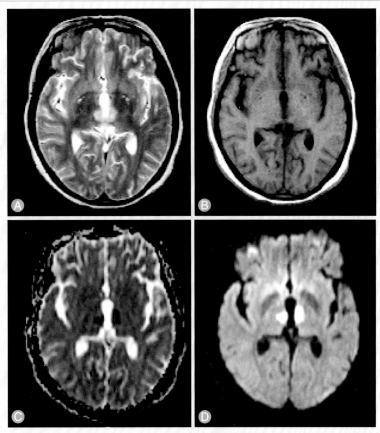

A. 轴位 T_2WI；B. 轴位 T_1WI；C. 轴位 ADC；D. 轴位 DWI。双侧丘脑旁正中区见对称性片状 T_1WI 稍低信号、T_2WI 稍高信号、DWI 明显高信号、ADC 明显低信号

图1-7-3　Percheron动脉梗死MRI

【典型征象】

双侧丘脑旁正中区和（或）脚间窝对称性DWI高信号（图1-7-4）。

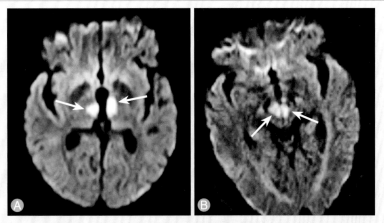

A、B. 轴位 DWI，双侧丘脑旁正中区及脚间窝对称性 DWI 高信号（箭头）

图1-7-4　Percheron动脉梗死DWI

【诊断要点】

1.临床表现：急性起病，典型临床表现为三联征：意识障碍、记忆力下降、垂直凝视麻痹。

2.影像学特点：双侧丘脑旁正中区对称性DWI高信号，病变局限相对较小，伴或不伴中脑腹内侧病变，且无其他部位受累时，应首先考虑Percheron动脉梗死。双侧丘脑旁正中区的特定发病部位的对称性病变是诊断关键。

（王　芳）

第八节　脑梗死出血性转化

【临床资料】

患者女性，67岁。

主诉：左眼突发视力下降1月余，伴头晕头痛。

既往史：高血压、慢性支气管炎、类风湿关节炎病史多年，右眼视力缺损20余年。

【影像学检查】

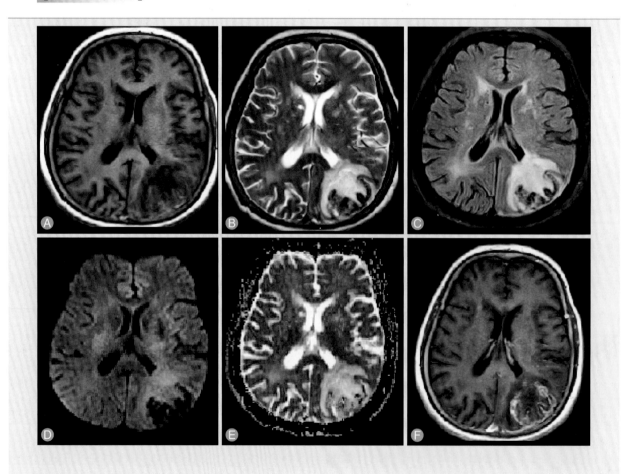

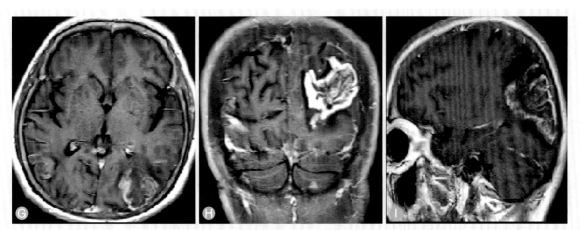

A. 轴位 T_1WI；B. 轴位 T_2WI；C. 轴位 T_2-FLAIR；D. 轴位 DWI；E. 轴位 ADC；F、G. 轴位 T_1WI 增强；H. 冠状位 T_1WI 增强；I. 矢状位 T_1WI 增强

图1-8-1 头颅MRI

【解析思路】

1.临床特征：患者为老年女性，亚急性-慢性起病，视觉功能受损。

2.影像学特点：双侧顶枕叶见T_1WI低信号、T_2WI高信号，内见带状T_1WI高信号、T_2WI低信号，T_2-FLAIR高信号，DWI等低信号，ADC图呈不均匀高信号，增强脑回状强化，病灶呈楔形，部分按分水岭分布（图1-8-1）。

3.定位：双侧顶枕叶。

4.定性：病灶呈楔形，沿分水岭分布，见动脉供血区"地图征"，脑回状强化，结合临床，亚急性-慢性脑梗死伴出血？

【可能的诊断】

1.血管炎

支持点：多灶性，出血，脑回状强化，病灶按血管支配区分布。

不支持点：年龄大，发病率低，病灶数目不够多。

2.脑梗死

支持点：老年，亚急性-慢性起病，病灶呈楔形，沿分水岭分布，见动脉供血区"地图征"，脑回状强化。

不支持点：无。

【临床诊断】

未手术，入院诊断脑梗死出血性转化，治疗好转出院，影像学随访证实脑梗死。

【讨论】脑梗死出血性转化

1.概述：脑梗死出血性转化是指缺血性脑卒中梗死区内的继发性出血。

危险因素：一般认为大面积梗死、高血糖、高龄、脑栓塞、溶栓治疗等与出血转化有关。

类型：出血性脑梗死和脑实质血肿。

出血性脑梗死1型：梗死灶边缘有小斑点状高密度出血点。

出血性脑梗死2型：梗死灶内有较大的融合性出血点，无占位效应。

脑实质血肿1型：血肿体积小于梗死区域的30%，伴轻微占位效应。

脑实质血肿2型：血肿体积大于梗死区域的30%，伴较明显占位效应。

机制：一般认为栓子迁移、闭塞血管再通、侧支循环形成导致再灌注，原缺血损伤的血管床、血管壁损伤使得通透性升高，造成血液外漏。

临床表现：好发于脑梗死后1天~3周，以1周内常见，大部分无临床症状，仅在影像学复查时发现，部分有原有症状加重，严重者出现意识障碍、瞳孔改变等脑疝症状。

2.影像学表现具体如下。

（1）CT：原梗死低密度灶内出现高密度出血灶，形态大小不等。

（2）MRI：原梗死区出血信号，如T_1WI高信号、T_2WI低信号等。

（3）SWI：原梗死区内见多少不等的低信号。

（4）DWI：大部分出血表现为DWI低信号，超急性及亚急性晚期可表现局灶性DWI高信号，出血后最直接的影响是DWI无法评估细胞毒性水肿，因顺磁性的血液代谢产物不但导致T_2WI信号减低，而且干扰了以梯度回波为基础的DWI序列对细胞毒性水肿的评估。

（5）增强：脑梗死的增强是多变的，可不强化、均匀"淋巴瘤样"强化、"花环样"强化、"脑回样"强化。典型皮层梗死为"脑回样"强化，深部灰质核团梗死为环形强化，一般第2天可出现，2周最明显，可持续2个月（"222原则"）。少量出血性梗死对增强影响不大。血肿局部不强化。

（6）CT及MRI灌注：半暗带是急性脑缺血后局部血流量减低，恢复血供后仍可存活的区域，是溶栓治疗指征之一。平均通过时间增加，CBV正常或增加，CBF降低。梗死区：平均通过时间增加，脑血容量降低，脑血流量降低。

供血区"地图征"：脑梗死的最特异征象，指病变严格按动脉供血区分布形成的形态，一般是楔形或三角形，部分可见不规则小锯齿样边缘，在优势血管梗死时可跨界，结合轴位、矢状位、冠状位观察更佳。部分病灶到慢性期胶质瘢痕收缩可趋向类圆形，但位于血管分布区内的病灶形态不会发生改变（图1-8-2）。

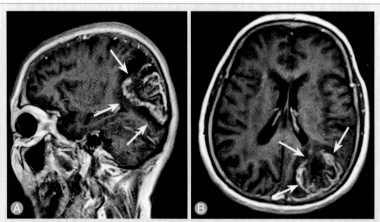

A.矢状位 T_1WI 增强，供血区"地图征"（箭头）；B.轴位 T_1WI 增强，病灶位于后皮层分水岭（箭头），进一步支持脑梗死

图1-8-2 脑梗死出血性转化MRI

【拓展病例】

病例1　患者男性，75岁，头晕、行走不稳8天，脑梗死出血转化。

本例病灶内有出血，T$_2$WI、DWI呈低信号，T$_1$WI呈不均匀高信号，不完整环形强化，需与肿瘤卒中鉴别，但病灶呈楔形分布，明显为小脑上动脉供血区"地图征"，支持脑梗死出血转化的诊断（图1-8-3，文后彩图1-8-3G～文后彩图1-8-3I）。

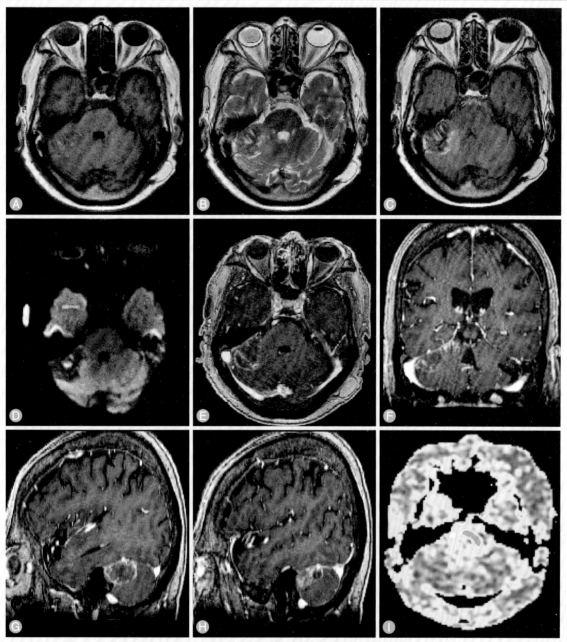

A. 轴位 T$_1$WI；B. 轴位 T$_2$WI；C. 轴位 T$_2$-FLAIR；D. 轴位 DWI；E. 轴位 T$_1$WI 增强；F. 冠状位 T$_1$WI 增强；G、H. 矢状位 T$_1$WI 增强；I. 轴位 ASL

图1-8-3　脑梗死出血转化MRI

病例2 患者女性，70岁，头痛1周，伴反应迟钝，流涎，左侧肢体乏力，脑梗死出血转化。

右侧额叶病灶增强呈脑回状，沿额顶升动脉分布，符合动脉供血区"地图征"，MRA显示右侧MCA上干模糊，考虑为亚急性-慢性脑梗死并出血转化，后经手术证实诊断（图1-8-4）。

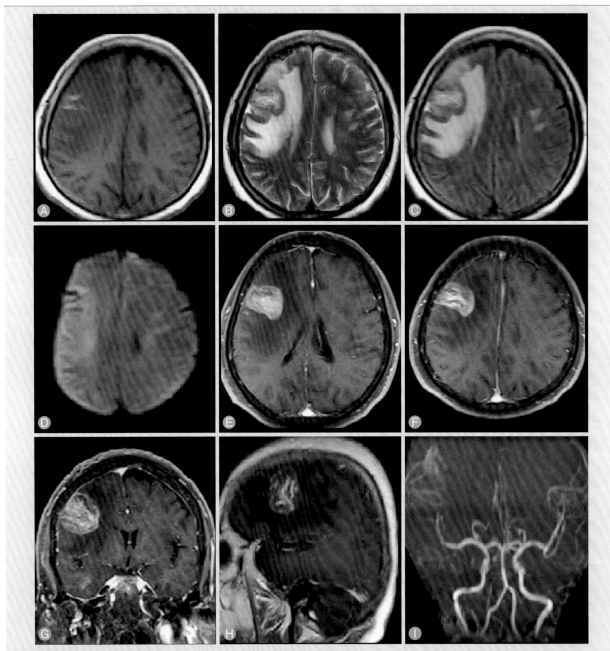

A. 轴位 T_1WI；B. 轴位 T_2WI；C. 轴位 T_2-FLAIR；D. 轴位 DWI；E、F. 轴位 T_1WI 增强；G. 冠状位 T_1WI 增强；H. 矢状位 T_1WI 增强；I.MRA

图1-8-4 脑梗死出血转化MRI

本例的疑惑在于供血区"地图征"存在，但并不表现典型的楔形，而是类似肿瘤样的椭圆形。考虑脑梗死区出血及周围胶质瘢痕收缩，使原来楔形的"地图征"部分收缩变圆。不易确定诊断而有动脉供血区分布特点时，2周后复查是明智的选择。

【诊断要点】

1.脑梗死出血性转化后顺磁性血液代谢产物不但导致T_2WI信号减低，而且干扰了以梯度为基础的DWI序列对细胞毒性水肿的评估，依靠信号评估梗死变得不可靠。脑梗死可以出现所有可能的MRI信号改变，找到动脉供血区"地图征"就可基本锁定诊断。当占位或肿瘤病灶有动脉供血区分布特征时，2周后复查是明智的选择。

2.诊断脑梗死，通常靠临床病史及DWI/ADC反映的细胞毒性水肿基本就能完成诊断，信号不典型时找到动脉供血区"地图征"有助于诊断。

（病例由宣城市人民医院丁亮医师提供）

（李建业）

第九节　颈动脉蹼

【临床资料】

患者女性，52岁。

主诉：突发头痛、左侧肢体麻木6小时。

【影像学检查】

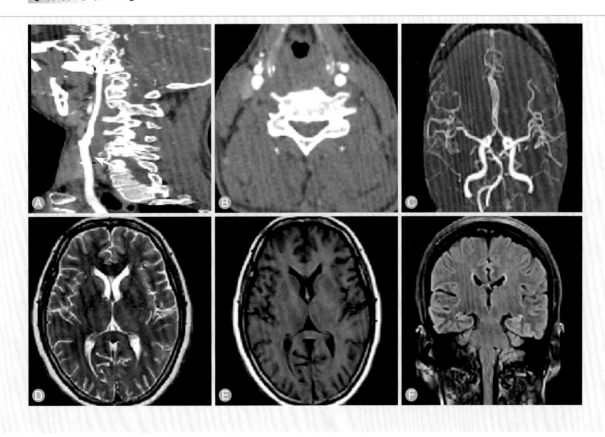

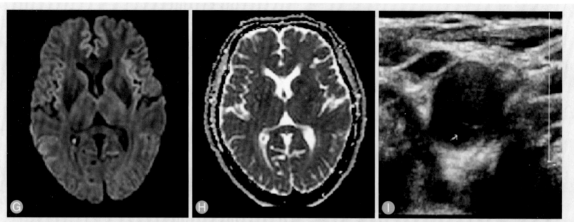

A. 右侧颈内动脉 CTA 斜矢状面重建，"搁板样"充盈缺损（箭头）；B. 轴位 CTA；C.MRA；D. 轴位 T_2WI；E. 轴位 T_1WI；F. 冠状位 T_2-FLAIR；G. 轴位 DWI；H. 轴位 ADC；I. 右侧颈内动脉超声

图1-9-1　颈部CTA、头颅MRI、颈动脉超声

【解析思路】

1.临床特征：患者为中年女性，突发头痛、左侧肢体麻木6小时，急性发病。既往有高血压病史。

2.影像学特点：CTA多平面重建图像显示右侧颈内动脉沿颈内动脉起始部后壁突向腔内的"搁板样"充盈缺损。DSA显示右侧颈内动脉开口动脉蹼，局部未见明显血栓，远端血流通畅（图1-9-1）。

超声显示右侧颈内动脉起始段后壁见一不均质低回声团附壁，大小约11.8 mm×2.5 mm（长径×厚径），低回声团表面见一膜状物，与动脉管壁相连，活动度差；彩色多普勒血流成像（color Doppler flow imaging，CDFI）示低回声团与膜状物间可见逆向血流信号。

【可能的诊断】

1.颈动脉粥样硬化斑块

支持点：中老年人，部位符合。

不支持点：斑块不仅累及颈内动脉起始处及分叉处，亦累及其他部位动脉，斑块表面多不规则，甚至有溃疡的存在。

2.颈动脉蹼

支持点：颈内动脉起始处后壁"搁板样"充盈缺损，形态规则。

不支持点：无。

【临床诊断】

颈动脉蹼。

【讨论】颈动脉蹼

1.概述：颈动脉蹼是发生于颈动脉窦或颈内动脉起始处的一种少见的膜样结构，已有较多文献报道。病理研究显示为一种特异的肌纤维发育不良，镜下特点为广泛内膜肌纤维增生伴纤维化及黏液样变性。可能是隐源性卒中及卒中复发的一项危险因素。隐源性卒中是威胁人类健康的重要脑血管疾病之一。最早在1973年由Momose和New报道。

目前颈动脉蹼导致卒中的机制尚不明确，较为公认的观点是颈动脉蹼结构突向管腔，导致流经该处的血流产生湍流，血液淤滞导致血栓形成，当血栓足够大时可发生脱落，栓子随血流抵达血管末端导致栓塞。相关危险因素可能包括遗传、慢性血管损伤、激素水平、口服避孕药、高血压、吸烟和高脂血症等。

2.影像学表现：多为单侧，蹼结构分布以颈内动脉（尤其颈内动脉起始处）及颈总动脉多见，其他部位如椎动脉及锁骨下动脉少见；蹼结构于管腔内附着部位多样，多数位于管腔后壁及侧壁，前壁者少见；蹼结构走行方向多样，多数指向远心端，少数指向近心端。颈动脉蹼可通过CTA、DSA和颈动脉超声等多种影像学手段检出，但由于DSA检查的有创性及颈动脉超声检查的低敏感性，其临床应用受到限制。颈动脉CTA具有高分辨率、快速成像及任意方位重建等特点，已成为颈动脉蹼的推荐首选检查方法。颈动脉蹼在CTA上表现为线状低密度影（轴位）和局限性薄层突起呈"搁板样"充盈缺损（矢状位），少数情况可见颈动脉蹼上附有血栓。与动脉夹层、动脉粥样硬化斑块部分影像学表现有相似之处，单看某个方位的图像可能会导致误诊，因此诊断颈动脉蹼必须具备2个方位的影像学特点。目前仍认为DSA是诊断金标准。

3.治疗：迄今为止，颈动脉蹼的治疗方式包括药物治疗（抗血小板药物）及手术治疗（动脉内膜切除术、动脉血管成形术及支架植入术等）。但发现单纯抗血小板治疗的患者30%出现卒中复发事件，而手术治疗后的患者无卒中复发，因此更推荐手术治疗有症状的颈动脉蹼患者。

【典型征象】

颈内动脉起始处后壁"搁板样"充盈缺损（图1-9-2）。

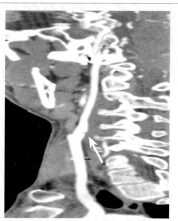

斜矢状位 CTA，"搁板样"充盈缺损（箭头）
图1-9-2　颈动脉蹼CTA

【诊断要点】

1.典型影像学表现：颈内动脉起始处侧后壁线状低密度影（轴位）和局限性薄层突起呈"搁板样"充盈缺损（矢状位）。

2.CTA是颈动脉蹼的首选检查方法，DSA是确诊金标准。

（张爱军）

第十节 心源性脑梗死

【临床资料】

患者女性，75岁。

主诉：突发左侧肢体乏力1.5小时伴头晕，下肢无法抬高，上肢不能抬举，伴言语发音模糊、口角歪斜。

既往史：心房颤动、慢性心功能不全病史。

【影像学检查】

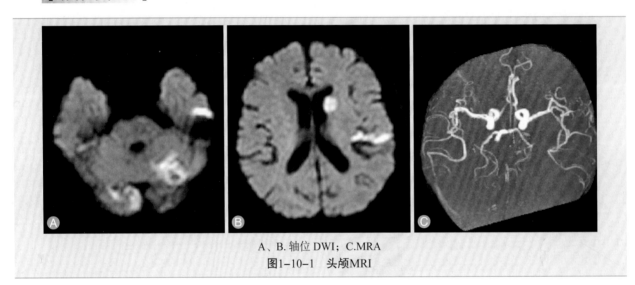

A、B. 轴位 DWI；C.MRA

图1-10-1 头颅MRI

【解析思路】

1.临床特征：患者为老年女性，急性起病；临床症状和体征提示血管性病变可能性大；心房颤动病史。

2.影像学特点：双侧小脑半球和左侧大脑半球多发病灶，DWI呈高信号，T_1WI低信号，T_2WI高信号，其中左侧小脑半球病灶内见小斑片状DWI低信号灶，T_1WI呈稍高信号、T_2WI呈稍低信号，提示病灶内有少许出血；MRA显示双侧大脑中动脉分支减少并多发分支狭窄，双侧大脑后动脉主干多处狭窄（图1-10-1）。

3.定位：脑内。

4.定性：脑血管病，心源性梗死？

【可能的诊断】

1.嗜酸性粒细胞增多症

支持点：脑实质内散在多动脉供血区分布梗死灶。

不支持点：病灶呈非分水岭分布，嗜酸性粒细胞正常。

2.低灌注性脑梗死

支持点：脑实质内散在多动脉供血区分布梗死灶。

不支持点：临床不支持，梗死不以分水岭区分布。

3.Trousseau综合征

支持点：脑实质内散在多动脉供血区分布梗死灶。

不支持点：无恶性肿瘤病史，D-二聚体正常，梗死病灶偏大，病灶呈非分水岭分布，Trousseau综合征梗死病灶一般以直径<1cm的小梗死灶为主，也可合并数目不等的中、大梗死灶。

4.心源性梗死

支持点：急性起病，心房颤动、慢性心功能不全病史，脑实质内散在多动脉供血区分布梗死灶。

不支持点：无。

【临床诊断】

心源性脑梗死。

【讨论】心源性脑梗死

1.概述：心源性脑梗死是指心源性栓子脱落，栓塞相应脑动脉造成的缺血性卒中。据报道，其占全部缺血性卒中的15%~30%。此外，隐源性卒中（占缺血性卒中的25%）也推测为以心源性栓塞所致为主。

心源性梗死的机制通常归纳为3种：①血流缓慢导致心腔内血栓形成并脱落；②异常瓣膜表面的附着物脱落；③体循环静脉系统血栓经异常心房间通道进入动脉系统造成栓塞。

心源性脑梗死与多种心血管疾病密切相关，最常见的高危因素包括心房颤动（简称房颤）、近期心肌梗死、人工机械瓣膜、扩张型心肌病、风湿性二尖瓣狭窄等，其次为感染性及非感染性心内膜炎、心房黏液瘤等；相对低危的因素包括卵圆孔未闭、房间隔膜部瘤、房间隔和（或）室间隔缺损、主动脉瓣钙化性狭窄和二尖瓣瓣环钙化等。其中房颤（合并或不合并其他心血管疾病）相关的卒中占全部心源性卒中的79%以上，是最主要的心源性脑卒中危险因素。

2.影像学表现：①多个供血区域同时受累或相继发生卒中，一旦多个动脉供血区域发生同步或相继的卒中，特别是同时累及双侧半球，同时累及前、后循环，或伴有系统性栓塞，则高度提示为心源性栓塞；②容易累及皮层或灰白质交界区，位于皮层的梗死灶是脑栓塞的影像学特征之一；③易发生出血转化，缺血性脑梗死的出血转化和堵塞动脉的早期再通是心源性栓塞的典型特征。在CT平扫上，急性栓塞的栓子可显示出动脉的"高密度征"，而头颅MRI可以显示出CT上无法显示的病灶，增加了心源性梗死的检出率，另外MRI对出血转化诊断的敏感性优于CT。

【拓展病例】

病例 患者女性，32岁，心肌病、心功能不全、心房颤动，突发左侧肢体麻木无力，入院诊断为脑栓塞（图1-10-2）。

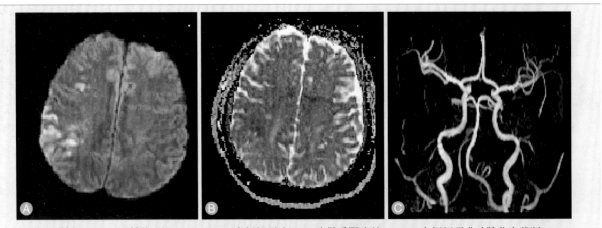

A. 轴位 DWI；B. 轴位 ADC；C.MRA。右侧额顶叶 DWI 弥散受限病灶，MRA 右侧额顶升动脉分支截断

图1-10-2　心源性脑梗死MRI

【诊断要点】

1.心脏疾病或心源性因素。

2.影像学特点：多个供血区域同时受累或相继发生梗死；容易累及皮层或灰白质交界区；容易并发脑梗死出血性转化，栓塞动脉常见早期再通。当脑梗死伴出血转化时要考虑到心源性栓塞的可能。

（黄波涛）

第十一节　硬脑膜静脉窦血栓

【临床资料】

患者男性，38岁。

主诉：头晕、头痛伴视力障碍2天。

【影像学检查】

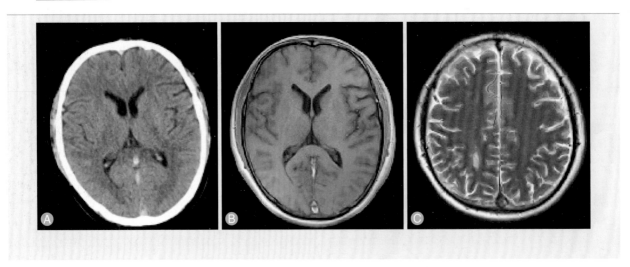

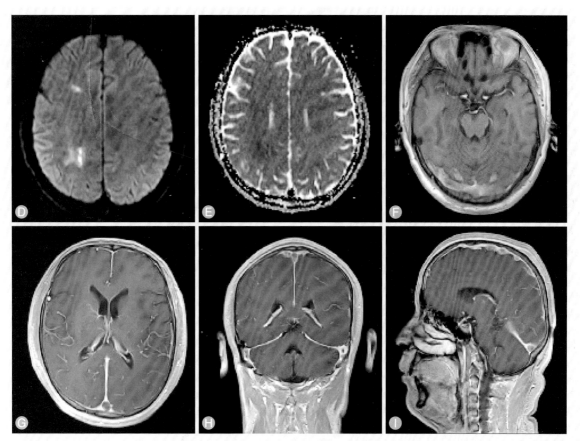

A.轴位CT；B.轴位T₁WI；C.轴位T₂WI；D.轴位DWI；E.轴位ADC；F.轴位T₁WI；G.轴位T₁WI增强；H.冠状位T₁WI；I.矢状位T₁WI

图1-11-1　头颅CT图像和MRI

【解析思路】

1.临床特征：患者为中年男性，头晕、头痛伴视力障碍，既往史与实验室检查无特殊。

2.影像学特点：CT显示直窦及窦汇呈铸形高密度影；直窦、双侧横窦内见T₁WI条索状高信号；右侧半卵圆中心见斑片状DWI高信号，ADC低信号，提示急性脑梗死；MRI增强示双侧横窦、窦汇及上矢状窦不规则及结节状充盈缺损影，上矢状窦呈"空三角征"（图1-11-1）。

3.定位：脑内、静脉窦。

4.定性：血管性病变，静脉窦血栓形成?

【可能的诊断】

1.硬脑膜动静脉瘘

支持点：临床特征，CT、MRI静脉窦内血栓密度/信号，增强扫描见充盈缺损、"空三角征"（常伴发静脉窦内血栓）。

不支持点：未见异常血管流空影，水肿不明显。

注意：静脉窦血栓和硬脑膜动静脉瘘常常并存。

2.静脉窦血栓形成

支持点：临床特征，CT、MRI静脉窦内血栓密度/信号，增强扫描见充盈缺损、"空三角征"。

不支持点：无。

【临床诊断】

脑静脉窦血栓。

【讨论】脑静脉窦血栓

1.概述：脑静脉窦血栓（cerebral venous and sinus thrombosis，CVST）是脑血管疾病中的一种特殊类型，与动脉性脑卒中不同，好发于中青年，发病相对缓慢，临床表现缺乏特异性，误诊率、病死率相对较高，及早正确诊断对患者的治疗预后有重要意义。

CVST可能的病因：①颅内静脉窦压力低，血流速度慢，并有横贯的小梁，外伤、感染、炎症等因素使血液黏滞性增高，易于发生血栓；②大量排汗脱水等使血容量减少，血液浓缩；③孕产期、口服避孕药、手术等因素使血液中的血小板及凝血因子Ⅶ、Ⅹ增多，出现纤维蛋白原血症和纤维蛋白溶解活性减低；④血液系统疾病或胶原血管病，血液流变学检查均呈不同程度的高凝状态等。

病理改变是静脉血栓形成导致管腔闭塞后出现静脉系统引流障碍，相应引流区静脉高压，静脉淤血引起脑水肿、脑出血，严重静脉高压继发动脉灌注不足引起动脉性缺血性梗死。脑脊液回流受阻，导致颅内总血容量增加，引起颅内压升高。

脑静脉系统包括脑静脉窦、深静脉和浅静脉。静脉窦是脑静脉系统血栓的好发部位，尤其是上矢状窦，其次是横窦，常合并深静脉和浅静脉的血栓。所属引流区脑组织可有梗死的相应异常信号，如伴出血则更有提示意义。

2.影像学表现具体如下。

（1）直接征象：①CT平扫显示高密度影，如直窦呈"绳索征"，增强扫描充盈缺损可呈"空三角征"；②MRI显示受累静脉窦正常血流信号消失，信号随血栓形成时间变化而改变，即随血红蛋白的不同演变而信号各异，静脉窦血栓依其形成的时间分为急性期（＜1周）、亚急性期（1~2周）和慢性期（＞2周），典型的信号改变为急性期T_1WI等信号，T_2WI低或等信号，亚急性期T_1WI及T_2WI均为高信号，慢性期血栓可以不同程度再通，静脉窦内可重新出现正常血流信号，窦壁不规则，窦腔狭窄，但因急性期的早期血栓中的红细胞内以氧合血红蛋白为主，中期（亚急性期）以脱氧血红蛋白为主，后期（慢性期）红细胞内有正铁血红蛋白形成，因此脑静脉窦血栓急性期MRI信号可多样，诊断有一定困难。

（2）间接征象：脑静脉窦血栓形成的间接征象是相应引流脑区的水肿和出血及梗死，部分静脉引流区形态具有相对特异性，类似动脉性梗死之"地图征"，但静脉引流区变异较大，特异性较动脉"地图征"稍差。识别常见静脉引流区形态有提示意义。另外可见引流区静脉分流入邻近静脉引起的小静脉流空。

目前临床普遍认为MRI联合核磁共振静脉造影检查（magnetic resonance venography，MRV）为诊断CVST的首选检查方法。CVST患者MRI检查表现为静脉窦正常流空信号消失，取而代之的是血栓信号，但不同时期血栓的MRI信号表现不同。当MRI、MRV不能确诊时需进行DSA检查。

【鉴别诊断】

CVST在临床表现和影像学特征上与其他中枢神经系统疾病有相似之处，临床上需与CVST鉴别的疾病有：静脉窦发育不良，可逆性后部脑病综合征、动脉性脑梗死、脑肿瘤。

（1）静脉窦发育不良：以左侧横窦常见，无相关诱因、病因及临床表现，无相应静脉引流区脑组织异常信号。

（2）可逆性后部脑病综合征：临床表现为头痛等颅内高压症状、癫痫发作、视觉障碍、精神异常等，影像学检查主要表现为可逆性大脑后部白质损害，特别是双侧顶枕区白质对称性异常信号，需与横窦及直窦等部位血栓所致枕叶病变相鉴别。可逆性后部脑病综合征的异常信号多在治疗后2~4周消失。

（3）动脉性脑梗死（如Percheron动脉梗死）：双侧丘脑病变见片状异常信号，弥散受限。但病变位于丘脑内侧旁正中区，且病变较小，边界相对较清晰，MRV未见异常。大脑内静脉、大脑大静脉及直窦血栓引起的丘脑病变较大，边界多模糊，MRV有相应改变。

（4）脑肿瘤：静脉性梗死可强化，貌似肿瘤。肿瘤多慢性起病，进行性加重，可表现为神经缺损或刺激症状，可伴有颅内压增高，临床表现较轻，影像学表现相对较重。肿瘤周围水肿较重，占位效应明显，增强CT或增强MRI检查大多可见明显强化。

CVST临床表现复杂多变，以进展性脑梗死起病者容易误诊。对CVST病因和危险因素进行识别，结合起病特点、临床表现以及MRI表现，对怀疑CVST者行进一步相关检查，明确诊断，改善患者预后。

【拓展病例】

病例 患者女性，34岁，反复头痛10天，术后病理诊断静脉血栓形成静脉性脑梗死。

本例是左侧横窦、乙状窦血栓形成继发Labbe静脉引流区出血性梗死，特殊的颞叶中后部外侧左Labbe静脉引流区"地图征"有提示作用。左颞叶后部Labbe静脉引流区异常信号，T_1WI呈低信号，T_2WI呈高信号，内见T_1WI高信号影，左侧横窦、乙状窦内见T_1WI条状高信号影，增强扫描见充盈缺损（图1-11-2）。

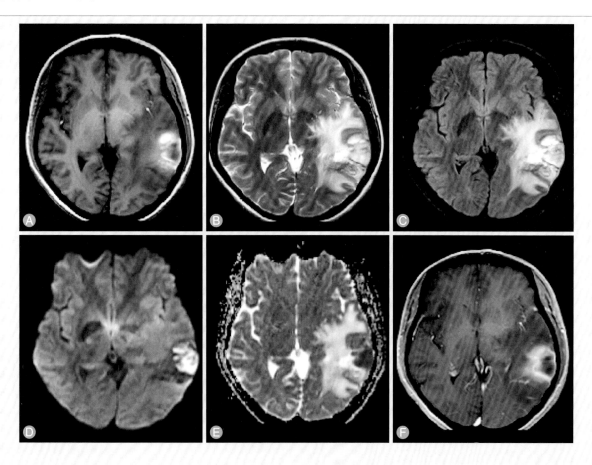

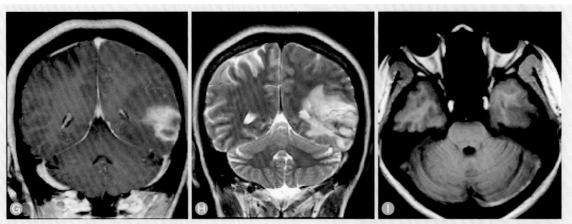

A. 轴位 T₁WI; B. 轴位 T₂WI; C. 轴位 T₂-FLAIR; D. 轴位 DWI; E. 轴位 ADC; F. 轴位 T₁WI 增强; G. 冠状位 T₁WI 增强;
H. 冠状位 T₂WI; I. 轴位 T₁WI

图1-11-2　左侧横窦、乙状窦血栓形成MRI

【典型征象】

1.直接征象:

（1）静脉窦血栓信号/密度（图1-11-3）。

（2）"空三角征"及充盈缺损（图1-11-4）。

2.间接征象：静脉引流区"地图征"，符合静脉引流区分布的水肿出血。

（1）Labbe静脉引流区"地图征"：Labbe静脉或横窦乙状窦血栓，继发左侧颞叶中后部外侧区水肿出血（图1-11-5）。

（2）大脑大静脉、直窦引流区T₁WI呈高信号，双侧丘脑水肿（图1-11-6）。

（3）上矢状窦引流区"地图征"，上矢状窦两侧静脉性梗死（图1-11-7）。

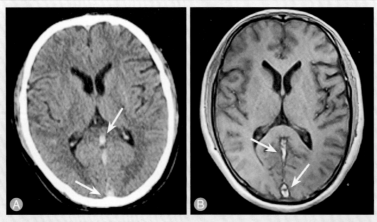

A. 轴位 CT 平扫，高密度影（箭头）; B. 轴位 T₁WI, 高信号（箭头）

图1-11-3　静脉窦血栓CT图像和MRI

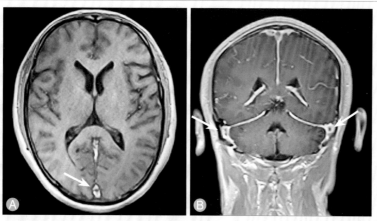

A.轴位 T₁WI 增强；B.冠状位 T₁WI 增强。"空三角征"及充盈缺损（箭头）

图1-11-4　静脉窦血栓MRI

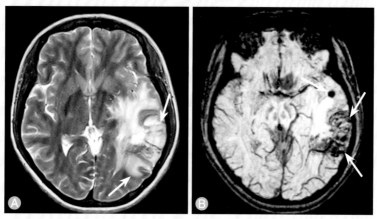

A.轴位 T₁WI；B.轴位 SWI。静脉引流区"地图征"（箭头）

图1-11-5　左侧Labbe静脉MRI

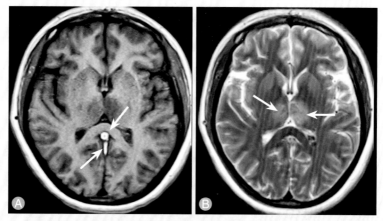

A.轴位 T₁WI，高信号（箭头）；B.轴位 T₂WI，双侧丘脑水肿（箭头）

图1-11-6　大脑大静脉、直窦血栓MRI

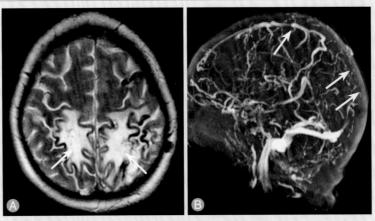

A.轴位 T$_2$WI，血栓（箭头）；B.MRV，两侧静脉性梗死（箭头）

图1-11-7　上矢状窦血栓MRI

【诊断要点】

1.临床易感病史：如孕产妇、鼻窦感染、脱水等。

2.直接征象：CT平扫显示高密度影，如直窦呈"绳索征"。增强扫描充盈缺损可呈"空三角征"。MRI不同时期静脉窦血栓信号不同，增强扫描充盈缺损，可呈"空三角征"。MRV有助于诊断。

3.间接征象：所属引流区脑组织水肿、梗死、出血。特异静脉引流区的静脉"地图征"更有提示意义，如颞叶中后部外侧Labbe静脉引流区"地图征"、双侧丘脑大脑大静脉直窦引流区"地图征"。

4.CT、MRI无法确诊时，需DSA辅助诊断。

（谢　田）

第十二节　Trousseau综合征

【临床资料】

患者女性，46岁。

主诉：视野缺损10余天，加重1天。

既往史：发现胆管细胞癌半年，未做治疗。

【影像学检查】

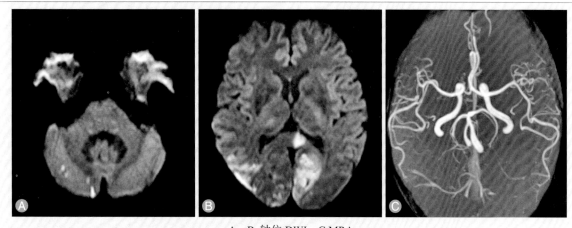

A、B.轴位DWI；C.MRA

图1-12-1　头颅MRI

【解析思路】

1.临床特征：患者为中年女性，亚急性起病；视野缺损，提示大脑半球枕叶病变可能性大；恶性肿瘤病史。

2.影像学特点：幕上、幕下多区域见斑点状和斑片状病灶，DWI呈高信号，T_1WI呈稍低信号，T_2WI呈高信号；MRA显示脑血管未见异常（图1-12-1）。

定性：血管性病变?

【可能的诊断】

1.嗜酸性粒细胞增多症

支持点：脑实质内散在多动脉供血区分布梗死灶。

不支持点：嗜酸性粒细胞正常。

2.低灌注性脑分水岭梗死

支持点：脑实质内散在多动脉供血区分布梗死灶。

不支持点：无低血压等血流动力学变化病史。

3.其他心源性梗死

支持点：脑实质内散在多动脉供血区分布梗死灶。

不支持点：无心脏病史。

4.Trousseau综合征

支持点：恶性肿瘤病史，MRA显示正常，多发脑梗死。

不支持点：无。

【临床诊断】

Trousseau综合征。

【讨论】Trousseau 综合征

1.概述：Trousseau综合征，于1865年首次报道1例以迁移性血栓为首发表现的隐匿性胃癌患者，之后

SACK等将恶性肿瘤患者体内常见的由凝血和纤溶机制异常引发的各种血栓栓塞事件统称为Trousseau综合征，其主要表现为游走性血栓性静脉炎、非细菌性血栓性心内膜炎（nonbacterial thrombotic endocarditis，NBTE）及动脉栓塞等，其中动脉栓塞以脑血栓最为常见，多表现为累及双侧前后循环、多个动脉支配区的多发病灶，目前已报道的相关病例多为胃癌、肺癌、胰腺癌、胆道恶性肿瘤等。

Trousseau综合征患者急性脑梗死的主要发病机制可能与血液高凝状态有关：①血液高凝状态导致血管内微小血栓形成；②血液高凝状态导致纤维蛋白血栓沉积在正常或表面变形的心脏瓣膜表面，进而引发NBTE；③肿瘤细胞直接栓塞；④放化疗对血管的损伤。文献报道颅脑DWI检查结果发现病灶累及3个及以上血管分布区的脑梗死患者中约20%为恶性肿瘤相关性脑梗死，而在找不到其他栓子来源的情况下，缺血性脑卒中合并恶性肿瘤患者中存在血液高凝状态者占75%。因此，对于急性多发性脑梗死患者，如经食管CDFI未发现瓣膜病变或心内血栓，应考虑Trousseau综合征。

2.影像学表现：MRI检查均表现为DWI高信号的多发性急性脑梗死，播散性分布符合多支而非单一动脉供血区，同时累及前后循环或双侧前循环，双侧多见；常见受累部位为大脑皮层及皮层下，其次为大脑深部和小脑半球，脑干较少受累；以直径<1 cm的小梗死灶为主，也可合并数目不等的中、大梗死灶，单纯大面积梗死灶少见。

【诊断要点】

1.有原发恶性肿瘤病史，甚至放化疗病史。

2.D-二聚体水平明显升高。

3.多个动脉供血区域有脑梗死病灶，血管成像未见责任动脉狭窄，需考虑Trousseau综合征。

（黄波涛）

第十三节　嗜酸性粒细胞增多症

【临床资料】

患者男性，55岁。

主诉：头晕10天。

实验室检查：血常规提示嗜酸性粒细胞占45.1%（正常范围为0.5%~5%）。

【影像学检查】

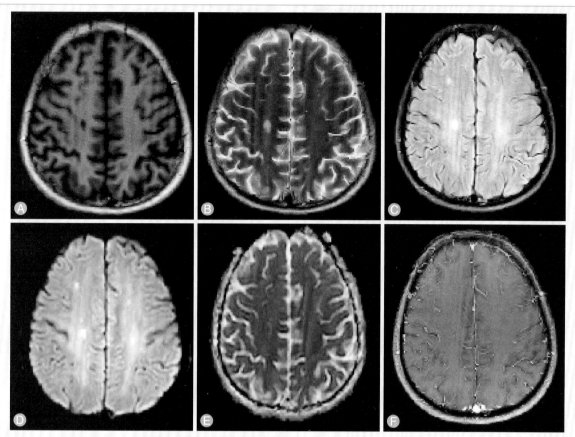

A. 轴位 T_1WI；B. 轴位 T_2WI；C. 轴位 T_2-FLAIR；D. 轴位 DWI；E. 轴位 ADC；F. 轴位 T_1WI 增强

图1-13-1　头颅MRI

【解析思路】

1.临床特征：患者为中老年男性，起病急；血常规提示嗜酸性粒细胞占比明显升高。

2.影像学特点：双侧半卵圆中心多发斑点状T_1WI低信号、T_2WI高信号、T_2-FLAIR高信号、DWI高信号、ADC低信号，增强未见强化（图1-13-1）。

3.定位：脑内。

4.定性：血管性病变。

【可能的诊断】

1.Trousseau综合征

支持点：中老年，多发性脑梗死，分水岭分布。

不支持点：无原发肿瘤病史，而嗜酸性粒细胞增多。

2.低血压性脑分水岭梗死

支持点：分水岭分布多发小梗死。

不支持点：无低血压等血流动力学变化病史。

3.其他心源性梗死

支持点：分水岭分布多发小梗死。

不支持点：无相关心脏病史。

4.脂肪栓塞

支持点：分水岭分布多发小梗死。

不支持点：无骨折（尤其长骨/骨盆骨折）或手术史，无呼吸窘迫、皮疹瘀斑；未见典型"星空征"及微出血灶。

5.嗜酸性粒细胞增多症

支持点：分水岭分布多发小梗死，嗜酸性粒细胞增多。

不支持点：无。

【病理学诊断】

1.骨髓涂片：骨髓象增生活跃，嗜酸性粒细胞明显增多。

2.免疫组化：CD34小血管（＋），圆核细胞偶见（＋），CD散在（＋），CD20散在（＋）。

3.骨髓活检：未见幼稚细胞及淋巴细胞增多；嗜酸性粒细胞增多，建议结合相关基因检测进一步排除嗜酸性粒细胞增多症。

【临床诊断】

嗜酸性粒细胞增多症。

【讨论】嗜酸性粒细胞增多症

1.概述：嗜酸性粒细胞增多症（hypereosinophilic syndrome，HES）是一种病因不明的罕见病，外周血嗜酸性粒细胞绝对计数＞0.5×10^9/L。

嗜酸性粒细胞增多症分为4类：①遗传性，呈家族聚集；②原发性，嗜酸性粒细胞起源于血液肿瘤克隆；③反应性，继发于某种明确的病因；④特发性，查不到引起嗜酸性粒细胞增多的原因。其中临床以反应性嗜酸性粒细胞增多症最多见。该患者不符合前3类，故考虑特发性。

嗜酸性粒细胞增多症并发脑梗死的发病机制尚不明确，主要观点有：①过多的嗜酸性粒细胞损害心内膜，受损心内膜上形成附壁血栓，血栓脱落导致脑梗死。经胸CDFI检查敏感性差，早期很难检出，心肌MRI较敏感，在收集及报道的病例中均未检出心脏血栓，但仍不能排除心源性栓子可能，条件允许的情况下，应行心脏MRI；②嗜酸性粒细胞的毒性作用：嗜酸性粒细胞释放血小板活化因子、白三烯、过氧化物酶等会引起血液高凝，导致脑梗死，③嗜酸性粒细胞诱导内皮细胞分泌多种炎性介质使局部血栓形成，引起的脑血管局部血栓形成或血管炎导致灌注不足，有尸检结果显示，患者的梗死区血管可见大量嗜酸性粒细胞，微血栓形成。

临床表现：嗜酸性粒细胞增多症可累及全身多个系统，如皮肤、肺部、胃肠道、心脏、神经系统等，该患者临床表现以神经系统受累为主。嗜酸性粒细胞增多症作为一种少见的脑梗死病因，容易误诊、漏诊。相关文献显示，嗜酸性粒细胞增多症成年患者神经系统并发症的发生率高达17%。

2.影像学表现：嗜酸性粒细胞增多症致脑梗死在影像学上与动脉粥样硬化性脑梗死、心源性脑栓塞有差异。相关研究表明，嗜酸性粒细胞增多症致脑梗死的影像学表现为双侧多发散在梗死，多见于皮质下分水岭区且超越分水岭血流分布区域，病灶不符合单一血管分布区，而且小病灶亦可能出现出血转化。治疗后3个月MRI复查，结果显示原DWI高信号消失，但在T_2-FLAIR及ADC上仍可见到坏死性脉管炎病灶。

【拓展病例】

病例　患者女性，20岁，受惊吓后四肢无力2天，血嗜酸性粒细胞12.33×10⁹/L（图1-13-2，文后彩图1-13-2D～文后彩图1-13-2F）。

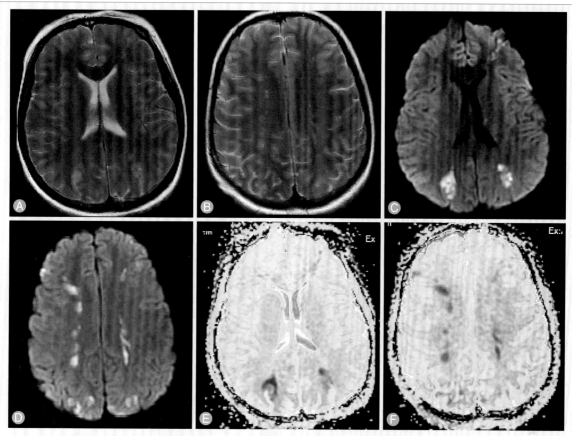

A、B.轴位T₂WI；C、D.轴位DWI；E、F.轴位ASL。双侧对称性分水岭分布多发小梗死，PWI低灌注

图1-13-2　嗜酸性粒细胞增多症MRI

【典型征象】

双侧多发分水岭小梗死（图1-13-3）。

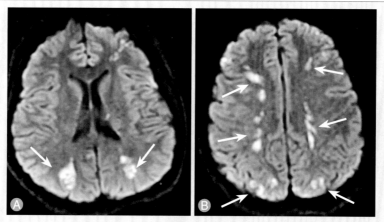

A、B.轴位DWI，双侧多发分水岭小梗死（箭头）

图1-13-3　嗜酸性粒细胞增多症DWI

【诊断要点】

1.临床出现神经症状，外周血嗜酸性粒细胞绝对计数＞0.5×10^9/L。

2.HES致脑梗死的影像学表现为双侧多发散在梗死，多见于皮质下分水岭区且超越分水岭血流分布区域，病灶不符合单一血管分布区，而且小病灶可能出现出血转化。

（谢　田）

第十四节　纤维肌发育不良

【临床资料】

患者女性，51岁。

主诉：间断性头痛。

【影像学检查】

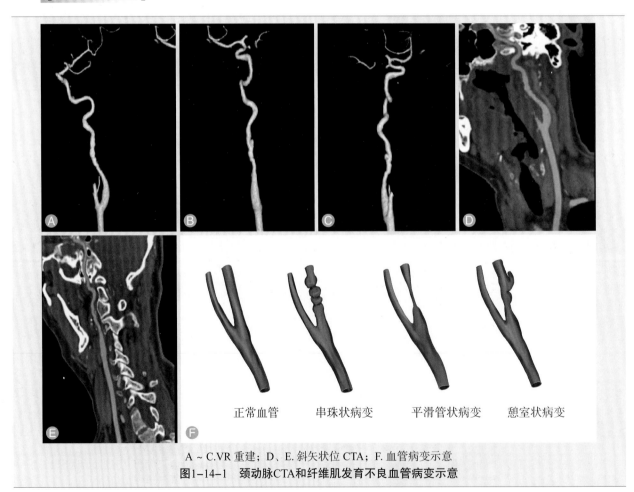

正常血管　　串珠状病变　　平滑管状病变　　憩室状病变

A ~ C.VR 重建；D、E. 斜矢状位 CTA；F. 血管病变示意

图1-14-1　颈动脉CTA和纤维肌发育不良血管病变示意

【解析思路】

1.临床特征：患者为中老年女性，起病急。

2.影像学特点：CTA矢状位显示典型的纤维肌发育不良。此例发生于颈段颈内动脉收缩与扩张交替区的Ⅰ型纤维肌发育不良；C$_{1\sim2}$水平颈内动脉为最常见的受累区域；颈动脉分叉的CTA三维图像可显示纤维肌发育不良的主要亚型：Ⅰ型表现为颈动脉收缩与扩张交替；Ⅱ型表现为长管状狭窄；Ⅲ型表现为局部波浪状改变，或伴憩室形成（图1-14-1，文后彩图1-14-1A～文后彩图1-14-1C，文后彩图1-14-1F）。

【可能的诊断】

1.动脉粥样硬化

支持点：老年人。

不支持点：典型病变呈短节段狭窄（非"串珠样"），与管壁钙化有关。

2.动脉"驻波"

支持点：颈内动脉"串珠样"改变。

不支持点：动脉"驻波"是由心动周期中正常逆流造成的振动引起，呈短暂的"串珠样"改变，"串珠样"改变有周期性的规律，管壁平滑。

3.纤维肌发育不良

支持点：颈内动脉收缩与扩张交替区呈"串珠样"改变。

不支持点：无。

【临床诊断】

纤维肌发育不良。

【讨论】纤维肌发育不良

1.概述：纤维肌发育不良（fibromuscular dysplasia，FMD）是一种特发性、节段性、非动脉硬化性、非炎症性的全身性血管病，以动脉壁纤维及平滑肌细胞异常过度增生、弹力纤维破坏为病理特征，主要累及中等大小动脉及大动脉，常见于肾动脉、颈颅动脉。可发生于任何年龄，好发于中青年人，年龄为20~50岁，女性多见。

FMD的病因不明，可能与基因、雌激素、自身免疫、感染、供应血管壁的血管缺陷致动脉壁缺血等因素有关，在先天性遗传缺陷基础上，后天在多种因素作用下诱发症状。目前FMD主要通过有创性检查（全脑DSA）和无创性检查（多普勒超声、MRA、CTA），血管内超声等有助于发现血管壁的结构特征，多普勒超声常用于随访观察。对于无明显诱因的青中年卒中患者，特别是出现自发性夹层的患者，应考虑到FMD的可能。除众所周知的典型的"串珠样"病变外，更重要的是识别FMD不常见的特征，如动脉夹层、动脉瘤等。

2.影像学表现：颈颅部FMD以颈内动脉最多见［颈内动脉（30%~50%）>颈外动脉>椎动脉（10%~20%）］；颈动脉分叉通常不受累及；≥50%的病例为双侧；颅内少见。CTA显示动脉腔不规则或"串珠样"改变，动脉狭窄或动脉瘤少见。分型：Ⅰ型（85%）：表现为典型的"串珠样"改变，提示血管壁中层纤维组织增生；Ⅱ型（10%）：长管状狭窄，提示血管内膜纤维化；Ⅲ型（5%）：血管壁一侧不对称隆起，提示血管外膜纤维组织增生。

【典型征象】

动脉呈"串珠样"改变（图1-14-2，文后彩图1-14-2）。

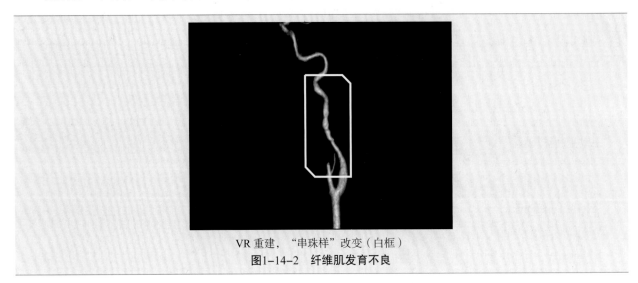

VR 重建，"串珠样"改变（白框）

图1-14-2 纤维肌发育不良

【诊断要点】

中年女性多见，颈内动脉是好发部位，动脉管腔多呈"串珠样"改变。

（谢　田）

第十五节　硬脑膜动静脉瘘

【临床资料】

患者男性，59岁。

主诉：双下肢乏力伴行走不稳10余天。

【影像学检查】

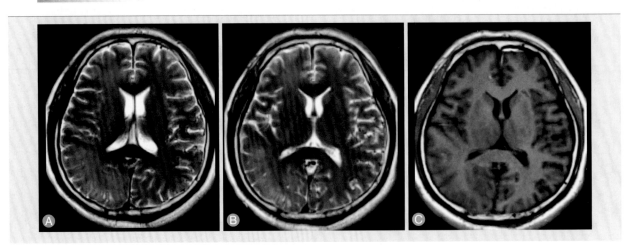

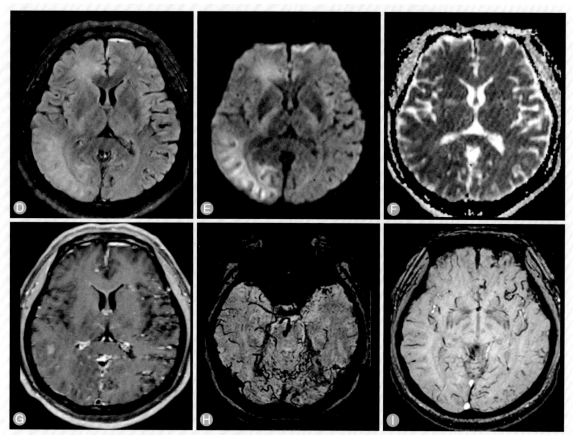

A、B. 轴位 T_2WI；C. 轴位 T_1WI；D. 轴位 T_2-FLAIR；E. 轴位 DWI；F. 轴位 ADC；G. 轴位 T_1WI 增强；H、I. 轴位 SWI

图1-15-1 头颅MRI

【解析思路】

1.临床特征：患者为中年男性，亚急性起病，有双下肢乏力伴行走不稳。

2.影像学特点：左侧顶颞叶脑表面见多发迂曲血管影，右侧额顶颞叶深部白质区见斑片状T_2WI、T_2-FLAIR稍高信号、T_1WI等稍低信号、DWI高信号、ADC稍低信号，弥散受限。SWI序列见多发迂曲血管影。直窦、上矢状窦见与动脉血一致的高信号，表明有动脉血，有动静脉瘘的可能（图1-15-1）。

【可能的诊断】

1.静脉窦血栓

支持点：脑表面多发迂曲扩张血管。

不支持点：无好发因素，静脉窦内未见明显异常信号。

2.硬脑膜动静脉瘘

支持点：临床，脑表面多发迂曲扩张血管，SWI序列见直窦、上矢状窦与动脉血一致的高信号。

不支持点：无。

【临床诊断】

DSA证实硬脑膜动静脉瘘。

【讨论】硬脑膜动静脉瘘

1.概述：DSA证实硬脑膜动静脉瘘（dural arteriovenous fistula，DAVF）是硬脑膜异常的动静脉交通，由颈内、外动脉分支汇入硬脑膜静脉窦及皮层静脉，属颅内血管畸形范畴，占颅内血管畸形的10%～15%，可能与静脉窦血栓形成、外伤、手术、感染和先天发育等有关。

好发于50～60岁人群，幕下远多于幕上，横窦、乙状窦最多，其次是海绵窦区。

发病机制：DAVF由供血动脉、瘘口、引流静脉或静脉窦3部分构成。静脉窦压力增高致原有的生理性动静脉交通开放或诱发新生血管形成，导致颅内外动脉与硬脑膜窦及皮层静脉间瘘管形成。动脉血液直接流入静脉窦而导致静脉窦内血液动脉化及静脉窦内压力增高，从而使得脑静脉回流障碍甚至逆流，出现脑水肿、颅内压力增高、脑代谢障碍、静脉窦血栓（两者可互为因果）、血管破裂出血等病理改变。

DAVF临床表现复杂多样，其症状的发生与静脉引流方向、瘘口部位及血流流速和流量等因素密切相关。海绵窦区DAVF多表现为眼部症状，如突眼、结膜水肿、眼肌麻痹视力下降等。横窦和乙状窦区DAVF可出现搏动性耳鸣、听力下降。矢状窦和深静脉区DAVF多表现为全脑静脉充血、颅内压增高、脑积水、视盘水肿、痫性发作或痴呆。脑干区DAVF可出现脑神经损害和四肢瘫痪。伴有皮质静脉引流的DAVF常表现为严重头痛、癫痫、非出血性神经功能损害和颅内（脑实质、蛛网膜下腔、硬脑膜下腔）出血。

依据静脉引流方向的DAVF分型（Cognard及Borden分型）见表1-15-1。

表1-15-1 DAVF 分型

Cognard 分型	引流静脉	Borden 分型
Ⅰ 型	顺向引流到静脉窦	Ⅰ 型：流入硬脑膜静脉窦或脑膜静脉
Ⅱ 型	引流到静脉窦，伴有逆向血流： Ⅱa只有静脉窦的逆向血流； Ⅱb只有皮层静脉的逆向引流； Ⅱa+b静脉窦及皮层均有逆向血流	Ⅱ 型：流入硬脑膜脉窦+皮层静脉反流
Ⅲ 型	直接引流到皮层静脉，但无皮层静脉扩张	Ⅲ 型：仅有皮层静脉反流
Ⅳ 型	直接引流到皮层静脉，伴静脉扩张	
Ⅴ 型	直接向脊髓髓周静脉引流	

注：良性 DAVF 分为 Cognard Ⅰ / Ⅱa 型和 Borden Ⅰ 型；侵袭性 DAVF 分为 Cognard Ⅱ b-Ⅴ 型和 Borden Ⅱ 及 Ⅲ 型。皮层静脉反流或深静脉引流是预后不良的重要因素。

2.影像学表现具体如下。

（1）CT和MRI检查对良性DAVF敏感性较低，但能较好地显示侵袭性DAVF的继发性改变，如异常血管、脑出血、蛛网膜下腔出血、脑水肿等。静脉高压可以引起白质改变，T_2WI、T_2-FLAIR呈高信号，皮层逆流静脉区的弥散受限，部分病例CT可见沿血管放射状分布的营养不良性钙化。经颅骨的血管（如棘孔）通道扩大。

（2）CTA与MRA可清楚显示异常增粗的供血动脉及扩张的引流静脉及静脉窦，但不能显示瘘口的位置、细小供血动脉，不能确定血流方向及血流量情况。

（3）DSA是诊断DAVF的金标准。DSA检查不仅能显示供血动脉和引流静脉，同时也能显示出皮质静脉引流、瘘口、静脉流出口梗阻、血栓、动脉或静脉瘤等。更为重要的是确定是否存在逆向软脑膜静脉引流，可为是否行血管内治疗或手术治疗提供重要指导。

【鉴别诊断】

DAVF需与软脑膜动静脉瘘和动静脉畸形相鉴别。

（1）软脑膜动静脉瘘：脑血管畸形中最少见的类型，幕上较多见。多在软脑膜、脑表面（也可见于室管膜或者脑实质）见粗大的供血动脉直接引流入曲张的静脉瘤及引流静脉，无血管巢。管壁可伴有"蛋壳样"钙化。

（2）动静脉畸形：脑内形成畸形血管团，内可夹杂正常的脑组织、血流相关性的动静脉瘤和动静脉瘘。出血较常见，血管壁可见钙化。

【拓展病例】

病例 患者男性，31岁，声带息肉切除术后出现头晕伴走路不稳1天，诊断为硬脊膜动静脉瘘（spinal dural arteriovenous fistula，SDAVF）。

矢状位T_1WI、T_2WI及脂肪抑制序列显示胸段脊髓稍增粗、可见长节段异常信号，T_2WI高信号（脊髓水肿、增粗，即"白萝卜"），胸段脊髓背侧软脊膜表面硬膜囊内串珠状或管状流空影（异常迂曲的静脉即为"黑芝麻"），增强扫描可见硬脊膜增粗迂曲血管强化（图1-15-2）。

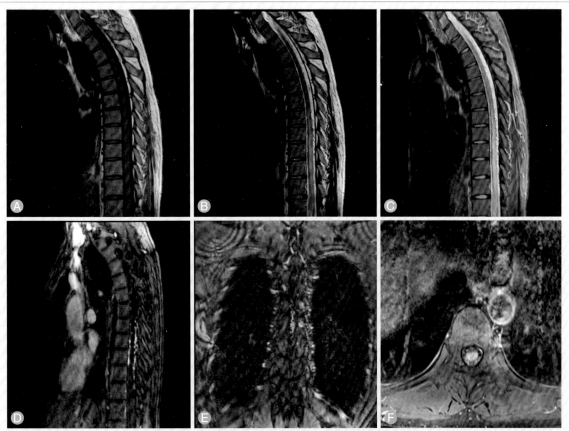

A. 矢状位 T_1WI；B. 矢状位 T_2WI；C. 矢状位 T_2WI脂肪抑制；D. 矢状位 T_1WI增强；E. 冠状位 T_1WI增强；F. 轴位 T_1WI增强

图1-15-2 硬脊膜动脉瘘MRI

【典型征象】

1.迂曲扩张的流空血管：静脉高压及逆流导致血管扩张（图1-15-3）。

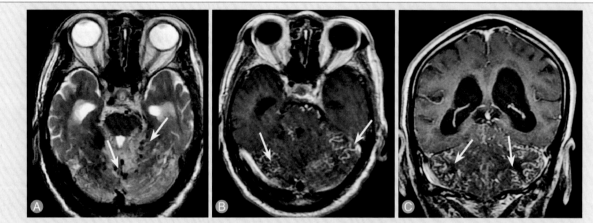

A.轴位 T_2WI；B.轴位 T_1WI 增强；C.冠状位 T_1WI 增强。静脉高压及逆流导致血管扩张（箭头）

图1-15-3　硬脑膜动静脉瘘MRI

2.TOF-MRA正常静脉血饱和不显示，早期静脉明显显影是提示征象：未饱和的水质子经瘘口流入静脉显影（图1-15-4）。

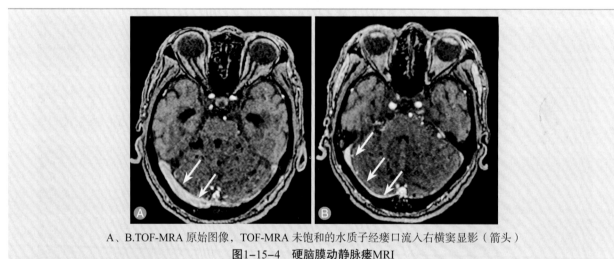

A、B.TOF-MRA 原始图像，TOF-MRA 未饱和的水质子经瘘口流入右横窦显影（箭头）

图1-15-4　硬脑膜动静脉瘘MRI

3.SWI序列出现静脉窦内与动脉血一致的高信号，具有提示意义（图1-15-5）。

4.脊髓肿胀 T_2WI 呈高信号，脊髓蛛网膜下腔内"黑芝麻样"流空血管影，二者构成"白萝卜黑芝麻征"（图1-15-6）。

5.静脉回流受阻营养不良性钙化（图1-15-7）。

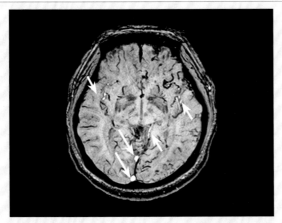

轴位 SWI，静脉窦出现高信号（箭头），动脉血的高信号（短箭头）

图1-15-5　硬脑膜动静脉瘘SWI

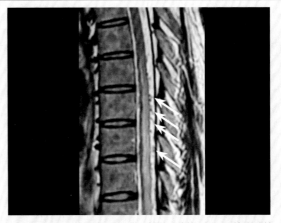
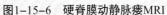

矢状位 TWI，蛛网膜下腔内"黑芝麻样"流空血管影（箭头），脊髓肿胀 T_2WI 高信号，二者构成"白萝卜黑芝麻征"

图1-15-6　硬脊膜动静脉瘘MRI

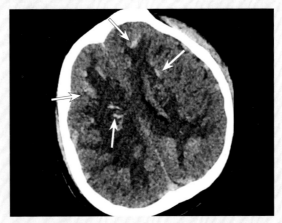

轴位 CT 平扫，营养不良性钙化（箭头）

图1-15-7　硬脑膜动静脉瘘CT图像

【诊断要点】

1.影像学提示幕下小脑半球或大脑半球表面异常血管流空影，供血动脉主要为颈外动脉分支，经颅骨的血管（如棘孔）通道扩大，应想到DAVF；脑实质可有出血、白质T_2WI高信号改变、弥散受限、部分病例CT可见沿血管放射状分布的营养不良性钙化等。

2.MRI显示脊髓肿胀，长节段T_2WI高信号，脊髓周围的迂曲血管影，应想到SDAVF。

3.TOF-MRA静脉早显影及SWI静脉内出现高信号是提示征象。

4.DSA是诊断DAVF和SDAVF的金标准，可以确定供血动脉、瘘口及扩张的引流静脉，同时为血管内治疗或手术治疗提供非常重要的信息。

（杨　莉）

第十六节 伴皮质下梗死和白质脑病的常染色体显性遗传性脑动脉病

【临床资料】

患者女性，45岁。

主诉：头晕、头痛3天，伴左侧颜面部、双下肢麻木感。

既往史及实验室检查无特殊。

【影像学检查】

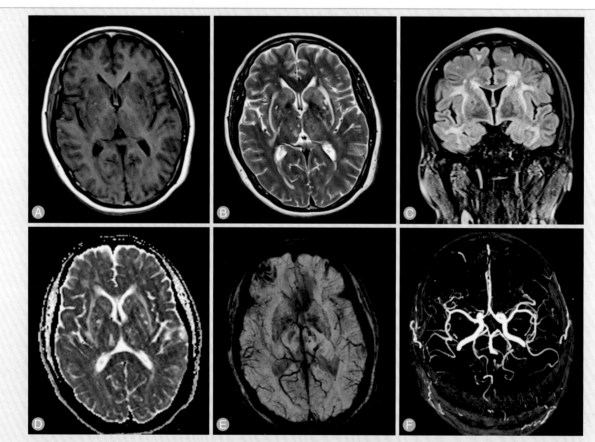

A. 轴位 T_1WI；B. 轴位 T_2WI；C. 冠状位 T_2-FLAIR；D. 轴位 ADC；E. 轴位 SWI；F.MRA

图1-16-1 头颅MRI

【解析思路】

1.临床特征：患者为中年女性，起病急。既往史与实验室检查无特殊，无明显心脑血管疾病危险因素，如高血压、糖尿病、高血脂等。

2.影像学特点：①脑白质多发病变及多发腔梗：半卵圆中心、侧脑室旁、基底节、丘脑、脑桥多发 T_2WI/T_2-FLAIR高信号，尤其表现为颞极、外囊T_2WI/T_2-FLAIR高信号；②DWI呈低信号；③SWI呈基底节、丘脑点状低信号；④MRA未见明显异常（图1-16-1）。

【可能的诊断】

1.脑梗死

支持点：急性起病，基底节、丘脑等脑血管病常见部位可见病灶。

不支持点：发病年龄轻，无明显心脑血管疾病危险因素。MRA未见明显异常。颞叶前部、外囊等是脑血管病一般不易累及的部位。

2.多发性硬化

支持点：发病年龄轻，急性起病。

不支持点：时间与空间的多发性，病灶新旧不一，常见于侧脑室周围、近皮层而非基底节、丘脑，无"直角脱髓鞘征""Dawson指征""煎蛋征""黑洞征"等较特异征象。

3.伴皮质下梗死和白质脑病的常染色体显性遗传性脑动脉病

支持点：发病年龄轻，无明显心脑血管疾病危险因素。颞极、外囊见特征性T_2WI/T_2-LAIR高信号。脑白质多发T_2WI/T_2-FLAIR高信号。SWI基底节、丘脑点状低信号。MRA未见明显异常。

不支持点：无。

【临床诊断】

伴皮质下梗死和白质脑病的常染色体显性遗传性脑动脉病，*NOTCH3*基因检查明确诊断。

【讨论】伴皮质下梗死和白质脑病的常染色体显性遗传性脑动脉病

1.概述：伴皮质下梗死和白质脑病的常染色体显性遗传性脑动脉病（cerebral autosomal dominant arteriopathy with sub-cortical infarcts and leukoencephalopathy，CADASIL）是成年发病的非动脉硬化性、非淀粉样变性的常染色体显性遗传性脑小血管病，其发病率为（2~5）/10万。致病基因为*NOTCH3*基因，主要在血管平滑肌细胞和毛细血管周细胞内表达，即NOTCH3受体。NOTCH3受体通过胞外域（NOTCH3^{ECD}）与配体结合，进而通过胞内域发挥信号转导作用，调节血管平滑肌细胞的增生和分化。*NOTCH3*基因的致病性变异常发生于2~24号外显子，影响二硫键的两两结合而改变蛋白质构象，最终导致NOTCH3^{ECD}的异常积聚，促进了功能性细胞外基质蛋白异常聚集并产生细胞毒性作用，最终导致平滑肌细胞变性。

主要病理学特点：系统性小动脉病变、大脑深部多发腔隙性梗死和广泛白质脱髓鞘。小动脉病变，非硬化性、非淀粉样变性，中层平滑肌细胞变性伴嗜锇颗粒沉积，是CADASIL区别于其他类型小动脉病的特点，可发生于脑、肾、脾、肝、肌肉与皮肤。上述部位活检发现嗜锇颗粒沉积是诊断本病的特异性标准，且脑内小血管病变常较外周血管更严重。

病理生理学变化：平滑肌细胞变性和动脉管壁增厚促使管腔狭窄，脑血管反应性受损和脑血流量减少，引起一系列急、慢性缺血事件，最终导致脑深部多发性腔隙性梗死和广泛白质脱髓鞘改变。

临床表现：通常于中年起病，无性别差异，临床表现为偏头痛、反复发作性脑梗死、认知损害且伴有精神症状，呈进行性加重，最终导致严重的残疾和痴呆。偏头痛通常是首发症状，认知功能减退是CADA-SIL的突出症状。我国患者的头晕发生率要高于其他国家和地区，部分病例以头晕起病，伴有眩晕发作。

2.影像学表现具体如下。

（1）脑白质高信号：较对称分布于侧脑室周围和深部脑白质的T_2WI/T_2-FLAIR异常高信号，最初累及半卵圆中心，逐渐扩展至双侧颞极、外囊和胼胝体。颞极脑白质高信号（"O'Sulliva征"）和外囊轴位高信号（"人字征"）诊断敏感度分别达到89%和86%，特异度分别为93%和45%。

（2）腔隙性梗死：分布多位于半卵圆中心、丘脑、基底节和脑干；较早出现于额叶、半卵圆中心、颞极，而基底节和脑干出现相对较轻、相对较晚。

（3）脑微出血：检出率为39%~62%，脑微出血好发于基底节、皮质–皮质下区域（38%）、白质（20%）、丘脑（13%）和脑干（14%）。

3.诊断标准如下。

（1）发病情况：中年起病，常染色体显性遗传，多无高血压、糖尿病、高胆固醇等血管病传统危险因素。

（2）临床表现：脑缺血性小卒中发作、认知障碍或情感障碍等表现中的1项或多项。

（3）影像学检查：MRI显示大脑白质T_2WI、FLAIR对称性高信号死灶，颞极和外囊受累明显，伴有腔隙性脑梗死灶。

（4）病理检查：血管平滑肌细胞表面嗜铬颗粒，或NOTCH3蛋白免疫组化染色呈阳性。

（5）基因检查：*NOTCH3*基因突变。

满足前3条加第4条或第5条为确定诊断；只满足前3条为可疑诊断，只满足前2条为可能诊断。

【拓展病例】

病例 患者男性，33岁，右侧肢体麻木10小时，平素头痛、头晕，既往有高血压病史，母亲患高血压，父亲33岁时去世，病因不明，伯父有腔隙性梗死病史，胞弟体健。

双侧脑白质呈高信号，颞极可见"O'Sulliva征"，左侧丘脑可见微小出血（图1-16-2）。

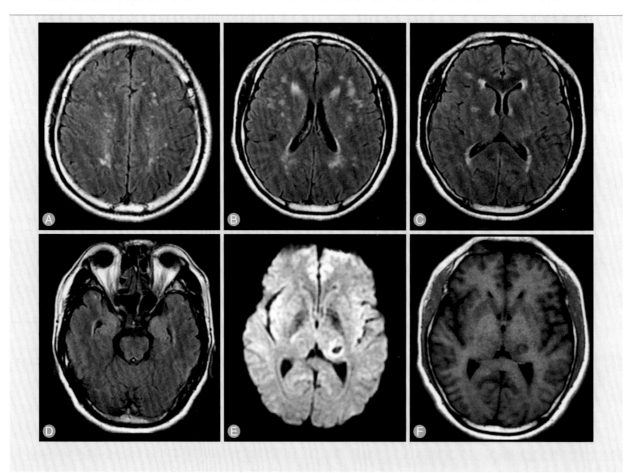

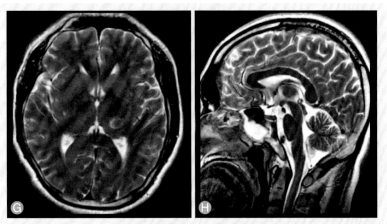

A ~ D. 轴位 T$_2$-FLAIR；E. 轴位 DWI；F. 轴位 T$_1$WI；G. 轴位 T$_2$WI；H. 矢状位 T$_2$WI

图1-16-2 头颅MRI

【典型征象】

双侧颞极"O'Sulliva征"、外囊轴位"人字征"（图1-16-3）。

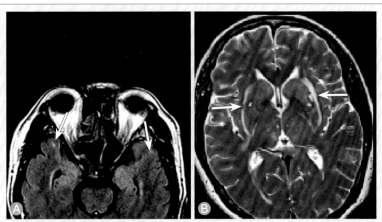

A. 轴位 T$_2$-FLAIR，"O'Sulliva征"（箭头）；B. 轴位 T$_2$WI，外囊"人字征"（箭头）

图1-16-3 CADASIL MRI

【诊断要点】

1.患者为中年女性，头晕头痛。无明显心脑血管疾病的危险因素。

2.T$_2$WI/T$_2$-FLAIR颞极、外囊高信号，呈"O'Sulliva征"、外囊轴位"人字征"，多发小梗死，SWI低信号微出血灶，MRA未见明显异常。

3.*NOTCH3*基因突变。

（拓展病例由温州医科大学附属苍南县人民医院宋剑医师提供）

（白玉贞）

第十七节 椎基底动脉扩张延长症

【临床资料】

患者男性，56岁。

主诉：间断头晕1个月。

【影像学检查】

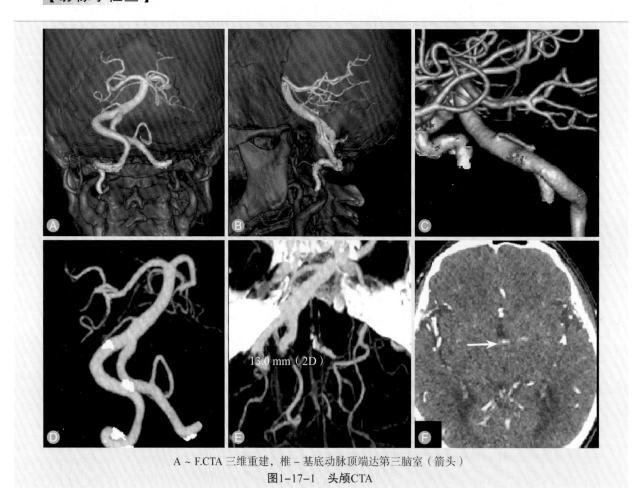

A ~ F.CTA 三维重建，椎 – 基底动脉顶端达第三脑室（箭头）

图1-17-1 头颅CTA

【解析思路】

1.临床特征：患者为男性，56岁，间断头晕，无明显特异性。

2.影像学特点：CTA椎–基动脉迂曲延长扩张，基底动脉偏离中线13 mm，直径6 mm，顶端达三脑室水平（图1-17-1，文后彩图1-17-1A ~ 文后彩图1-17-1C）。

【临床诊断】

椎基底动脉扩张延长症。

【讨论】椎基底动脉扩张延长症

1.概述：椎基底动脉扩张延长症（vertebrobasilar dolichoectasia，VBD）是指各种原因所导致的椎-基底动脉管腔增粗合并延长移位，是一种相对少见的脑血管疾病。曾被称为延长迂曲症、巨大延长扩张症、梭形动脉瘤、椎-基动脉系统迂曲症、动脉瘤样畸形及巨长基底动脉异常等。

男性、高龄、高血压、吸烟、心肌梗死病史是VBD的独立危险因素，而VBD又是除高龄、高血压、糖尿病等外引起卒中的又一独立危险因素。机制为血管内弹力膜广泛缺陷及中膜网状纤维缺乏，导致动脉管壁在长期血流冲击下发生扩张、迂曲。

在总体人群中，颅内动脉扩张延长症的发生率为0.06%~5.8%，而单纯VBD的发生率＜0.05%。在初发脑梗死的患者中，3.1%合并存在VBD。VBD并不容易被诊断，这是因为正常人群中椎基底动脉的长度和迂曲程度存在较大变异，所谓"正常"没有严格标准，所以更多时候VBD的诊断只是通过神经病学或神经放射学专家的视觉感官主观判定得出结论。比较客观的椎基底动脉扩张延长症的诊断标准为，动脉走行过程中任何一点超出斜坡或鞍背的边界，或其分支超出鞍上池平面即为延长；而扩张的诊断标准是基底动脉最小直径＞4.5 mm。

临床表现：后循环扩张性动脉病主要临床特点如下。

（1）无症状。

（2）椎基底动脉系统急性缺血。

（3）慢性病程中出现颅神经、脑干及第三脑室压迫症状。

（4）血管破裂造成灾难性后果。

VBD诊断标准如下。

（1）VBD头颅CT诊断标准按照Smoker等的标准。

1）基底动脉位于脑桥腹侧至鞍上池上方，直径≥4.5 mm。

2）以鞍背、鞍上池和第三脑室为界在高度上分为4级：① 0级：基底动脉分叉低于或平鞍背水平；② 1级：低于或平鞍上池；③ 2级：位于鞍上池或第三脑室底间；④ 3级：达到或高于第三脑室。

3）以鞍背和斜坡正中、旁正中、边缘和边缘以外或桥小脑角为界在位置偏移度上分为4级：① 0级：基底动脉位于鞍背和斜坡正中；② 1级：位于旁正中之间；③ 2级：位于旁正中和边缘之间；④ 3级：位于边缘以外或桥小脑角。

4）最后规定如果高度≥2级或位置偏移度≥2级且基底动脉直径≥4.5 mm即诊断为VBD。

（2）VBD头颅MRI诊断标准按照Glang等的标准。

1）基底动脉水平位移评分如下：① 1级：基底动脉位于中线或可疑中线；② 2级：明显靠向一侧；③ 3级：达到桥小脑角。

2）其他评分标准以及VBD判断标准与Smoker的CT诊断标准相同。

（3）VBD的头颅MRA半定量诊断标准按照Ubogu和Zaidat的标准。

1）基底动脉直径≥4.5 mm，长度＞29.5 mm，横向偏高超过基底动脉起始点到分叉之间垂直连线10 mm即为异常。

2）椎动脉颅内段直径≥4.5 mm，长度＞23.5 mm即为延长，而椎动脉任意一支偏高超过椎动脉颅内入口到基底动脉起始点之间连线10 mm即为异常。

2.影像学表现：目前，DSA仍是诊断VBD等颅内血管病变的"金标准"，但其有创、风险相对较大且费用较高。多层CTA可应用最大密度投影、容积再现（volume representation，VR）、多平面重建等后处理技术全面观察椎基底动脉，包括其起源、数目、行径、窗式等，并对病变区域长度及宽度进行精确测量。

【诊断要点】

参考Ubogu和Zaidat诊断标准。

（病例由九江学院附属医院周宇元医师提供）

（谢 田）

第十八节 脑脂肪栓塞

【临床资料】

患者男性，27岁。

主诉：车祸致全身多处骨折2天，伴意识障碍1天。

入院查体：颈强直，触之抵抗，生理反射存在，病理反射未引出，主动活动因患者昏迷无法配合。

辅助检查：外院X线检查显示左侧股骨中段、胫骨中段粉碎性骨折，左腓骨上段骨折，骨盆（右侧耻骨上下支）骨折，颅脑CT平扫未见明显异常。

【影像学检查】

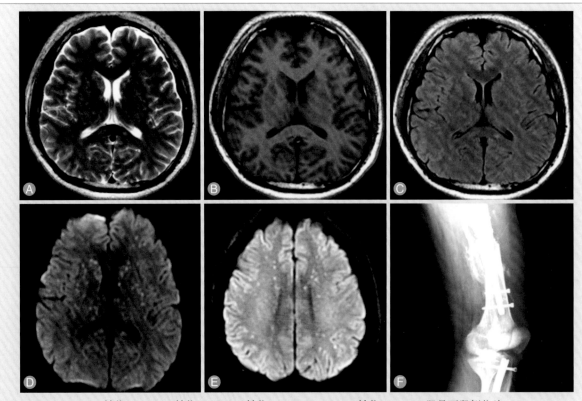

A.轴位 T$_2$WI；B.轴位 T$_1$WI；C.轴位 T$_2$-FLAIR；D、E.轴位 DWI；F.股骨下段侧位片

图1-18-1 头颅MRI和股骨DR

【解析思路】

1.临床特征：患者为青年男性，车祸外伤所致全身多处骨折后出现意识障碍。

2.影像学特点：双侧基底节区、丘脑、半卵圆中心、额顶枕叶皮层下、胼胝体见弥漫斑点状异常信号，T_1WI等或稍低信号，T_2WI及T_2-FLAIR稍高信号，DWI点状高信号，呈典型"星空征"表现（图1-18-1）。

【可能的诊断】

1.嗜酸性粒细胞增多症

支持点：脑内弥漫多动脉供血区分布急性梗死。

不支持点：实验室检查未提示嗜酸性粒细胞异常。

2.低灌注性脑分水岭梗死

支持点：脑内散在弥漫多动脉供血区分布急性梗死。

不支持点：无低血压等血流动力学变化病史。

3.其他心源性梗死

支持点：脑内散在弥漫多动脉供血区分布急性梗死。

不支持点：无相关心脏病史。

4.Trousseau综合征

支持点：脑内散在弥漫多动脉供血区分布急性梗死。

不支持点：无相关恶性肿瘤病史。

5.脂肪栓塞

支持点：全身多处骨折尤其为长骨及骨盆骨折，脑内散在弥漫多动脉供血区分布急性梗死，DWI呈"星空征"。

不支持点：无。

【临床诊断】

脑脂肪栓塞。

【讨论】脑脂肪栓塞

1.概述：脑脂肪栓塞（cerebral fat embolism，CFE）是一种罕见的卒中，多发生在长骨或骨盆骨折、多发性损伤后、关节置换术、心脏手术等，亦可发生于整形外科手术、胰腺炎、骨髓炎和脂膜炎、镰状细胞贫血。CFE可单独发生，也可为多脏器受累的脂肪栓塞综合征（fat embolism syndrome，FES）的一部分。

发病机制尚不清楚，目前有2种理论：一种是机械理论，即可能是脂肪球通过受创伤破坏的组织（通常是骨髓或脂肪组织）进入血管而形成了脂肪栓子；另一种是生化理论，即循环脂肪（如乳糜微粒、输注的脂质或源于骨髓的脂肪）产生的毒性中间体引起了炎症。许多病例可能是这2种机制同时作用的结果。

临床表现：脂肪栓塞临床表现多样，多出现在骨折、手术等损伤后24~72小时后，可表现为头痛、抽搐、不同程度意识障碍。经典脂肪栓塞综合征的三联征包括呼吸系统症状、皮肤瘀斑和神经功能异常，但50%的患者可无皮疹。

2.影像学表现: MRI是目前诊断该病的最佳影像学手段,早期即可显示病变,尤其DWI,是目前评估CFE最敏感的检查技术,是早期CFE的首选检查。

病变常常同时累及灰、白质,呈较对称、小灶性多发性弥漫分布(以室管膜下区尾状核头部区域为主),直径可从几毫米到几厘米不等。T_2WI和T_2-FLAIR序列较T_1WI敏感,表现为多发边缘模糊的点片状高信号,DWI表现为多发点片状弥漫性分布的明显高信号,在灰黑色脑组织的背景衬托下,好似夜幕中点点繁星,故被形象地称为"星空征",也被称为"暴风雪征"。在SWI序列白质显示出多发的低信号,其是脂肪栓塞的特殊征象,原因可能是多发的微出血梗死或者血脑屏障异常导致红细胞外泄。而CT检查一般无阳性发现,有时可见轻度脑水肿。

脑脂肪栓塞的影像学分型(表1-18-1):

表 1-18-1 脑脂肪栓塞的影像学分型

分型	主要影像学特点	分期
Ⅰ型	弥散性的细胞毒性水肿,"星空征"	急性期
ⅡA型	脑白质融合性的细胞毒性水肿	亚急性期
ⅡB型	血管源性水肿	亚急性期
ⅡC型	脑白质点状出血	从急性期持续到慢性期
Ⅲ型	腔隙性梗死灶、软化灶、脱髓鞘改变、脑萎缩	晚期

【鉴别诊断】

脑脂肪栓塞主要需与弥漫性轴索损伤(diffuse axonal injury,DAI)鉴别,DAI是临床常见的严重颅脑损伤,常合并颅脑多发创伤和骨折。临床表现重、影像学表现轻是其特点。病变以脑白质损伤为主,易发生于脑干、灰白质交界处、胼胝体和基底节等部位,呈点片状T_2WI、DWI高信号。SWI对微小出血灶非常敏感,有助于鉴别。

【典型征象】

"星空征"(图1-18-2)。

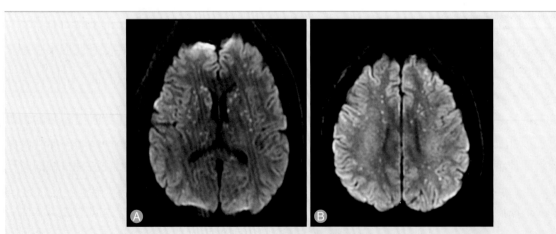

A、B.轴位 DWI,弥漫点状高信号呈"星空征"

图1-18-2 脂肪栓塞DWI

【诊断要点】

1.长骨/骨盆骨折或关节置换等手术后，早期出现呼吸窘迫合并神经系统体征和皮疹瘀斑，需与考虑此疾病。

2.影像学对于脂肪栓塞性卒中具有鉴别诊断意义，急性期在DWI上出现"星空征"，SWI可见微出血。

（杨　莉）

第十九节　海绵状血管畸形

【临床资料】

患者女性，46岁。

主诉：头晕、言语含糊、肢体乏力2天。

【影像学检查】

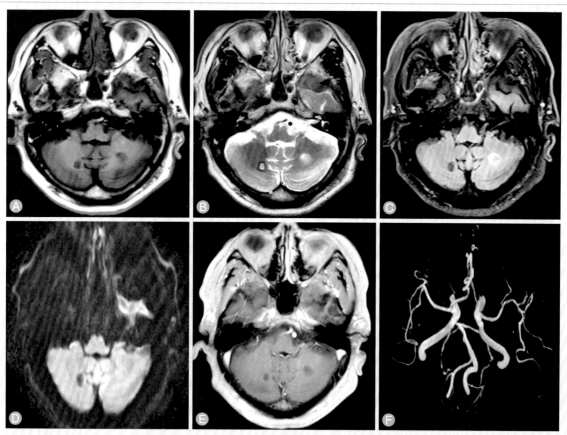

A.轴位 T_1WI；B.轴位 T_2WI；C.轴位 T_2-FLAIR；D.轴位 DWI；E.轴位 T_1WI 增强；F.MRA

图1-19-1　头颅MRI

【解析思路】

1.临床特征：患者为中年女性，病程短。

2.影像学特点：T_1WI呈低信号；T_2WI呈混杂高信号，边缘呈低信号"黑边征"样改变；T_2-FLAIR呈低信号；DWI呈低信号，且较T_1WI、T_2WI序列有放大效应；T_1WI增强扫描无强化；MRA显示病灶周围无异常畸形血管。左侧小脑半球脑病灶为软化灶伴周围胶质增生（图1-19-1）。

3.定位：脑内。

4.定性：良性病变。

【可能的诊断】

1.脑出血

支持点：患者为中年女性，病程短，增强扫描无强化。

不支持点：血管畸形/动脉瘤所致出血形态可不规则，信号多不均，周围合并水肿，病变内及周围可见血管畸形/动脉瘤；高血压性出血部位以基底节区、丘脑等中线部位多见，形态多规则。

2.脑肿瘤合并出血

支持点：患者为中年女性，病程短。

不支持点：病灶内信号不均匀，周围合并水肿，增强扫描可见强化。

3.海绵状血管畸形

支持点：患者为中年女性，病程短。T_2WI呈混杂高信号，病灶边缘见低信号"黑环征"，DWI显示无受限且有放大"开花效应"，增强扫描无强化，MRA显示病灶周围无畸形血管，周围无水肿。

不支持点：无。

【临床诊断】

海绵状血管畸形。

【讨论】海绵状血管畸形

1.概述：海绵状血管畸形（cavernous vascular malformation, CCM）是中枢神经系统常见的血管畸形之一，传统认为根据发生部位分为脑内型与脑外型两大类。目前观点脑外型为海绵状血管瘤，而非CCM。

临床表现：头痛，癫痫，部分伴有颅高压的症状如恶心、呕吐等，其他表现为局灶性神经功能障碍如视物模糊、肢体麻木、偏瘫等，部分无明显症状。

2.影像学表现具体如下。

（1）CT平扫多呈结节状稍高或高密度灶，可伴有钙化，严重者可完全钙化。

（2）MRI上CCM的Zabramski分型可分4型：Ⅰ型，亚急性出血（可能掩盖潜在的CCM）T_1WI呈高信号，T_2WI中心呈高或低信号；Ⅱ型，T_1WI、T_2WI均为混杂信号，病灶呈典型"爆米花样"或者"桑葚样"改变，T_2WI显示病灶边缘见环形低信号影，病灶内混杂信号由不同时期的出血产物所致，最新报道*MAP3K3c.1323C＞G*基因突变富集于呈爆米花样改变的CCM；Ⅲ型，慢性出血，T_1WI、T_2WI呈低至等信号；Ⅳ型，点状微出血，T_1WI、T_2WI均呈微小点状低信号影。增强扫描主要取决于病灶内血栓与钙化成分，多表现为轻度点片状强化或者无明显强化，可合并静脉畸形，中枢神经系统表面铁沉积症。

【典型征象】

T$_2$WI可见"爆米花征""铁环征"，常多发（图1-19-2）。

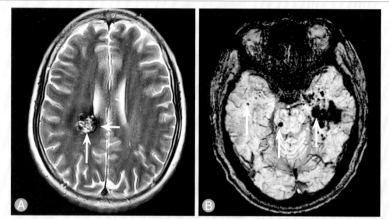

A. 轴位 T$_2$WI，"爆米花征"（箭头）、"铁环征"（短箭头）；B. 轴位 SWI，多发 CCM（箭头）

图1-19-2　海绵状血管畸形MRI

【诊断要点】

1."爆米花征"。

2."黑边征"或"铁环征"。

3.内含出血或血栓影。

（周成星）

第二十节　动静脉畸形

【临床资料】

患者男性，61岁。

主诉：反复头晕、头痛半年余，加重3天。

【影像学检查】

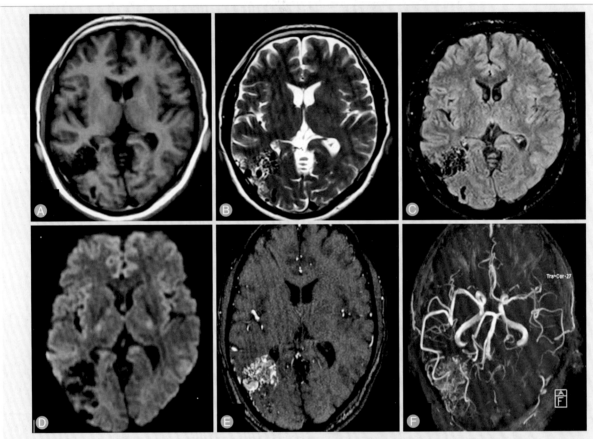

A. 轴位 T$_1$WI；B. 轴位 T$_2$WI 横断面；C. 轴位 T$_2$-FLAIR；D. 轴位 DWI；E、F.MRA

图1-20-1　头颅MRI和MRA

【解析思路】

1.临床特征：患者为老年男性，症状近期加重，既往有高血压病史。

2.影像学特点：①T$_1$WI主要呈低信号，内夹杂细短条状、点状高信号影；②T$_2$WI及T$_2$-FLAIR呈低信号，周围无水肿；③DWI无受限；④T$_1$WI、T$_2$WI、T$_2$-FLAIR及DWI显示病灶内均见杂乱血管流空影；⑤MRA显示病灶内动脉及静脉迂曲增粗，并异常沟通（图1-20-1）。

3.定位：脑内。

4.定性：血管源性病变。

【可能的诊断】

1.孤立性皮层静脉血栓

支持点：患者为老年男性，症状近期加重，病灶内信号混杂及见血管流空影。

不支持点：孤立性皮层静脉血栓DWI弥散受限，周围常合并水肿，病灶内或者边缘静脉迂曲扩张，动脉无扩张，治疗后病灶可吸收或者缩小。

2.硬脑膜动静脉瘘

支持点：多发异常血管流空影。

不支持点：DAVF是硬脑膜异常的动静脉交通，多由颈外动脉分支汇入硬脑膜静脉窦及皮层静脉，病变在硬脑膜，不与脑组织相混杂。好发于横窦、乙状窦。可合并局部血栓、邻近脑组织水肿、出血等改变。

3.动静脉畸形

支持点：老年患者男性，症状近期加重；T_1WI、T_2WI、T_2-FLAIR及DWI显示病灶内均见血管流空影，DWI无受限，内含出血/血栓影，周围无水肿，MRA显示病灶内动脉及静脉迂曲增粗，合并异常交通。

不支持点：无。

【临床诊断】

右侧枕顶叶动静脉畸形。

【讨论】右侧枕顶叶动静脉畸形

1.概述：右侧枕顶叶动静脉畸形（arteriovenous malformation，AVM）是脑血管的先天发育异常；动静脉畸形分级主要根据病灶大小、与脑功能区的关系和引流静脉3个因素分为5级：直径<3 cm为1分，直径3~6 cm为2分，直径>6 cm为3分；病灶如果在功能区则为1分，而在非功能区为0分；向深部脑静脉引流为1分，向脑表面引流为0分。将以上3个方面的分值相加后的总分，分数越高，表示级别越高，患者预后较差，病死率也高。

临床上可表现为头痛、头晕、意识障碍，部分患者可伴有出血所致的症状，如恶心、呕吐等，部分可表现为部分性或全面癫痫发作，局灶性神经功能缺失；其他可出现因局部脑干或者脑组织受压所致的相关症状，如肢体麻木、行走不稳等。

2.影像学表现具体如下。

（1）CT平扫多呈管状、条状稍高密度影，内可伴有钙化，局部颅骨骨质吸收破坏，可以合并脑内出血。

（2）MRI上表现为不同程度扩张的供血动脉，血管流空影无血栓或出血时信号多均匀，含血栓及出血时信号混杂，T_1WI及T_2WI可呈高低混杂信号，周围可伴有水肿（无明显出血时水肿多较轻），MRA及MRV可清楚显示迂曲增粗的动脉、静脉异常交通。

【拓展病例】

中线区胼胝体膝部透明隔AVM。

T_2WI及T_2-FLAIR显示脑中线区多发迂曲增粗血管流空影，内含细条状及点状高信号，脑室枕角内见铸形高信号（积血）影，周围轻度水肿；MRA显示动脉与邻近静脉增粗且异常交通（图1-20-2）。

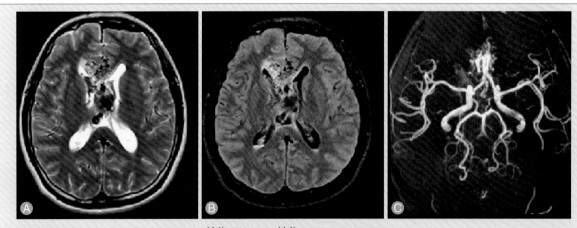

A. 轴位 T₂WI；B.轴位 T₂-FLAIR；C.MRA

图1-20-2 中线区胼胝体膝部透明隔动静脉畸形MRI

【典型征象】

T₂WI出现"畸形血管团"（图1-20-3）。

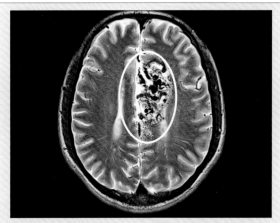

轴位 T₂WI，畸形血管团（白圈）

图1-20-3 动静脉畸形MRI

【诊断要点】

1.供血动脉、畸形血管团及引流静脉迂曲增粗。

2.周围无水肿或水肿轻。

3.可见出血或脑室、脑沟、脑裂及脑实质内积血。

（周成星）

第二十一节　颈内动脉海绵窦瘘

【临床资料】

患者男性，63岁。

主诉：2个月前外伤后出现右眼进行性肿胀。

【影像学检查】

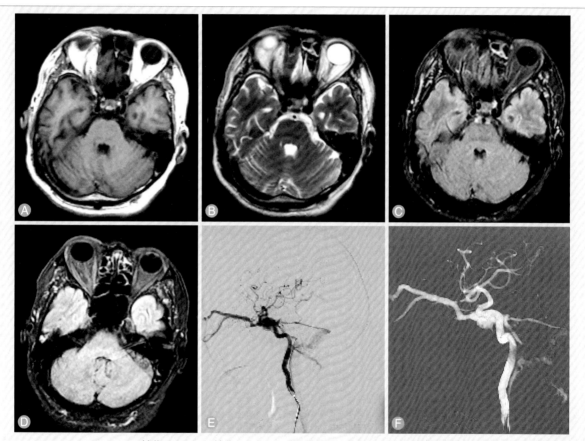

A. 轴位 T_1WI；B. 轴位 T_2WI；C、D. 轴位 T_2-FLAIR；E、F.DSA 图像

图1-21-1　头颅MRI和DSA图像

【解析思路】

1.临床特征：患者为老年男性，外伤后出现右眼进行性肿胀。

2.影像学特点：轴位T_1WI、T_2WI、T_2-FLAIR显示右侧眼上静脉增粗迂曲。右侧眼外肌肿胀、增粗，球后脂肪间隙水肿模糊。DSA显示右侧眼上静脉扩张，右侧海绵窦增宽，颈内动脉与海绵窦之间可见瘘口（图1-21-1）。

3.定位：脑外。

4.定性：脑血管病变。

【可能的诊断】

1.海绵窦区硬脑膜动静脉瘘

支持点：右眼上静脉回流受阻，眼外肌肿胀增粗，球后脂肪间隙水肿。

不支持点：海绵窦区周围未见明显异常流空血管，DSA见颈内动脉与海绵窦之间瘘口。

2.颈内动脉海绵窦瘘

支持点：右侧眼上静脉增粗迂曲。右侧眼外肌肿胀、增粗，球后脂肪间隙水肿模糊，DSA见颈内动脉与海绵窦之间瘘口。

不支持点：无。

【临床诊断】

右侧颈内动脉海绵窦瘘。

【讨论】右侧颈内动脉海绵窦瘘

1.概述：右侧颈内动脉海绵窦瘘（carotid-cavernous fistula，CCF）是指外伤或其他原因导致颈内或颈外动脉及其分支与海绵窦之间形成异常的动静脉交通；75%以上的CCF由外伤引起，无外伤史者为自发性CCF。

临床表现主要与海绵窦内压力增高、静脉回流障碍有关；常有搏动性突眼、复视、眼球运动障碍、球睑结膜充血水肿、视力障碍、患侧眼眶或颞部血管杂音等；通过海绵间窦回流，可引起对侧突眼。

2.影像学表现：依据Barrow分型，CCF可分为4型，A型：颈内动脉主干与海绵窦之间直接相交通，为高流量型CCF；B型：颈内动脉脑膜支与海绵窦相交通；C型：颈外动脉脑膜支与海绵窦相交通；D型：颈内动脉和颈外动脉通过各自脑膜支与海绵窦相交通。其中B至D型为低流量型CCF，间接与海绵窦相通。

眼上静脉增粗，患侧海绵窦扩大，可伴有眼球突出、眼外肌增粗及眶内软组织肿胀。颅底骨折，最常出现于中颅窝底、眼眶壁等部位，尤以蝶窦壁骨折多见。增强CT显示眼上静脉和海绵窦早显、扩张，伴有血栓时表现为充盈缺损。

MRI显示增粗的眼上静脉及增宽的海绵窦呈流空信号。

DSA目前仍是诊断CCF的金标准。DSA可提供供血动脉的来源、瘘口的位置和大小、静脉的引流方向及脑动脉的盗血情况和对侧脑动脉的代偿情况，且在造影的同时可以行介入栓塞治疗。

【拓展病例】

病例 患者女性，21岁，左上眼睑前突1月余，CCF。

左侧海绵窦区CCF（C型），横断面T_1WI、T_2WI、T_2-FLAIR显示左侧眼上静脉明显增粗迂曲，呈流空信号影，左侧海绵窦增宽，可见紊乱流空信号影。横断面CT增强图像示左侧眼上静脉明显扩张，左侧海绵窦增宽。DSA显示左侧海绵窦提前显影，海绵窦区见粗大静脉引流，左侧脑膜中动脉分支、蝶腭动脉分支远端向瘘口供血，粗大静脉向眼上静脉引流（图1-21-2）。

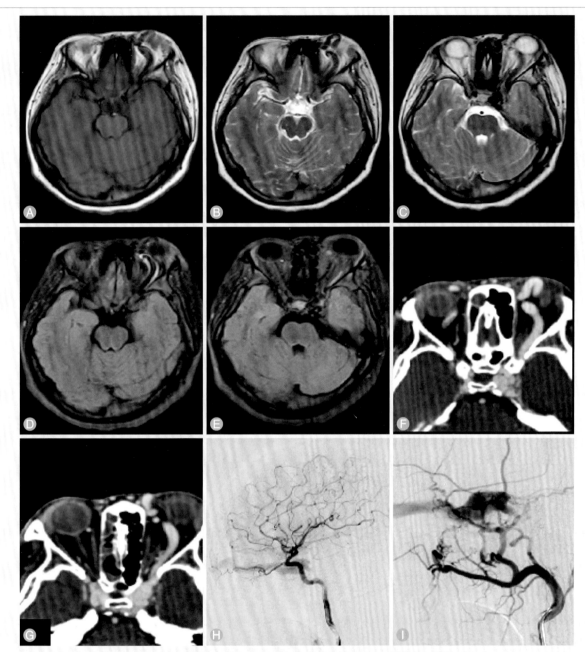

A. 轴位 T_1WI；B、C. 轴位 T_2WI；D、E. 轴位 T_2-FLAIR；F、G. 轴位 CT 增强；H、I.DSA

图1-21-2 颈内动脉海绵窦瘘MRI、CT图像和DSA

【典型征象】

影像学可见海绵窦扩张、眼上静脉扩张（图1-21-3）。

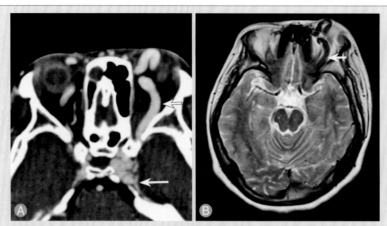

A. 轴位 CT 增强；B. 轴位 T$_2$WI。海绵窦扩张（图 A 箭头），眼上静脉扩张（图 A、图 B 短箭头）

图1-21-3　颈内动脉海绵窦瘘CT图像和MRI

【诊断要点】

外伤后或无明显诱因的眼突、结膜充血等眼部症状，CT或MRI显示增粗的眼上静脉、眼外肌肿胀、眶内脂肪模糊和增宽的海绵窦可提示本病；DSA是诊断CCF的金标准。

（杨　莉）

第二十二节　颈动脉夹层

【临床资料】

患者男性，28岁。

主诉：左侧肢体乏力、感觉减退、言语不清、左侧嘴角歪斜11小时。

【影像学检查】

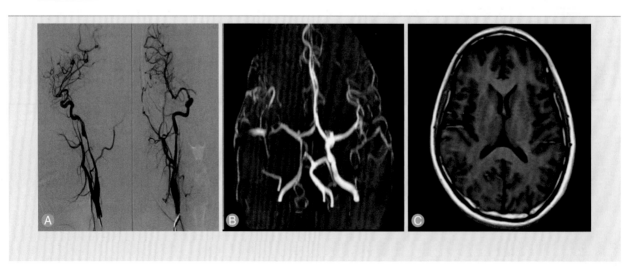

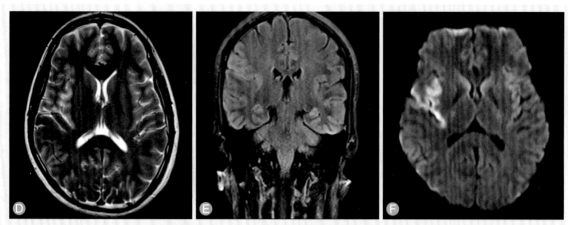

A. 右侧颈内动脉 DSA；B.MRA；C. 轴位 T_1WI；D. 轴位 T_2WI；E. 冠状位 T_2-FLAIR；F. 轴位 DWI
图1-22-1 头颅MRI、MRA和颈动脉DSA

【解析思路】

1.临床特征：患者为青年男性，无明显诱因出现左侧肢体乏力、感觉减退、言语不清、左侧嘴角歪斜11小时。

2.影像学特点：MRI联合MRA显示右侧额颞岛叶脑回肿胀，见片状T_1WI稍低信号、T_2WI稍高信号、T_2-FLAIR高信号、DWI明显高信号。MRA显示右侧颈内动脉虹吸部及大脑中动脉血流信号减弱，管腔局部变细。DSA显示右侧颈内动脉C1段夹层，重度狭窄呈"线样征"（图1-22-1）。

【可能的诊断】

1.颈动脉斑块

支持点：颈内动脉狭窄，相应供血区急性脑梗死。

不支持点：年龄小，病变范围广。

2.动脉纤维肌发育不良

支持点：颈内动脉较长节段狭窄。

不支持点：无明显"串珠样"改变。

3.颈动脉夹层

支持点：颈内动脉管腔长节段性狭窄呈"线样征"，相应供血区急性脑梗死。

不支持点：无。

【临床诊断】

颈动脉夹层。

【讨论】颈动脉夹层

1.概述：颈动脉夹层（carotid artery dissection，CAD）多为青中年发病，钝性外伤或颈部不恰当按摩是常见原因，如为自发，则常有纤维肌发育不良、马方综合征等潜在血管病。

临床表现多样，具有典型的颈动脉夹层三联征：患侧头颈痛、霍纳综合征及数小时或数天甚至数周出现脑或视网膜缺血症状。但仅有不到1/3的患者有三联征，若三联征中有2个症状存在，则强烈提示颈动脉夹层。还可有颈部血管杂音、搏动性耳鸣、后组颅神经功能障碍。

2.影像学表现：CT/CTA、MRI/MRA检查是诊断颈动脉夹层的重要手段，DSA检查是诊断颈动脉夹层的金标准。

（1）DSA表现为血管管腔长节段性、锥形或不规则狭窄，呈"线样征""鼠尾征"或"串珠征"；动脉壁夹层分离形成内膜瓣，动脉夹层分离后形成真、假双腔即"双腔征"，真管腔可完全闭塞。内膜瓣、"双腔征"是DSA的主要特征性表现，但内膜瓣、"双腔征"较为少见，常见的间接征象是狭窄的"线样征"或"鼠尾征"、火焰状闭塞和动脉瘤。DSA的不足是看不到壁内血肿。

（2）MRI尤其脂肪抑制序列可清楚显示血管壁断面，壁内血肿急性期T_1WI呈等/稍高信号，T_2WI呈低信号，在亚急性期呈双高信号。横断面血肿呈偏心分布的新月形、"曲线样"、带状、环状异常信号影，血肿围绕正常或狭窄的管腔内流空影，如果血流缓慢或管腔闭塞则缺乏流空信号。内膜瓣呈薄的隔膜结构位于血管腔中，以T_2WI最明显。MRI平扫可显示脑栓塞的相应表现。MRA可以显示夹层动脉瘤的真假腔，对于"串珠征"、动脉瘤样扩张以及血管闭塞等征象也有显著性表现。因此，MRI，尤其高分辨MRI联合MRA检查，对颈动脉夹层的诊断有很高敏感性与特异性。

（3）CT平扫可清楚显示外伤骨折，病变动脉管径增粗。MRI/MRA表现为血管闭塞而CTA表现为高度狭窄，CTA可显示出内膜瓣、真假双腔及"线样征"等。颈动脉夹层是中青年人脑血管事件发生的相对常见原因之一，易误诊，提高认识对预防中青年人脑血管事件发生具有重要意义。随着MRI/MRA、CT/CTA技术的不断提高，这些无创伤性的影像学检查将在诊断颈动脉夹层中发挥更好的作用。

【典型征象】

影像学可见"线样征""双腔征"（图1-22-2）。

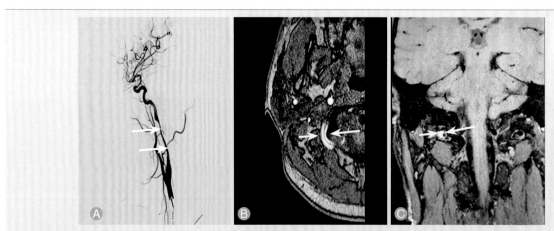

A.DSA；B.TOF-MRA原始图；C.3D-T_1WI黑血序列。右侧颈内动脉线样狭窄（图A箭头）；右侧椎动脉"双腔征"：假腔（图B、图C箭头）、真腔（图B、图C短箭头）

图1-22-2　右侧颈内动脉MRI、MRA、DSA

【诊断要点】

1.青中年发病，有钝性外伤或颈部不恰当按摩，或有纤维肌发育不良、马方综合征等潜在血管病的自发者。

2.典型三联征：患侧头颈痛、霍纳综合征及数小时或数天出现脑或视网膜缺血症状。

3.影像学特点：血管外径扩张，管腔狭窄呈"线样征""鼠尾征"或"串珠征"，内膜瓣"双腔征"是DSA的主要特征性表现。MRI清楚显示壁内血肿呈偏心分布的新月形、"曲线样"、带状、环状异常信号影，血肿围绕正常或狭窄的管腔内流空影。内膜瓣在T$_2$WI显示佳。MRI平扫可见脑栓塞的相应表现。

（张爱军）

第二十三节　基底动脉尖综合征

【临床资料】

患者男性，48岁。

主诉：行走不稳、视物模糊2天，伴恶心呕吐及意识障碍1小时。

【影像学检查】

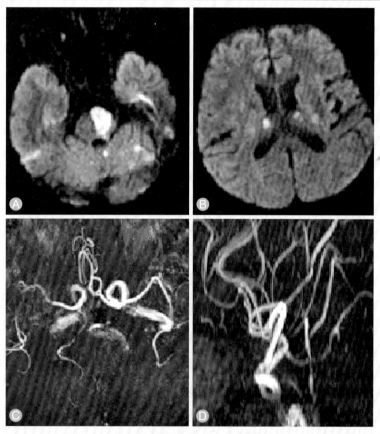

A、B.轴位DWI；C、D.MRA

图1-23-1　头颅DWI和MRA

【解析思路】

1.临床特征：患者为中年男性，病程短及症状突然加重。

2.影像学特点：①脑桥、双侧小脑半球及双侧丘脑区多处病灶；②DWI高信号，弥散明显受限；

③MRA显示颅内动脉硬化改变，多发局限性狭窄，基底动脉明显（图1-23-1）。

3.定位：脑内。

4.定性：血管源性病变。

【可能的诊断】

1.中脑内侧脑梗死及中脑动脉综合征。

支持点：患者为中年男性，病程短，病灶在DWI上明显受限。

不支持点：影像学上病灶局限，没有其他部位受累。

2.双侧丘脑内侧梗死（Percheron动脉梗死）

支持点：患者为中年男性，病灶短，双侧丘脑区病灶DWI弥散受限。

不支持点：累及丘脑旁正中部，其他部位一般无受累，颅脑CTA或者MRA有时可以见到Percheron动脉的狭窄或者闭塞。

3.丘脑深静脉性梗死

支持点：患者为中年男性，病灶短，病灶可以多发，在DWI上受限。

不支持点：T_2WI及FLAIR序列上见到相应部位责任静脉窦流空消失，呈高信号的血栓，脑内MRV上可见到静脉窦局部不显影。

4.基底动脉尖综合征

支持点：患者为中年男性，急性发病，病程短及症状突然加重；脑桥、双侧小脑半球及丘脑区多处病灶，弥散明显受限，周围水肿不明显；颅脑MRA显示颅内动脉硬化改变，多发局限性狭窄，基底动脉明显。

不支持点：无。

【临床诊断】

基底动脉尖综合征。

【讨论】基底动脉尖综合征

1.概述：基底动脉尖综合征是基底动脉尖端20 mm以内重度狭窄或者闭塞，导致相应供血区的脑干、小脑、丘脑及颞枕叶等区域以缺血缺氧损害为主的临床综合征。

临床表现与其累及的部位有关：脑干及丘脑梗死，以意识障碍、注意力及行为异常、眼球运动及瞳孔异常为主要表现；小脑梗死，以眩晕、呕吐、共济失调为主要表现；颞枕叶梗死，以视力下降、运动及感觉功能障碍、记忆力减退、精神情绪异常为主要表现。

2.影像学表现：CT平扫表现为双侧小脑半球、脑干、丘脑及颞枕叶规则或不规则低密度影，边界模糊。颅脑CTA检查可发现基底动脉尖端狭窄或管腔内血栓/斑块形成。

MRI上表现为脑干（以中脑为主）、双侧小脑、丘脑、枕叶、颞叶内侧等区T_1WI低或略低信号，T_2WI略高信号，T_2-FLAIR呈高信号，DWI明显弥散受限，周围可出现水肿或者无水肿，邻近脑组织、脑室等可受压。MRA可见责任血管（基底动脉）明显狭窄或者闭塞征象。最后结合上述部位超过两个区域的脑梗死及责任血管明显狭窄或者闭塞征象，可确诊基底动脉尖综合征。

【典型征象】

基底动脉尖部闭塞，脑干、小脑、颞枕叶及丘脑梗死（图1-23-2）。

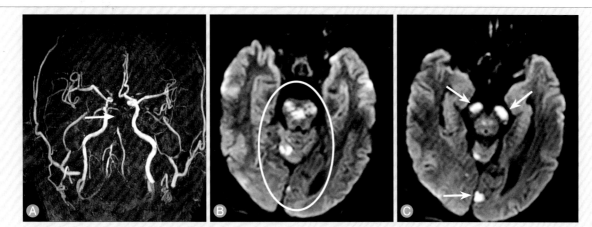

A.MRA；B、C.轴位DWI。基底动脉尖部闭塞（图A箭头），脑干、小脑、枕叶梗死（图B白圈、图C箭头）

图1-23-2 基底动脉尖综合征MRI和MRA

【诊断要点】

1.以意识障碍、注意力及行为异常、眼球运动及瞳孔异常为主要表现。

2.病灶多发，可累及脑干（中脑为主）、双侧小脑半球、丘脑、枕叶及颞叶内侧，DWI弥散受限明显。

3.MRA或CTA上见到基底动脉尖端20 mm以内重度狭窄或者闭塞。

（周成星）

第二十四节　颅内动脉瘤

【临床资料】

患者男性，53岁。

主诉：言语含糊、吞咽困难3月余。

有高血压及糜烂性胃炎病史3年，余既往史及实验室检查无特殊。

【影像学检查】

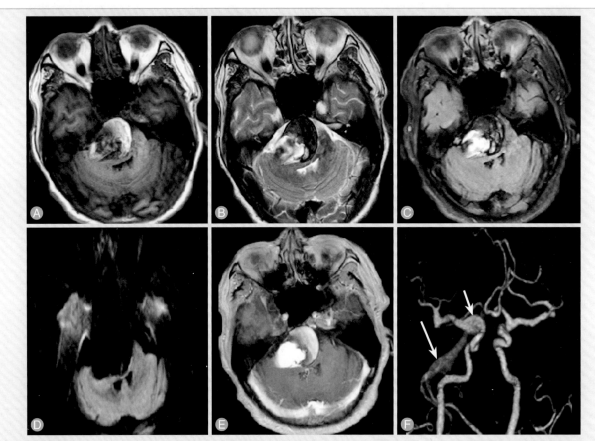

A.轴位T$_1$WI；B.轴位T$_2$WI；C.轴位T$_2$-FLAIR；D.轴位DWI；E.轴位T$_1$WI增强；F.CTA-VR，基底动脉起始部（箭头），瘤样扩张（短箭头）

图1-24-1　颅脑MRI和CTA

【解析思路】

1.临床特征：患者为中年男性，言语含糊、吞咽困难3月余，既往有高血压病史3年。

2.影像学特点：基底动脉偏右侧走行区见T$_1$WI、T$_2$WI、T$_2$-FLAIR呈高低混杂信号，可见"阴阳八卦征"，DWI呈低信号占位，增强扫描呈不均匀性强化，右后部不规则显著强化，程度同血管；颅脑CTA显示基底动脉起始部、右侧颈内动脉交通段瘤样扩张，邻近脑实质呈受压状改变，周围无水肿（图1-24-1，文后彩图1-24-1F）。

3.定位：颅内血管。

4.定性：血管类疾病。

【可能的诊断】

1.脑出血

支持点：患者为中年男性，T_1WI、T_2WI、T_2-FLAIR呈高低混杂信号。

不支持点：临床上病程短，多为急性起病。脑出血周围多见不同程度水肿，增强扫描无明显强化或边缘性强化，与周围血管分界清楚，高血压性出血部位以基底节区等中部多见。

2.神经源性肿瘤

支持点：患者为中年男性，发病部位符合，内部信号混杂及不均匀性强化。

不支持点：病灶沿神经走行分布，局部神经多有增粗，肿瘤实性成分应为软组织信号，而非出血样信号。

3.颅内动脉瘤

支持点：病灶在T_1WI、T_2WI、T_2-FLAIR均呈高低混杂信号，可见"阴阳八卦征"，增强扫描不均匀性强化，右后部不规则显著强化，程度同血管。CTA显示病灶与血管联系密切，周围无水肿，邻近脑实质呈受压改变。

不支持点：无。

【临床诊断】

基底动脉、右侧颈内动脉交通段动脉瘤。

【讨论】颅内动脉瘤

1.概述：颅内动脉瘤是颅内动脉血管局限性异常扩张，是蛛网膜下腔出血的主要原因之一。

临床表现为头痛、头晕；动脉瘤合并破裂出血时表现为剧烈头痛、颅内高压症状（恶心呕吐、视盘水肿），其他表现有局部对脑组织的压迫症状，如视力减退、行走不稳、短暂性意识丧失。

2.影像学表现具体如下。

（1）CT平扫多呈血管管腔局部膨大，管壁及腔内可伴有钙化，增强扫描管腔内可出现低密度无强化的血栓、钙化影，可显示瘤体及瘤颈。

（2）MRI表现为血管管腔局部扩张，瘤体及瘤颈有时可清楚显示，其以宽基底附着于局部载瘤血管上，无破裂时边缘多光整。动脉瘤的信号复杂多样，是由血流状态、是否合并血栓、血栓大小、血栓形成时间长短等多种因素综合作用的结果。较小的动脉瘤，或没有形成血栓的时候可呈流空效应所致低信号。血流缓慢、涡流或形成血栓等因素导致T_1WI呈不均匀高信号，较典型者呈层状混杂信号。增强扫描瘤腔显著强化，程度同血管。完全血栓化的动脉瘤可呈边缘强化。对于只有MRI显像，无MRA、CTA显像的颅内占位性病变，没有明显的软组织信号，主要呈高信号和低信号的混杂信号，增强扫描示显著强化（提示残存瘤腔），程度同血管，要想到动脉瘤而不是实体肿瘤。瘤体破裂时，边缘不光整，可见棘状突起征，脑室、脑池及脑沟内积血可表现为T_1WI高信号、T_2WI低信号或者T_1WI等信号、T_2WI等/高信号。

【典型征象】

影像学可见"阴阳八卦征"（图1-24-2）。

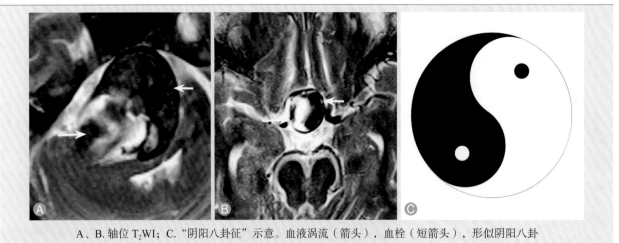

A、B.轴位 T_2WI；C."阴阳八卦征"示意。血液涡流（箭头），血栓（短箭头），形似阴阳八卦

图1-24-2　基底动脉瘤MRI

（周成星）

第二十五节　Susac综合征

【临床资料】

患者女性，40岁。

主诉：发作性视物不清、听力下降3天。

【影像学检查】

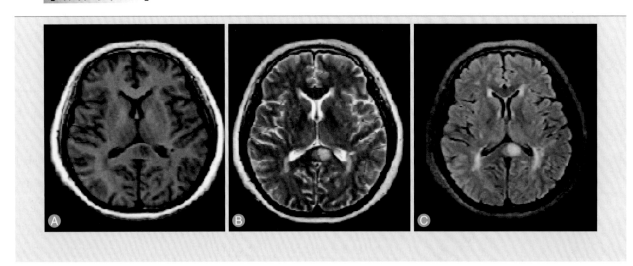

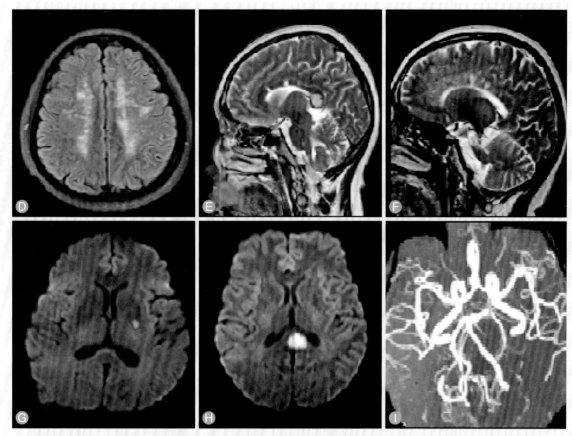

A. 轴位 T_1WI；B. 轴位 T_2WI；C、D. 轴位 T_2-FLAIR；E、F. 矢状位 T_2WI；G、H. 轴位 DWI；I.MRA

图1-25-1 头颅MRI

【解析思路】

1.临床特征：患者为女性，3天前无明显诱因出现发作性视物不清、听力下降。

2.影像学特点：胼胝体见点状或近似小圆形异常信号，T_1WI低信号，T_2WI/T_2-FLAIR高信号，DWI高信号，ADC图低信号提示弥散受限。双侧脑室旁、半卵圆中心脑白质多发小点片状T_1WI低信号、T_2WI/T_2-FLAIR高信号。MRA显示双侧大脑前、中、后动脉未见明显狭窄、闭塞（图1-25-1）。

3.定性：结合以上图像，考虑脑微小血管病变、胼胝体压部急性期梗死。

【可能的诊断】

1.多发性硬化（multiple sclerosis，MS）

支持点：患者女性，侧脑室旁、半卵圆中心病灶。

不支持点：临床病史不符，没有复发与缓解过程。

2.Susac综合征

支持点：患者女性，视物不清、听力下降，胼胝体多发小病灶，胼胝体压部急性小梗死灶。脑室旁、半卵圆中心较对称分布多发异常信号。

不支持点：无。

【临床诊断】

结合临床特征及影像学表现，诊断Susac综合征。

【讨论】Susac 综合征

1.概述：Susac综合征又称视网膜耳蜗脑血管病，是一种罕见的免疫介导的血管内皮病，近几年全世界报道300余例，国内报道不多。发病年龄7~72岁，最常见年龄20~40岁，男女比例1：3.5。

发病机制：Susac综合征病因与发病机制目前尚不清楚，有学者从病理研究结果分析，推测可能是自身免疫功能异常引起的微小血管病变导致血管闭塞，进而导致大脑、视网膜、耳蜗形成微小缺血梗死灶。病变可同时累及大脑、视网膜、耳蜗，其原因可能是三者具有共同的胚胎起源，其内皮具有共同的抗原表达。有研究表明，在部分Susac综合征患者血清中发现特异性抗内皮细胞抗体，其属于补体激活IgA1亚族，可直接与血管内皮细胞结合，可能在致病过程中起到重要作用。

临床有典型的三联征：急性脑病、视力障碍、听觉受损。脑部病灶主要位于胼胝体、侧脑室周围、半卵圆中心脑白质，其中T_2WI/T_2-FLAIR胼胝体常表现为"雪球样"高信号，也可以表现为条状。随着病变发展，胼胝体梗死灶液化坏死，表现为T_1WI低信号、T_2WI高信号"空洞征"，这是较为特异性的表现。

病理组织学：Agamanolis等通过脑活检和尸检发现，Susac综合征是一种微血管病变，表现为血管基底膜增厚和血管周围间隙胶原沉积，血管壁增厚、狭窄和闭塞。以上微小血管变化导致大脑灰白质多发微小梗死灶，病变处神经元、轴突、髓鞘脱失，周围见胶质细胞反应性增生，梗死灶中心可见小动脉闭塞；免疫组化血管内C3D、C4D、C5D-9沉积，血管周围淋巴细胞浸润。

2.影像学表现具体如下。

（1）Susac综合征脑部以MRI为首选检查，病变主要位于幕上，也可以发生在小脑、脑干，表现为胼胝体、双侧脑室旁、半卵圆中心多发小点片状、小圆形异常信号，T_1WI低信号、T_2WI/T_2-FLAIR高信号（图1-25-2）。Whie等研究发现，T_2-FLAIR序列显示Susac综合征脑部病灶最为敏感，应作为常规检查。

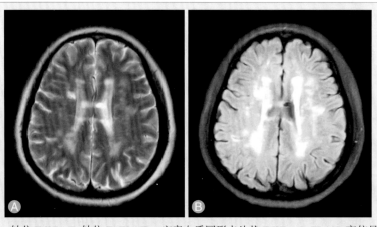

A. 轴位 T_2WI；B. 轴位 T_2-FLAIR。室旁白质圆形点片状 T_2WI、T_2-FLAIR 高信号
图1-25-2 Susac综合征

（2）急性胼胝体梗死灶形成"轮辐样"，这种改变T_2WI、T_2-FLAIR薄层矢状位观察最明显，表现为一系列中央小孔，可扩展到整个胼胝体，是Susac综合征的重要影像学特征（图1-25-3）。

（3）DWI可见内囊"串珠样"高信号，系内囊微梗死灶引起，为Susac综合征典型影像学特点（图1-25-4）。

（4）眼底荧光血管造影发现视网膜分支动脉闭塞（BRAO）是诊断Susac综合征的关键。特征性眼底改变是Gass斑，即视网膜小动脉中段黄白相间的壁斑，呈黄色或白色，通常位于远离视网膜动脉分叉处（图1-25-5，文后彩图1-25-5）。

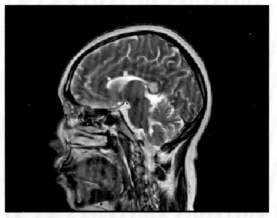

矢状位 T$_2$WI，胼胝体体部、压部见"筛孔样"高信号

图1-25-3 Susac综合征MRI

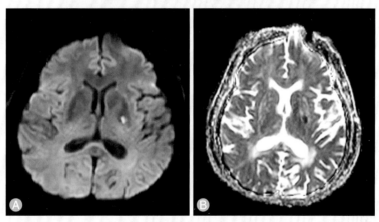

A. 轴位 DWI，侧内囊小片状高信号；B. 轴位 ADC，低信号提示弥散受限

图1-25-4 Susac综合征MRI

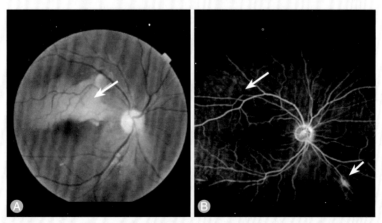

A.眼底照相，根据受累动脉分支显示颞上区缺血（箭头）；B.荧光素血管造影，血管受累闭塞（箭头），血管壁高荧光显示（短箭头）

图1-25-5 Susac综合患者眼底检查

【典型征象】

影像学可见"轮辐征"及压部"雪球样"高信号（图1-25-6）。

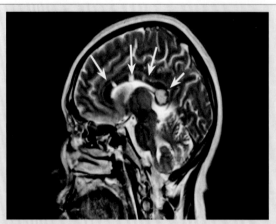

矢状位 T_2WI，"轮辐征"（箭头），压部"雪球样"高信号（短箭头）

图1-25-6　Susac综合征MRI

【诊断要点】

1.女性好发，20~40岁最常见，临床典型三联征：急性脑病、视力障碍、听力受损。

2.脑部MRI检查，T_2WI、T_2-FLAIR胼胝体、室旁白质片状或圆形高信号；T_2-FLAIR胼胝体体部、压部"雪球样"高信号；随着病灶演变，梗死灶进展为液化坏死，T_1WI表现为"空洞征"，这是Susac综合征较特异性表现；DWI显示内囊"串珠样"高信号，为内囊微小动脉闭塞所致梗死灶，是Susac综合征典型表现。

3.Susac综合征为罕见病，在临床中，典型三联征同时具备并不常见，大多数发病数周甚至数月才出现三联征。2016年，欧洲Susac联盟提出了Susac综合征的诊断标准（表1-25-1）。

表 1-25-1　欧洲 Susac 联盟诊断标准

Susac综合征

　　1.脑部受累（临床表现和典型MRI表现之一）

　　（1）临床症状和体征：有新的认知障碍和（或）行为改变和（或）新的局灶性神经症状和（或）头痛。

　　（2）影像学表现：脑部典型表现为T_2WI/FLAIR上脑白质多灶性、圆形小病灶的高信号影，至少有一个胼胝体"雪球样"高信号。

　　2.视网膜受累

　　荧光素血管造影中至少有一个BRAO或AWH，眼底镜检查中视网膜分支血管缺血或SD-OCT中相应的损伤。

　　3.前庭耳蜗受累

　　新的耳鸣和（或）听力受损（必须有听力图支持）和（或）特异性检查证实的前庭性眩晕。

Susac综合征的很可能性诊断：

　　不完全的三联征，前述1~3标准中只符合2条。

Susac综合征的可能性诊断：

　　对于那些表现出上述三联征中部分临床和亚临床症状的患者，但尚未满足标准 I 或 II，则需与在鉴别诊断中考虑Susac综合征，但不应该作为最可能的诊断。

（赵朝伦）

第二十六节　可逆性后部脑病综合征

【临床资料】

患者女性，32岁。

主诉：癫痫突发1次，血压193/153 mmHg。

【影像学检查】

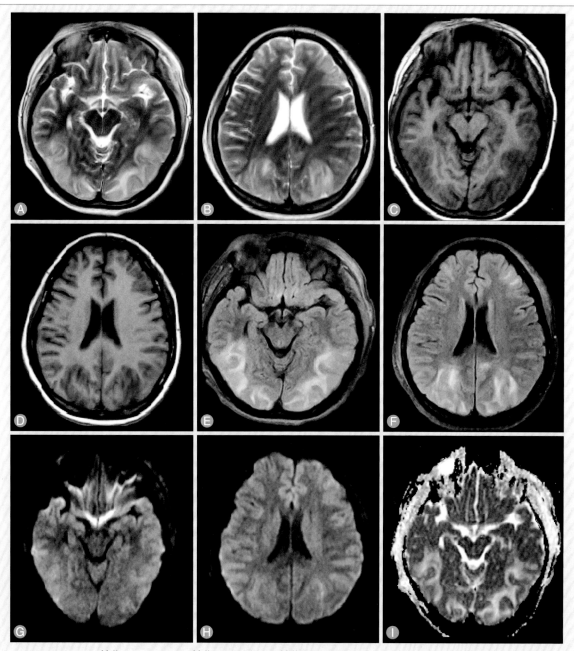

A、B.轴位 T_2WI；C、D.轴位 T_1WI；E、F.轴位 T_2-FLAIR；G、H.轴位 DWI；I.轴位 ADC

图1-26-1　头颅MRI

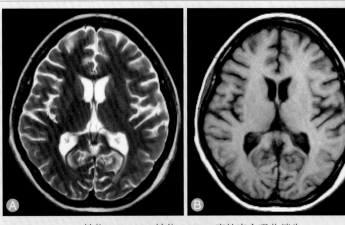

A. 轴位 T$_2$WI；B. 轴位 T$_1$WI。病灶完全吸收消失

图1-26-2　头颅MRI（治疗10天后复查）

【解析思路】

1.临床特征：患者为青年，高血压，癫痫发作。

2.影像学特点：大脑半球后部顶枕叶、皮层及皮层下白质异常信号，位于大脑后部后循环供应区。形态上呈"飘带征"，对称性分布，T$_1$WI呈低信号，T$_2$WI呈高信号，T$_2$-FLAIR呈高信号，DWI呈等信号，ADC呈高信号，弥散不受限，提示为血管源性水肿（图1-26-1）。治疗10天短期复查病灶完全吸收消失，呈可逆性（图1-26-2）。

3.定位：大脑后部枕顶叶、皮层及皮层下白质，对称性分布。

4.定性：血管源性水肿，可逆性后部脑病综合征可能性大，顶枕叶经典型。

【可能的诊断】

1.静脉窦血栓

支持点：青年，头痛，双侧皮层及皮层下白质异常信号。

不支持点：通常静脉窦充盈缺损，静脉扩张，T$_1$WI常有出血信号，不可逆性损伤。

2.脑梗死

支持点：高血压，皮层及皮层下白质异常信号。

不支持点：通常单侧，按动脉血管支配区分布，细胞毒性水肿，弥散受限，相应血管狭窄闭塞。

3.可逆性脑血管收缩综合征

支持点：急性，青年，皮层及皮层下，白质异常信号。

不支持点：通常"雷击样"头痛；脑动脉节段性收缩狭窄，复查血管恢复正常。

4.病毒性脑炎

支持点：青年，癫痫发作，皮层及皮层下白质异常信号。

不支持点：通常有发热及感染史，常见于颞叶岛叶边缘系统，病变不对称，弥散受限，可强化。

5.急性播散性脑脊髓炎（acute disseminated encephalomyelitis，ADEM）

支持点：急性，双侧皮层下白质异常信号。

不支持点：通常为儿童，有前驱感染或疫苗接种史，双侧散在多发不对称性病灶，呈开环强化。

6.可逆性后部脑病综合征

支持点：青年，癫痫发作，血压升高，大脑后部枕顶叶、皮层及皮层下白质异常信号，"飘带征"，对称性分布，弥散不受限，可逆性血管源性水肿。

不支持点：无。

【临床诊断】

可逆性后部脑病综合征，顶枕叶经典型。

【讨论】可逆性后部脑病综合征

1.概述：可逆性后部脑病综合征（posterior reversible encephalopathy syndrome，PRES）是一种多发于大脑后部的可逆性临床-影像综合征，可发生于任何年龄，青年女性多见，急性-亚急性发病，绝大多数有血压升高，常见诱因有高血压、妊娠合并症及肾脏疾病等。临床症状包括头痛、癫痫、视觉障碍和意识障碍等，典型部位见于大脑后部顶枕叶、皮层及皮层下白质，对称性分布；非典型部位见于颞叶、额叶、基底神经节、丘脑、脑干、小脑、深部白质及胼胝体。血压波动、细胞因子及血管自身调节障碍等因素，使得血管扩张，血管内皮细胞损伤，血脑屏障（blood brain barrier，BBB）破坏，导致血管源性水肿。临床及影像学表现可完全恢复正常，呈可逆性，绝大多数预后良好，少数会遗留不可逆性神经系统损伤。

发病因素：多见于高血压、妊娠合并子痫，其他因素见于肾脏疾病如急性肾炎、狼疮肾炎、肾病综合征等，自身免疫性疾病如系统性红斑狼疮等化疗药物、免疫抑制剂、类固醇和细胞毒性药物使用。

发病机制：目前有高灌注学说、脑血管自动调节障碍学说和血管内皮细胞损伤学说。高灌注、血压迅速升高或波动过大、后循环供应区血管相对缺乏交感神经支配、血管自动反应性收缩调节能力下降，均可导致血管扩张，血管静水压升高，进而造成血管内皮细胞损伤，血脑屏障破坏，血管内皮通透性升高，水分子、大分子直接进入组织间隙，形成血管源性水肿。白质为疏松的神经纤维束结构，易发生水肿；皮质是致密胞体结构，水肿相对少见。通常无强化，病情加重时血管内皮通透性更高，漏出红细胞导致出血，漏出对比剂导致强化。

2.影像学表现：典型表现发生在大脑后部枕顶叶、皮层及皮层下白质，呈"飘带征"，对称性分布病灶。CT呈低密度影。MRI对PRES有高敏感性，特别是T_2-FLAIR，能清晰显示特别是脑部表面皮层及皮层下白质病变，T_2-FLAIR呈高信号，T_1WI呈低信号。DWI是PRES重要鉴别序列，通常呈等信号，ADC高信号，弥散不受限；部分呈高信号，ADC高信号，是T_2WI穿透效应所致；极少DWI高信号，ADC低信号，提示可逆的血管源性水肿转化为不可逆的细胞毒性水肿。血管源性水肿，通常无强化，诊治不及时、恶化严重时SWI可见微出血；发生脑梗死，增强时会有强化。非典型部位见于额叶、颞叶、丘脑、基底神经节、脑干、小脑、深部白质、胼胝体，罕见脊髓，多呈散在对称性分布。经积极治疗原发病及降血压、降颅压、抗癫痫、营养神经对症治疗1~2周，短期复查，病灶可明显减少或消失。按病灶分布模式分4型：顶枕叶经典型、全脑分水岭型、额上回型、中央变异型。

【拓展病例】

病例1 患者男性，33岁。双眼视力下降1个月，血压195/152 mmHg。发病部位为脑干、脑室周围，诊断为中央变异型PRES（图1-26-3，图1-26-4）。

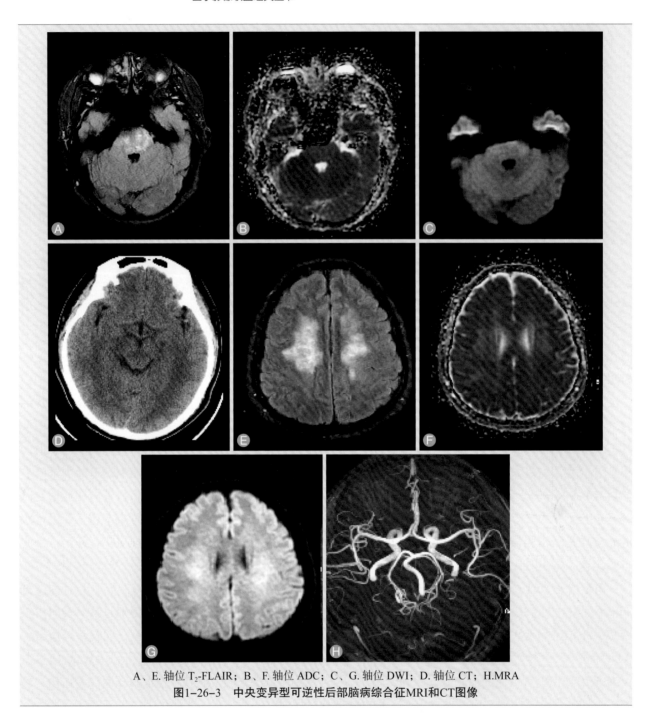

A、E. 轴位 T$_2$-FLAIR；B、F. 轴位 ADC；C、G. 轴位 DWI；D. 轴位 CT；H.MRA

图1-26-3 中央变异型可逆性后部脑病综合征MRI和CT图像

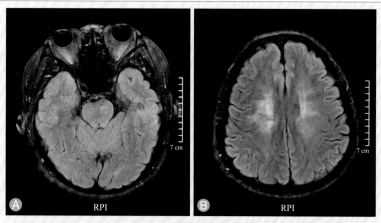

A. 轴位 T_2-FLAIR；B. 轴位 T_2-FLAIR。病灶明显吸收

图1-26-4　中央变异型可逆性后部脑病综合征MRI（治疗10天后复查）

病例2　患者女性，75岁。言语不利并抽搐1天，入院后意识不清，血压210/100 mmHg，诊断全脑分水岭型PRES，伴发出血（图1-26-5）。

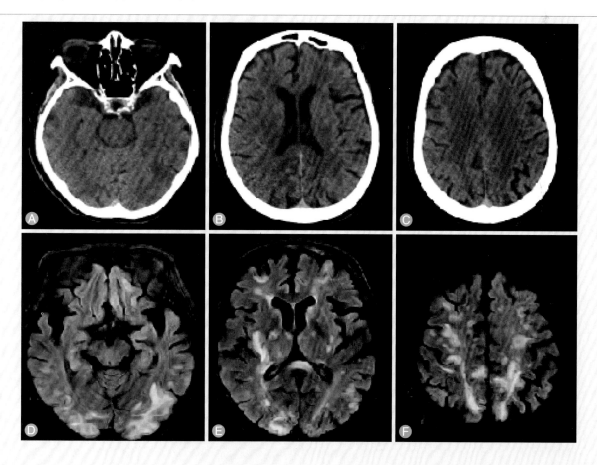

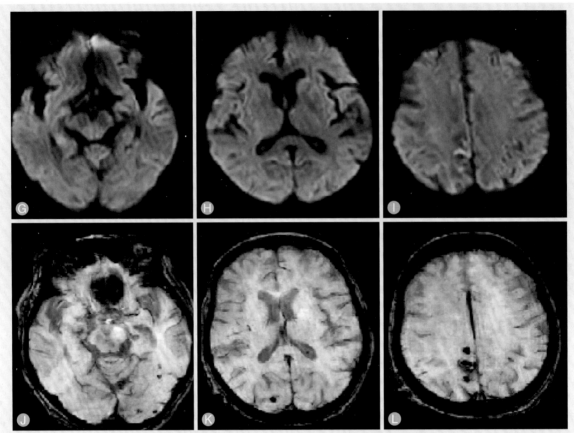

A ~ C.轴位 CT，低密度影；D ~ F.轴位 T_2-FLAIR，高信号；G ~ I.轴位 DWI，等信号；J ~ L.轴位 SWI
图1-26-5　全脑分水岭型可逆性后部脑病综合征CT图像和MRI

【典型征象】

累及U形纤维呈"回旋镖征"（图1-26-6）。

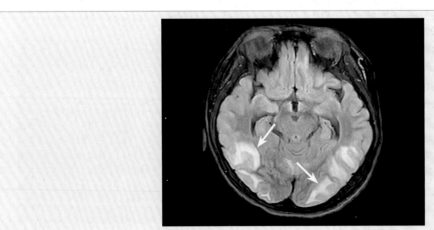

轴位 T_2-FLAIR，"回旋镖征"（箭头）
图1-26-6　可逆性后部脑病综合征MRI

【诊断要点】

1.青年多见，主要症状有头痛、癫痫发作等，绝大多数有血压升高，诱发因素多为高血压、妊娠子痫、肾脏疾病、免疫抑制剂及细胞毒性药物的使用等。

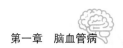

2.多发生于大脑后部后循环供应区、枕顶叶、皮层及皮层下白质，对称性分布。T$_2$-FLAIR对PRES有高度敏感性，呈高信号，DWI具有重要鉴别价值。DWI等信号，ADC高信号，为可逆性的血管源性水肿。

3.及时诊断治疗后，1~2周短期复查，病灶完全或大部分吸收或者消失，临床症状体征明显改善缓解或者消失。

（宋小明）

第二十七节　脑淀粉样血管病

【临床资料】

患者男性，79岁。

主诉：头晕2年，记忆力下降2个月伴幻觉。

【影像学检查】

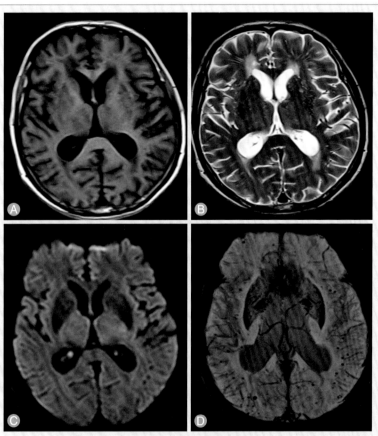

A. 轴位 T$_1$WI；B. 轴位 T$_2$WI；C. 轴位 DWI；D. 轴位 SWI

图1-27-1　头颅MRI

【解析思路】

1.临床特征：患者为老年男性，慢性病程，有认知及精神症状。既往史与实验室检查无特殊。

2.影像学特点：双侧大脑病灶T₁WI及T₂WI显示不明显，DWI可显示小部分低信号，SWI显示双侧大脑皮层及皮层下多发点状低信号，MRA未见明显异常（图1-27-1）。

3.定位：大脑皮层及皮层下。

4.定性：脑小血管病。

【可能的诊断】

1.高血压脑小血管病

支持点：患者为老年男性，有认知及精神症状。

不支持点：患者无高血压病史，SWI显示多发出血位于脑叶皮层及皮层下，而非基底节、丘脑、脑干等深部脑组织。MRA未见明显异常。

2.脑淀粉样血管病

支持点：患者为老年男性，慢性病程，有认知及精神症状。既往史与实验室检查无特殊。SWI显示大脑叶皮层及皮层下多发点状或小类圆形低信号。MRA未见明显异常。

不支持点：无。

【临床诊断】

脑淀粉样血管病。

【讨论】脑淀粉样血管病

1.概述：脑淀粉样血管病（Cerebral amyloid angiopathy，CAA）是指淀粉样蛋白沉积在脑皮质、皮质下、柔脑膜中小血管的中膜和外膜，使得血管壁弹性减弱并易断裂从而导致脑血管功能障碍的一种疾病，不伴全身其他系统原发或继发性淀粉样变性。以β-淀粉样蛋白最常见。CAA是老年人非高血压性脑出血最常见的原因，占60岁以上患者脑出血病因的11%~15%及脑叶出血的1/3~3/4。CAA的发病率随年龄增大而增高。老年和阿尔茨海默病是CAA的危险因素，同时CAA还有其他遗传性，ApoE基因变异是散发型CAA的遗传性危险因素。

病理特点：常呈斑片状、节段性的受累，脑后部枕叶受累最常见且最重，一般软脑膜动脉先受累，随后累及皮层动脉。β-淀粉样蛋白最初沉积于血管中层基底膜，先替代平滑肌细胞，再替代结缔组织，最终使血管壁完全或局部被β-淀粉样蛋白替代，血管结构破坏形成微动脉瘤、纤维素样坏死和透明样变性，亦有血管内容物外渗迹象。

CAA临床特点为反复发作的脑叶出血、局限性神经功能障碍、痴呆及精神症状，也可完全无症状。

基于临床-影像学的Boston标准实现了CAA临床诊断，波士顿标准修订版（Revised Boston Criteria）如下。

（1）确定的脑淀粉样血管病：尸检结果显示存在脑叶皮质或皮质下出血；严重的淀粉样血管病变；无其他诊断病变。

（2）病理学支持的很可能的脑淀粉样血管病：临床和病理（血肿抽吸或皮质活检）显示脑叶皮质或皮质下出血；一定程度的淀粉样血管病变；无其他诊断病变。

（3）很可能的脑淀粉样血管病：临床及MRI和（或）CT显示局限于脑叶皮质或皮质下的多发性

出血灶（包括小脑出血），或局限于脑叶皮质或皮质下的单个出血灶伴局限性（≤3个脑沟）或弥漫性（≥4个脑沟）皮质表面含铁血黄素沉积；年龄≥55岁；无其他原因的脑出血。

（4）可能的脑淀粉样血管病：临床以及MRI和（或）CT显示单纯性脑叶皮质或皮质下出血，或局限性（≤3个脑沟）或弥漫性（≥4个脑沟）皮质表面含铁血黄素沉积；年龄≥55岁；无其他原因的脑出血。

2.影像学表现具体如下。

（1）自发性颅内出血：CAA最常见的表现为自发性颅内出血，出血部位与血管淀粉样物质沉积的分布有关，最常见部位是皮质及皮质下等区域，小脑也可发生但不常见，脑干及大脑半球深部结构一般不受累。脑叶出血可破入蛛网膜下腔。

（2）脑微出血：梯度回波序列（gradient echo sequence, GRE）或SWI呈圆形或类圆形低信号影，直径2~5 mm，有时达10 mm。

（3）自发性脑凸面蛛网膜下腔出血（convexity subarachnoid hemorrhage，cSAH）：出血局限在一个或几个大脑半球凸面皮质沟内，而不累及邻近的脑实质、大脑纵裂、基底池或脑室。GRE或SWI显示脑沟内呈线样低信号。

（4）皮质表面铁沉积（cortical superficial siderosis，cSS）：含铁血黄素沿软脑膜下区域和脑回的线状沉积为特点。GRE或SWI表现为特征的"脑回"状低信号。CAA的皮质表浅铁沉着症与中枢神经系统表面的铁沉着症不同，后者典型的表现是影响脑干和后颅窝（伴随小脑和脑干的症状和体征），而CAA相关的铁沉着症累及大脑凸面，而且常伴随短暂局灶性神经病症发作。

（5）脑淀粉样血管病相关炎症（cerebral amyloid angiopathy related inflammation，CAA-RI）：以急性或亚急性起病，临床症状包括头痛、认知下降、脑病、抽搐及局部神经功能缺损症状。头颅MRI除CAA典型表现外，还会出现皮质–皮质下白质（U纤维）单灶性或多灶性对称性或非对称性斑片状T_2WI/T_2-FLAIR高信号。可见软脑膜强化。

（6）除出血性改变，CAA还可引起脑缺血性表现，包括脑白质高信号、脑微梗死、半卵圆中心的血管周围腔扩大等。

【典型征象】

CAA出血多为脑叶型（脑叶皮层及皮层下）（图1-27-2）。

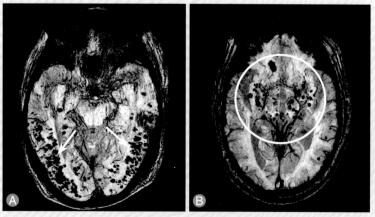

A.轴位T_2WI，CCA出血位于脑叶皮层及皮层下（箭头）；B.轴位SWI，高血压脑小血管病出血多呈中央型分布（白圈）

图1-27-2　脑淀粉样血管病MRI

【诊断要点】

1.老年患者，慢性病程，有认知障碍及精神症状等。

2.SWI脑叶皮层及皮层下多发点状或小类圆形低信号，也可伴有较大急性脑叶出血、cSAH、cSS、CAA-RI等。

（白玉贞）

第 **2** 章

感染、炎症

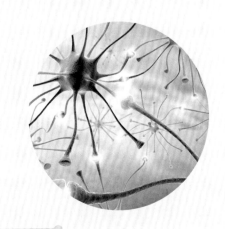

第一节 梅毒螺旋体感染

【临床资料】

患者女性，65岁。

主诉：头痛1月余。

【影像学检查】

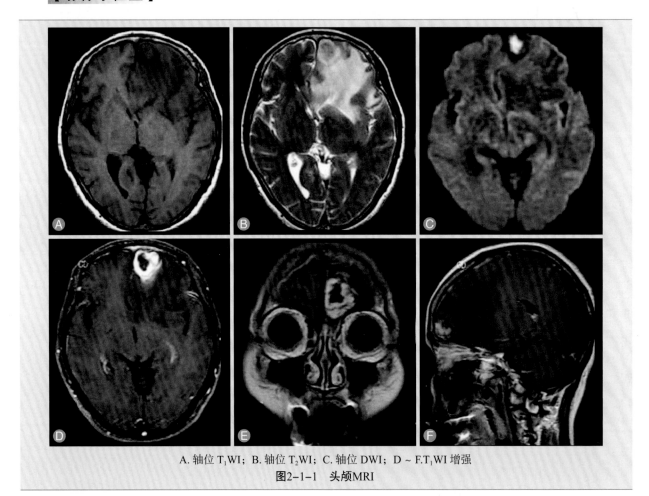

A. 轴位 T_1WI；B. 轴位 T_2WI；C. 轴位 DWI；D ~ F.T_1WI 增强

图2-1-1 头颅MRI

【解析思路】

1.临床特征：患者为老年女性，头痛1月余。

2.影像学特点：左侧额叶呈T_1WI等稍低信号，T_2WI呈等稍高信号，病灶内部DWI呈高信号，增强扫描环形强化，环壁较厚、不规则，邻近脑膜强化，外周可见大水肿带（图2-1-1）。

3.定位：左侧额叶。

4.定性：感染性病变，考虑脓肿，不排除特殊感染。

【可能的诊断】

1.脑脓肿

支持点：病变内部DWI高信号，增强环形强化，邻近脑膜强化，周围大水肿。

不支持点：壁较厚、不规则。

2.梅毒性树胶肿

支持点：发生于大脑额叶表面，病变环形强化且周围脑膜强化，周围大水肿，符合梅毒性树胶肿特点。

不支持点：病灶内部DWI呈高信号，可能伴发化脓性感染。

【临床诊断】

镜下显示大量浆细胞，中性粒细胞浸润，并可见坏死及纤维素性渗出，结合临床实验室检查考虑左侧额叶梅毒感染（树胶肿）。

【讨论】梅毒螺旋体感染

1.概述：神经梅毒，为梅毒螺旋体感染神经系统。

该病病原体为苍白螺旋体，基本病理改变：①增生性动脉内膜炎及血管周围炎；②脑膜炎；③树胶肿。

（1）梅毒分期：Ⅰ期梅毒在感染后约数周内出现，最常见的是生殖器红棕色软下疳；Ⅱ期梅毒在感染后约数月内出现，最常见的是皮肤梅毒疹；Ⅲ期梅毒包括神经梅毒、心血管梅毒、黏膜性梅毒（梅毒树胶肿）等。

（2）神经梅毒分4型：①无症状神经梅毒；②间质性神经梅毒（梅毒性脑膜炎、梅毒性脑血管炎）；③实质性神经梅毒（麻痹性痴呆、脊髓痨）；④梅毒性树胶肿。

2.影像学表现具体如下。

（1）梅毒性脑膜炎、梅毒性脑血管炎：梅毒性脑膜炎可出现脑膜强化。梅毒性脑血管炎主要累及大脑中动脉、基底动脉和大脑前动脉，表现为受累血管节段性狭窄，其病理基础是梅毒螺旋体的透明质酸酶分解血管壁的黏多糖，导致血管壁黏多糖的支架作用消失，血管壁塌陷，血管闭塞，最终结果是脑梗死及脑萎缩。

（2）麻痹性痴呆：病理表现为大脑皮层萎缩，额颞叶明显，神经元脱失，胶质细胞增生，血管周围淋巴细胞浸润，影像学上表现为与年龄不相符的脑萎缩，特别是额颞叶萎缩，非特异性脑白质病变。

（3）脊髓痨及脊髓梅毒：病理改变为脊髓后根后索髓鞘脱失、萎缩。MRI表现为脊髓萎缩及脊髓纵向T_2WI条片状高信号，病变多位于脊神经后根和脊髓后索。另一部分脊髓梅毒特征性表现为"烛泪征"（增强脊髓后部软脊膜下多发"烛泪样"强化结节）、"反转征"（增强扫描脊髓病变强化部分在T_2WI上表现为低或等信号）。

（4）梅毒性树胶样肿：病理改变是在闭塞性动脉周围炎的基础上炎性细胞浸润、局部形成肉芽肿，中央为凝固样坏死，但坏死不彻底，周围类上皮细胞、淋巴细胞、浆细胞浸润，外围纤维组织增生。水肿范围大，似肿瘤。单发或多发，常位于大脑凸面靠近脑表皮层或皮层下，额叶及中央沟为常见部位。CT平扫呈等密度或稍高密度影，中心坏死区呈低密度影；MRI表现为T_1WI等信号或等低混杂信号，低信号为坏死区，T_2WI为高信号或高、低混杂信号，低信号为凝固样坏死，增强扫描病灶环形强化或结节状强化，环多不规则，环壁较厚，邻近受累脑膜强化。

【拓展病例】

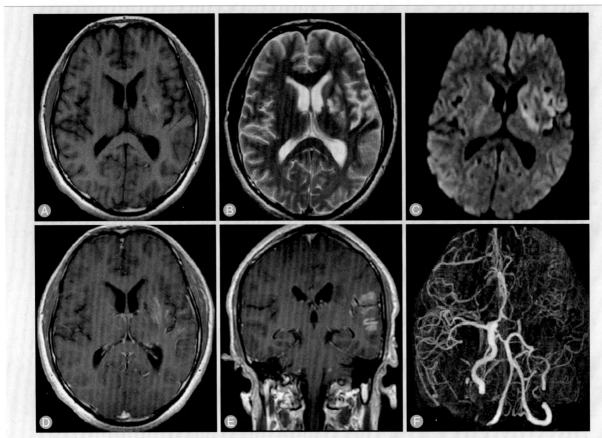

A. 轴位 T₁WI；B. 轴位 T₂WI；C. 轴位 DWI；D. 轴位 T₁WI 增强；E. 冠状位 T₁WI 增强；F.MRA

图2-1-2　梅毒性脑血管炎MRI

影像学特点：轴位左侧基底节、岛叶、额颞叶皮层见T₁WI高低信号，轴位T₂WI高信号，DWI混杂高信号，增强呈条片状、"脑回样"强化，脑血管（左侧大脑中动脉）闭塞（图2-1-2）。

实验室检查：脑脊液RPR（+++），TPPA＞1∶80阳性。蛋白1.17 g/L，白细胞55×10⁶/L。

影像学特点结合实验室检查结果支持梅毒性脑血管炎。

【典型征象】

额颞叶脑萎缩：常见于麻痹性痴呆。任何与年龄不符的额颞叶脑萎缩都要考虑到梅毒可能（图2-1-3）。

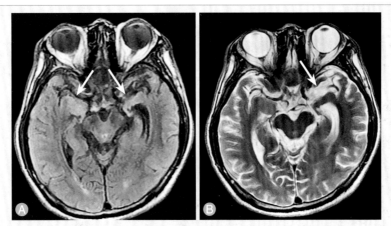

A. 轴位 T_2-FLAIR，双侧颞叶内侧萎缩伴 T_2-FLAIR 稍高信号（箭头）；B. 轴位 T_2WI，脑沟增深增宽（箭头）

图2-1-3 梅毒麻痹性痴呆MRI

【诊断要点】

1.梅毒脑血管炎导致血管节段性狭窄及脑梗死。

2.麻痹性痴呆额颞叶脑萎缩。

3.脑表面树胶肿形成合并周围脑膜受累。

4.梅毒性脊髓痨易累及脊神经后根和脊髓后索。脊髓梅毒可见"烛泪征""反转征"。

神经梅毒影像学表现极其多变，号称"万能模仿者"，任何与年龄不符的额颞叶萎缩都有梅毒可能。

（病例由宁波市医疗中心李惠利医院任峰医师、宁波市第一医院赵振亚医师、

宁波市第九医院董光佐医师提供）

（李 斌）

第二节 脑包虫病

【临床资料】

患者女性，5岁。

主诉：头晕伴头痛1月余，加重1周。

【影像学检查】

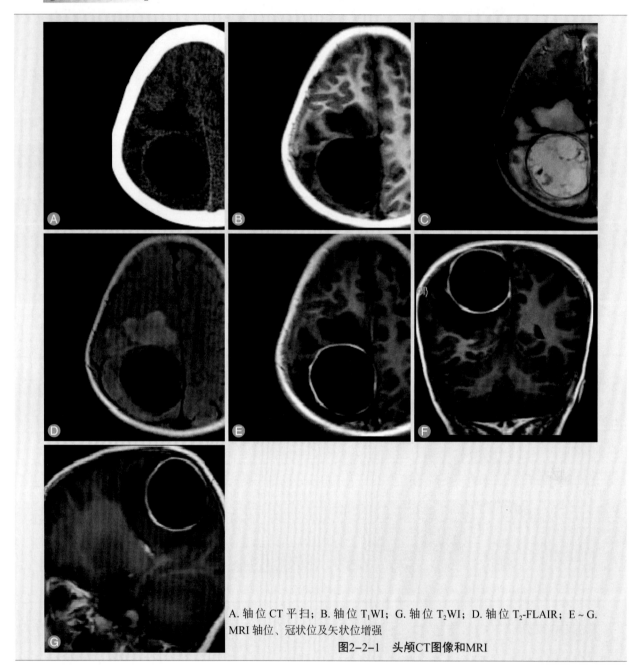

A. 轴位 CT 平扫；B. 轴位 T_1WI；G. 轴位 T_2WI；D. 轴位 T_2-FLAIR；E ~ G. MRI 轴位、冠状位及矢状位增强

图2-2-1　头颅CT图像和MRI

【解析思路】

1.临床特征：患者为女童，头晕伴头痛1月余，加重1周。

2.影像学特点：①CT平扫显示类圆形低密度病灶伴明显水肿；②MRI显示病变呈囊性T_1WI低信号，T_2WI高信号，T_2WI及T_2-FLAIR示病灶内多个子囊，内囊壁脱落有"飘带征"；③囊壁呈较均匀环形强化，囊壁完整，囊内分隔及子囊壁无强化（图2-2-1）。

3.定位：脑内。

4.定性：良性囊性病变，寄生虫感染？

【可能的诊断】

1.脑脓肿

支持点：单发或带分隔囊性病灶，周围有水肿，壁环形强化，有占位效应。

不支持点：脑脓肿可有分隔，但无囊内子囊及"飘带征"，分隔亦强化，而且脓肿腔有明显弥散受限。

2.蛛网膜囊肿

支持点：单发囊性病灶，T_1WI低信号、T_2WI高信号。

不支持点：蛛网膜囊肿位于脑外，形态规则，壁薄不易见且壁无强化，周围无水肿。

3.囊性伴壁结节胶质瘤

支持点：位于脑实质，周围水肿，壁强化，有一定的占位效应。

不支持点：囊壁光整，强化均匀一致，无结节，内有子囊。

4.表皮样囊肿

支持点：低密度囊性病变。

不支持点：表皮样囊肿位于脑实质少，DWI高信号，周围一般无水肿，增强一般不强化。

5.脑实质囊虫

支持点：低密度囊性病变。

不支持点：脑囊虫多为多发较小（<1 cm）囊性病灶，薄壁，可见头节，活动期的头节和囊表现为T_2WI"白靶征"和T_1WI"黑靶征"，退变期多有水肿，死亡期表现为钙化结节。

6.脑包虫病

支持点：脑内圆形单发囊性占位，周围水肿明显，病灶内多个子囊，内囊壁脱落有"飘带征"。

不支持点：无。

【治疗经过】

手术经过：常规消毒铺无菌巾，逐层切开皮肤及皮下肌肉层至颅骨，颅骨钻孔，打开右顶骨骨瓣，切开脑膜，进入脑右顶叶，于右脑实质内完整取出囊性包膜组织病变，大小约为37 mm×41 mm，病变周围水肿，内侧与硬脑膜粘连，病变内可见多个子囊，子囊大小约为21 mm×19 mm，术区彻底止血，肌筋膜修补硬膜，还纳右顶骨瓣，生物胶粘连并固定，逐层缝合肌肉、皮下及头皮，术区及皮下放置引流管。

【临床诊断】

脑包虫病。

【讨论】脑包虫病

1.概述：脑棘球蚴病（celebral echinococcosis，CH）又称脑包虫病，是分别由细粒棘球蚴和泡状棘球蚴感染脑部引起囊性脑包虫病及泡状脑包虫病。幕上多见，常为单发。

临床表现为癫痫发作和颅内压增高等症状，皮内试验和脑脊液补体结合试验阳性，周围血常规及脑脊液中可见嗜酸性粒细胞增高，常伴有脑外包虫病，多见于肝和肺等。偶见于脑室内或硬膜外。

2.影像学表现具体如下。

（1）细粒棘球蚴引起囊性脑包虫病占90%以上，根据影像学特点，可划分为5型：①单发囊肿型：CT及MRI显示脑实质单房囊性病灶，囊液均匀呈脑脊液密度或信号，囊壁薄且光整，一般无囊壁强化及灶周水肿；②多发子囊型：当母囊内出现多发子囊时，则表现为母囊腔内有大小、数量不等的多发囊腔，呈"囊内囊"，子囊密度低于母囊，母囊可有不同程度浑浊，子囊较少时，呈圆形或类圆形，沿母囊生发层分布，子囊较多时，互相挤压则呈多边形聚集分布，CT显示"蜂房征"，MRI显示母囊与子囊信号不同，T_2WI子囊信号高于母囊，T_1WI子囊信号低于母囊信号，多无囊壁强化及灶周水肿；③内囊分离型：包虫囊肿内子囊塌陷、分离时脱落的囊内膜可折叠、卷曲悬浮于囊液中，形成"飘带征""水上浮莲征"，囊壁多无强化，可见弧形或环形钙化，周围水肿不明显；④蜕变钙化型：包虫囊肿壁可见弧形或环形钙化，囊内容物密度增高，脱落的内囊膜、子囊均可发生钙化，但钙化多不均匀，水肿较明显；⑤脑内播散型：包虫囊肿可为血源性感染或医源性播散，其特点为脑内多发病灶，成簇状分布，可见于脑实质或脑室，常有脑包虫手术摘除病史。

（2）泡状棘球蚴比较少见，影像学表现不同于囊状脑包虫。CT和MRI显示实性肿块，密度稍高，外周密度高于中央密度。其内多发直径1~10 mm小泡，而非囊性包虫的大囊病变。泡状脑包虫斑点状钙化较为常见，也可呈不规则肿块样或球形钙化。T_1WI呈不规则的稍低或等信号，边缘部分甚至呈稍高信号，T_2WI为低信号，边缘及内部多发点状或小泡状T_2WI高信号，可见"小泡征""满天星""蜂窝煤"，此为特征性影像学表现。周围可见明显水肿，增强扫描环形强化。

【拓展病例】

CT平扫病灶呈不规则肿块伴钙化，伴明显水肿。病灶以T_1WI等信号、T_2WI低信号为主，病灶内见多发小泡状T_2WI高信号，呈"小泡征"或"满天星"，周围水肿明显。矢状位增强扫描，病灶呈"花环样"强化（图2-2-2）。

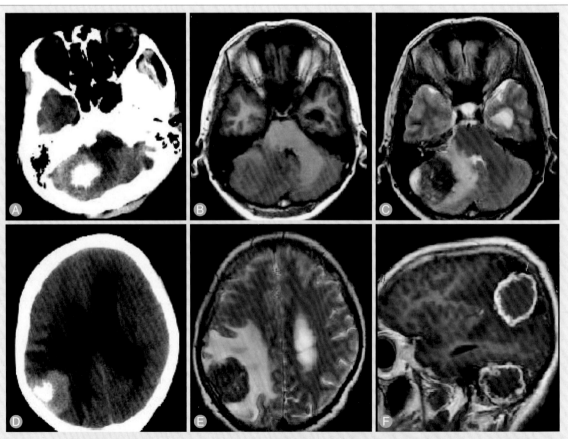

A. 轴位 CT 平扫；B. 轴位 T_1WI；C. 轴位 T_2WI；D. 轴位 CT 平扫；E. 轴位 T_2WI；F. 矢状位 T_1WI 增强

图2-2-2　泡状棘球蚴CT图像和MRI

【典型征象】

细粒棘球蚴："囊内囊""飘带征"；泡状棘球蚴："小泡征""满天星""蜂窝煤"（图2-2-3）。

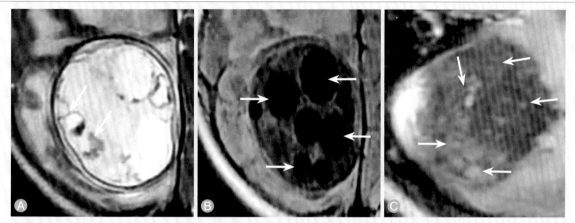

A.轴位 T_2WI，飘带征"（箭头）；B.轴位 T_2-FLAIR，"囊内囊"（箭头）；C.轴位 T_2WI，"小泡征""满天星""蜂窝煤"（箭头）

图2-2-3 包虫病MRI

【诊断要点】

1.疫区接触史。

2.细粒棘球蚴包虫病（囊性脑包虫病）多表现为单发大囊性病变，有子囊时呈"囊内囊""蜂房征"。内囊塌陷脱落可见"飘带征"和"水上浮莲征"，常伴钙化。

3.泡状棘球蚴包虫病表现为实质性肿块伴钙化，T_2WI多显示为不规则的低信号肿块，边缘及内部多发点状或"小泡样"高信号，即"小泡征"或"满天星""蜂窝煤"。

（拓展病例由新疆伊犁州哈萨克自治州友谊医院任月玲医师提供）

（赵德利）

第三节 流行性乙型脑炎

【临床资料】

患者男性，60岁。

主诉：听理解障碍，右手不自主抖动1天。

【影像学检查】

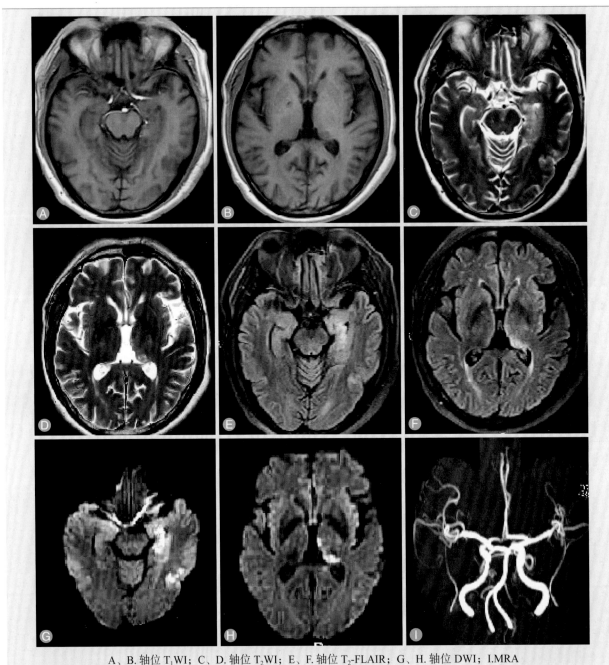

A、B.轴位T₁WI；C、D.轴位T₂WI；E、F.轴位T₂-FLAIR；G、H.轴位DWI；I.MRA

图2-3-1 头颅MRI

【解析思路】

1.临床特征：患者为老年男性，听理解障碍，右手不自主抖动1天。

2.影像学特点：左侧海马、丘脑区T₁WI呈稍低信号，T₂WI呈稍高信号，T₂-FLAIR呈高信号，DWI呈高信号，脑血管未见明显狭窄段（图2-3-1）。

3.定位：左侧海马、丘脑区。

4.定性：感染性病变，病毒性脑炎可能性大。

【可能的诊断】

1.单纯疱疹病毒性脑炎

支持点：海马区是单纯疱疹病毒性脑炎的好发部位。

不支持点：丘脑内侧不是典型易感部位。

2.乙型脑炎

支持点：临床症状，丘脑内侧及海马区为乙型脑炎好发区。

不支持点：临床症状偏轻，乙型脑炎常见于双侧丘脑。

3.自身免疫性脑炎

支持点：老年好发，海马区是好发区。

不支持点：无相关肿瘤病史，未见精神症状。

【临床诊断】

脑脊液乙型脑炎抗体阳性，诊断流行性乙型脑炎。

【讨论】流行性乙型脑炎

1.概述：流行性乙型脑炎是由Japanese encephalitis病毒（简称JE病毒）引起的，所以又称日本脑炎；病毒通过蚊子传播，家猪和野鸟是JE病毒宿主。病变广泛累及中枢神经系统灰质，典型受累部位是双侧丘脑，其他可累及的部位有中脑、脑桥、小脑、基底节、大脑皮层及脊髓。镜下神经细胞变性坏死，广泛筛网状小软化灶形成，后期见胶质增生。

临床常见7~9月发病，有蚊虫叮咬史。儿童好发，突发高热、头痛、意识障碍、抽搐、呼吸衰竭等，脑脊液乙脑抗体阳性。

2.影像学表现：T_1WI低信号，T_2WI高信号，T_2-FLAIR高信号，DWI显示弥散受限，以双侧丘脑受累最常见最典型。

【拓展病例】

病例 患者男性，7岁，因发热，嗜睡4天入院，入院后昏迷，呼吸衰竭，脑脊液及血清乙型脑炎抗体阳性。双侧丘脑T_1WI稍低信号，T_2WI稍高信号，DWI显示明显高信号，T_2-FLAIR稍高信号（图2-3-2）。

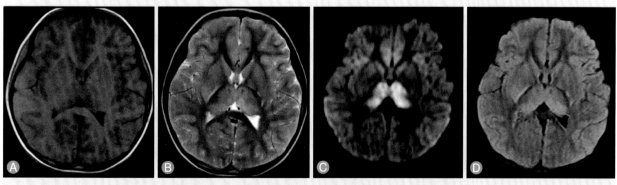

A. 轴位 T_1WI；B. 轴位 T_2WI；C. 轴位 DWI；D. 轴位 T_2-FLAIR

图2-3-2 流行性乙型脑炎MRI

【典型征象】

双侧丘脑对称受累，DWI高信号、ADC低信号（图2-3-3）。

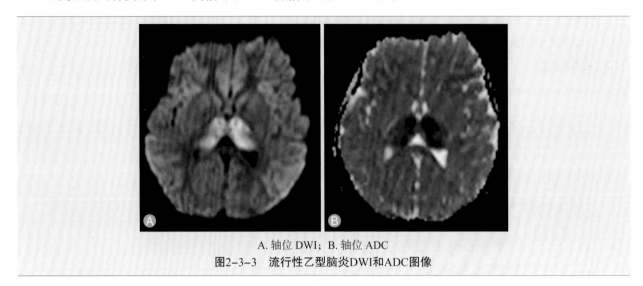

A. 轴位 DWI；B. 轴位 ADC

图2-3-3　流行性乙型脑炎DWI和ADC图像

【诊断要点】

1.临床常见7~9月份发病，有蚊虫叮咬史。儿童好发，突发高热、头痛、意识障碍、抽搐、呼吸衰竭等。

2.广泛灰质受压，典型双侧丘脑对称受累，DWI高信号，ADC值低。

3.脑脊液流行性乙型脑炎抗体阳性。

［病例由北京中医药大学枣庄医院（枣庄市中医医院）梁鸣医师提供］

（李　斌）

第四节　进行性多灶性白质脑病

【临床资料】

患者男性，43岁。

主诉：发现口角歪斜1周，伴言语不利3天。

既往诊断艾滋病及梅毒。

【影像学检查】

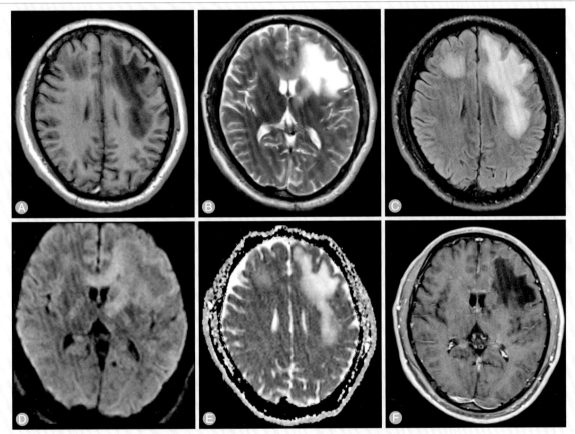

A. 轴位 T_1WI；B. 轴位 T_2WI；C. 轴位 T_2-FLAIR；D. 轴位 DWI；E. 轴位 ADC；F. 轴位 T_1WI 增强

图2-4-1　头颅MRI

【解析思路】

1.临床特征：患者为成年男性，既往诊断艾滋病。

2.影像学特点：额叶、胼胝体多发片状T_2WI高信号，DWI不规则环片状稍高信号，ADC高信号，弥散无明显受限。主要累及皮质下白质，皮质下U形纤维受累，延伸至深部脑白质。病变不对称，占位效应及强化均不明显（图2-4-1）。

3.定位：额叶、胼胝体多发病变。

4.定性：脱髓鞘性病变。

【可能的诊断】

1.HIV脑炎

支持点：HIV感染，病变累及脑白质，无强化。

不支持点：HIV脑炎病变呈对称性，多累及脑室周围/半卵圆中心白质，脑萎缩。

2.急性播散性脑脊髓炎

支持点：病变不对称，DWI可见轻度弥散受限。

不支持点：儿童多见，感染/接种疫苗后数天或数周内多灶性白质及深部灰质病变，灰白质常可同时受累，幕上、幕下均可见；呈点片状、环形、开环形强化。

3.可逆性后部脑病综合征

支持点：多发白质病变，无强化。

不支持点：原因或诱因不同，PRES多由高血压、妊娠子痫、肾脏疾病等引起，多累及枕顶叶，较对称，灰白质同时受累。

4.进行性多灶性白质脑病

支持点：HIV感染者出现脑内多发T_2WI高信号，病变不对称，主要累及皮质下白质，皮质下U形纤维受累，强化或占位效应均不明显。

不支持点：无。

【临床诊断】

进行性多灶性白质脑病。

【讨论】进行性多灶性白质脑病

1.概述：进行性多灶性白质脑病（progressive multifocal leukoencephalopathy，PML）是一种进行性亚急性脱髓鞘疾病，是乳头多瘤空泡病毒引起的机会性感染，乳头多瘤空泡病毒激活而感染少突胶质细胞，导致脱髓鞘病变，引起局灶性或多灶性神经功能缺损。一般发生于细胞免疫反应缺陷患者，如AIDS、器官移植、免疫抑制治疗后、淋巴增生性障碍等。该病为致死性疾病，预后差。

临床症状：精神失常、进行性神经系统症状、头痛、嗜睡等。

2.影像学表现：MRI显示病变好发于额叶、顶枕叶、丘脑和基底节，幕下少见。主要累及皮质下白质，延伸至深部脑白质，皮质下U形纤维受累是其特征。晚期灰质可受累，晚期融合性白质病变，伴空洞性改变。病变不对称，且皮质侧边界相对清晰，白质侧边界多模糊不清。T_1WI低信号，T_2WI/T_2-FLAIR高信号。典型者T_2WI呈"银河征"，即融合的大病变周围多发点状高信号，点状高信号可能为病变融合前表现。病变多无强化及占位效应。DWI在较新的病变中及cART（高效抗反转录病毒治疗）治疗后可有高信号，ADC多无明显减低，增强扫描可见线样及点片状强化，其可能代表脱髓鞘或炎性反应的边缘。强化和占位效应均不明显。

经典PML：无明显强化或占位效应。

炎性PML：外周环形或不典型强化，病变融合有占位效应。

【拓展病例】

病例 患者男性，45岁，HIV抗体阳性6年，右肢体活动不利2个月，脑脊液乳头多瘤空泡病毒PCR阳性，临床诊断PML（图2-4-2）。

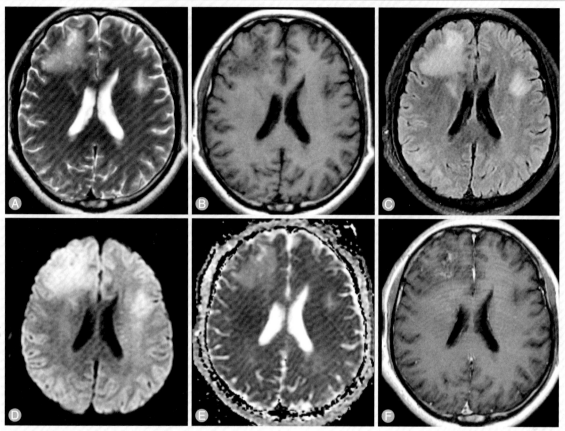

A. 轴位 T$_2$WI；B. 轴位 T$_1$WI；C. 轴位 T$_2$-FLAIR；D. 轴位 DWI；E. 轴位 ADC；F. 轴位 T$_1$WI 增强。双侧额叶皮层下 T$_1$WI 低信号、T$_2$WI/T$_2$-FLAIR 高信号，DWI 高信号，ADC 高信号，病灶累及 U 形纤维，部分病灶强化

图2-4-2 进行性多灶性白质脑病MRI

【典型征象】

不对称皮层下U形纤维受累的白质信号异常（图2-4-3）。

【诊断要点】

1.HIV感染等免疫抑制者，有精神症状、认知障碍等临床表现。

2.多见于幕上额顶枕叶，病变不对称，主要累及皮质下白质，U形纤维受累是其特征性表现。强化或占位效应均不明显。DWI在新近病灶及cART后的病变可呈高信号，炎症型可出现强化。

（李 昕）

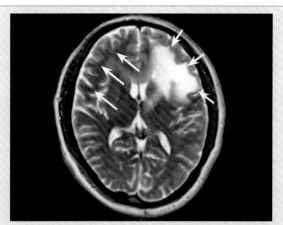

轴位 T_2WI，正常弓形纤维（箭头），弓形纤维受累（短箭头）

图2-4-3　进行性多灶性白质脑病MRI

第五节　结核分枝杆菌感染

【临床资料】

患者女性，12岁。

主诉：畏冷、发热伴咳嗽、咳痰半个月，视物重影4天。

现病史：入院前半个月患者无明显诱因出现畏冷、发热，发热时伴有寒战，测体温最高达39.0 ℃，热型无明显规律，有咳嗽，咳少许黄白痰，痰不易咳出，颈部有抵抗。

实验室检查：血常规提示白细胞10.9×10^9/L，中性粒细胞百分比82.31%。γ-干扰素释放试验（T-spot）检查阳性，PPD试验阳性（12 mm×15 mm），红细胞沉降率29.40 mm/h，PCT、T淋巴+CD4、CEA、AFP正常，RPR、TPPA试验阴性，G试验、GM试验阴性，脑脊液常规+生化检查：测压330 mmH2O，蛋白定量0.80 g/L，白细胞407.0×10^6/L，单核细胞百分比38.0%，多核细胞62×10^6/L。氯化物116.7 mmol/L，葡萄糖2.4 mmol/L。未检出新型隐球菌及抗酸杆菌。

【影像学检查】

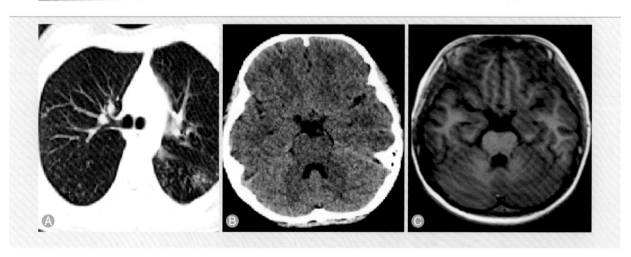

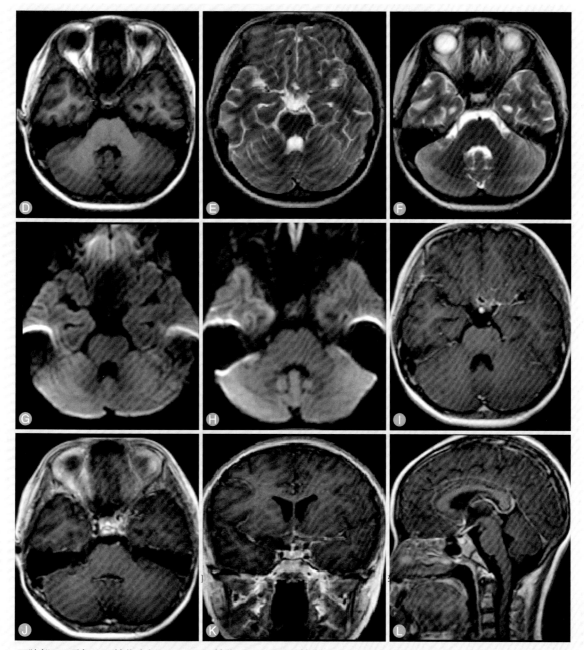

A. 肺部 CT 平扫；B. 轴位头颅 CT；C、D. 轴位 T_1WI；E、F. 轴位 T_2WI；G、H. 轴位 DWI；I、J. 轴位 T_1WI 增强；K. 冠状位 T_1WI 增强；L. 矢状位 T_1WI 增强

图2-5-1　胸部CT图像、头颅CT图像和MRI

【解析思路】

1.临床特征：患者为青少年，急性起病，发热伴寒战，视物重影，颈部有抵抗。实验室检查显示感染血象，T-spot检查阳性。

2.影像学特点：肺部病变可疑为结核感染；柔脑膜血管影增多，见散在点状明显强化影，基底池脑膜增厚、线状明显强化，并累及左侧海绵窦，解释了患者颈抵抗及视物重影的症状（图2-5-1）。

3.定位：脑膜。

4.定性：感染性病变？

【可能的诊断】

1.化脓性脑膜炎

支持点：儿童好发，急性起病，可表现为脑膜增厚、强化。

不支持点：积脓，DWI信号增高，一般脑凸面沟回多见，常合并脑炎、脑脓肿。

2.真菌性脑膜炎

支持点：可为脑膜线样强化，脑膜血管影增多。

不支持点：多为视力下降，头痛症状多见且较重，常有致病菌接触史，免疫力低下者好发（该患儿免疫力正常），亚急性或慢性起病。

3.脑膜癌

支持点：可为线样强化。

不支持点：年龄小、无恶性肿瘤病史，肿瘤指标正常，多见结节样强化，可合并颅内转移瘤。

4.结核性脑膜炎

支持点：急性起病，感染症状，脑膜血管影增多，基底池脑膜增厚、线状强化，T-spot检查阳性，可疑为肺部结核血行播散至颅内。

不支持点：临床有寒战、高热，T-spot检查阳性可为肺部结核感染，不排除合并细菌性脑膜炎可能。

患者抗结核治疗1个月后再次复查磁共振：病灶较之前显著，提示结核治疗后"矛盾反应"（图2-5-2）。

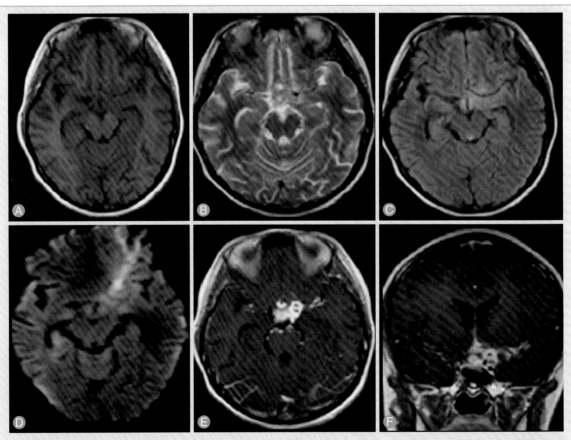

A. 轴位 T_1WI；B. 轴位 T_2WI；C. 轴位 T_2-FLAIR；D. 轴位 DWI；E. 轴位 T_1WI 增强；F. 冠状位 T_1WI 增强

图2-5-2 头颅MRI

【治疗经过】

患者经抗结核治疗2个月后，症状好转出院，出院前测脑脊液：压力160 mmH$_2$O，蛋白定量1.57 g/L，白细胞数112.9×10^6/L，葡萄糖2.1 mmol/L，氯化物126.7 mmol/L。经1年抗结核治疗后，颅内病灶逐渐消失。

【临床诊断】

结核性脑膜炎。

【讨论】结核性脑膜炎

1.概述：结核性脑膜炎（tuberculous meningoencephalitis，TBM）是中枢神经系统结核病，是结核分枝杆菌感染引起的中枢病变，一般分结核性脑膜炎、脑实质结核（脑结核瘤和结核性脑炎），以及混合型，以前者多见。

（1）结核性脑膜炎多为脑外结核血行播散而来，好发于儿童和青年及与结核患者密切接触者，冬春季多见。多有低热、盗汗、食欲减退、乏力等结核中毒症状，早期出现颅高压症状，可继发血管炎–脑梗死、脑积水、颅神经损害以Ⅲ、Ⅵ、Ⅶ、Ⅱ颅神经多见（本例左侧展神经受累）及实质损害。病理过程为：炎性渗出→增殖性病变→纤维及肉芽组织增生。肉芽肿性炎可形成结核瘤，中央为干酪样坏死。脑脊液抗酸染色阳性率低。

（2）脑结核瘤是脑实质的结核分枝杆菌感染，结核肉芽肿形成结核瘤，可伴或不伴中央干酪坏死，晚期可纤维化及钙化。

2.影像学表现：CT多为基底池及周围脑池铸形密度增高影，增强逐渐明显强化。MRI表现为脑脊液浑浊，脑膜增厚并明显强化。柔脑膜（基底池及侧裂池周围为著）多见线样、条状强化，或表现为血管影增多，并可见血管炎继发脑梗死。颅内结核瘤多表现为均匀明显环形强化的结节，簇集状分布，儿童好发于小脑、成年人以额顶区多见，多位于血管丰富的皮质内，中央为干酪样坏死，为特征性的T$_2$WI低信号。多发环形"铜钱样"强化是其特征。

【拓展病例】

病例1 患者男性，64岁，反复咳嗽咳痰伴发热6月余。中枢神经系统结核，T$_2$WI呈特征性的等低信号，T$_1$WI增强周围见环形强化，并可见散在粟粒状强化结节，基底池见铸形CT高密度影（图2-5-3）。

病例2 患者女性，45岁，反复头痛2个月，加重1个月。HIV阳性1周，病理确诊结核瘤，T$_2$WI见干酪样坏死特征性低信号，坏死区无强化，周围肉芽组织环形强化（图2-5-4）。

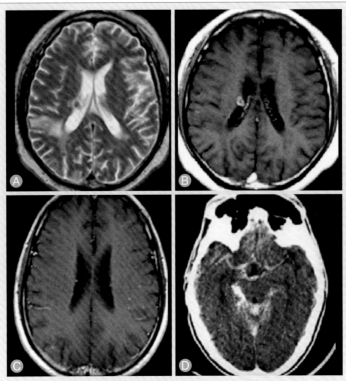

A. 轴位 T₂WI；B、C. 轴位 T₁WI 增强；D. 轴位 CT 增强

图2-5-3　神经系统结核MRI和CT图像

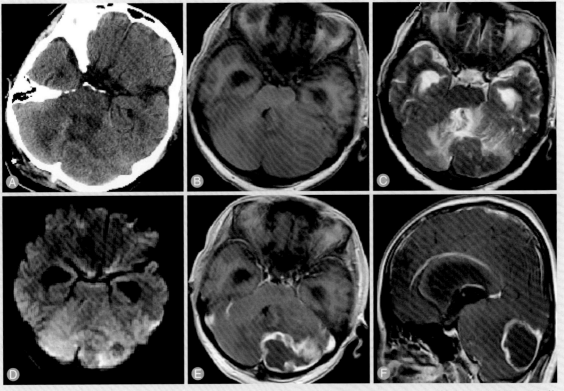

A. 轴位 CT 平扫；B. 轴位 T₁WI；C. 轴位 T₂WI，低信号提示干酪样坏死；D. 轴位 DWI；E. 轴位 T₁WI 增强；F. 矢状位 T₁WI 增强

图2-5-4　左侧小脑结核瘤CT图像和MRI

【典型征象】

1.中央干酪样坏死T$_2$WI低信号：结核肉芽肿中心干酪样坏死为特殊类型凝固性坏死，水含量低，T$_2$WI等低信号，增强环形强化，T$_2$WI低信号区不强化（图2-5-5）。

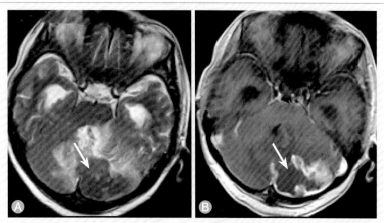

A.轴位 T$_2$WI，低信号（箭头）；B.轴位 T$_2$WI增强，无强化（箭头）

图2-5-5 干酪样坏死MRI

2.基底池脑膜炎：结核性脑膜炎常累及基底池（图2-5-6）。

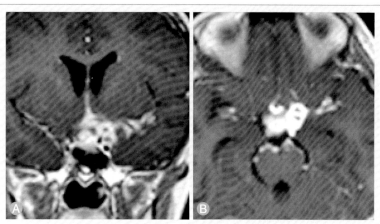

A.冠状位 T$_1$WI增强；B.轴位 T$_1$WI增强

图2-5-6 结核性脑膜炎累及基底池MRI

3.多发环形"铜钱样"强化，同时可见中央不强化T$_2$WI低信号即干酪样坏死（图2-5-7）。

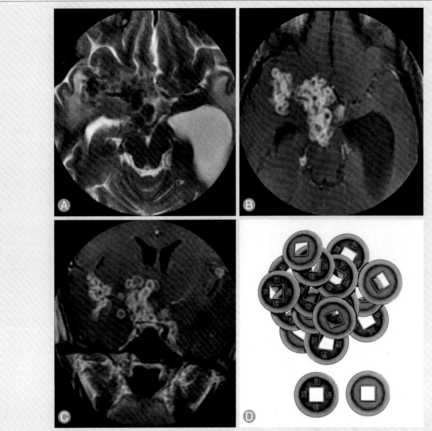

A. 轴位 T₂WI；B. 轴位 T₁WI 增强；C. 冠状位 T₁WI 增强；D. 多发环形 "铜钱样" 强化示意

图2-5-7　CNS结核MRI

【诊断要点】

1.儿童及免疫缺陷者多见，多为脑外结核血行播散而来。

2.基底池渗出性病变，铸形分布，脑膜及脑实质多发环形强化肉芽肿，多发环形铜钱样强化。

3.特征性T₂WI中心低信号。

4.簇状分布、"粟粒样" 散在分布，多位于血供丰富的皮质。

5.可伴有脑积水、脑梗死、室管膜炎等并发症。

（陈桂玲）

第六节　脑囊虫病

【临床资料】

患者男性，52岁。

主诉：无明显诱因癫痫发作，伴头痛、恶心呕吐和意识不清。

【影像学检查】

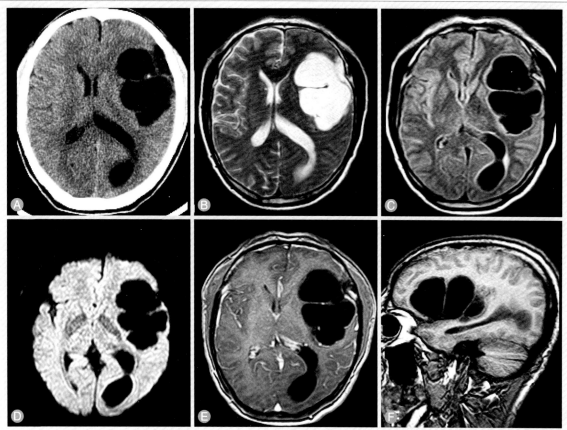

A. 轴位CT；B. 轴位T$_2$WI；C. 轴位T$_2$-FLAIR；D. 轴位DWI；E. 轴位T$_1$WI增强；F. 矢状位T$_1$WI

图2-6-1　头颅CT图像和MRI

【解析思路】

1.临床特征：患者为中年男性，癫痫。

2.影像学特点：①CT外侧裂囊性低密度影，伴分隔及钙化壁结节；②T$_2$WI高信号，T$_1$WI低信号，囊腔壁薄，囊腔内分隔，DWI弥散不受限；③周围无明显水肿；④增强囊壁轻度强化；⑤葡萄状多囊病灶及头节（图2-6-1）。

3.定位：外侧裂。

4.定性：寄生虫？混合神经元胶质肿瘤？

【可能的诊断】

1.蛛网膜囊肿

支持点：位于外侧裂囊性病变，周围无明显水肿。

不支持点：蛛网膜囊肿壁更薄，肉眼不可见，壁无强化，蛛网膜囊肿邻近的脑组织受压，局部颅骨受压变薄，无壁结节。

2.混合神经元胶质肿瘤

支持点：癫痫病史，囊性病变，钙化结节。

不支持点：囊性伴壁结节型胶质瘤/星形细胞瘤的壁结节主要由肿瘤细胞构成，增强明显强化，囊壁由增生的胶质构成，增强后无明显强化，伴不同程度的瘤周水肿，侧脑室囊性病灶。

3.表皮样囊肿

支持点：囊性病变，增强后囊腔无强化。

不支持点：表皮样囊肿的囊液成分含蛋白浓度高，可出现T_1WI高信号或T_2WI低信号，并且DWI呈明显高信号。

4.脑囊虫病

支持点：癫痫，分隔囊性病灶，壁轻度环形强化，可见头节，脑室内囊状病灶。

不支持点：无。

【治疗经过】

手术经过：患者仰卧位，常规消毒铺无菌巾，取左侧翼点入路，逐层切开至颅骨，颅骨钻孔，骨瓣约7 cm×7 cm，翻开骨瓣，见硬膜张力较高，弧形切开硬脑膜，于左侧侧裂区完整取出数枚黄色囊性有包膜组织，内可见白色结节。最大约31 cm×42 cm，最小5 cm×5 cm。术区彻底止血，肌筋膜修补硬膜，还纳骨瓣，生物胶粘连并固定，逐层缝合肌肉、皮下及头皮，术区及皮下放置引流管。

【临床诊断】

外侧裂脑囊虫。

【讨论】脑囊虫病

1.概述：脑囊虫病（brain cysticercosis）由携带猪肉绦虫的人经粪口传播，猪绦虫的囊尾蚴经血行性播散寄生于脑组织内形成。

临床表现为癫痫发作、头痛及精神异常。按部位分脑内型、脑室型、蛛网膜下腔型、脊髓型。典型脑内型囊肿一般经历囊变期、胶样期、肉芽肿期、钙化期。

2.影像学表现：脑囊虫典型影像学表现为脑实质内散在单个或多个圆形小囊性病灶，而孤立性大囊型是脑囊虫病一种少见的表现。按累及部位不同，可分为脑实质型、脑室型、蛛网膜下腔型及混合型。MRI能更好地显示各种类型的脑囊虫，更清楚地显示囊虫壁及头节。脑实质型囊虫存活期：囊性病灶，内见偏心性T_1WI等低信号、T_2WI等高信号头节，增强后囊壁和头节可强化，头节和囊可见T_2WI"白靶征"和T_1WI"黑靶征"。死亡期：头节机化和钙化，含水量减少，表现为钙化结节。脑实质型一般经历囊变期（脑脊液样液体、头节靶征），胶样期（机体免疫炎症反应，囊虫变性坏死，囊液密度增高，T_1WI信号增高，T_2WI信号减低，出现水肿，周围肉芽组织开始形成，出现环形强化），肉芽肿期（囊壁塌陷，环形或结节状明显强化，大水肿），钙化期（静止期，炎症消退，强化及水肿消退）。脑室型和蛛网膜下腔型，常表现为多发小囊，形态不规则与蛛网膜或脑膜粘连，部分呈葡萄状外观，少见表现为有分隔的大囊，常见不到头节，邻近的脑实质可有光滑压迹。

【典型征象】

1.头节"靶征"（图2-6-2）。

2.葡萄状外观：蛛网膜下腔型囊虫形成多发囊状葡萄状外观（图2-6-3）。

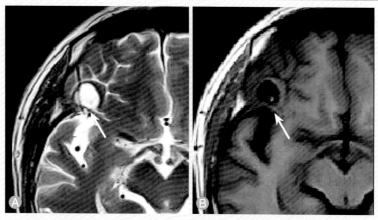

A.轴位 T_2WI，"白靶征"（箭头）；B.轴位 T_1WI，"黑靶征"（箭头）

图2-6-2 脑实质囊虫MRI

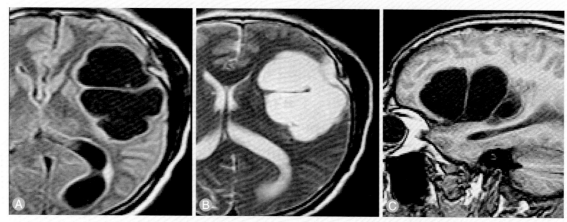

A.轴位 T_2-FLAIR；B.轴位 T_2WI；C.矢状位 T_1WI。多发囊状葡萄状外观

图2-6-3 蛛网膜下腔囊虫MRI

【诊断要点】

1.临床以癫痫发作为常见表现。

2.脑囊虫典型影像学表现为脑实质内多个圆形小囊性病灶，可分为脑实质型、脑室型、蛛网膜下腔型及混合型。

3.定性征象：囊虫壁及头节，活动期的头节和囊表现为T_2WI"白靶征"和T_1WI"黑靶征"。死亡期表现为钙化结节。

4.囊虫免疫学检查。

（赵德利）

第七节　化脓性细菌感染

【临床资料】

患者男性，56岁。

主诉：咳嗽、咳痰伴发热2天。

既往史：长期大量吸烟，脑梗死恢复期，有3级高血压（极高危）、2型糖尿病病史，最高体温39.2 ℃，伴畏冷、寒战。

实验室检查：血常规显示白细胞18.7×10⁹/L，中性粒细胞百分比87.3%，余阴性。

【影像学检查】

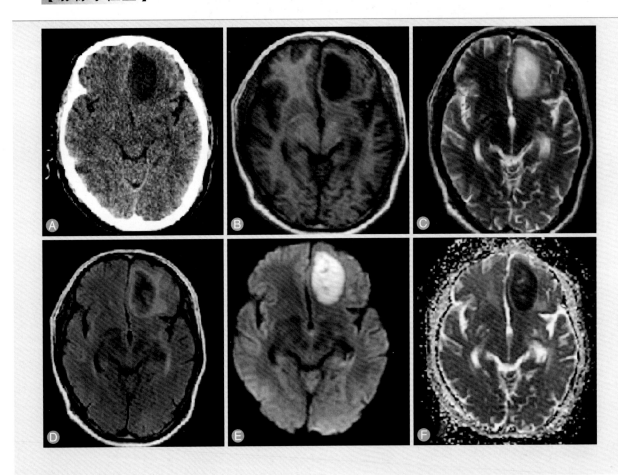

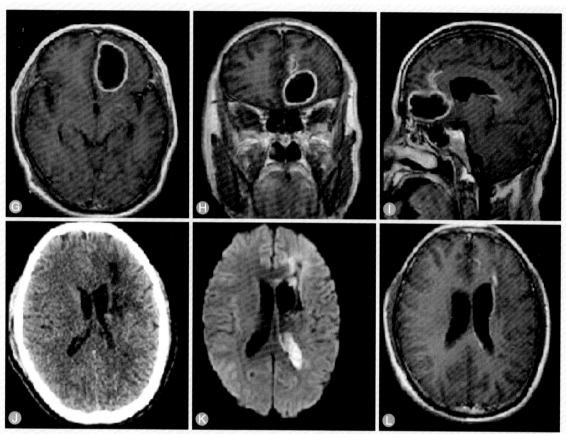

A. 轴位 CT 平扫；B. 轴位 T_1WI；C. 轴位 T_2WI；D. 轴位 T_2-FLAIR；E. 轴位 DWI；F. 轴位 ADC；G. 轴位 T_1WI 增强；H. 冠状位 T_1WI 增强；I. 矢状位 T_1WI 增强；J. 轴位 CT 平扫；K. 轴位 DWI；L. 轴位 T_1WI 增强

图2-7-1　头颅CT图像和MRI

【解析思路】

1.临床特征：患者为中年男性，急性感染症状，白细胞高，有吸烟史、脑梗死及糖尿病基础病史。

2.影像学特点：左额叶囊性病变，CT显示低密度影；MRI特点为DWI高信号，ADC低信号，增强囊壁均匀环形强化，周围水肿，左侧脑室内见DWI高信号，ADC低信号，侧脑室壁见线样强化（图2-7-1）。

3.定位：脑内、脑室多发病变。

4.定性：感染性病变，脑脓肿。

【可能的诊断】

1.结核性脑脓肿伴脑室结核感染

支持点：有基础病史，为易感人群；合并脓肿DWI可为高信号、囊壁环形强化。

不支持点：病灶多集中于基底池，常合并脑积水，常见T_2WI低信号的凝固坏死，多发病灶常见。

2.转移瘤

支持点：中老年好发，可表现为环形强化（大薄环）。

不支持点：内可出血、坏死，坏死囊腔DWI为低信号，常多发，一般有原发肿瘤病史、瘤周水肿明显。

3.胶质母细胞瘤

支持点：中老年好发，可为环形强化。

不支持点：一般为不规则"花环样"强化，囊壁厚薄不均，囊壁DWI多为高信号、瘤周水肿明显。

4.脑脓肿伴脑室管膜炎

支持点：有脑梗死及糖尿病基础病史，为易感人群，有前驱感染症状。囊腔特征性的DWI高信号、囊壁环形强化；脑室信号及强化同前，提示脓肿破入脑室。

不支持点：无。

【临床诊断】

左额叶病灶引流液培养出克雷伯杆菌，诊断：左额叶脑脓肿并侧脑室室管膜炎。

【讨论】化脓性细菌感染

1.概述：脑脓肿多是由化脓性细菌感染导致的脑实质炎症，是中枢神经系统常见的化脓性感染。以血行播散为主，少数来自邻近组织器官感染的直接蔓延，或脑外伤、脑手术后继发感染。青春期前和中年人好发。脑脓肿可单发、多发，幕上脑凸面多见、颞叶居多，小脑及垂体脓肿少见。病理分期为化脓性脑炎早期、化脓性脑炎晚期、包膜形成早期、包膜形成晚期。

临床表现主要为全身或颅内感染的症状，如发热、头痛、呕吐。神经系统体征取决于脓肿的部位，25%的患者可表现为癫痫发作。相当部分患者早期没有明显感染症状。

2.影像学表现：化脓性脑炎期非特异性T_1WI低信号、T_2WI高信号，不强化或轻微强化，包膜形成后包膜T_1WI稍高信号，T_2WI稍低信号，SWI见"黑环征"，脓腔DWI高信号，ADC值减低。增强环形强化，内壁较光整，外壁可见"毛刷样"强化。脑脓肿病理分期及影像学表现见表2-7-1。

表 2-7-1　脑脓肿病理分期及影像学表现

分期	病理	影像学表现
化脓性脑炎期（1~9天）	早期（1~3天）脑白质水肿、白细胞渗出、点状出血和坏死	脑组织肿胀、边缘模糊，CT为稍低密度影，T_1WI稍低信号，T_2WI稍高信号，占位征象明显，无强化
	晚期（4~9天）：中心逐渐液化、坏死，出现小的液化区、周围脑组织水肿，病灶周围出现成纤维细胞及网状纤维	同上，可见轻微斑片状、脑回状强化
早期包膜期（10~13天）	坏死、液化融合成脓腔，多中心融合可见分隔，边缘肉芽组织和成纤维细胞增生，产生胶原包膜，大量炎症细胞浸润，水肿明显	形成完整或不完整的包膜，可出现T_2WI或SWI上低信号"黑环征"。腔内为低密度，对应MRI为T_1WI低信号，T_2WI高信号，DWI脓腔为高信号，囊壁不规则环状强化
晚期包膜期（14天）	第2周末形成完整包膜，脓肿由内向外分为3带：坏死带→肉芽组织、新生毛细血管及成纤维细胞（大量炎症细胞浸润）→胶质细胞增生及脑水肿，病灶周围水肿开始消退	脓肿壁完整、光滑、均匀、薄壁明显强化。T_2WI或SWI上有"黑环征"，可多发、多房，可含气体

【拓展病例】

病例　患者男性，61岁，头晕10天，左枕叶病灶，以T_1WI低信号、T_2WI高信号为主，DWI高信号，ADC值减低，见T_2WI"黑环征"，环形强化，见"毛刷样"改变，临床诊断脑脓肿（图2-7-2）。

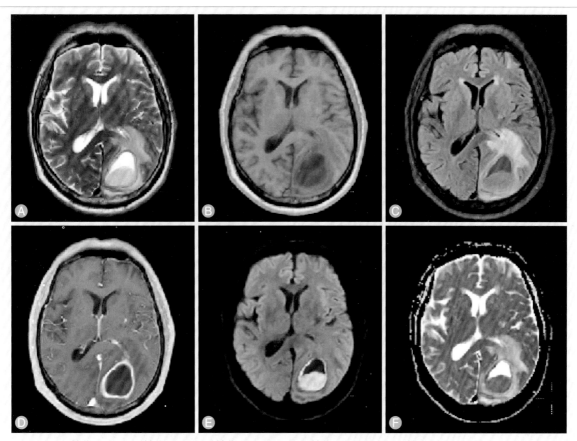

A. 轴位 T_2WI；B. 轴位 T_1WI；C. 轴位 T_2-FLAIR；D. 轴位 T_1WI 增强；E. 轴位 DWI；F. 轴位 ADC

图2-7-2 脑脓肿MRI

【典型征象】

1.脓腔内DWI高信号，ADC值减低：是脓肿特征性改变，脓腔内坏死组织、渗出的炎症细胞、病原体、组织崩解蛋白质形成浓稠液体，弥散明显下降（图2-7-3）。

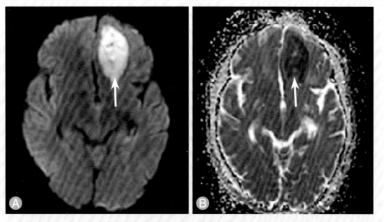

A. 轴位 DWI，高信号（箭头）；B. 轴位 ADC，ADC 值减低（箭头）

图2-7-3 脑脓肿MRI

2."黑环征"：脓肿壁的肉芽组织中有大量渗出的吞噬细胞，吞噬病原体后启动氧依赖杀菌系统，产生大量自由基，自由基不成对电子引起磁敏感效应，T_2WI信号衰减，在T_2WI或SWI上见环形低信号，一般环厚薄均匀、连续。包膜后期的胶原纤维也参与T_2WI低信号形成。脓肿壁分层结构：内层为DWI高信号坏死带，中层为DWI低信号肉芽组织及纤维带，外层为DWI等信号胶质增生及水肿带（图2-7-4）。

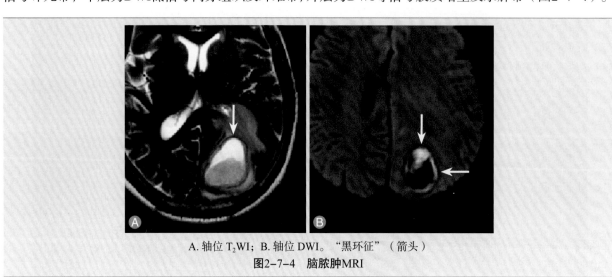

A. 轴位 T_2WI；B. 轴位 DWI。"黑环征"（箭头）
图2-7-4 脑脓肿MRI

3."毛刷征"：脓肿外壁近脑室侧出现条纹状、"毛刷样"强化，为脓肿区释放趋化因子，从血管内趋化白细胞过程中导致的相应血管高通透，造影剂外漏增加引起沿小血管走行的"毛刷样"强化（图2-7-5）。

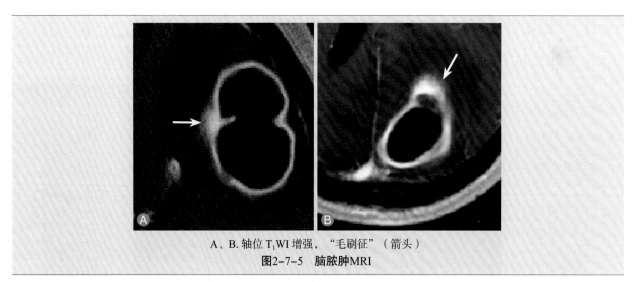

A、B. 轴位 T_1WI 增强，"毛刷征"（箭头）
图2-7-5 脑脓肿MRI

【诊断要点】

1.临床特征：急性、亚急性起病，有头痛、发热、局灶神经缺失症状，部分患者症状不典型。

2.影像学特点：囊腔特点为DWI高信号，ADC值减低；囊壁特点为"黑线征"，环形强化，"毛刷征"。

（赵德利）

第八节 隐球菌感染

【临床资料】

患者男性，44岁。

主诉：反复头痛9月余。

脑脊液检查：白细胞40×10^6/L，葡萄糖1.91 mmol/L、蛋白质0.76 g/L、氯化物（−）。

【影像学检查】

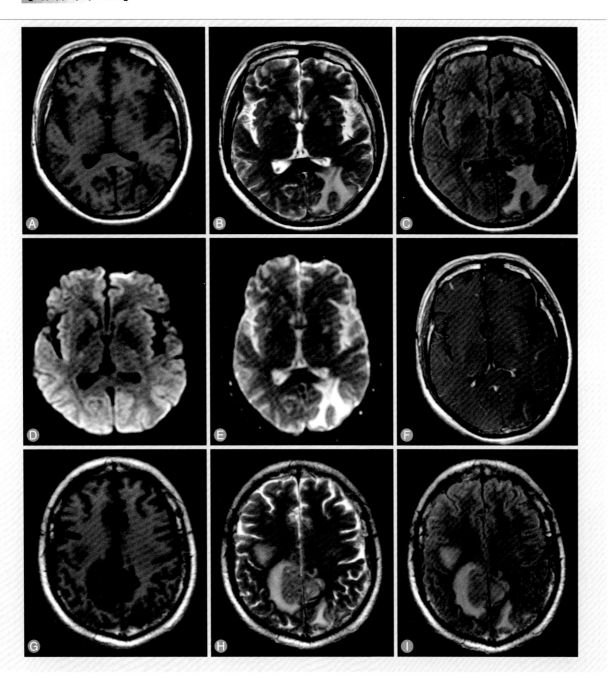

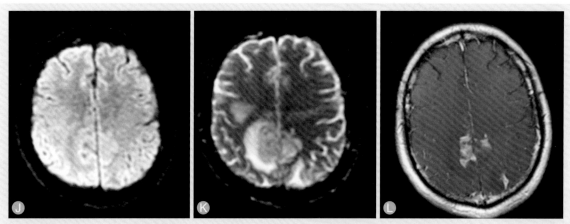

A、G.轴位 T_1WI；B、H.轴位 T_2WI；C、I.轴位 T_2-FLAIR；D、J.轴位 DWI；E、K.轴位 ADC；F、L.轴位 T_1WI 增强

图2-8-1　头颅MRI

【解析思路】

1.临床特征：患者为中青年男性，慢性起病，头痛。脑脊液白细胞计数高、蛋白质水平高，葡萄糖含量低。

2.影像学特点：①脑凸面脑沟 T_2WI/T_2-FLAIR高信号，明显柔脑膜强化。②基底节区多发 T_2WI/T_2-FLAIR高信号，"肥皂泡样"改变，未见明显强化（图2-8-1）。

3.定位：脑膜及脑实质。

4.定性：感染性病变，根据基底节区肥皂泡样改变，隐球菌感染？

【可能的诊断】

1.结核性脑膜脑炎

支持点：慢性起病，脑脊液白细胞计数高、蛋白质水平高、葡萄糖含量低。脑沟异常信号，柔脑膜型脑膜强化。

不支持点：结核一般好发于基底池，脑凸面少见，一般无基底节"肥皂泡样"改变。

2.脑膜及脑转移瘤

支持点：多发病变，可强化。

不支持点：无原发肿瘤病史，转移瘤累及脑膜多见结节样强化，累及脑实质水肿明显，占位征象明显，明显强化。

3.隐球菌性脑膜脑炎

支持点：慢性起病，头痛明显。脑脊液白细胞计数高、蛋白质水平高、葡萄糖含量低。脑凸面脑膜柔脑膜型强化，基底节"肥皂泡样"改变。

不支持点：无。

【临床诊断】

脑脊液检出新型隐球菌，临床诊断隐球菌性脑膜脑炎。

【讨论】隐球菌感染

1.概述：新型隐球菌是一种常见酵母型真菌，致病结构为荚膜多糖，可逃避吞噬及抑制免疫，新型隐球菌感染是最常见的真菌感染，30~60岁多见，多为各种病因引起的机体免疫力低下而导致易感，与广泛使用广谱抗生素、激素、免疫抑制剂、抗肿瘤药物等有关。中枢神经系统隐球菌感染最常见为隐球菌脑膜炎，病原体沿V-R血管周围间隙侵入脑实质，在V-R血管周围间隙产生大量荚膜多糖凝胶样物质，形成特征性凝胶假囊。

临床常见头痛，脑脊液压力高、蛋白质水平高、葡萄糖含量低是本病的特点。

2.常见病理类型的影像学表现如下。

（1）脑膜炎：T_2-FLAIR脑沟高信号，柔脑膜型强化。

（2）V-R血管周围间隙增宽及凝胶假囊：为本病特征性表现，详见典型征象。

（3）肉芽肿性炎：可形成肉芽肿，影像学可见多发强化结节，部分形成巨大隐球菌瘤。

（4）化脓性炎：可形成脓肿，DWI高信号，ADC低信号，SWI"黑环征"。

（5）可并发脉络膜炎及室管膜炎、血管炎、脑积水、脑萎缩等。

临床主要与结核感染鉴别（表2-8-1）。

表 2-8-1　隐球菌性脑膜炎与结核性脑膜炎的鉴别诊断

	隐球菌性脑膜炎	结核性脑膜炎
发病人群	免疫力低下者、鸽子或鸟类接触者	结核病接触者或有脑外结核病史者
起病形式、主要症状	慢性或亚急性，以头痛、视力下降为主	亚急性，结核中毒症状
脑脊液压力 细胞数 蛋白质水平 氯化物	↑↑↑ ↑↑（>200×10^6/L） ↑↑ ↑	↑↑ ↑↑↑〔（200~500）×10^6/L〕 ↑↑（>1g/L） ↓↓↓
涂片	墨汁染色，抗原阳性	抗酸染色，阳性率低
影像学表现	基底节或脑室旁V-R间隙扩大、胶状假性囊肿形成、脑膜轻中度强化。肉芽肿形成可见多发强化结节，可并发脉络膜炎及室管膜炎。可继发脑积水、脑萎缩、血管炎-脑梗死	基底池模糊、软脑膜增厚、明显强化。脑实质散在多发粟粒状明显强化，多发环形强化簇状聚集。继发血管炎-脑梗死、脑积水

【典型征象】

1.V-R间隙增宽及凝胶假囊：病原体沿V-R间隙浸入脑实质，在V-R间隙产生大量荚膜多糖凝胶样物质，形成特征性凝胶假囊。T_2WI上见"肥皂泡样"多发高信号，DWI信号多变，可不强化或边缘强化。常见于基底节区（图2-8-2）。

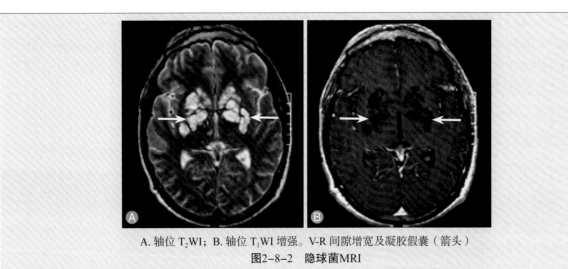

A. 轴位 T_2WI；B. 轴位 T_1WI 增强。V-R 间隙增宽及凝胶假囊（箭头）

图2-8-2　隐球菌MRI

2.大脑凸面脑膜炎及脉络膜室管膜炎：对鉴别结核等感染有一定价值（图2-8-3）。

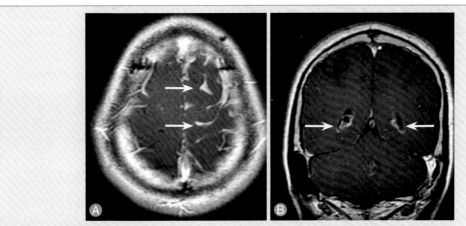

A. 轴位 T_1WI 增强；B. 冠状位 T_1WI 增强。大脑凸面脑膜炎及脉络膜室管膜炎（箭头）

图2-8-3　隐球菌感染MRI

【诊断要点】

1.慢性头痛，脑脊液压力高，蛋白质水平高、葡萄糖含量低。

2.T_2-FLAIR脑沟高信号、柔脑膜强化。

3.特征性基底节V-R血管周围间隙增宽及凝胶假囊。

4.另可见肉芽肿、脓肿、脉络丛炎、室管膜炎、血管炎-脑梗死、脑积水、脑萎缩。

（陈桂玲）

第九节 单纯疱疹病毒性脑炎

【临床资料】

患者女性，25岁。

主诉：头痛、发热4天。

脑脊液检查：白细胞57.1×10^6/L，葡萄糖4.1 mmol/L，脑脊液涂片显示抗酸杆菌、隐球菌、TP-PA+RPR（－）。

【影像学检查】

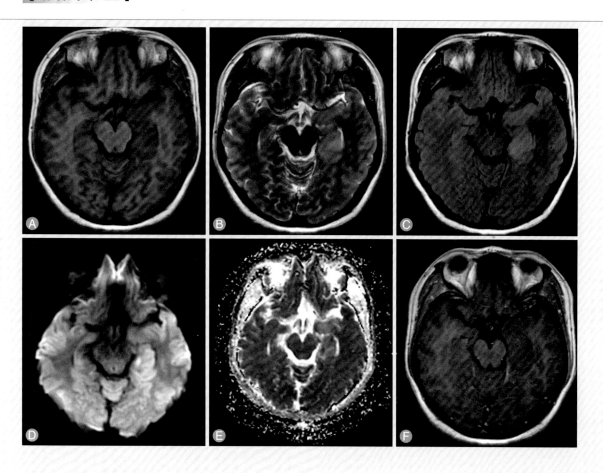

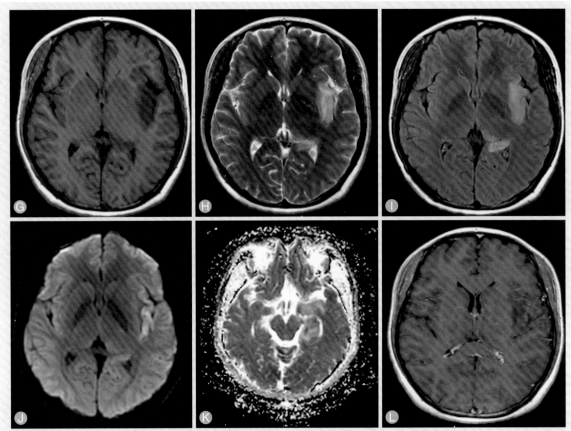

A、G. 轴位T₁WI；B、H. 轴位T₂WI；C、I. 轴位T₂-FLAIR；D、J. 轴位DWI；E、K. 轴位ADC；F、L. 轴位T₁WI
增强

图2-9-1 头颅MRI

【解析思路】

1.临床特征：患者为青年女性，急性头痛发热。

2.影像学特点：左侧颞叶、海马、岛叶T₁WI低信号，T₂WI高信号，T₂-FLAIR高信号，DWI高信号，ADC高信号，可见"刀切征"，增强扫描病灶呈轻度脑回状、线状强化，邻近脑膜强化（图2-9-1）。

3.定位：左侧颞叶、海马、岛叶。

4.定性：感染/免疫性病变，有此影像学表现的常见疾病有单纯疱疹病毒性脑炎、自身免疫性脑炎、梅毒三期，俗称"海马三兄弟"。另外注意与弥漫性胶质瘤相鉴别。结合患者临床表现头痛、发热，首先考虑炎症性病变，单纯疱疹病毒性脑炎可能性较大。

【可能的诊断】

1.梅毒三期

支持点：海马受累是梅毒的常见部位。

不支持点：梅毒患者常有冶游史，一般为双侧海马受累，同时可见与年龄不符的额颞叶萎缩。

2.自身免疫性脑炎

支持点：海马是自身免疫性脑炎常见发病部位，临床表现为头痛、发热，且影像学表现符合。

不支持点：无肿瘤病史，无相关抗体支持。

3.弥漫性星形细胞瘤

支持点：弥漫性星形细胞瘤好发于儿童和20~40岁人群，好发于额、颞叶。

不支持点：常有癫痫发作而非发热，并有不同程度占位效应。临床症状一般较轻，与本例不符。

4.单纯疱疹病毒性脑炎

支持点：年轻患者女性，有发热、头痛病史，起病较急，可见"刀切征"。

不支持点：无。

【临床诊断】

单纯疱疹病毒性脑炎。

【讨论】单纯疱疹病毒性脑炎

1.概述：单纯疱疹病毒性脑炎（herpes simplex encephalitis，SEH）单纯疱疹病毒是嗜神经DNA病毒。

分型：①儿童和成年人疱疹脑炎，绝大部分由HSV-1引起；②新生儿疱疹脑炎，由HSV-2引起。

病理：HSV感染后在三叉神经节或骶神经节潜伏，当身体免疫力低下或应激状态时，病毒活化，常易侵犯颞叶及额叶底面。病理改变为脑组织水肿、坏死、出血、软化，脑实质出血性坏死是特点。镜下血管周围淋巴细胞"袖套样"浸润，神经元弥漫性变性坏死，神经元及胶质细胞核内见嗜酸性包涵体。

2.影像学表现：单纯性疱疹病毒性脑炎可一侧或两侧受累，常累及海马、额叶底面及岛叶，非对称受累常见，病变T_1WI低信号，T_2WI/T_2-FLAIR高信号，大部分DWI高信号，ADC低信号，但弥散受限程度不如急性脑梗。部分病灶内可见出血，T_1WI呈高信号。单纯疱疹性脑炎特异性征象为"刀切征"：病灶与豆状核之间界线清晰，犹如刀切样，所以称之为"刀切征"（图2-9-3）。增强扫描病变轻度"脑回样"、线样强化，周围脑膜常强化。病变晚期可形成软化灶，局部脑萎缩，邻近脑沟、脑池、脑室扩大。

【拓展病例】

病例　患者男性，26岁，发热、头痛5天，临床确诊为单纯疱疹病毒性脑炎（图2-9-2）。

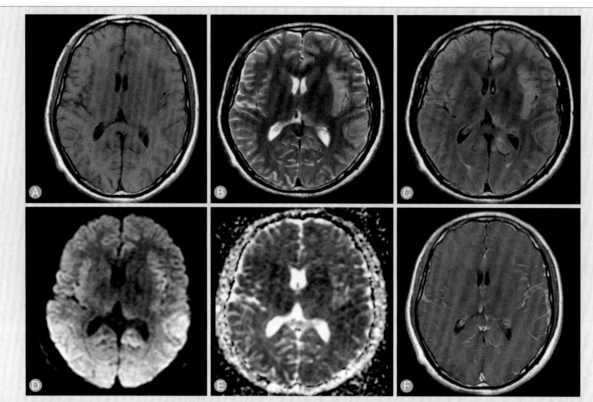

A. 轴位 T₁WI；B. 轴位 T₂WI；C. 轴位 T₂-FLAIR；D. 轴位 DWI；E. 轴位 ADC；F. 轴位 T₁WI 增强

图2-9-2 单纯疱疹病毒性脑炎MRI

【典型征象】

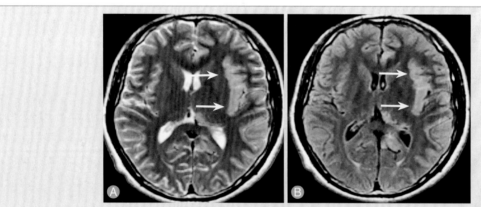

A. 轴位 T₂WI；B. 轴位 T₂-FLAIR。"刀切征"（箭头）

图2-9-3 单纯疱疹病毒性脑炎MRI

【诊断要点】

1.临床表现为头痛、发热、意识障碍等急性脑炎症状。

2.颞叶海马、额叶底面、岛叶非对称受累，T₁WI低信号、T₂WI高信号，DWI高信号，病灶内可伴出血，常见轻度强化，常可见"刀切征"。

3.晚期病灶软化、局部脑萎缩。

4.脑脊液HSV-IgM型抗体、脑脊液HSV PCR检测病毒核酸等可辅助确定诊断。

（李 斌）

第十节 克-雅病

【临床资料】

患者女性，65岁。

主诉：进行性认知记忆力下降伴行走不稳1周。

既往史：有慢性乙型病毒性肝炎、慢性支气管炎伴肺气肿病史。

脑电图：中高度异常，右侧偏侧可见慢波或尖慢波呈类周期样出现。

【影像学检查】

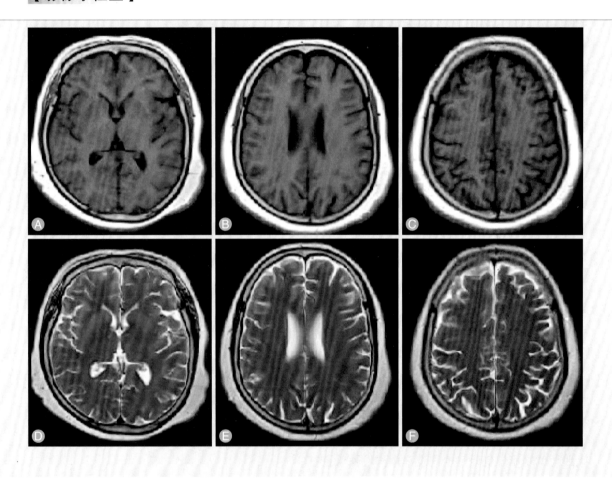

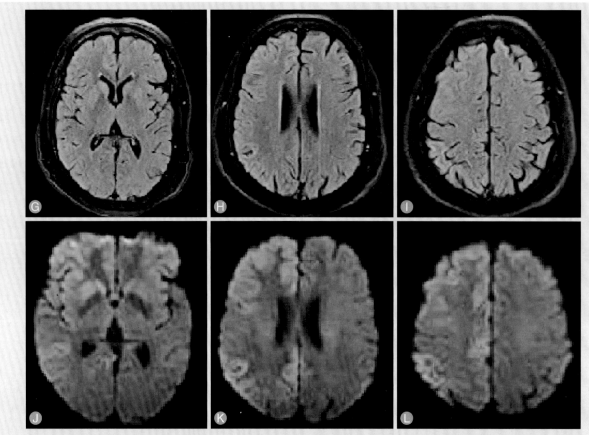

A ~ C. 轴位 T_1WI；D ~ F. 轴位 T_2WI；G ~ I. 轴位 T_2-FLAIR；J ~ L. 轴位 DWI

图2-10-1　头颅MRI

【解析思路】

1.临床特征：患者为老年女性，进行性认知记忆力下降。脑电图：中高度异常，右侧偏侧可见慢波或尖慢波呈类周期样出现。

2.影像学特点：双侧尾状核头、壳核及右侧额顶叶皮层呈T_1WI稍低信号、T_2WI稍高信号、DWI高信号，右侧额顶叶皮层呈"花边征"（图2-10-1）。

3.定位：脑内。

4.定性：感染/代谢性病变。

【可能的诊断】

1.线粒体脑病伴乳酸酸中毒及卒中样发作综合征

支持点：常见于大脑皮层及皮层下白质，少数可累及基底节、丘脑。

不支持点：年龄大，无卒中样发作等急性症状，病变脑回肿胀不明显。

2.缺血缺氧性脑病

支持点：双侧基底节及大脑皮层T_2WI/T_2-FLAIR 高信号，DWI高信号。

不支持点：无急性起病，无心肺复苏等相关病史，双侧基底节及大脑皮层病变相对较对称。

3.低血糖脑病

支持点：大脑皮层及基底节受累。

不支持点：常急性起病，有明确的诱因，治疗后症状迅速好转。

4.脑桥外渗透性脱髓鞘综合征

支持点：双侧纹状体T_2WI/T_2-FLAIR高信号，DWI高信号。

不支持点：临床表现不支持，且无电解质失衡快速矫正的相关病史。

5.克-雅病

支持点：患者为老年女性，临床出现认知障碍，尾状核、壳核、脑皮层灰质是克雅病的典型发病部位，皮层病变呈现"花边征"。

不支持点：起病时间相对短。

【**临床诊断**】

克-雅病。

【**讨论**】克－雅病

1.概述：克-雅病（Creutzfeldt-Jakob disease，CJD）是由于朊蛋白变异引起的神经系统病变，正常细胞型朊蛋白可被蛋白酶降解，致病性朊蛋白发生异常的折叠，不能被已知蛋白酶降解，在细胞内堆积致病，致病性朊蛋白可结合细胞型朊蛋白，使后者折叠成致病性朊蛋白，完成复制。

病理改变：病理形态学特点主要为脑组织海绵样变、淀粉斑块形成、神经元丢失及反应性星形胶质细胞增生。

好发于50~70岁人群；根据病因分为散发型、遗传型、医源型、变异型4种类型，其中散发型最常见。常见临床表现为快速进展性痴呆、肌阵挛发作、视力异常、共济失调等。

确诊需与基因、病理、脑电图三相波、脑脊液14-3-3蛋白检测阳性。

2.影像学表现：常见发病部位为尾状核头、壳核及大脑皮层灰质，双侧或单侧，对称或不对称均可出现。特征性表现为脑皮层呈"花边征"；丘脑呈"曲棍球棒征"。DWI表现出高信号比其他序列早，除病变部位典型外常出现脑萎缩。

【**拓展病例**】

病例 患者男性，66岁，6个月前脑脊液14-3-3蛋白检测阳性，确诊CJD，双侧大脑皮层呈"花边征"，基底节区（新纹状体）DWI高信号（图2-10-2）。

【**典型征象**】

1.丘脑"曲棍球棒征"。

2.皮层"花边征"及中央回回避：DWI上花边状高信号，通常不累及中央回、基底节高信号前后递减（图2-10-3）。

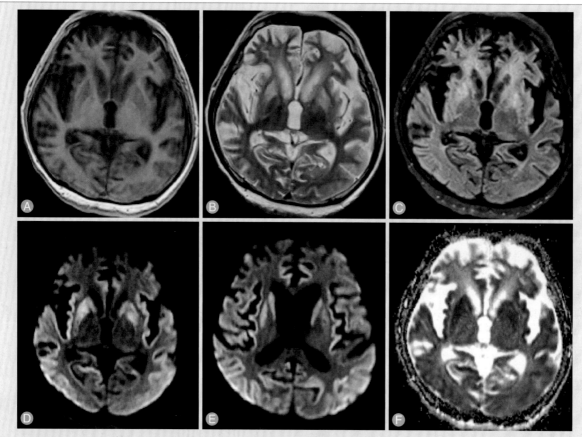

A. 轴位 T₁WI；B. 轴位 T₂WI；C. 轴位 T₂-FLAIR；D、E. 轴位 DWI；F. 轴位 ADC

图2-10-2　克-雅病MRI

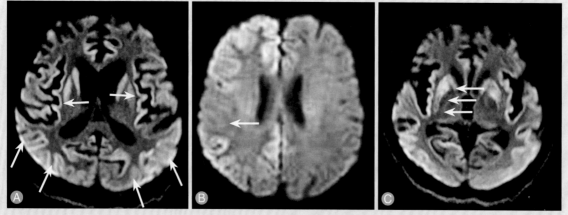

A、B、C. 轴位 DWI。皮层"花边征"（图 A 箭头），"中央回回避"（图 B 箭头），基底节高信号前后递减（图 C 箭头）

图2-10-3　克-雅病MRI

【诊断要点】

1. 中老年人表现为快速进展性痴呆、肌阵挛发作、共济失调等。

2. DWI上皮层呈"花边征""曲棍球征"、中央回回避、脑萎缩等。

3. 脑电图三相波、脑脊液14-3-3蛋白阳性。

（李　斌）

第十一节 弓形虫感染

【临床资料】

患者男性，42岁。

主诉：右侧肢体乏力1月余。

既往史：HIV感染病史。

实验室检查：弓形虫IgG抗体80.4（＋），弓形虫IgM抗体0.10（－）；脑脊液培养：无细菌生长，结核、隐球菌（－）。

【影像学检查】

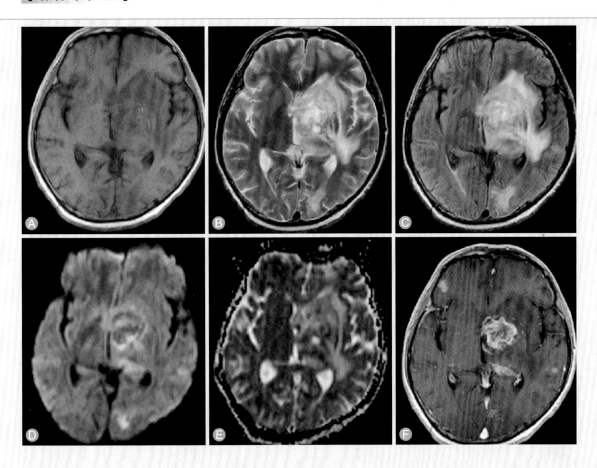

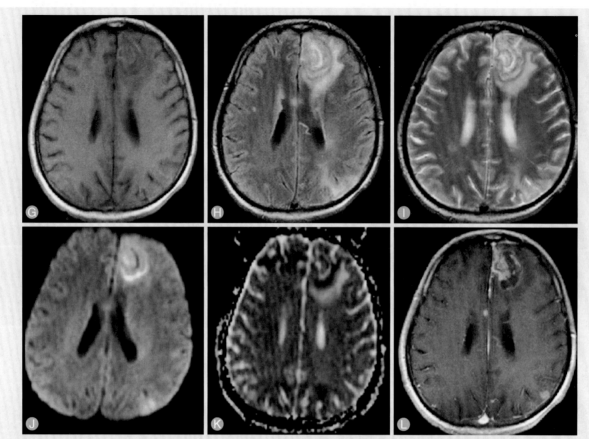

A、G. 轴位 T₁WI；B、I. 轴位 T₂WI；C、H. 轴位 T₂-FLAIR；D、J. 轴位 DWI；E、K. 轴位 ADC；F、L. 轴位 T₁WI
增强

图2-11-1 头颅MRI

【解析思路】

1.临床特征：患者为中年男性，既往有HIV感染病史。

2.影像学特点：左侧基底节、大脑皮髓交界处多发大小不等高、低信号，T_2WI呈等高信号，周围水肿明显，左侧额叶病灶见"同心圆征"，T_2-FLAIR呈等高信号，DWI呈环形、"结节样"高信号，ADC呈低信号，增强扫描呈"偏心靶征"、"结节样"强化（图2-11-1）。

3.定位：脑内。

4.定性：感染/肿瘤性病变。

【可能的诊断】

1.脓肿

支持点：病灶DWI高信号，水肿大，环形强化。

不支持点：病灶DWI/ADC环形弥散受限，而非脓肿腔弥散受限。脓肿多为规整圆形类圆形，内壁光整，有一定张力。

2.转移瘤

支持点：脑内多发病灶，水肿大，环形及"结节样"强化。

不支持点：无原发肿瘤病史，转移瘤病灶多位于大脑半球的皮层下，少累及基底节及丘脑等部位，一般无HIV感染病史。

3.淋巴瘤

支持点：患者有艾滋病病史，可出现免疫缺陷淋巴瘤（常见出血、坏死），病灶见少许T_1WI高信号代表少量出血，DWI显示部分病灶弥散受限，环形强化，甚至可见"偏心靶征"，单纯从影像学上与弓形虫脑病鉴别困难，需相关免疫学检查辅助诊断。

4.弓形虫脑病

支持点：患者有艾滋病病史，病灶可见"同心圆征"，增强扫描可见"偏心靶征"样强化及"结节样"强化。

不支持点：无。

【临床诊断】

弓形虫脑病。

【讨论】弓形虫脑病

1.概述：弓形虫是机会致病性细胞内寄生原虫，弓形虫病为人畜共患病，可分为先天性弓形虫脑病及后天获得性弓形虫脑病两种，后天获得性弓形虫脑病免疫力正常人群很少发病，常见于患有艾滋病免疫力低下人群，尤其是$CD4^+T$细胞≤100个/μL时更易发病。弓形虫感染人体后免疫功能正常时以包囊形式潜伏存在，免疫力下降时包囊破裂，速殖子感染细胞，增生后裂解细胞，导致脑炎、脑脓肿等。局部炎症引起组织水肿、微血栓形成。弓形虫脑病好发于基底节、丘脑、额叶皮髓交界处，常为多发病灶，少数可单发。

临床特征：亚急性起病，有头痛、发热、感觉运动异常等表现。

2.影像学表现：CT表现为环形或结节样低密度影。MRI表现为T_1WI低信号，少数病例可见出血，T_1WI表现为高信号，T_2WI为等/高信号，可见"同心圆征"，但与同心圆性硬化的"同心圆征"不同，该病"同心圆征"多不够规整。DWI显示内部或环形部分弥散受限，增强扫描呈环形强化、"偏心靶征"样强化及结节样强化。特征性表现："同心圆征"，T_2WI上由于出血与坏死带交替出现而形成多环状结构；"偏心靶征"，增强扫描环形强化病变内可见偏心性强化结节影，病理基础"靶心"是炎性血管沿脑沟方向形成束带状结构，周围坏死区，环形病变的壁是由组织细胞和增生血管强化构成。

【拓展病例】

病例　男性患者，33岁，患有艾滋病，因头痛伴左下肢活动不利2个月入院，住院期间头痛反复伴癫痫样发作。$CD4^+$18个/μL，血清弓形体IgG阳性（图2-11-2）。

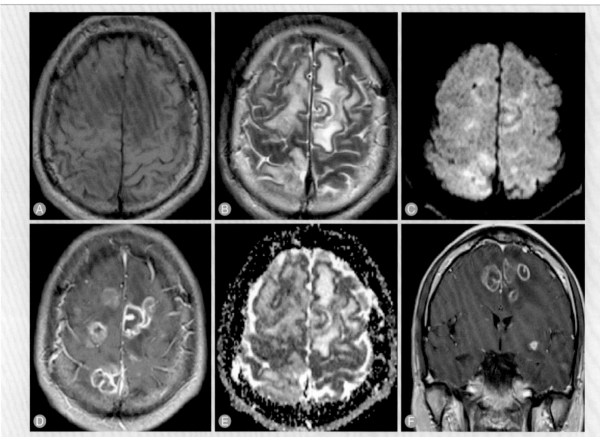

大脑皮髓质交界处大小不等病灶，T₂WI 呈低高交替信号，呈"同心圆征"，增强扫描呈"偏心靶征"

图2-11-2　脑弓形虫感染MRI

【典型征象】

1. "偏心靶征"：增强扫描环形强化病灶内可见偏心性强化结节影，其诊断弓形虫脑病特异度高达 90%，但发生率较低（图2-11-3）。

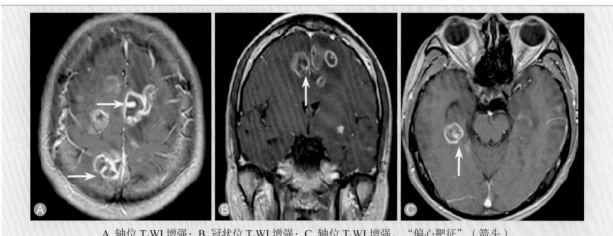

A. 轴位 T₁WI 增强；B. 冠状位 T₁WI 增强；C. 轴位 T₁WI 增强。"偏心靶征"（箭头）

图2-11-3　弓形虫脑病MRI

2. "同心圆征"：T$_2$WI上由于出血与坏死带交替出现而形成"多环状"结构（图2-11-4）。

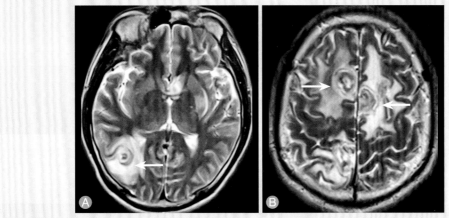

A、B. 轴位 T$_2$WI。"同心圆征"（箭头）

图2-11-4　弓形虫脑病MRI

【诊断要点】

1.免疫抑制特别是艾滋病患者会出现中枢神经系统症状。

2.基底节、丘脑、皮髓质交界处受累。

3.环形、结节样强化，出现特征性"偏心靶征"或"同心圆征"。

4.结合弓形虫免疫学检查确诊。

（李　斌）

第十二节　脑裂头蚴病

【临床资料】

患者男性，20岁。

主诉：反复视物模糊半年，每次发作1~2分钟可自行缓解，久蹲后站立、空腹、饱餐、劳累后易发，无肢体麻木、无力，无意识不清等。

【影像学检查】

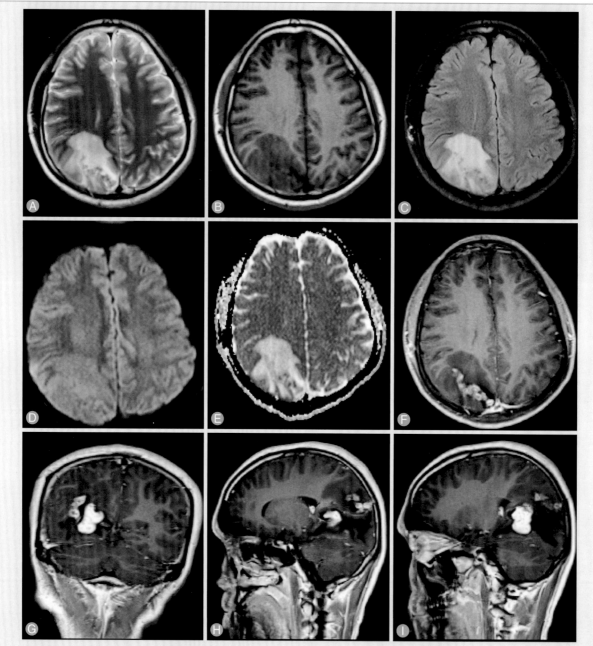

A.轴位 T_2WI；B.轴位 T_1WI；C.轴位 T_2-FLAIR；D.轴位 DWI；E.轴位 ADC；F.轴位 T_1WI 增强；G.冠状位 T_1WI 增强；
H、I.矢状位 T_1WI 增强

图2-12-1 头颅MRI

【解析思路】

1.临床特征：反复视物模糊半年，每次发作1~2分钟可自行缓解。

2.影像学特点：右侧顶枕叶见不规则 T_1WI 等稍低信号，T_2WI 等稍低信号，FLAIR等信号，DWI信号不高，ADC未见低信号；病灶周围水肿明显，T_1WI 增强呈明显强化，轴位、冠状位、矢状位均蜿蜒走行呈"隧道征"（图2-12-1）。

【可能的诊断】

1.转移瘤

支持点：病灶小，水肿大。

不支持点：年龄小，病灶形态轴矢冠状位增强扫描均呈蜿蜒走行的"隧道征"。

2.脑结核瘤

支持点：病程长，病灶可弥漫分布也可呈簇状分布，水肿明显，明显强化。

不支持点：脑结核瘤呈圆形类圆形结节或环形，不呈"隧道征"。

3.血吸虫病

支持点：病程长，病灶有簇状分布的趋势特点，水肿明显，明显强化。

不支持点：血吸虫病多发小结节样强化，像虫卵堆积在一起，而非"隧道征"。

4.肺吸虫病

支持点：实性部分T_2WI信号偏低，病灶周围水肿明显，增强扫描明显强化，病灶形态轴矢冠状位均呈蜿蜒走行的"隧道征"。

不支持点：肺吸虫病出血相对多见。

5.脑裂头蚴病

支持点：实性部分T_2WI信号偏低，病灶周围水肿明显，增强扫描明显强化，病灶形态轴矢冠状位均呈蜿蜒走行的"隧道征"。

不支持点：无。

【临床诊断】

结合血清裂头蚴抗体阳性及影像学表现，诊断脑裂头蚴病。

【讨论】脑裂头蚴病

1.概述：脑裂头蚴病是曼氏迭宫绦虫幼虫寄生于人体所致的疾病。裂头蚴有移行性，可侵犯全身多个器官，侵入脑内比较罕见。

流行病学：裂头蚴已成为全球性疾病，在中国、日本、东南亚国家均有发生，在我国以广东、广西壮族自治区、福建等地居多。发病年龄以中青年为主，男性多于女性。

发病机制：人体感染裂头蚴有2种途径：第一，裂头蚴或原尾蚴经皮肤、黏膜侵入；第二，饮用被裂头蚴污染的水或生食青蛙、蛇、鱼等。裂头蚴穿过肠壁进入腹腔，可侵犯全身多个器官。脑裂头蚴病相对罕见，虫体进入脑内的途径不明，有学者推测裂头蚴是沿脊柱旁血管及神经周围的疏松结缔组织间隙，向上移行进入颅内。

临床表现：主要表现为头痛、癫痫以及肢体无力；严重者可致颅内压增高、视力损害、意识障碍甚至死亡。因脑裂头蚴病罕见，临床认识不足容易误诊为脑膜脑炎、肿瘤、脑血管病等延误治疗。血清、脑脊液裂头蚴抗体阳性具有很高的敏感性、特异性。

2.影像学表现具体如下。

（1）病灶主要位于幕上，可累及多个脑叶，也可跨中线累及对侧脑叶。裂头蚴对脑组织的机械性损伤与炎性肉芽肿并存，形成脑软化及瘢痕。CT表现为多发低密度灶，内有斑点状钙化。MRI平扫显示病灶周围大范围水肿，可能是由于不同程度的机械性、化学性损伤及炎性反应所致，即小病灶大水肿。

（2）成年人脑裂头蚴病多为慢性病程，病变大部分为炎性肉芽肿组织，因此水分子在病灶区的弥散多不受限，故DWI呈类似于脑实质的等、低信号。

（3）活体裂头蚴具有迁徙的特点，侵入脑组织内可形成炎性肉芽肿，T_1WI增强病灶呈结节状、不规则环状、串珠状、扭曲状、匍行管状或隧道样等强化特点。其中串珠状、扭曲状、隧道样强化反映了虫体迁徙性特点，此征象具有特异性（图2-12-2）。"隧道征"还可见于肺吸虫病。随访复查可见病灶位置、形态、大小及数量发生改变，显示病灶具有游走性时，提示幼虫存活。原病变处脑软化灶形成，脑内新旧病灶并存，新鲜强化病灶与脑软化灶可相距较远。

【典型征象】

"隧道征"。

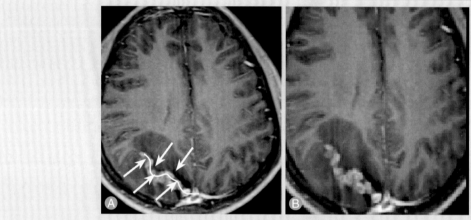

A、B. 轴位 T_1WI 增强。"隧道征"（箭头和白线）

图2-12-2　脑裂头蚴病MRI

【诊断要点】

1.临床表现为头痛、癫痫发作、四肢无力等，有相关流行病学史。

2.病灶多发、周围水肿明显，增强病灶呈串珠状、"隧道样"等虫体迁徙形态的特异性强化。

3.脑脊液、血清裂头蚴抗体阳性。

（赵朝伦）

第十三节　Rasmussen脑炎

【临床资料】

男性患者，7岁。

主诉：间断抽搐16月余，不伴发热、腹泻、咳嗽等。

双侧眼睑、右上肢部分持续性癫痫（epilepsia partialis continua，EPC）反复发作，同期脑电图提示左额颞区尖慢波、棘慢波节律持续。免疫球蛋白G 8.28 g/L，免疫球蛋白M 1.43 g/L，免疫球蛋白A＜1.49 g/L，肺炎支原体血清学试验1∶40（超过正常值）。肝肾功能、电解质、凝血功能、甲状腺功能、术前四项、血尿代谢筛查未见明显异常。脑脊液常规检查、生化检查、细菌培养未见明显异常。支原体及CMV和EBV-DNA<1000 IU/mL。血和脑脊液抗NMDA、抗AMPA1、抗AMPA2、抗LGI1、抗CASPR2、抗GABAB受体IgG阴性。

【影像学检查】

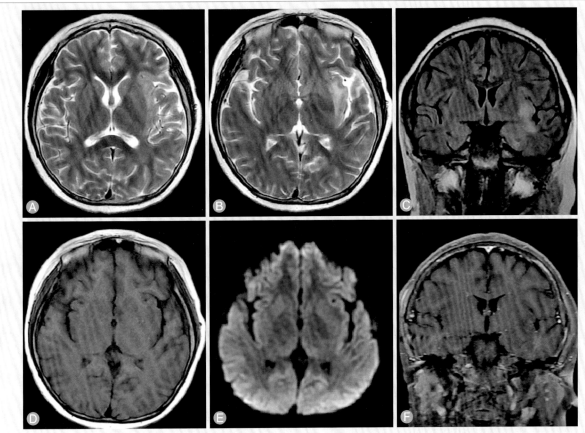

A、B.轴位 T_2WI；C.冠状位 T_2-FLAIR；D.轴位 T_1WI；E.轴位 DWI；F.冠状位 T_1WI 增强

图2-13-1　头颅MRI

【解析思路】

1.临床特征：男性儿童，病程16月余，临床表现为双侧眼睑、右上肢EPC反复发作，同期脑电图提示左额颞区尖慢波、棘慢波节律持续。其余指标阴性。

2.影像学特点：左侧额颞叶、岛叶皮层及皮层下白质弥漫性异常信号，与对侧相比，岛叶略肿胀、颞上回、颞中回略萎缩。病变区 T_1WI 呈稍低信号，T_2WI 呈稍高信号，未见明显坏死区，T_2-FLAIR呈稍高信号，DWI等信号，ADC等高信号，增强后未见强化（图2-13-1）。

3.定位：左侧额颞叶、岛叶。

4.定性：非肿瘤性病变（炎性病变）可能，胶质瘤待排除。

【可能的诊断】

1.自身免疫性脑炎

支持点：累及额颞叶、岛叶，T_2WI/FLAIR高信号，局部略有肿胀。

不支持点：年龄太小，病程过长，AE一般小于3个月病程，且多数存在精神和神经症状，各类自身抗体阴性不支持。

2.弥漫性胶质瘤

支持点：病史长，有癫痫，病变累及范围沿皮层及皮层下白质分布。

不支持点：病变呈长条片状，颞上回、颞下回有轻微萎缩。

3.脑梗死

支持点：分布符合大脑中动脉供血区，岛叶皮层有肿胀。

不支持点：无缺血性脑病症状，病史长，DWI信号不高。

4.Dyke-Davidoff-Masson综合征

支持点：癫痫发作，男性儿童，偏侧颞叶轻微萎缩。

不支持点：无面部不对称，无对侧偏瘫，单侧半球萎缩不明显，脑室无扩大，同侧颅骨无增厚，鼻窦腔无扩大。

5.Rasmussen 脑炎

支持点：7岁儿童，反复EPC发作，17个月病程，颞上回、颞下回略萎缩。

不支持点：单侧半球萎缩与对侧对比不明显，脑沟、脑室扩大不明显。

【病理学诊断】

免疫组化：CD3（T细胞+），CD20（个别B细胞+），CD4（T细胞+），CD8（T细胞+），CD68（散在组织细胞+），NF（神经元及神经丝+），GFAP（+），Olig-2（部分+），NeuN（神经元+），IDH-1（-），Ki-67阳性率2%，Syn（+），CD34（血管+），CD163（散在+），Granzyme B（-）。特殊染色结果：Luxol fast blue髓鞘染色（-）。分子病理检查结果：EBER（-）。

病理结果：（左侧颞岛皮层组织）部分区域神经元数量减少，其间见较多小胶质结节、显著的反应性星形细胞增生及血管周围淋巴套袖形成。形态及免疫组化染色显示为以CD3及CD8 T淋巴细胞为主的脑炎改变，考虑Rasmussen脑炎。

【讨论】Rasmussen 脑炎

1.概述：Rasmussen脑炎（rasmussen encephalitis，RE）又称Rasmussen综合征，最初是由来自蒙特利尔神经病研究所的Theodore Rasmussen及其同事于1958年首次报道，是一种罕见的后天获得性、进展性、累及一侧大脑的慢性炎症性疾病，导致患侧半球萎缩，表现为难治性局灶性癫痫、部分性癫痫持续状态和进行性神经功能缺损，主要发生于儿童，癫痫开始发作的中位年龄为6~7岁。病因及发病机制不明，目前主要的解说：①病毒感染学说；②自身抗体介导中枢神经系统变性；③T淋巴细胞介导细胞毒性；④小胶质细胞活化介导神经变性；⑤炎性因子基因表达及基因易感性。

临床发展和治疗转归：Bien等提出本病有3个发展阶段：①前驱期：平均病史7.1个月（0~8.1个月），无特异性缓慢起病，癫痫发作频率低；②急性期：平均持续8个月（4~8个月），频繁癫痫发作，大部分有EPC；③后遗症期：发展相对平稳，但遗留永久的神经功能缺损，大脑半球进行性萎缩，仍有持续的痫性发作。此外，文献报道有双侧半球受累病例。治疗Rasmussen脑炎目的在于控制癫痫发作和阻止神经功能进一步恶化，目前认为一侧大脑半球切除术可能是最有效的方法，且首次癫痫发作至手术切除间隔越短，脑功能恢复越好。

诊断标准：2005年欧洲诊断共识提出了Rasmussen脑炎的A、B两种诊断标准。

A诊断标准需同时满足以下3点：①临床特征：局灶性癫痫（伴或不伴有EPC），单侧皮层功能缺损；②EEG：单侧半球背景脑电活动变慢，伴或不伴有癫痫放电，出现单侧起始的癫痫样放电；③MRI：单侧半球局灶性皮层萎缩，至少具备灰质或白质T$_2$WI/T$_2$-FLAIR高信号，和（或）同侧尾状核头高信号或萎缩。

B诊断标准至少满足以下中的2点：①临床特征：EPC或进展性单侧皮层功能缺失；②MRI：进展性单侧局灶性皮层萎缩；③组织病理：表现小胶质细胞和活化T淋巴细胞浸润，反应性星形胶质细胞增生。若有大量的巨噬细胞、B淋巴细胞、浆细胞或病毒包涵体形成，则为排除RE诊断依据。

临床中，对于Rasmussen脑炎的A、B诊断标准，应首先考虑A部分，如不满足条件，再考虑B部分。如果脑组织活检病理不能确诊，需与进行临床和MRI随访以明确诊断。

病理学特点：Rasmussen脑炎组织病理学特征为局限于一侧大脑半球的皮质炎症、神经元缺失、神经胶质细胞聚集。小胶质细胞、T淋巴细胞、血管周围套细胞、神经元坏死、吞噬神经细胞是最主要的病理特征（图2-13-2，文后彩图2-13-2）。Robitaille等将Rasmussen脑炎皮质病理变化分为4期：Ⅰ期（早期），大脑皮质仅出现轻度局限性炎症及胶质细胞增生，神经元的丢失轻且局限；Ⅱ期（中间期），大脑皮质各层出现炎症和胶质细胞增生，多灶性中重度神经元丢失；Ⅲ期（晚期），大脑皮质各层均出现变性和胶质细胞增生，神经元严重丢失，各层均可见由大圆形细胞形成的星形细胞；Ⅳ期（终末期），大脑皮层各层均出现囊性变和胶质细胞增生，神经元丢失严重。许多术后标本切片显示了双重病理学改变，Rasmussen脑炎可伴有低级别胶质瘤、局灶性皮层发育不良。

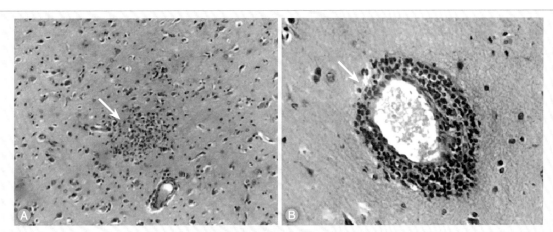

A. 箭头指示皮层神经元丢失，小胶质细胞增生（HE，×100）；B. 箭头指示皮层内血管周围淋巴细胞套形成（HE，×200）

图2-13-2 Rasmussen脑炎病理组织学检查

影像学表现具体如下。

（1）MRI显示单侧半球萎缩，最先由颞叶岛盖开始，伴有颞角萎缩，侧裂扩大。皮质萎缩常在单侧额岛叶进行性发展，通常累及额叶、岛叶、额岛叶、额颞岛叶、顶颞岛叶。枕叶受累最轻，基底核、脑干和小脑亦可被累及。

（2）MRI信号特点表现为皮层及皮层下白质在T$_2$WI/T$_2$-FLAIR上呈高信号，基底节尾状核头部萎缩。早期DWI可呈稍高信号，随着病变进展DWI信号逐渐减低；T$_1$WI呈等或稍低信号，增强扫描无强化。SWI无出血及钙化特点。动脉自旋标记或DSC灌注在病变早期可出现高灌注，后期灌注减低。SPECT或PET显示局部代谢异常，发作间期代谢减低，发作期代谢增高，但大范围的代谢减低对Rasmussen脑炎的病灶定位有重要意义（图2-13-3，文后彩图2-13-3）。

（3）根据病理学变化及文献报道，有学者建议将MRI分为4期：高信号皮质肿胀期、高信号皮层体积正常期、高信号皮层萎缩期及正常信号伴进展性皮层萎缩期。多数文献提示萎缩可能伴随整个发病过程，但在早期，如本例就出现高信号皮质肿胀期，也伴随了颞上回、颞下回的皮质轻微萎缩。之所以提出此类MRI分期，旨在提高对早期Rasmussen脑炎的重视，需鉴别边缘系统脑炎、胶质瘤、线粒体脑病、脑梗死、癫痫持续状态等。在中晚期以萎缩为主要特征时，影像学检查的价值就显得越来越重要，但仍要与可导致单侧大脑半球萎缩的病变进行鉴别，如Sturge-Weber综合征、Dyke-Davidoff-Masson综合征、半侧巨脑综合征（hemimegalencephaly，HME）。

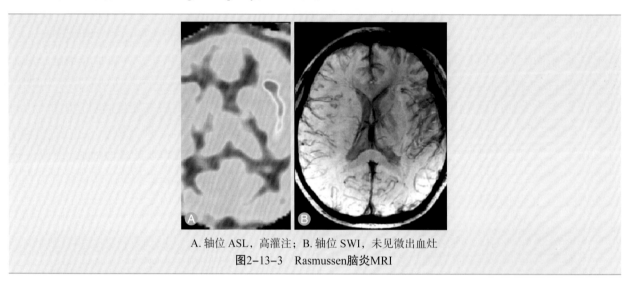

A. 轴位 ASL，高灌注；B. 轴位 SWI，未见微出血灶

图2-13-3　Rasmussen脑炎MRI

【诊断要点】

1.20岁以下，单侧皮质功能缺损，局灶癫痫，EEG有单侧半球棘慢波出现，MRI显示单侧半球局灶萎缩。

2.早期可以合并皮层肿胀，T_2WI或T_2-FLAIR示病变区高信号，注意病变早期MRI可以出现DWI稍高信号、高灌注表现。

（病例由中国人民解放军总医院第一医学中心许霖医师提供）

（王象萍）

第 **3** 章

遗传代谢、中毒及退行性疾病

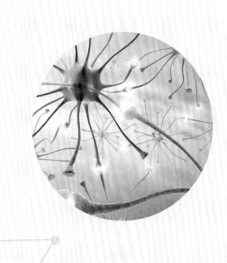

第一节　肝豆状核变性

【临床资料】

患者男性，12岁。

主诉：双手不自主抖动、无故流泪1月余，轻度肝功能异常。

【影像学检查】

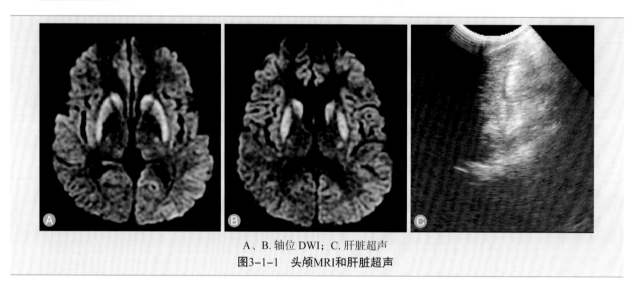

A、B.轴位DWI；C.肝脏超声

图3-1-1　头颅MRI和肝脏超声

【解析思路】

1.临床特征：患者为男性儿童，非急性起病，实验室检查提示轻度肝功能异常。

2.影像学特点：双侧基底节异常信号，DWI均表现为对称高信号（图3-1-1）。

3.分析：临床表现为典型的锥体外系症状和精神异常，结合有肝功能异常，临床诊断倾向遗传代谢性疾病，影像学上双侧壳核和尾状核对称性DWI呈高信号，肝脏超声显示肝实质回声增粗，提示肝功能损害，综合考虑肝豆状核变性。

【可能的诊断】

1.Leigh综合征等线粒体病

支持点：影像学上双侧基底节DWI高信号。

不支持点：年龄偏大，临床无身材矮小、运动不耐受、视听异常等常见表现。

2.低血糖脑病和中毒性脑病

支持点：病灶对称分布于基底节，DWI呈高信号。

不支持点：非急性起病，临床无明确相关病史。

3.病毒性脑炎

支持点：男性儿童，病灶分布对称，主要累及基底节，DWI呈高信号。

不支持点：非急性发作，无发热。

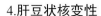

4.肝豆状核变性

支持点：年龄，锥体外系症状及精神症状，肝功能异常，双侧基底节可见对称性DWI高信号，肝超声相应表现。

不支持点：无。

【临床诊断】

肝豆状核变性。

【讨论】肝豆状核变性

1.概述：肝豆状核变性（hepatolenticular degeneration，HLD）亦称Wilson病（wilson disease，WD），是一种常染色体隐性遗传性铜代谢障碍所致的以肝硬化、基底节损害为主要症状的脑部变性疾病。临床上表现为进行性加重的锥体外系症状、精神症状、肝硬化、肾功能损害及角膜色素环（K-F环）。其是由位于第13号染色体的 ATP7B 基因突变导致。正常情况下， ATP7B 编码的铜转运ATP酶将肝细胞铜转运入胆管排泄，将肝细胞内铜转运入高尔基复合体与铜蓝蛋白结合。ATP7B 突变后转运功能异常，体内铜离子转运及排泄障碍，肝脏铜蓝蛋白不能荷铜，不能荷铜的铜蓝蛋白很快降解，胆道铜排泄障碍，铜在肝脏内沉积，细胞内铜超载产生自由基，导致肝细胞损伤凋亡坏死，所释放的游离铜沉积于神经、肾脏、角膜等其他脏器，导致多脏器损害。

肝豆状核变性临床表现多样，发病年龄多为6～60岁，儿童患者多以肝脏受累为首发表现，青少年及成年人以神经系统受累为首发症状的较多。锥体外系症状：不对称性震颤、共济失调、动作失调、构音障碍、肌张力障碍（面部为主）；精神异常：易激惹、情绪不稳、注意力不集中、抑郁、躁狂、人格改变等。查体可见角膜色素环（K-F环）。

2.影像学表现：①最常见的部位是壳核的外缘，其次是尾状核、苍白球、丘脑、中脑、脑桥和小脑齿状核，部分可以累及皮层和皮层下（多见于额叶）；②初期病灶区域肿胀增大，然后体积缩小，晚期全脑萎缩，T₁WI上病灶呈低信号，由于铜的顺磁效应，受累的基底核团可呈T₁WI高信号，T₂WI表现为壳核、苍白球、尾状核、丘脑高低混杂信号，由于红核信号正常情况下呈低信号，其在中脑被盖部高信号的背景下形成特征性的"熊猫脸征"，导水管周围、脑桥背侧部、延髓、齿状核、大脑和小脑半球（尤其是额叶皮层及皮层下）可见高信号；③在神经系统受累急性起病时，DWI可呈高信号，ADC值下降，随后ADC值增高（坏死、海绵状变性）；④增强后通常无强化。

【拓展病例】

病例1 患者女性，35岁，记忆力下降、情绪低落1年余，乏力、纳差1个月。体征：血压108/80 mmHg，神志清楚，对答切题，心肺听诊未见异常，四肢肌力正常（图3-1-2）。

分析：临床表现为精神异常，影像学上显示双侧壳核外缘和脑桥T₂-FLAIR呈高信号，双侧壳核T₁WI呈高信号，全脑萎缩。精神异常是成年人代谢病最常见表现，脑萎缩是青年代谢病的普遍特点，基底节核、脑干是肝豆状核变性常见受累部位（图3-1-2）。

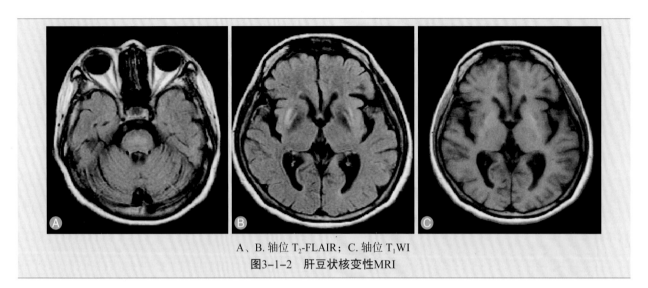

A、B. 轴位 T_2-FLAIR；C. 轴位 T_1WI

图3-1-2 肝豆状核变性MRI

病例2 患者女性，37岁，进行性行走不稳、头部及肢体不自主抖动半年。查体：痛苦面容，神志清醒；体形矮小，高弓足，行走呈宽基步态，不能走直线，头部及肢体见细小震颤，构音不清，言语缓慢；各方向运动见眼球跳跃性震颤，无凝视，指鼻试验、跟膝胫试验不稳，闭目难立征阳性。

分析： 本例患者也是一例青年女性，影像学表现为双侧大脑半球和小脑半球萎缩，脑实质信号未见明显异常。患者高弓足，行走呈宽基步态提示遗传代谢性疾病，加上共济失调很容易想到脊髓小脑性共济失调。该患者经基因检测证实为肝豆状核变性，提示肝豆状核变性的不典型表现可以是脑萎缩（图3-1-3）。

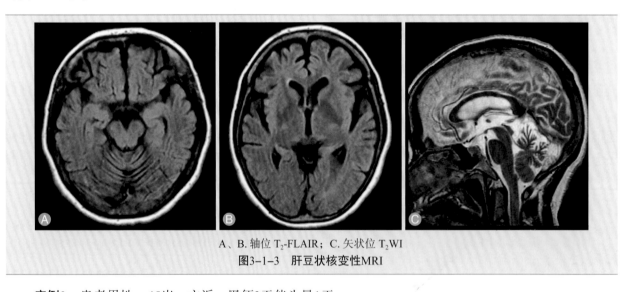

A、B. 轴位 T_2-FLAIR；C. 矢状位 T_2WI

图3-1-3 肝豆状核变性MRI

病例3 患者男性，45岁，主诉：黑便3天伴头晕1天。

分析： 中年男性，急性起病，患者有急性消化道出血的病史，最常见病因是肝硬化食管胃底静脉曲张破裂出血，追问得知患者有肝硬化病史多年，双侧基底节苍白球异常信号，T_2WI、T_2-FLAIR、DWI均表现为中央低、周围高的混杂信号，呈"虎眼征"，T_1WI呈混杂高信号，提示钙化或者金属沉积。双侧桥臂异常信号，双侧额叶软化灶并胶质增生，脑萎缩（图3-1-4）。血清铜蓝蛋白值0.086 g/L（参考值0.2～0.5 g/L）。临床表现、实验室检查和影像学检查结合起来首先考虑肝豆状核变性。本例肝豆状核变性累及脑皮层，特别是额叶。

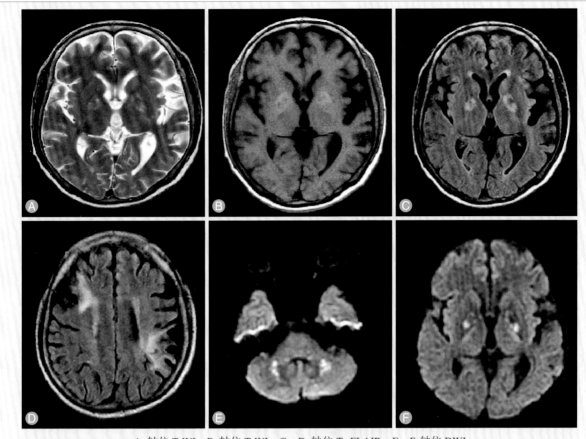

A. 轴位 T₂WI；B. 轴位 T₁WI；C、D. 轴位 T₂-FLAIR；E、F. 轴位 DWI

图3-1-4　肝豆状核变性MRI

【典型征象】

双侧基底节对称片状异常信号要考虑肝豆状核变性的可能（图3-1-5）。

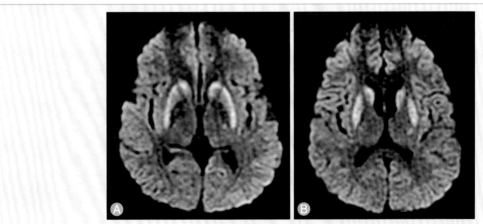

A、B. 轴位 DWI，新纹状体对称性高信号

图3-1-5　肝豆状核变性MRI

【诊断要点】

1.临床三联征：肝病、脑病（锥体外系症状、精神症状）、角膜K-F环。

2.影像学表现多变，双侧基底节、丘脑、中脑、脑桥和小脑齿状核受累，部分可以累及皮层和皮层下（多见于额叶），信号多变，急性期病变可弥散受限。一般无强化。

3.血铜蓝蛋白、*ATB7B*基因检测等可确诊。

（黄波涛）

第二节 肾上腺脑白质营养不良

【临床资料】

患者男性，6岁9个月。

因"肾上腺皮质功能减退"入院。

【影像学检查】

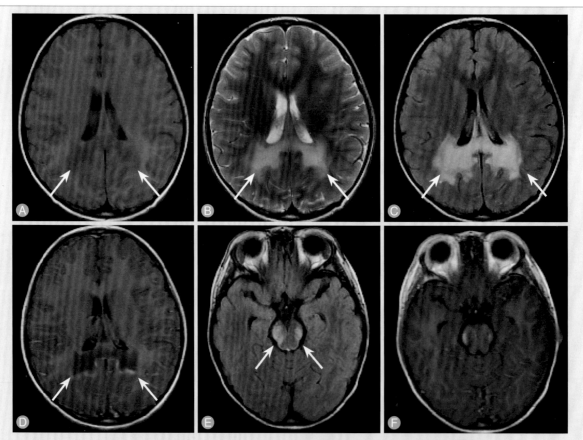

A. 轴位 T_1WI；B. 轴位 T_2WI；C. 轴位 T_2-FLAIR；D. 轴位 T_1WI 增强；E. 轴位 T_2-FLAIR；F. 轴位 T_1WI 增强。后部白质病灶呈对称性蝶翼样斑片状（图 A ~图 D 箭头），中脑见对称片状 T_2-FLAIR 高信号（图 E 箭头）

图3-2-1 头颅MRI

【解析思路】

1.临床特征：儿童，肾上腺皮质功能减退。

2.影像学特点：双侧顶枕叶后部白质对称性蝶翼样斑片状T_1WI低信号、T_2WI高信号，增强扫描可见病变边界呈"花边样"强化；双侧中脑亦见对称片状T_2-FLAIR高信号，增强边界呈点条状强化（图3-2-1）。

【可能的诊断】

1.急性播散型脑脊髓炎

支持点：影像学表现符合炎性脱髓鞘边缘强化特征。

不支持点：缺乏相应前驱感染/接种疫苗史、相关临床症状及多灶性不对称分布的特点。

2.异染性脑白质营养不良（metachromatic leukodystrophy，MLD）

支持点：双侧白质区弥漫融合性白质病变。

不支持点：缺乏MLD病变范围较广、豹纹状异常信号及多发颅神经病变的特点。

3.肾上腺脑白质营养不良（adrenoleukodystrophy，ALD）

支持点：儿童发病，伴有肾上腺功能减退，无其他感染性或中毒病史，病变累及特定区域顶枕叶后部白质及脑干白质，呈对称性融合性白质病变，特征性蝶翼状强化。

不支持点：无。

【临床诊断】

肾上腺脑白质营养不良。

【讨论】肾上腺脑白质营养不良

1.概述：肾上腺脑白质营养不良（adrenoleukodystrophy，ALD）致病基因*ABCD1*位于Xq28上，呈隐性遗传，编码肾上腺脑白质营养不良蛋白（ALD protein，ALDP），ALDP位于过氧化物酶上，是一种半转运蛋白，能与ALDP相关蛋白结合成同型二聚体，将饱和的极长链脂肪酸转运进过氧化物酶体进行β氧化。*ABCD1*基因突变使得ALDP功能发生异常，导致极长链脂肪酸β氧化障碍，主要累及脑白质和肾上腺，其次为睾丸，引起肾上腺脑白质营养不良。

根据受累部位，分为脑型、AMN型（肾上腺、脊髓、周围神经）、中间型（脑、脊髓）、Addision型、杂合子型。

该病多见于男性儿童，少见于成年人，部分患者有家族史。临床表现为肾上腺皮质功能减退，可出现皮肤色素沉着、疲乏、食欲差、体重减轻、血压降低等症状。另外，还可出现中枢神经系统功能损害：视物不清，听力下降，行为异常，智力减退，运动障碍。

2.影像学表现：ALD属于脱髓鞘性脑白质营养不良，致使脑白质的髓鞘发生融合性、双侧对称性丢失。枕顶部区域通常首先受累，病变向颞叶或额叶逐渐进展。除慢性病例外，弓状纤维通常不受累。损伤有时可能累及脑干，特别是脑桥。典型的双侧顶枕叶后部白质呈对称性"蝶翼样"T_1WI低信号、T_2WI高信号，DWI可呈"花边样"高信号，增强扫描病变边界"花边样"强化。影像学表现对应的脱髓鞘分三层：最内层坏死、胶质细胞增生；中间层活动性脱髓鞘、炎症，可强化；最外层进展期脱髓鞘，不伴炎症。

【拓展病例】

病例 患者男性，13岁，学习障碍1年，少言少食半月。

分析：病变位于大脑前部，双侧额叶深部白质对称性受累，呈"蝶翼样"，增强扫描"花边样"强化（图3-2-2）。基因检测证实为ALD。

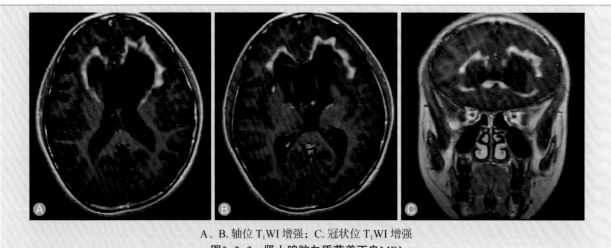

A、B. 轴位 T_1WI 增强；C. 冠状位 T_1WI 增强

图3-2-2 肾上腺脑白质营养不良MRI

【典型征象】

双侧枕叶深部白质对称性"蝶翼样"异常信号，"花边样"强化（图3-2-3）。

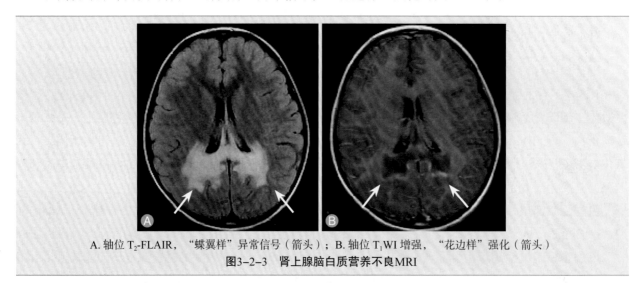

A. 轴位 T_2-FLAIR，"蝶翼样"异常信号（箭头）；B. 轴位 T_1WI 增强，"花边样"强化（箭头）

图3-2-3 肾上腺脑白质营养不良MRI

【诊断要点】

1.发病年龄多较轻，伴有肾上腺功能减退。

2.具有典型特征性影像学表现：双侧顶枕叶后部白质对称性"蝶翼样"异常信号，增强扫描"花边状"强化。

（罗 震）

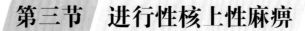

第三节 进行性核上性麻痹

【临床资料】

患者男性，68岁。

确诊肺癌1年余，行化疗后，家属发现患者近半年出现痴呆表现，记忆力进行性下降，睡眠不规律，间有大小便失禁。近期出现构音障碍，眼球麻痹，锥体外系肌僵直，共济失调。

【影像学检查】

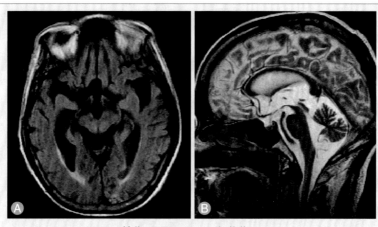

A. 轴位 T_2-FLAIR；B. 矢状位 T_2WI

图3-3-1 头颅MRI

【解析思路】

1.临床特征：患者为老年男性，慢性起病，突出临床表现为痴呆、构音障碍、眼球麻痹、锥体外系肌僵直、共济失调。

2.影像学特点：轴位T_2-FLAIR显示中脑体积缩小，呈"牵牛花征"；矢状位T_2WI显示中脑萎缩，其上缘凹陷，呈"蜂鸟征"（图3-3-1）。

【可能的诊断】

1.多系统萎缩

支持点：临床上呈不典型帕金森综合征的症状，脑萎缩。

不支持点：中脑显著萎缩，且无壳核T_2WI低信号和脑桥"十字面包征"。

2.皮质基底节变性

支持点：临床上不典型帕金森综合征的症状，脑萎缩。

不支持点：皮质基底节变性以严重的不对称性额顶叶萎缩为主，而非中脑萎缩；临床以单侧帕金森综合征为主。

3.帕金森病

支持点：临床上呈不典型帕金森综合征的症状。

不支持点：帕金森病无显著的中脑萎缩。

4.进行性核上性麻痹（progressive supranuclear palsy，PSP）

支持点：临床症状和影像学表现典型，支持PSP的诊断。

不支持点：无。

【临床诊断】

进行性核上性麻痹。

【讨论】进行性核上性麻痹

1.概述：进行性核上性麻痹（progressive supranuclear palsy，PSP）是常见的非典型帕金森综合征，主要临床表现包括行为异常、言语障碍和运动障碍。

最常见的典型临床表型是进行性核上性麻痹Richardson综合征型，以姿势不稳、垂直性核上性凝视麻痹、假性延髓性麻痹、锥体外系症状和轻度痴呆为主要临床特征。对于PSP主要依靠临床诊断。

2.影像学表现：MRI的特征性表现为"蜂鸟征"和"牵牛花征"，可以用于PSP的支持和鉴别诊断。

"蜂鸟征"是由中脑被盖萎缩、中脑上缘平坦或凹陷所致，类似蜂鸟的喙；由于中脑被盖部萎缩，其后外缘向前凹陷，轴位上形成"牵牛花征"。"蜂鸟征"和"牵牛花征"诊断PSP特异度为100%，但敏感度分别只有68.4%和50.0%。以下影像学标志物在诊断PSP上具有极高的特异性。

（1）核磁共振帕金森综合征指数（magnetic resonance parkinsonism index，MRPI）=脑桥与中脑的面积比值×小脑中脚与小脑上脚宽度比值>13.55，敏感度为100%，特异度为100%。

（2）中脑和脑桥长轴的垂直线比值<0.52或中脑长轴垂直线<9.35 mm，敏感度为100%，特异度=100%。

（3）中脑脑桥区域比值（midbrain-to-pontine area ratio，M/P），M/P=中脑面积/脑桥面积，面积的测量方法同帕金森指数，M/P<0.15诊断为PSP，敏感度为100%，特异度91%~100%（图3-3-2，文后彩图3-3-2）。

因此除了"蜂鸟征"和"牵牛花征"，还要掌握帕金森指数、中脑脑桥长轴垂直线的比值、中脑脑桥区域比值等特点。

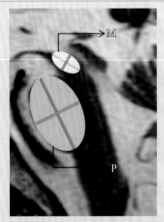

M：中脑面积，P：脑桥面积，绿线与红线分别代表中脑和脑桥的长轴线与垂直线
图3-3-2　中脑脑桥区域比值示意

【典型征象】

"牵牛花征"（图3-3-3）和"蜂鸟征"（图3-3-4）。

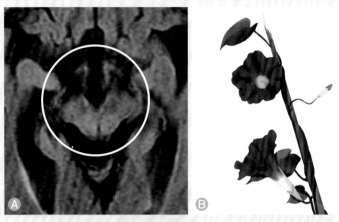

A. 轴位 T_2-FLAIR，"牵牛花征"（白圈）；B. "牵牛花征"示意
图3-3-3 进行性核上性麻痹MRI

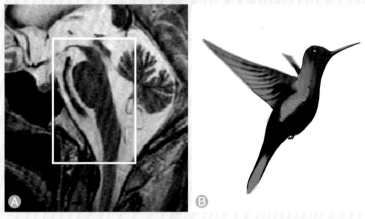

A. 矢状位 T_2WI，"蜂鸟征"（白框）；B. "蜂鸟征"示意
图3-3-4 进行性核上性麻痹MRI

【诊断要点】

PSP患者诊断主要依靠临床表现及MRI神经影像学改变。当患者MRI表现为中脑明显萎缩，呈"蜂鸟征"和"牵牛花征"，伴不典型帕金森综合征、垂直凝视麻痹和认知障碍时，要考虑进行性核上性麻痹。

（黄波涛）

第四节 结节性硬化

【临床资料】

患者男性，42岁。

主诉：体检发现双肾多发占位7天。

【影像学检查】

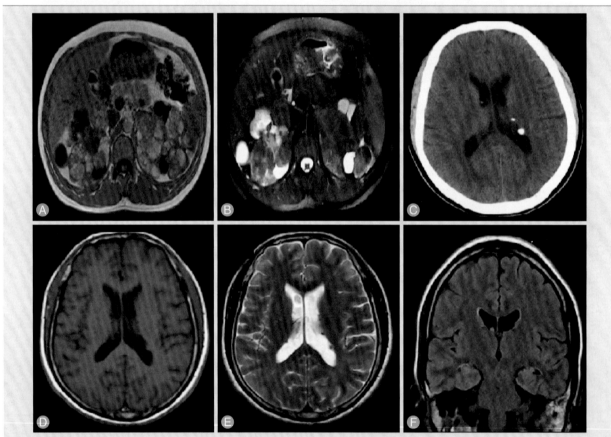

A.腹部轴位 T_1WI；B.腹部轴位 FS-T_2WI；C.头颅轴位 CT 平扫；D.头颅轴位 T_1WI；E.头颅轴位 T_2WI；F.头颅冠状位 T_2-FLAIR

图3-4-1　头颅MRI、CT图像及双肾MRI

【解析思路】

1.临床特征：患者为中年男性，体检发现双肾多发占位，无其他系统症状。

2.影像学特点：双肾弥漫大小不等混杂信号结节肿块，部分病灶T_1WI呈高信号、FS-T_2WI呈等低信号（含脂），双侧侧脑室沿室管膜分布多发点状、结节状钙化，皮层及皮层下实质内未见异常信号，脑室未见明确肿瘤征象（图3-4-1）。

3.定位：室管膜下、双肾（累及多器官、多系统）。

4.定性：结节性硬化症？

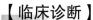

【临床诊断】

经TSC基因突变检测证实为结节性硬化症。

【讨论】结节性硬化症

1.概述：结节性硬化症（tuberous sclerosis complex，TSC）又称Bourneville病，是一种单基因常染色体显性遗传性神经皮肤综合性疾病，突变基因为*TSC1-2*，可呈遗传性或散发性（胚胎早期突变），发病率约为0.153/10万，影响全球多达100万人。TSC可导致由外胚层分化的单个或多个器官同时或贯续发生错构瘤、良性肿瘤、如中枢神经系统病变、皮肤黏膜病变、腹腔、心脏、肺部病变等。

病因及发病机制：自发突变占病例50%～86%，其余部分作为常染色体显性遗传。在大多数此类情况下（约80%），该突变已缩小为2个肿瘤抑制基因，均为mTOR途径的一部分：*TSC1*在染色体9q32～9q34上编码hamartin；*TSC2*在16p13.3染色体上编码tuberin。hamartin/tuberin复合体通过抑制mTOR激活物Rheb负性调节mTOR通路。正常mTOR通路影响神经干细胞分裂、神经环路形成、神经可塑性及行为功能，并参与基因转录、蛋白质翻译起始、核糖体合成、细胞周期调控及DNA损伤修复等，mTOR功能异常引起多发错构瘤样病变及肿瘤形成。

临床表现：典型结节性硬化患者通常在儿童时期出现三联征：癫痫发作、智力障碍、皮脂腺腺瘤。仅在少数患者中可以看到完整的三联征。

临床诊断标准：符合以下2个主要标准/1个主要标准+1次要标准（表3-4-1）。

表3-4-1 临床诊断标准

主要标准	次要标准
面部血管纤维瘤/前额斑、甲下/甲周纤维瘤	牙釉质纹孔
≥3个黑色素沉着斑、鲨革斑	错构瘤性直肠息肉
多发性视网膜结节状错构瘤	骨囊肿
皮质、皮质下结节	脑白质放射状移行线
室管膜下钙化结节	齿龈纤维瘤
室管膜下巨细胞型星形细胞瘤	非肾性错构瘤
心脏横纹肌肉瘤	视网膜色素缺失斑
淋巴管平滑肌瘤病	五彩皮肤病变
肾脏血管平滑肌瘤	多囊肾

2.影像学表现具体如下。

（1）室管膜下错构瘤：TSC最重要的影像学表现之一。常见于侧脑室体部外侧壁和侧脑室前角的前部、孟氏孔后方、尾状核头部、侧脑室颞角等处。多数结节可有钙化，CT显示清晰。T_1WI显示室管膜下结节明显优于PDWI和T_2WI，是由于在T_1WI上凸入脑室的高信号结节与低信号的脑脊液形成鲜明对比，易于观察，而T_2WI上结节为等或低信号，会受到高信号脑脊液的部分容积效应的影响，显示不如T_1WI清晰。

（2）皮质或皮质下错构瘤：皮层或皮层下结节为发生于皮层累及皮层下的错构瘤样病灶，其内含有异常巨细胞，为不成熟神经干细胞异常分化的结果，是癫痫发作的病理基础。95%的皮层或皮层下结节为多发，50%可有钙化，病变多分布于额顶叶，分为2种类型：脑回"面包圈样"病灶（Pellizzi 1型）和脑回"H"形病灶（Pellizzi 2型）。前者为脑回肿胀、表面变平；后者为肿胀的脑回中央可见凹陷，常见于较大儿童和成年人。皮层或皮层下结节增强扫描均无强化。皮层或皮层下结节在CT上可见片状钙化影。T₂WI和质子密度加权成型（protein density weighted imaging，PDWI）对病变显示优于T₁WI。

（3）脑白质区异常信号：对TSC的诊断具有特征性意义，可分为3种类型：①放射状线状T₂WI高信号灶，从脑室或近脑室白质延伸至正常皮层或皮层下结节；②楔形T₂WI高信号灶，尖端位于或邻近脑室壁而基底位于皮层或皮层下结节；③不定形或肿胀T₂WI高信号病灶。

（4）室管膜下巨细胞星形细胞瘤：1.7%~15%的TSC并发脑肿瘤，多为孟氏孔区室管膜下巨细胞星形细胞瘤，发病部位具有诊断特征性。其为良性错构瘤样病变，含有不成熟神经细胞和胶质细胞。瘤体T₁WI为等到低信号，T₂WI为轻度到明显高信号，信号常不均匀，可见血管流空的低信号区。除坏死囊腔外，常为较均匀明显强化。室管膜下巨细胞星形细胞瘤，可伴有小脑萎缩、梗死、脑动脉瘤、Chiari畸形、小头畸形、蛛网膜囊肿、脊髓瘤。

【拓展病例】

病例 患者女性，8岁，癫痫，基因检测确诊TSC。室间孔区占位，伴钙化，符合室管膜下巨细胞星形细胞瘤，另见多发皮层结节及室管膜下结节（图3-4-2）。

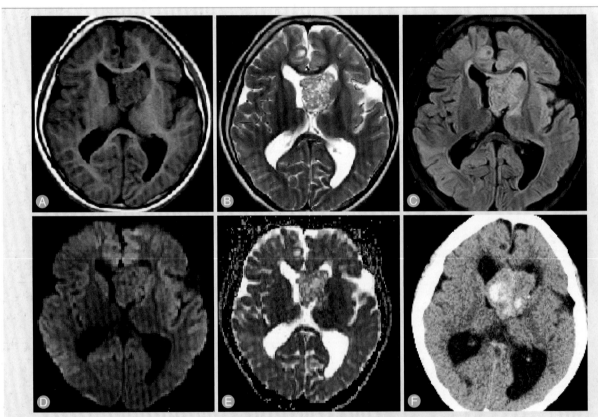

A. 轴位 T₁WI；B. 轴位 T₂WI；C. 轴位 T₂-FLAIR；D. 轴位 DWI；E. 轴位 ADC；F. 轴位 CT 平扫
图3-4-2 TSC室管膜下巨细胞星形细胞瘤MRI和CT图像

【典型征象】

1.室管膜下结节（图3-4-3）。

2.皮层/皮质下结节（图3-4-4）。

3.白质线（图3-4-5）。

4.室管膜下巨细胞星形细胞瘤（图3-4-6）。

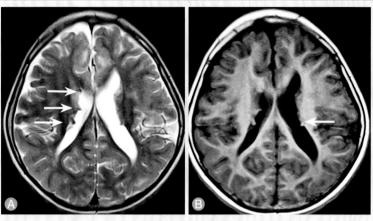

A. 轴位 T_2WI；B. 轴位 T_1WI。室管膜下结节（箭头）

图3-4-3 结节性硬化MRI

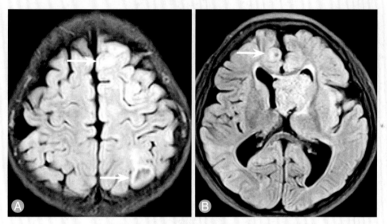

A.、B. 轴位 T_2-FLAIR。皮质 / 皮质下结节（箭头）

图3-4-4 结节性硬化MRI

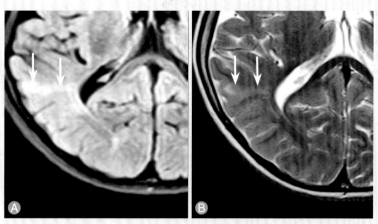

A. 轴位 T_2-FLAIR；B. 轴位 T_2WI。白质线（箭头）

图3-4-5 结节性硬化MRI

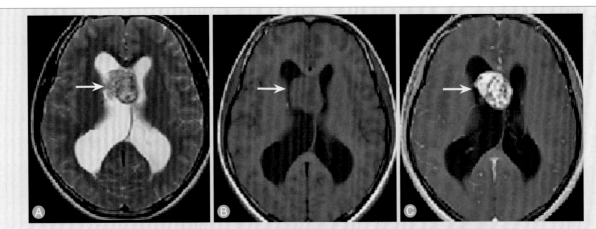

A. 轴位 T_2WI；B. 轴位 T_1WI；C. 轴位 T_1WI 增强。室管膜下巨细胞星形细胞瘤（箭头）

图3-4-6 结节性硬化MRI

【诊断要点】

1.室管膜下错构瘤：沿侧脑室室壁分布的小结节，尤其CT可见钙化结节影。

2.皮质错构瘤：皮质或皮质下 T_2WI/T_2-FLAIR可见高信号结节影（ T_2-FLAIR显示佳）。

3.白质放射状迁移线。

4.室管膜下巨细胞星形细胞瘤：孟氏孔附近明显强化肿瘤。

TSC依据主要的影像征象诊断相对容易，注意不要遗漏中枢神经系统外的其他系统同时或序贯发生的病变，尤其是肾脏肿瘤。

（张静坤　胡俊华　代云亮）

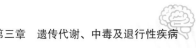

第五节 亨廷顿舞蹈症

【临床资料】

患者女性，50岁。

主诉：头面部、四肢不自主运动5年余。

【影像学检查】

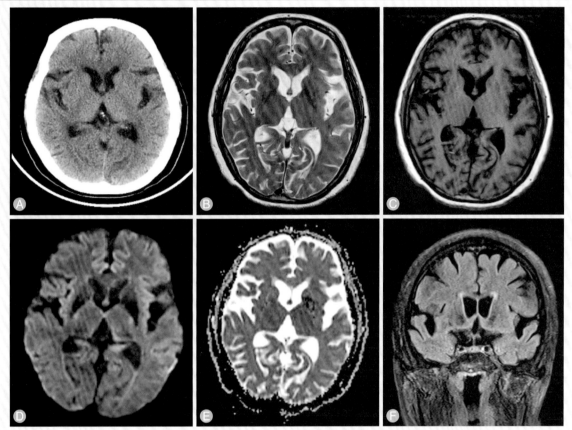

A. 轴位 CT；B. 轴位 T_2WI；C. 轴位 T_1WI；D. 轴位 DWI，E. 轴位 ADC；F. 冠状位 T_2-FLAIR

图3-5-1 头颅CT图像和MRI

【解析思路】

1.临床特征：患者为中年女性，慢性起病。专科查体头部不自主左右快速摆动、耸肩、转颈，无明显节律性及目的性，幅度较大，伴有面部挤眉弄眼、噘嘴动作，四肢不自主抽动。

2.影像学特点：CT显示双侧尾状核头部对称性萎缩，双侧侧脑室额角扩大，大脑皮层萎缩。MRI显示双侧侧脑室前角尾状核区呈球形向外膨起，呈"蝴蝶征"，双侧壳核体积减小，T_1WI、T_2WI及T_2-FLAIR未见明显异常信号，DWI未见弥散受限，大脑皮层弥漫性萎缩（图3-5-1）。

【可能的诊断】

1.棘红细胞增多症

支持点：以肢体舞蹈样动作为首发及主要临床表现，CT和MRI显示尾状核萎缩伴侧脑室前角扩大。

不支持点：棘红细胞增多症患者舌唇的不随意运动或自我咬伤、口腔溃疡等症状较具临床特征性，可出现癫痫发作、智力减退不明显（多数保持正常范围）。外周血中出现棘红细胞比例超过3%。T_2WI可见尾状核和壳核部位高信号。突变基因位于*VPS13A*。

2.肝豆状核变性

支持点：临床慢性起病，肢体舞蹈样不自主运动，影像学上双侧尾状核头部对称性萎缩，双侧侧脑室额角扩大，大脑皮层萎缩。

不支持点：肝豆状核变性发病年龄小，有基底节、丘脑、脑干等部位异常信号，尤其壳核的外缘多见，中脑典型征象"大熊猫脸征"。几乎都有眼部K-F环，铜代谢异常，可有肝肾功能异常。

3.亨廷顿病

支持点：临床慢性起病，肢体舞蹈样不自主运动。影像学上双侧尾状核头部对称性萎缩，双侧侧脑室额角扩大，大脑皮层萎缩。

不支持点：认知障碍及精神障碍不明显。

【临床诊断】

亨廷顿病*HTT*（*IT-15*）基因片段分析结果显示：*HTT*基因外显子1的三核苷酸异常重复序列扩增超过46次，属于全突变范围，符合亨廷顿病的基因突变特征。

【讨论】亨廷顿病

1.概述：亨廷顿病（Huntington disease，HD）又称亨廷顿舞蹈症或慢性进行性舞蹈病，是一种以基底节和大脑皮层变性为主的常染色体显性遗传神经系统退变性疾病，由位于4号染色体4p16.3区域的*IT-15*基因内CAG三核苷酸重复序列异常扩增所致。目前发病机制不明，且没有很好的治疗方法。发病年龄跨度大，多中年（40岁左右）发病，发病率为（5～10）/10万人。

临床特征主要为进行性运动障碍、认知障碍及精神症状。运动障碍包括不自主运动的出现、自主运动障碍及舞蹈样症状。典型特征是舞蹈样不自主运动，起初为短暂且不能控制的装鬼脸、点头和手指屈伸运动，较慢且非刻板式。随着不随意运动进行性加重，出现典型的抬眉毛和头屈曲，在视物时头部跟着转动，行走时出现不稳、腾越步态，加上不断变换手的姿势，全身动作像舞蹈。疾病后期患者因全身不自主运动而不能站立和行走。研究表明HD患者有临床前期的认知障碍，直至进展为痴呆。情感障碍是最多见的精神症状，且多出现在运动障碍发生之前。

2.影像学表现：主要侵犯基底节和大脑皮质。首先导致患者尾状核神经元广泛变性、丢失，双侧尾状核头部对称性萎缩是HD特征性改变。双侧尾状核指数BCR（尾状核间距除以颅骨内板间距）被认为是诊断HD最具特异性、敏感性的解剖学测量指标（BCR正常约0.1，HD诊断约大于0.18）。MRI上显示双侧侧脑室前角尾状核头区呈球形向外膨起，纹状体的其他区域也受累，如壳核和苍白球，表现为体积缩小，信号未见明显异常改变，但青少年儿童的HD尾状核和壳核可以见对称条片状T_2WI高信号。纹状体中某些结构的改变可能与特殊的认知缺陷有关，包括注意力、工作记忆和执行功能。随着疾病的进展，神经元变性可延伸至灰质区和大脑的白质区，如额叶、颞叶、黑质、齿状核等，中度受累的HD患者有显著的全脑容积减少，到患者死亡时，脑将丧失其25%的体积，出现弥漫性脑萎缩，表现为幕上脑室扩大，外侧裂池增宽，脑沟加深增多。

【拓展病例】

病例 患者男性，29岁，双上肢不自主运动，伴频繁不自主眨眼、双下肢乏力2年，言语含糊1个月。其父亲49岁去世，在外院诊断为因"脑萎缩"离世，有类似步态不稳症状。影像学表现符合典型的双侧尾状核头、壳核萎缩，脑萎缩表现（图3-5-2）。

诊断：*HTT*基因外显子1的三核苷酸异常重复序列扩增超过49次，确诊为亨廷顿病。

【典型征象】

T_2WI出现尾状核头萎缩和矩形脑室（图3-5-3）。

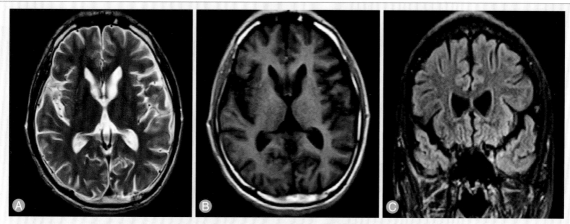

A. 轴位 T_2WI；B. 轴位 T_1WI；C. 冠状位 T_2-FLAIR

图3-5-2 亨廷顿病MRI

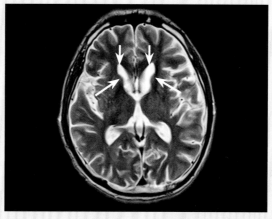

轴位 T_2WI，尾状核头萎缩（箭头）和矩形脑室（短箭头）

图3-5-3 亨廷顿病MRI

【诊断要点】

1.中年发病，有遗传家族史，舞蹈样运动，有认知及精神障碍。

2.尾状核头萎缩致侧脑室额角扩大，一般无异常信号，需基因检测确诊。

（王 芳）

第六节 神经纤维瘤病 I 型

【临床资料】

患者女性，7岁。

主诉：外伤后头痛1天。

既往史：患儿自幼记忆力差、视力差，时常傻笑。

体格检查：胸背部皮肤多发褐色斑块。

家族史：外祖父、母亲神经纤维瘤病史多年。

【影像学检查】

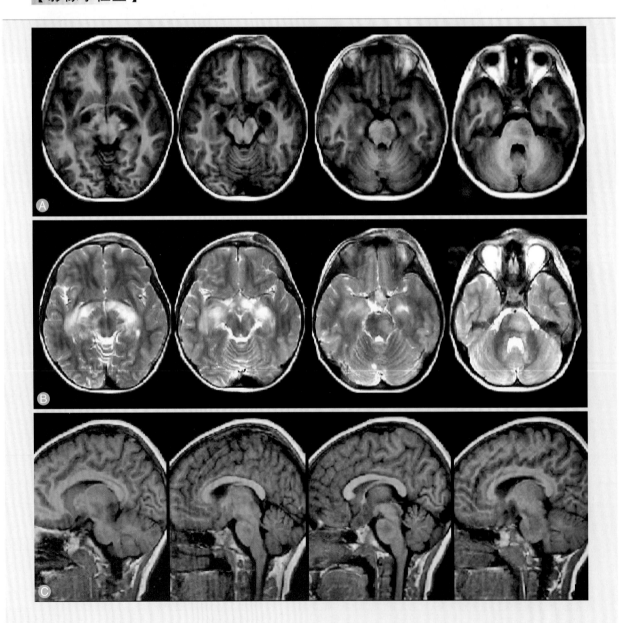

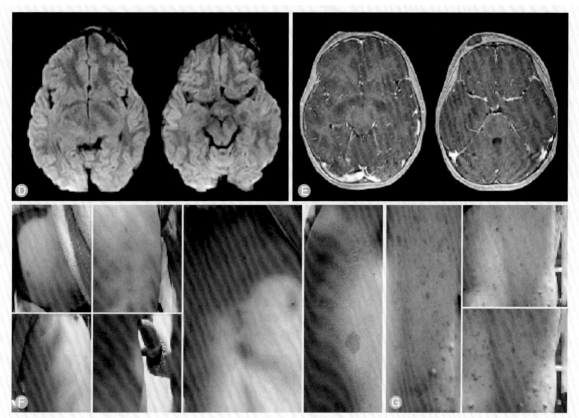

A.轴位 T₁WI; B.轴位 T₂WI; C.矢状位 T₁WI; D.轴位 DWI; E.轴位 T₁WI 增强; F.患儿体表皮肤多发褐色斑块; G.患儿母亲皮肤多发丛状纤维瘤

图3-6-1 头颅MRI及皮肤照

【解析思路】

1.临床特征：女性儿童，外伤后发现颅内多发病灶，自幼记忆力差、视力差，时常傻笑，病史较长。体格检查可见胸背部皮肤多发褐色斑块（"牛奶咖啡斑"），其外祖父、母亲患有神经纤维瘤病遗传疾病。

2.影像学特点：双侧丘脑、大脑脚、海马旁回、脑桥并沿深部白质纤维束走行异常信号，T₁WI呈低信号，T₂WI呈高信号。视交叉、视神经颅内段肿胀、T₂WI信号增高，DWI呈等稍低信号，增强扫描后无明显强化，符合视路低级别胶质瘤影像学表现（图3-6-1，文后彩图3-6-1F，文后彩图3-6-1G）。

【临床诊断】

结合脑内病灶及皮损特点、特殊家族史，神经纤维瘤病Ⅰ型诊断成立。

【讨论】神经纤维瘤病Ⅰ型

1.概述：神经纤维瘤病Ⅰ型（neurofibromatosis type 1，NF1）又称von-Recklinghausen病、周围型神经纤维瘤病，为常染色体显性遗传性疾病，属神经皮肤综合征的一种。病变范围广泛，经常累及多系统、多器官，占所有神经纤维瘤的90%，发病率为1:（2000～3000）。

病因及发病机制：正常神经纤维瘤病基因位点在染色体17q12片区，编码神经纤维蛋白（内含髓鞘糖蛋白基因），此蛋白可调节神经胶质前体细胞功能，促进正常胶质细胞及神经发育，参与正常髓鞘形成，神经纤维瘤蛋白功能异常后髓鞘发育不良，髓鞘空泡形成。神经纤维瘤基因为重要的肿瘤抑制基因，可抑制RAS的激活而负性调节RAS/RAF/MEK/ERK信号通路（MAPK丝裂原激活蛋白激酶信号通路），神经纤维瘤蛋白功能异常后，RAS失去抑制，表现为RAS/RAF/MEK/ERK信号通路（MAPK丝裂原激活蛋白激酶信号通路）异常激活，从而引起组织增生、肿瘤发生，最常见为视路毛细胞型星形细胞瘤。神经纤维瘤蛋白对结缔组织发育可能有一定作用，NF1中常见骨发育不良、血管及硬膜发育不良。

临床诊断标准：①体表多发性奶油咖啡斑6个或6个以上；②2个以上皮肤或皮下神经纤维瘤，或1个及1个以上丛状神经纤维瘤（plexiform neurofibroma）；③腋窝或腹股沟部雀斑；④视路肿瘤；⑤2个或更多色素沉着性虹膜错构瘤；⑥特征性骨骼病变，如蝶骨大翼发育不良，长管状骨皮质菲薄弯曲，"飘带状"肋骨，假关节形成等；⑦双亲、同胞或子女中有NF1型发病者。具有上述7项中任意2项或以上者即可确诊为NF1型。

2.影像学表现：NF1型的中枢神经系统受累影像学表现有以下几种，可单独或并行存在。

（1）视神经胶质瘤：局限于一侧视神经或累及双侧视神经和视交叉。MRI表现为T_1WI低信号，T_2WI高信号，增强后部分强化；CT表现为视神经增粗，境界清楚，增强后轻中度强化。

（2）脑实质、脊髓胶质瘤：MRI表现为有占位效应的T_1WI低信号，T_2WI高信号，信号欠均匀，周围可见水肿；CT表现为低密度影。

（3）脑实质T_2WI不明原因亮点病变：T_2WI不明原因亮点表现为多发性和多变性，好发部位依次为基底节区、丘脑、小脑、脑干和海马等，海马多为双侧受累。多变性指信号和形态多样，多表现为边界不清的斑片状略高信号，也可呈明显高信号。T_2-FLAIR成像更清晰、更敏感。形态可呈边缘规整的圆形或椭圆形，又可呈边界不清的不规则斑片状。T_1WI呈等、低或略高信号，无水肿、占位效应，增强扫描无强化。CT相应为阴性或低密度灶。这种T_2WI高信号，也称为未定性的高信号（unidentified bright objects，UBOs）。有文献称之为错构瘤样Ⅰ型神经纤维瘤病变（hamartoma-like neurofibromatosis type1，HL1），但其并非真正的肿瘤，目前认为神经纤维瘤蛋白功能异常后髓鞘发育不良，髓鞘空泡形成。随年龄增长病变可缩小消失。UBOs是年龄<18岁的NF1型患者的特征性影像学改变，对临床早期诊断具有重要提示意义。

（4）颅内、外丛状神经纤维瘤：颅内神经纤维瘤多位于三叉神经上颌支，可伴蝶骨翼及枕骨、眶骨发育不良，眼眶内肿物，眼积水等。椎管内神经纤维瘤多位于髓外硬膜下腔，表现为圆形或类圆形异常信号占位，T_1WI为等或低信号，T_2WI为等信号，增强扫描呈明显均匀强化，脊髓可受压，可沿一侧椎间孔向椎管外生长，导致一侧的压迫性骨吸收，使得椎间孔扩大。颅外多发神经纤维瘤的影像学表现：外周神经分布区多发软组织肿块影，而且大部分沿神经干走行，多呈圆形、卵圆形或梭形，边界清晰。CT表现为等或稍低密度影，增强后轻中度强化。MRI显示T_1WI上病变多与脊髓和肌肉信号相似，T_2WI呈明显高信号，当肿瘤小时信号较均匀，瘤体较大时易出现坏死使信号不均匀，增强后病变实质明显强化。部分丛状神经纤维瘤可恶变成恶性神经鞘瘤，临床上出现疼痛加剧，原有肿块快速增大；影像学上出现肿瘤内部坏死、出血、强化不均等恶性征象。

（5）脑血管发育不良：颅脑动脉狭窄、烟雾病、动脉瘤、动静脉畸形等。其他表现还包括：蝶骨大翼发育不良、骨缝缺损、脊柱侧弯畸形、脑（脊）膜膨出（硬膜发育不良）、虹膜Lisch结节、巨眼畸形及颅骨和脊柱之外的肌肉骨骼病变如带状肋、假关节等。

【拓展病例】

苍白球、丘脑、小脑、脑桥多发片状T₁WI低信号、T₂WI高信号，T₂-FLAIR高信号，DWI等信号。病灶无水肿及占位效应，一般反应髓鞘发育不良/髓鞘空泡形成（图3-6-2）。

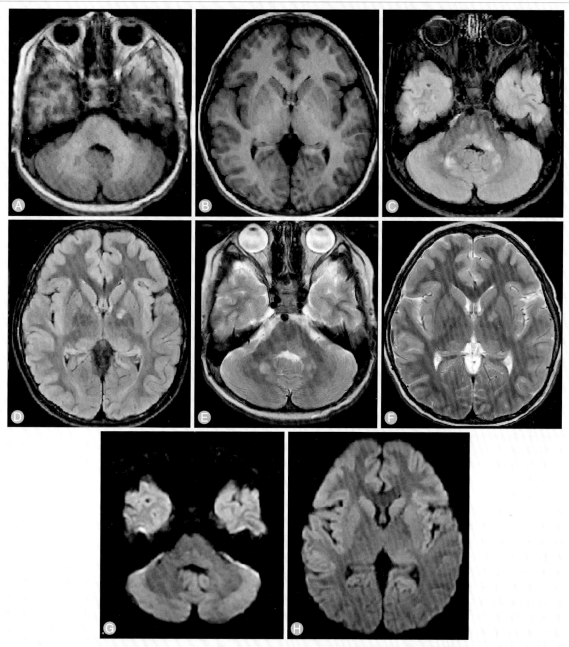

A、B. 轴位 T$_1$WI；C、D. 轴位 T$_2$-FLAIR；E、F. 轴位 T$_2$WI；G、H. 轴位 DWI
图3-6-2　神经纤维瘤病Ⅰ型MRI

【典型征象】

双侧视路胶质瘤（图3-6-3）。

髓鞘发育不良/髓鞘空泡形成：常见于基底节、丘脑、小脑及脑干（图3-6-4）。

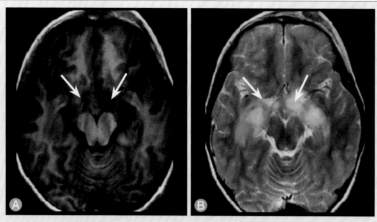

A. 轴位 T$_1$WI; B. 轴位 T$_2$WI。视路胶质瘤（箭头）

图3-6-3　神经纤维瘤病 I 型MRI

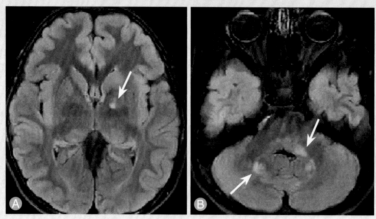

A、B. 轴位 T$_2$-FLAIR。髓鞘空泡形成（箭头）

图3-6-4　神经纤维瘤病 I 型MRI

【诊断要点】

结合脑内病灶、特征性皮损、多发神经纤维瘤及家族史，NF1的诊断不难。但需注意无"牛奶咖啡斑"不能轻易排除NF1，警惕潜在的脑血管病及丛状神经纤维瘤恶变成恶性神经鞘瘤等相关临床情况。

（张静坤　代云亮　徐守军）

第七节　神经纤维瘤病 II 型

【临床资料】

患者女性，31岁。

主诉：左眼视力进行性下降半年。

既往史：左眼视网膜剥离史。

家族史无特殊。

【影像学检查】

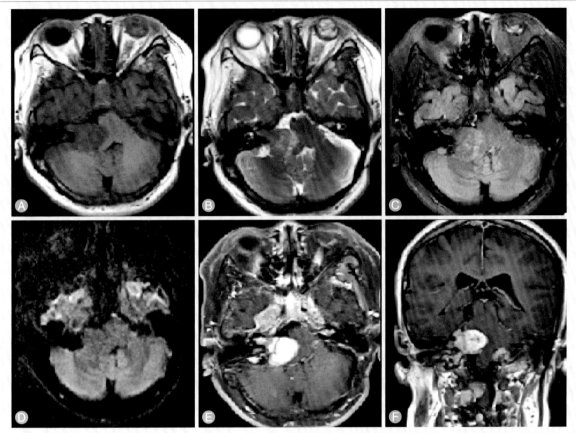

A. 轴位 T$_1$WI；B. 轴位 T$_2$WI；C. 轴位 T$_2$-FLAIR；D. 轴位 DWI；E. 轴位 T$_1$WI 增强；F. 冠状位 T$_1$WI 增强

图3-7-1　头颅MRI

【解析思路】

1.临床特征：患者为青年女性，因眼部症状就诊，病史较长。

2.影像学特点：左眼球萎缩，信号混杂。沿双侧三叉神经、听神经走行区多发不规则、大小不等异常信号结节及肿块，右侧内听道扩大，增强扫描后病灶明显不均匀强化，右侧椎间孔区亦可见"哑铃型"异常强化肿块（图3-7-1）。

3.定性诊断：颅内外多发病灶并沿脑神经、脊神经对称或非对称分布，神经纤维瘤病Ⅱ型。

【讨论】神经纤维瘤病Ⅱ型

1.概述：神经纤维瘤病Ⅱ型（neurofibromatosis type 2，NF2）与NF1类似，亦为常染色体显性遗传性疾病，属神经皮肤综合征的另一种类型。NF2常累及中枢神经系统，表现为中枢神经系统多发肿瘤，发病率为1∶50 000，发生年龄较大，常见于20～40岁。

病因及发病机制：正常*NF*基因位点在染色体22q12，编码merlin蛋白，在膜相关蛋白和细胞骨架蛋白连接中起作用，肿瘤抑制作用是调节细胞外环境和细胞之间信号传导。merlin蛋白功能异常引起细胞外环境和细胞之间信号传导异常而致瘤。

NF2临床诊断标准：①双侧听神经瘤；②双亲、同胞或子女中有NF2发病者且满足下列其中之一：a.单侧听神经瘤，b.具有神经纤维瘤、脑膜瘤、神经胶质瘤、神经鞘瘤、青年型白内障这几种疾病中的两种以上者。符合上述①或②时即可确诊为NF2。

2.NF2的中枢神经系统影像学表现：①双侧听神经瘤：大多数听神经瘤表现为以内听道为中心占位病变，与岩骨呈锐角，其边界清楚，CT表现为桥小脑角区肿块影，密度较均匀，病灶较大者可挤压小脑、脑干使之变形，可伴有囊变出血，钙化少见，增强后实质部分明显强化，骨窗可见内听道扩大或正常，MRI表现为T_1WI低、等信号，T_2WI稍高信号，病灶内出现囊变出血信号可不均匀，增强后强化明显，小听神经瘤仅依靠平扫很容易漏诊，应常规行MRI增强扫描，表现为听神经束增粗，明显强化；②其他部位神经瘤：表现为受累的神经结节样或梭形增粗，密度或信号变化与听神经瘤基本相同，增强后明显强化；③多发脑膜瘤：可发生于颅内任何位置，常与硬脑膜呈宽基底相连，也可发生于脑室内。其影像学表现与脑膜瘤一样，CT表现为等高密度肿块影，增强后明显强化，邻近骨质可有硬化或破坏，MRI表现为T_1WI等信号，T_2WI等或略高信号，增强明显均匀强化，伴"脑膜尾征"；④脊柱及脊髓表现：包括髓内室管膜瘤、多发脊膜瘤、多发神经根的膨胀性施万细胞瘤，由于邻近神经根肿瘤的压迫侵蚀，骨表面可出现凹凸不平、椎间孔扩大、椎体后缘弧形凹陷以及椎弓根间距增宽。

【拓展病例】

病例　患者男性，22岁，体检，诊断为NF2。MRI可见双侧听神经鞘瘤、多发脑膜瘤、室管膜瘤和多发神经鞘瘤（图3-7-2）。

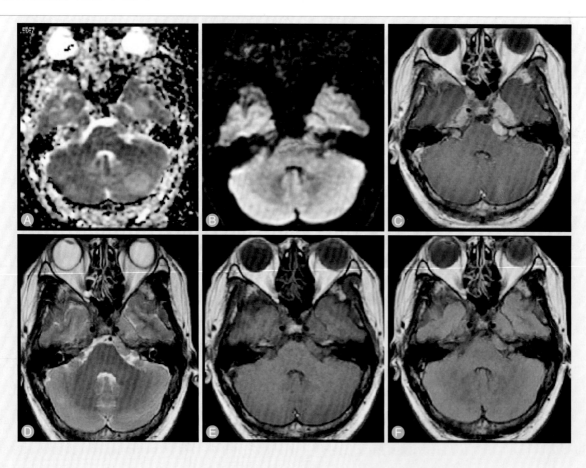

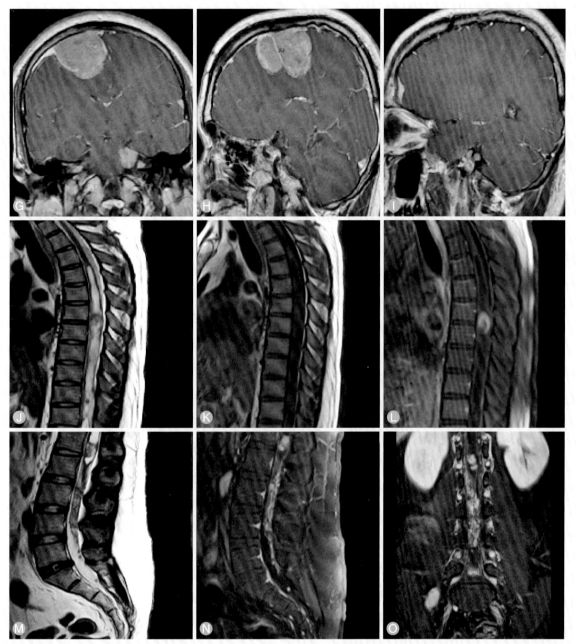

A.轴位 ADC；B.轴位 DWI；C.轴位 T₁WI 增强；D.轴位 T₂WI；E.轴位 T₁WI；F.轴位 T₂-FLAIR；G.冠状位 T₁WI 增强；H、I.矢状位 T₁WI 增强；J.矢状位 T₂WI；K.矢状位 T₁WI；L.矢状位 T₁WI 增强；M.矢状位 T₂WI；N.矢状位 T₁WI 增强；O.冠状位 T₁WI 增强

图3-7-2 神经纤维瘤病Ⅱ型头颅及胸、腰椎MRI

【典型征象】

1.双侧听神经鞘瘤（图3-7-3）。

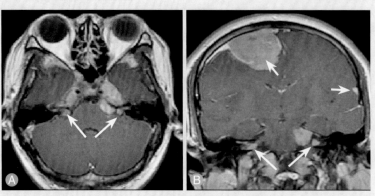

A. 轴位 T₁WI 增强；B. 冠状位 T₁WI 增强。双侧听神经鞘瘤（图 A、图 B 箭头），脑膜瘤（图 B 短箭头）

图3-7-3　神经纤维瘤病Ⅱ型MRI

2.多发神经鞘瘤及室管膜瘤（图3-7-4）。

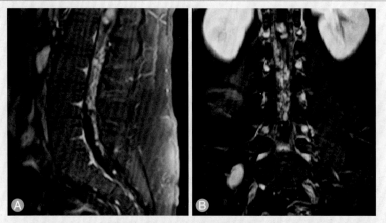

A. 矢状位 T₁WI 增强；B. 冠状位 T₁WI 增强。多发神经鞘瘤及室管膜瘤

图3-7-4　神经纤维瘤病Ⅱ型MRI

【诊断要点】

双侧听神经瘤+其他部位神经瘤、脑/脊膜瘤。当青少年被诊断为任何颅内神经鞘瘤或脑膜瘤时，要仔细观察及评价其他脑、脊神经情况。

（张静坤　代云亮　徐守军）

第八节 遗传性弥漫性白质脑病合并轴索球样变

【临床资料】

患者男性，37岁。

主诉：无诱因出现四肢无力、行走困难1年余，卧床4个月，不能言语，伴进食、饮水呛咳1个月。发病以来大便便秘，小便失禁，体重明显下降。

家族史：否认家族中类似疾病史。

查体：神志清楚，重度构音障碍，完全性失语，不能对答，GCS评分：E4V1M6=11分，认知能力粗测正常。视野、双耳听力检查不配合。咽反射消失，四肢肌力1级，双上肢屈肌、双下肢伸肌张力增高，四肢腱反射（++++），双侧霍夫曼征（+），双侧踝阵挛（+），双侧病理征（-）。双侧感觉基本正常，四肢共济运动无法检查。

脑脊液生化+酶学：脑脊液氯127 mmol/L，其他基本正常；脑脊液常规+革兰+抗酸+墨汁：正常，墨汁染色未见隐球菌；脑脊液培养（需氧和厌氧）：无嗜血杆菌、沙门菌、念珠菌及其他菌生长。

【影像学检查】

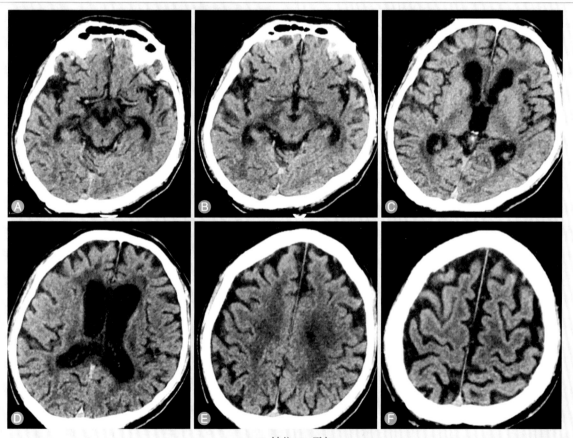

A ~ F. 轴位 CT 平扫

图3-8-1 头颅CT图像

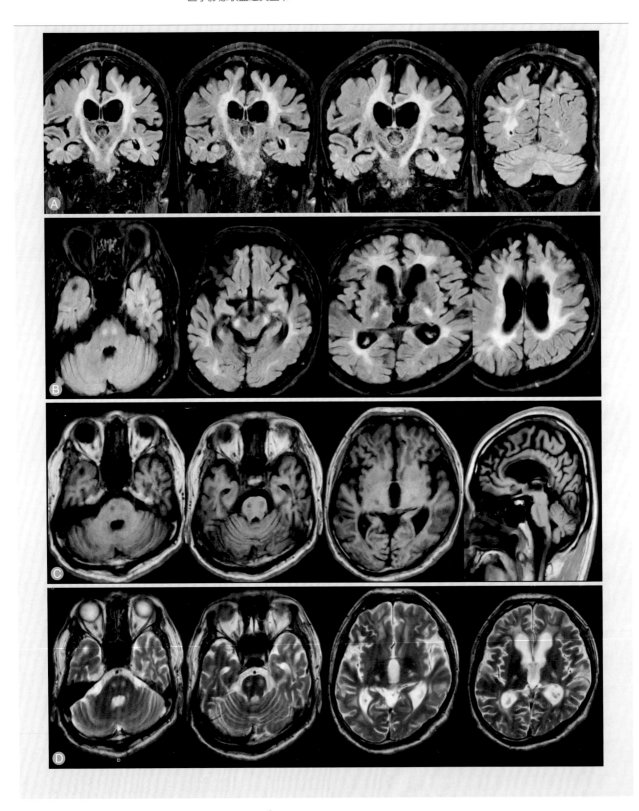

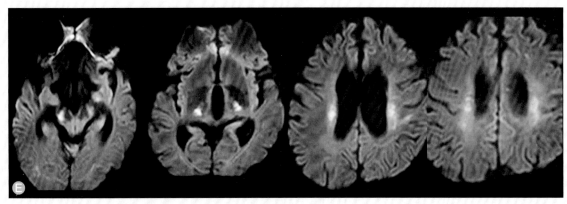

A.冠状位 T_2-FLAIR；B.轴位 T_2-FLAIR；C.轴位、矢状位 T_1WI；D.轴位 T_2WI；E.轴位 DWI

图3-8-2　头颅MRI

【解析思路】

1.临床特征：患者为中青年男性，慢性病程，锥体束及锥体外系症状。

2.影像学特点：①CT显示与年龄不符合的额叶、颞叶及皮层萎缩，枕部皮层尚饱满，有从前向后发展趋势，脑室扩张，室旁、半卵圆中心白质低密度，侧脑室前角旁异常白质区见小点状钙化灶，大脑脚、内囊后肢低密度病灶（图3-8-1）；②MRI显示T_2WI、T_2-FLAIR弥漫脑白质病变，前部脑皮层萎缩，双侧室旁白质病变，冠状位和轴位清晰显示皮质脊髓束高信号，T_1WI矢状位显示前部脑萎缩，胼胝体萎缩并见低信号，脑室旁白质低信号，部分囊变；③DWI显示室旁白质呈高信号的深部白质"点征"，部分脑室旁病灶似"穿凿样"改变，皮质脊髓束呈高信号（图3-8-2）。

【可能的诊断】

1.线粒体丙氨酰t-RNA合成酶相关脑白质营养不良

支持点：病理表现和遗传性弥漫性白质脑病合并轴索球样变有重叠，单从影像学常鉴别困难。

不支持点：脑萎缩和胼胝体变薄在遗传性弥漫性白质脑病合并轴索球样变中明显，在线粒体丙氨酰t-RNA合成酶相关脑白质营养不良中表现较轻。遗传性弥漫性白质脑病合并轴索球样变可见脑室周围点状钙化灶，这在线粒体丙氨酰t-RNA合成酶相关脑白质营养不良中一般见不到。女性的卵巢功能早衰时，诊断指向线粒体丙氨酰t-RNA合成酶，对鉴别有帮助。

2.成人型亚历山大病

支持点：额叶病变为主，逐渐向后发展，病灶可强化。

不支持点：没有球麻痹的症状，没有延髓、上段颈髓萎缩的"蝌蚪征"和脑干、小脑脚的异常信号。

3.遗传性弥漫性白质脑病合并轴索球样变

支持点：成年人起病，有相应临床症状，双侧额顶叶非对称性异常信号，深部白质为主，侧脑室前角旁白质区异常小点状钙化灶，DWI可见高信号"点征"，胼胝体萎缩变薄及异常信号，皮质脊髓束受累，脑萎缩，小脑回避。

不支持点：无。

【基因诊断】

CSF1R（*NIM-005211*）阳性。

【临床诊断】

遗传性弥漫性白质脑病合并轴索球样变。

【讨论】遗传性弥漫性白质脑病合并轴索球样变

1.概述：遗传性弥漫性白质脑病合并轴索球样变（hereditary diffuse leukoencephalopathy with spheroids，HDLS）是一种罕见病，为常染色体显性遗传性脑白质变性病，也有散发病例报道。成年人起病，据综述报道，该病发病年龄为15~78岁，平均年龄42岁；死亡年龄为17~89岁，平均为48岁。Rademakers等确定了位于5q32的集落刺激因子1受体（colony-stimulating factor-1 receptor gene，*CSF1R*）基因是该病的致病基因。目前，已有60多种致病性*CSF1R*基因突变被报道。

临床表现：临床异质性明显，包括性格、行为改变，认知受损，执行力下降，精神症状，锥体外系症状，锥体束征，癫痫等。持续时间为2个月至34年。

2.影像学表现：早期病灶双侧非对称性，以额叶或额顶叶为著，主要累及深部，随病情进展，病灶逐渐融合呈片状，趋于对称性分布。胼胝体萎缩变薄+相应T_2WI/T_2-FLAIR高信号；白质病变区钙化灶，尤其侧脑室前角旁点状钙化灶；长期存在的室周等深部白质在DWI上呈点片状或串状分布的高信号，深部白质弥散"点征"是其相对特异征象。一般皮质下U形纤维、小脑皮质不受累。磁共振波谱分析存在N-乙酰天门冬氨酸降低，胆碱、乳酸及肌醇增高，且部分无症状的*CSF1R*突变携带者早期即可有代谢水平的改变。

【典型征象】

深部白质弥散"点征"：长期存在的深部白质点片状、线状或融合性弥散受限（图3-8-3），常见于HDLS和线粒体丙氨酰t-RNA合成酶相关脑白质营养不良。

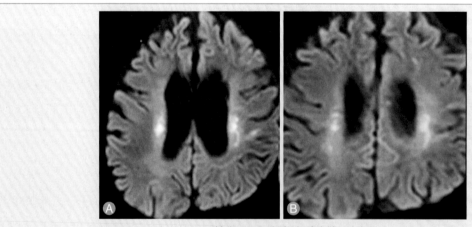

A、B.轴位DWI，深部白质弥散"点征"

图3-8-3 遗传性弥漫性白质脑病合并轴索样变MRI

【诊断要点】

成年人起病，白质脑病，当影像学表现有以下特征时，考虑本病。

1.深部白质弥散"点征"持续存在。

2.双侧室旁、半卵圆中心白质不对称病变，T_2WI/T_2-FLAIR高信号。

3.胼胝体发育不良或萎缩变薄，胼胝体$T_2WI/T_2-FLAIR$高信号。

4.白质病变区可见钙化灶，尤其室旁点状钙化灶。

5.与年龄不符的脑萎缩，脑室扩大，有自前向后发展趋势。

6.病变可累及下行传导束。

7.皮质下U形纤维、小脑皮质一般不受累。

（病例由个旧市人民医院李易、东青野医师提供）

（姜文强）

第九节　线粒体脑肌病伴高乳酸血症和卒中样发作

【临床资料】

患者女性，24岁。

主诉：发作性四肢抽搐13年，加重伴意识障碍3天。

既往史：患者自2005年无诱因突发意识障碍，伴四肢抽搐、双眼上翻、口吐白沫，2～3分钟自然苏醒，醒后对发病过程无记忆；曾有舌尖及口唇咬伤情况，每月发病5～6次，说话含混，反应迟钝。

【影像学检查】

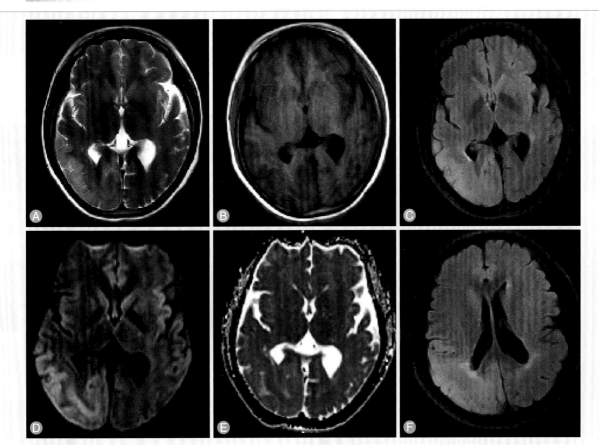

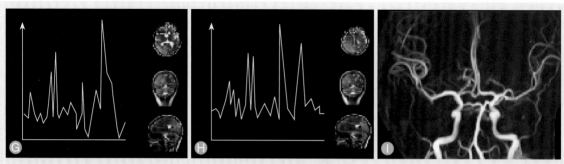

A. 轴位 T_2WI；B. 轴位 T_1WI；C. 轴位 T_2-FLAIR；D. 轴位 DWI；E. 轴位 ADC；F. 轴位 T_2-FLAIR；G、H.MRS；I.MRA

图3-9-1 头颅MRI和MRA

【解析思路】

1.临床特征：患者为年轻女性，长期癫痫，急性脑病样发作。

2.影像学特点：右侧颞枕顶叶局部脑回肿胀，脑沟变浅，皮质及皮质下白质见片状T_1WI低信号、T_2WI高信号、T_2-FLAIR高信号、DWI高信号、ADC等/略高信号。单体素MRS显示乳酸（Lac）峰明显升高，N-乙酰天门冬氨酸（NAA）峰降低，乙酰胆碱（Cho）峰升高，NAA/Cho降低，正常侧脑组织MRS显示Lac峰升高。MRA显示右侧大脑中动脉远端分支扩张及末梢血管增多（图3-9-1）。

分析：患者为年轻女性，脑病样发作、癫痫病史多年。影像学表现为急性卒中样病变，跨越血管供血区分布，T_2-FLAIR及DWI呈高信号，受累脑回肿胀，呈"明亮的皮质增厚征"。MRS显示Lac峰明显增高，MRA可见患侧血管增多，未见血管狭窄。首先考虑代谢性病变如线粒体脑肌病伴高乳酸血症和卒中样发作。

【可能的诊断】

1.缺血性脑梗死

支持点：急性发作，DWI呈高信号。MRS可见增高的Lac峰。

不支持点：脑梗死多好发于中老年，常有动脉粥样硬化、高血压、糖尿病等高危因素，症状与脑损害的部位、梗死血管的大小、缺血的严重程度、发病前有无其他疾病等因素有关，病灶分布与血管供血区一致，MRA可见供血动脉狭窄、闭塞，远端分支减少。

2.病毒性脑炎

支持点：颞叶受累，以皮层及皮层下受累为主，脑回肿胀，DWI常呈稍高信号。

不支持点：常表现为发热、精神症状、抽搐、意识障碍等，可伴有脑膜刺激征。病变常累及双侧额颞叶，不对称，中后期出血不少见。但病变区MRS较少出现高耸的Lac峰。

3.自身免疫性脑炎

支持点：青年，癫痫，脑病样发作，皮层受累为主的影像学改变。

不支持点：病程长，无相关抗体化验支持。

4.弥漫性星形细胞瘤

支持点：可累及单个或多个脑叶，表现为脑回肿胀，皮层及皮层下白质受累，增强扫描后无强化或有斑片状强化，MRS见Cho峰增高，NAA峰降低。

不支持点：MRS见明显Lac峰，弥漫性星形细胞瘤一般不出现Lac峰。

5.线粒体脑肌病伴高乳酸血症和卒中样发作

支持点：年龄、长期癫痫、急性脑病样发作，病灶主要累及皮质，不按血管支配区分布的特点，MRA显示病侧血管增多。MRS可见病侧及正常脑组织增高的Lac峰。

不支持点：无。

【临床诊断】

线粒体脑肌病伴高乳酸血症和卒中样发作。

【讨论】线粒体脑肌病伴高乳酸血症和卒中样发作

1.概述：线粒体脑肌病伴高乳酸血症和卒中样发作（mitochondrial encephalomyopathy with lactic acidosis and stroke-like episode，MELAS）是一种少见的由线粒体DNA突变引起的母系遗传性多系统代谢性疾病。线粒体基因*MT-TL1*的m.3243A＞G致病变异在MELAS患者中占比约80%。其多在儿童或青少年期发病，亦可晚至中年发病。

临床表现为卒中样发作、癫痫发作、乳酸性酸中毒。病患多有身材矮小、发育落后，可有神经性耳聋、糖尿病，可有认知障碍、精神障碍、抑郁症，头痛也较多见。实验室检查可见发病期血和脑脊液乳酸含量增高。肌肉活检可见破碎红纤维。

病理表现为蛛网膜下腔和皮层小血管异常增多，管壁厚薄不均，脑皮层、皮层下白质、基底节、丘脑、脑干及小脑多灶性海绵状变性，出现神经元丢失、星形胶质细胞增生、小血管增生，严重部位呈囊性变。电镜下颅内血管平滑肌和内皮细胞内异常线粒体堆积。

2.影像学表现：MELAS卒中样发作一般被认为是神经元能量代谢不足（线粒体细胞病变）和脑小血管平滑肌及内皮细胞功能障碍所引起的血流量下降（线粒体血管病变）共同导致。CT显示大脑的病变区皮质和邻近皮质下低密度病灶，少数患者双侧发病，可以合并双侧基底节钙化（钙化间歇性进展提示MELAS）。头颅MRI显示病变往往不按供血动脉支配区分布，顶枕叶、颞顶叶最易受累。主要累及大脑皮质，白质区受累较轻，呈T_1WI低信号、T_2WI高信号，卒中样发作急性期病灶DWI多弥散受限，皮质受累尤为明显，呈现"花边征"样改变。病灶具有多发性、可逆性、进展性及"此消彼长"的"游走性"特点，卒中样发作之后常遗留局部脑萎缩、局部脑室扩大及皮质下白质异常信号。头颅MRA检查一般无明显较大血管狭窄或闭塞改变。急性期可见病灶区皮层动脉扩张、毛细血管明显充血。MRS显示病灶部位和脑脊液出现高Lac峰。PWI显示急性期病变灌注增高。病程长者表现为与年龄不符的脑萎缩。

目前MELAS综合征的诊断标准：①临床至少有1次卒中样发作；②急性期在CT或MRI上可见与临床表现相关的责任病灶；③脑脊液和（或）运动前后血乳酸升高；④肌肉活检MGT染色可见破碎红纤维。符合前3条为临床诊断，4条均满足可确诊。基因检测可明确诊断。

【拓展病例】

病例 患者男性，18岁，头痛呕吐3天。血乳酸：5.26 mmol/L，运动乳酸、丙酮酸试验阳性。基因检测确诊MELAS。左侧枕叶皮层为主病变，跨越血管供血区分布，DWI呈高信号，受累脑回肿胀，呈"明亮的皮质增厚征"，MRS可见明显倒置的Lac峰（图3-9-2）。

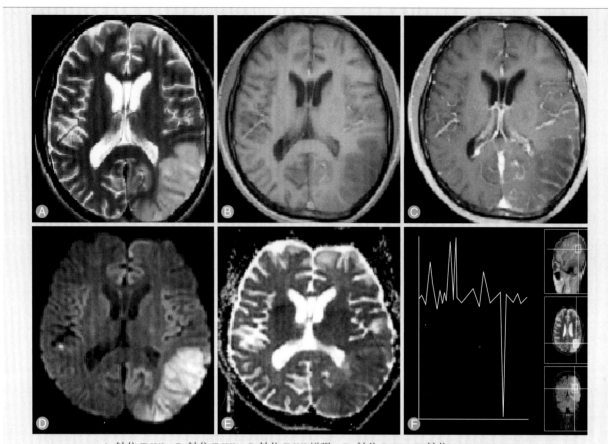

A. 轴位 T$_2$WI；B. 轴位 T$_1$WI；C. 轴位 T$_1$WI 增强；D. 轴位 DWI；E. 轴位 ADC；F.MRS

图3-9-2　线粒体脑肌病伴高乳酸血病和卒中样发作MRI

【典型征象】

1.皮层DWI高信号、"此消彼长"的"游走性"特点、MRS可见高Lac峰、患侧血管增多（图3-9-3）。

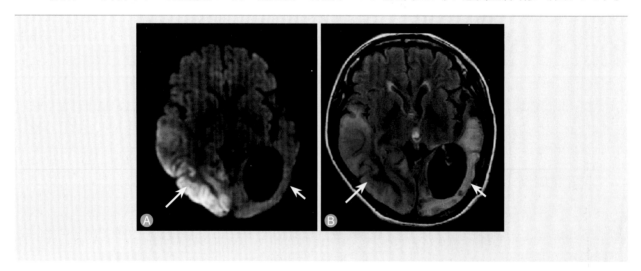

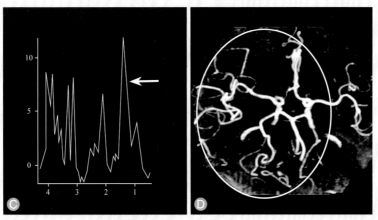

A.轴位DWI；B.轴位T₂-FLAIR；C.MRS；D.MRA，"此消彼长"的游走性特点，急性期（图A、图B箭头），慢性期（图A、图B短箭头），MRS可见高Lac峰（图C箭头），患侧血管增多（白圈）

图3-9-3　线粒体脑肌病伴高乳酸血病和卒中样发作典型征象

2.与年龄不符合的基底节区钙化灶、脑萎缩（患者女性，22岁）（图3-9-4）。

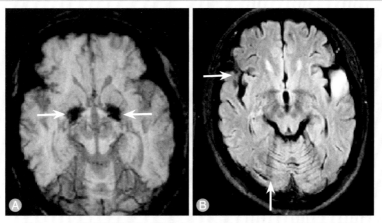

A.轴位SWI，基底节区钙化（箭头）；B.轴位T₂-FLAIR，脑萎缩（箭头）

图3-9-4　线粒体脑肌病伴高乳酸血病和卒中样发作MRI

3.高灌注（图3-9-5，文后彩图3-9-5）。

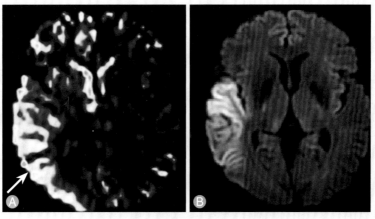

A.轴位ASL，高灌注（箭头）；B.轴位DWI

图3-9-5　线粒体脑肌病伴高乳酸血病和卒中样发作MRI

【诊断要点】

1.儿童或青少年起病，卒中样癫痫发作、乳酸性酸中毒。身材矮小、发育落后，可有神经性耳聋、糖尿病、认知障碍、精神症状。

2.实验室检查：发病期血和脑脊液乳酸含量增高。

3.影像学特点：急性期表现为皮层为主异常信号，枕顶叶最易受累，病变不按供血动脉支配区分布，呈"此消彼长"的"游走性"特点。MRA显示无血管狭窄或闭塞，急性期病灶区血管增多扩张。MRS显示高Lac峰。急性期病变PWI灌注增高。慢性期以与年龄不符合的脑萎缩及基底节钙化为主要表现。

4.肌肉活检见破碎红纤维。

5.基因检查确诊。

（范连强）

第十节 Leigh综合征

【临床资料】

患者男性，5岁。

主诉：四肢运动不协调4年，眼球斜视1年，加重半年。

【影像学检查】

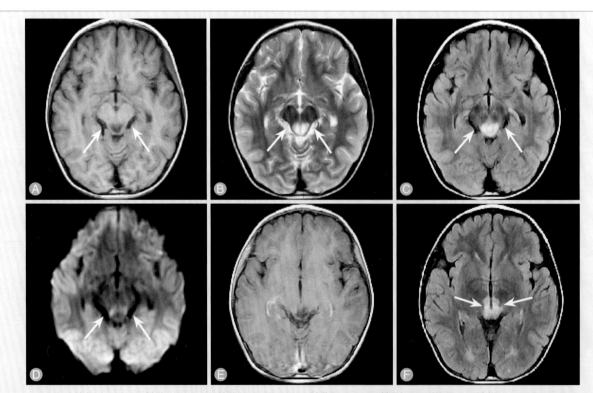

A. 轴位 T$_1$WI；B. 轴位 T$_2$WI；C. 轴位 T$_2$-FLAIR；D. 轴位 DWI；E. 轴位 T$_1$WI 增强；F. 轴位 T$_2$-FLAIR

图3-10-1 头颅MRI

【解析思路】

1.临床特征：幼儿起病，亚急性/慢性病程，肌张力异常及眼肌麻痹。

2.影像学特点：①第三脑室及中脑导水管周围脑实质对称性T_1WI低信号、T_2WI高信号；②不均匀T_2-FLAIR及DWI高信号，T_2-FLAIR序列内部夹杂低信号区（提示不完全坏死）；③增强扫描无明显强化（图3-10-1）。

【可能的诊断】

1.Wernicke脑病

支持点：眼肌麻痹、对称性导水管、第三脑室周围脑实质受累。

不支持点：发病年龄较小，缺乏相应的饮酒史、手术史或禁食史。

2.视神经脊髓炎谱系疾病

支持点：对称性导水管、第三脑室周围脑实质受累。

不支持点：年龄小，无典型的头晕、恶心、呕吐等极后区综合征表现。AQP4相关化验指标是关键。

3.肝豆状核变性

支持点：运动系统症状，导水管周围、第三脑室周围丘脑内侧灰质受累。

不支持点：年龄小，无相关肝病，基底节未受累。

4.Kearns-Sayre综合征

支持点：眼肌麻痹，对称性导水管周围灰质受累。

不支持点：无视网膜色素变性及心脏传导阻滞，影像学表现无基底节及脑白质受累。

5.Leigh综合征

支持点：幼儿缓慢起病，表现为运动系统症状，眼肌麻痹，对称导水管及第三脑室周围实质受累。

不支持点：无。

【临床诊断】

Leigh综合征（基因确诊）。

【讨论】Leigh 综合征

1.概述：Leigh综合征又称亚急性坏死性脑脊髓病，是一种特征相似的症候群，但却有多种临床和病理表现，是婴儿和儿童时期最常见的一种线粒体脑肌病。线粒体疾病是因线粒体功能异常，继而引起细胞能量代谢过程障碍的一组疾病。

病理：病变常累及双侧基底神经核、间脑、脑干、脊髓及小脑。镜下主要变化为神经毡疏松坏死，毛细血管增生、扩张，其次神经元消失、星形胶质细胞增生，基本病理改变与Wernicke脑病类似，但乳头体一般不受累。

临床表现无特异性，神经系统的主要损害表现为抽搐、卒中发作、眼外肌麻痹、痴呆、共济失调、视神经病变及特征性呼吸功能紊乱（过度换气发作、呼吸暂停、气短、安静地抽泣）等。根据起病年龄不同，分新生儿型、婴儿型、少年型及成人型，其中以新生儿型及婴儿型常见。

Leigh综合征的诊断包括临床诊断、病理诊断和基因诊断。典型症状和相关影像学表现是临床诊断的重要依据。本病病因多，累及线粒体呼吸链的多个基因突变使氧化磷酸化水平下降，ATP生成减少，能量不足，最终导致本病。常见缺陷类型：①第一组：丙酮酸脱氢酶复合体缺乏，典型表现为纹状体异常、脑白质髓鞘化延迟、脑发育不全，即常见经典基底节型Leigh，本型病理及影像学改变与Wernicke脑病高度相似，两者有部分共同生化病理机制（Leigh病为丙酮酸脱氢酶复合体异常引起能量产生异常，Wernicke脑病为TPP缺乏继发丙酮酸脱氢酶复合体异常引起能量产生异常），Wernicke脑病、Leigh病（丙酮酸脱氢酶复合体异常型）和生物素硫胺素反应性基底节病（硫胺素转运体异常）的生化病理及影像学类似，可称为"丙酮酸脱氢酶复合体三件套"；②第二组：细胞色素C氧化酶缺乏，多由*SURF1*基因（负责细胞色素C氧化酶组装及活性维持）突变引起，常累及丘脑、延髓、脑桥、中脑导水管周围灰质，即脑干型Leigh；③第三组：ATP酶6突变引起，线粒体基因突变致病，常见*mtDNA*（*T8993G*），低比例突变导致神经病伴肢体近端无力、共济失调及色素性视网膜炎，高水平突变导致Leigh，病变可累及壳核、中脑及脑桥背侧；④第四组：复合体 I 缺乏，特征不明确，部分报道脑白质广泛空腔形成为其特点。

2.影像学表现：双侧大致对称性分布，病变形态不规则，大小不等，呈斑块状。病变主要累及基底节、脑干及丘脑等灰质部位。累及基底节以壳核最多见，累及丘脑以背侧丘脑内侧近第三脑室最多见。T_1WI低信号，T_2WI高信号，急性期DWI高信号，ADC减低，代表能量缺乏细胞毒性水肿。T_2-FLAIR病变信号多不均匀，高信号内可见斑片状及点状低信号，结合Leigh 综合征主要病理改变为细胞局灶性变性坏死、脱髓鞘、胶质细胞和血管增生性改变，病灶内高信号代表脑水肿、脱髓鞘、胶质增生改变，而其内部T_2-FLAIR点片状低信号区，则提示病灶内的不完全坏死。少见类型可表现弥漫脑白质病变甚至多发空腔形成。MRS见Lac峰。具体影像学表现与突变类型有关。

【拓展病例】

病例 患者女性，7天，足月剖宫产，4天前出现反应欠佳，自行吃奶少，无发热抽搐；患儿具有高乳酸血症，血糖、血钠及其他实验室检查未见明确异常。最终基因确诊为Leigh综合征。

皮质脊髓束、基底节、脑干等高耗能区域的对称DWI高信号，符合线粒体相关疾病的病理生理特征，而其他序列尚未显示异常（未给出）（图3-10-2），此种存在皮质脊髓束广泛受累模式的代谢性疾病需重点结合临床病史及血、尿代谢筛查甚至基因检测，与缺血缺氧脑病、低血糖脑病和枫糖尿病等情况进行鉴别，以提供准确的治疗方向。

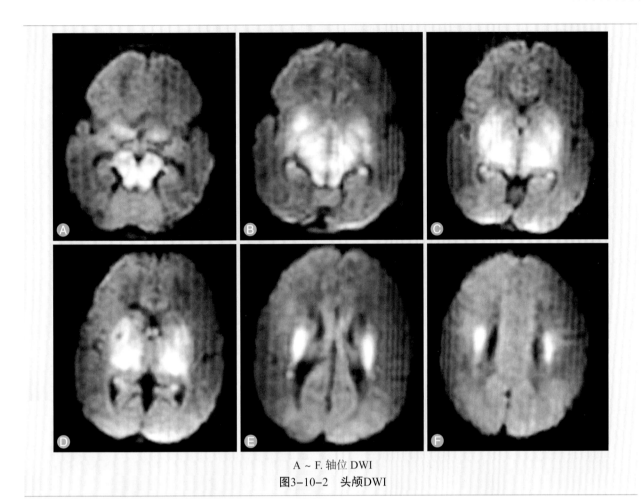

A ~ F. 轴位 DWI

图3-10-2　头颅DWI

【典型征象】

对称性基底节及脑干弥散受限（图3-10-3）。

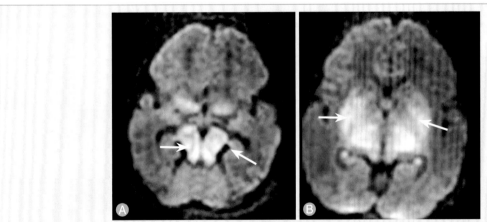

A、B.轴位 DWI，对称性基底节及脑干弥散受限（箭头）

图3-10-3　Leigh综合征DWI

【诊断要点】

1.婴幼儿好发，神经系统的主要损害表现为抽搐、卒中发作、眼外肌麻痹、痴呆、共济失调、视神经病变及特征性呼吸功能紊乱（过度换气发作、呼吸暂停、气短、安静地抽泣）等。

2.对称性基底节、脑干异常信号，急性期弥散受限，MRS见Lac峰。

3.确诊需基因检测。

（主病例由邯郸市第一医院刘彭华医师提供）

（罗　震）

第十一节　Fahr病

【临床资料】

患者女性，29岁。

主诉：言语不清2月余。

【影像学检查】

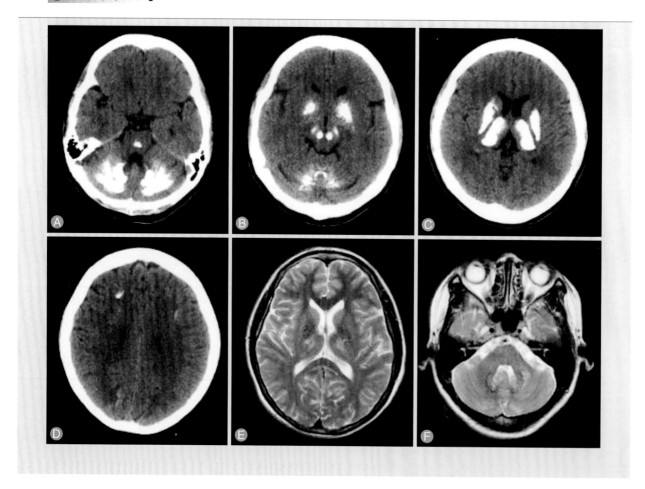

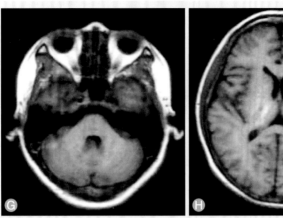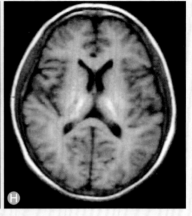

A～D.轴位CT；E、F.轴位T₂WI；G、H.轴位T₁WI

图3-11-1 头颅CT图像和MRI

【解析思路】

1.临床特征：患者为青年女性，言语障碍。

2.影像学特点：CT显示双侧皮层下、基底节区、丘脑、脑干、小脑半球（包括齿状核）对称性高密度钙化。常规MRI序列钙化信号多变，T_1WI呈高信号，T_2WI呈低或高信号，部分钙化病灶在MRI上呈等信号（图3-11-1）。

3.定位：脑实质对称性钙化。

4.定性：病灶表现为双侧小脑、脑干、基底节区、皮层下对称性钙化，考虑Fahr综合征。继发性还是原发性（Fahr病）？

【可能的诊断】

1.生理性钙化

支持点：双侧基底节区出现对称性钙化。

不支持点：多发生于中老年人（随年龄增加而增加）；范围较小，局限在苍白球内；无钙磷代谢异常及临床表现。

2.甲状旁腺功能改变

甲状旁腺功能改变包括：甲状旁腺功能减退、假性甲状旁腺功能减退、假-假性甲状旁腺功能减退、甲状旁腺功能亢进。

支持点：双侧基底节区、丘脑、齿状核出现对称性钙化。

不支持点：血钙磷浓度正常。

3.特发性基底节钙化（Fahr病）

支持点：双侧基底节、齿状核钙化，伴有丘脑、中脑、脑桥、脑白质的钙化；血钙磷浓度均正常；家系型Fahr病最常见的临床症状为言语不清。

不支持点：无。

【基因诊断】

基因检测结果：常染色体隐性遗传的特发性基底节钙化7型相关基因*MYORG*存在一处纯合变异。

【临床诊断】

特发性基底节钙化（Fahr病）。

【讨论】特发性基底节钙化（Fahr 病）

1.概述：双侧对称的纹状体–苍白球–齿状核钙化被称为Fahr综合征，多种原发或继发病因均可导致Fahr综合征。其中，特发性基底节钙化又称Fahr病，是一种罕见的原发性退行性神经疾病，在CT上表现为基底节、齿状核等部位的对称性钙化影，伴或不伴脑白质、皮质、丘脑、中脑、脑桥等部位钙化影，其他部位受累少见，可导致神经、精神、认知功能的异常。

临床诊断标准最早由Moskowitz等学者提出，其后在1989年和2005年分别经过Manyam等学者的修改，目前的诊断标准为：①神经影像学可见双侧对称性基底节区钙化，可有其他区域受累；②进展性神经系统症状，包括运动障碍、精神症状等，起病年龄多在30～50岁，但也可儿童起病；③无生化检查异常和提示线粒体或其他代谢病等全身疾病的证据；④无感染、中毒、外伤等；⑤有常染色体显性遗传家族史。

2.影像学表现：双侧大脑基底节、小脑齿状核、丘脑等部位对称性钙化是Fahr病典型的影像学特点，单纯靠影像学难以与其他导致Fahr综合征的疾病鉴别。甲状旁腺激素、血钙、血磷、降钙素水平均正常是该病与其他疾病相鉴别的关键。

【拓展病例】

病例 患者男性，31岁，渐进性记忆力减退2年。临床诊断Fahr病。

小脑半球对称性钙化灶，呈"倒八字"排列；双侧脑白质对称性钙化灶，脑室旁钙化呈"骨针样"排列；双侧纹状体、苍白球及丘脑钙化灶，呈"双鸟对卧枝样"排列；钙化在SWI呈明显低信号。部分钙化在T$_1$WI表现为高信号，在T$_2$WI表现为高信号（图3-11-2）。

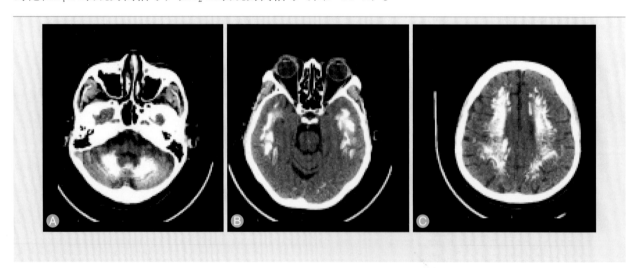

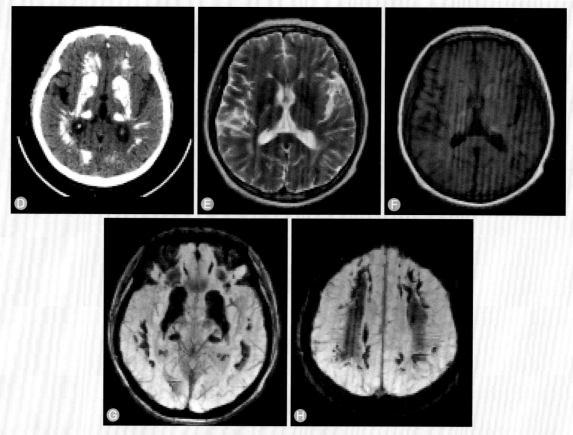

A.轴位 CT，"倒八字"排列；B、C.轴位 CT，"骨针样"排列；D.轴位 CT，"双鸟对卧枝样"排列；E.轴位 T_2WI 高信号；F.轴位 T_1WIG 低信号；G、H.轴位 SWI，钙化低信号

图3-11-2　Fahr病CT图像和MRI

【典型征象】

CT显示双侧基底节可见对称性钙化影（图3-11-3）。

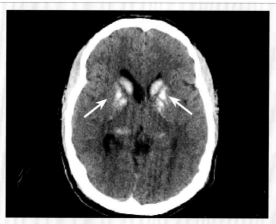

轴位 CT 平扫，双侧基底节对称性钙化影
图3-11-3　Fahr病CT图像

【诊断要点】

1.双侧对称的纹状体-苍白球-齿状核钙化统称为Fahr综合征。

2.特发性Fahr综合征又称为Fahr病。

3.双侧基底节、丘脑、小脑齿状核等部位对称性钙化是Fahr病典型的影像学特点。甲状旁腺激素、血钙、血磷、降钙素水平均正常是该病与其他类似影像学表现疾病相鉴别的关键。

（赵本琦）

第十二节　舞蹈症-棘红细胞增多症

【临床资料】

患者男性，26岁。

主诉：反复口部、四肢不自主运动9月余。

既往史及实验室检查：既往体健，否认家族遗传病、传染病、免疫性疾病、精神病等类似疾病史。肌电图显示双上肢周围神经源性损害（主要累及感觉纤维，远端为著，轴索损害为主），合并左侧T$_{7-9}$脊旁肌神经源性损害。血常规提示棘红细胞占6%，磷酸肌酸激酶4006.3 U/L。

【影像学检查】

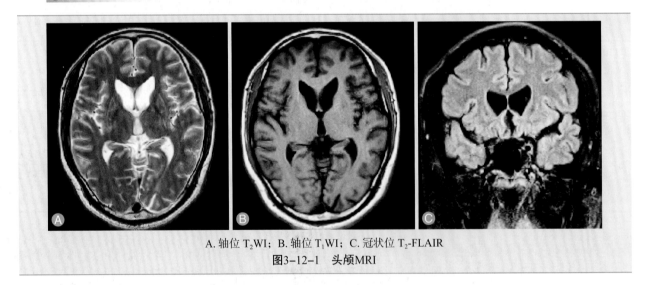

A. 轴位 T$_2$WI；B. 轴位 T$_1$WI；C. 冠状位 T$_2$-FLAIR

图3-12-1　头颅MRI

【解析思路】

1.临床特征：患者于9个月前无明显诱因逐渐出现口部不自主运动，咧嘴、缩唇歪舌，伴嘴唇咬伤，双侧肩部不自主耸肩。

2.影像学特点：双侧尾状核、豆状核萎缩，以双侧尾状核头为著，邻近双侧侧脑室前角扩大（图3-12-1）。

【可能的诊断】

1.亨廷顿病

支持点：口面部及四肢舞蹈样动作，基底核团萎缩，以双侧尾状核头为著，双侧侧脑室前角扩大。

不支持点：亨廷顿病为常染色体显性遗传疾病，常有家族遗传史，无癫痫发作，无周围神经和肌病表现，肌酶一般正常，肢体舞蹈动作幅度大，无食物诱发伸舌表现，外周血棘红细胞不高。

2.肝豆状核变性

支持点：四肢舞蹈样动作，基底核团萎缩，双侧侧脑室前角扩大。

不支持点：基底核团或基底核团及丘脑、脑干对称异常信号。肝肾功能异常，眼部见K-F环。

3.舞蹈症-棘红细胞增多症

支持点：口面部及四肢舞蹈样动作，基底核团萎缩，以双侧尾状核头为著，双侧侧脑室前角扩大，外周血棘红细胞＞3%，肌酸激酶显著升高。

不支持点：无。

【临床诊断】

舞蹈症-棘红细胞增多症。

【讨论】舞蹈症 – 棘红细胞增多症

1.概述：神经棘红细胞增多症是一组罕见的多系统受累的遗传性疾病，一般患病率为（1~5）/10万，患者表现为外周血棘红细胞增多和进行性基底节退行性改变。目前认为神经棘红细胞增多症包括舞蹈症-棘红细胞增多症、无β-脂蛋白血症、X连锁McLeod综合征、类亨廷顿病2型和泛酸盐激酶相关性神经退行性变，其中以舞蹈症-棘红细胞增多症最多见。本病于1967年首先由Critchley描述。

临床表现：主要表现为口面部不自主运动、咬唇舌、舞蹈样运动、癫痫发作、智力减退、认知功能障碍以及精神异常等，其中"唇舌咬伤"是相对特异的临床表现。查体可有腱反射减低或消失、肌张力低下和肌肉萎缩。血清肌酸激酶多增高。

2.影像学表现：MRI可见尾状核头、豆状核萎缩，以尾状核头为著，邻近侧脑室扩大。外周血涂片棘红细胞通常高于3%，但一些学者认为，棘红细胞阴性不能排除本病，*VPS13A*基因检测是确诊本病的"金标准"。

【典型征象】

矩形脑室，尾状核萎缩（图3-12-2）。

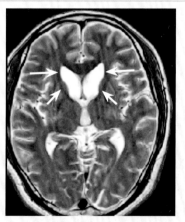

轴位 T$_2$WI，"矩形脑室"（箭头），"尾状核萎缩"（短箭头）

图3-12-2　舞蹈症-棘红细胞增多症MRI

【诊断要点】

1.常有不自主运动，认知功能障碍及精神症状，其中"唇舌咬伤"是相对特异的临床表现。

2.双侧尾状核头萎缩为著，双侧脑室额角扩大为主。

3.需外周血涂片及基因检测，并结合遗传家系特点确诊。

（柏天军）

第十三节　脊髓亚急性联合变性

【临床资料】

患者女性，23岁。

主诉：长期间断吸入笑气一氧二氮（俗称"笑气"），头晕，嗜睡，肢体麻木，肌力减退。

实验室检查：血清维生素B_{12}（VitB$_{12}$）82 pg/mL。

【影像学检查】

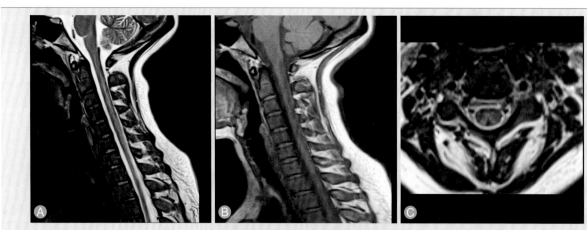

A.矢状位 T_2WI；B.矢状位 T_1WI；C.轴位 T_2WI

图3-13-1　颈髓MRI

【解析思路】

1.临床特征：年轻患者，长期间断吸入"笑气"，出现头晕、嗜睡、四肢麻木感及肌张力减退等相关神经症状，符合脊髓后索受损体征。

2.影像学特点：颈髓长节段性异常信号，轴位脊髓侧后索对称性长T_2WI信号，呈"倒V字形"（图3-13-1）。

3.定位：脊髓后索。

4.定性：代谢/脱髓鞘病变。

【可能的诊断】

1.视神经脊髓炎

支持点：肢体麻木、肌力减退等症状，脊髓长节段异常信号。

不支持点：脊髓主要累及后索，无视神经相关症状，视神经脊髓炎多为横贯性脊髓炎，且中央灰质受累多见。

2.铜缺乏性脊髓病

支持点：脊髓后索+周围神经损害，肢体症状，脊髓后索呈"倒V字形"异常信号。

不支持点：血清铜含量正常。

3.脊髓亚急性联合变性

支持点：有长期吸"笑气"史，头晕、嗜睡及肢体麻木、肌张力减退，颈髓后索典型倒"V"异常信号，脑萎缩，血清VitB$_{12}$下降。

不支持点：无。

【临床诊断】

脊髓亚急性联合变性（笑气中毒）。

【讨论】脊髓亚急性联合变性

1.概述：脊髓亚急性联合变性是由维生素B$_{12}$缺乏造成的神经系统变性疾病，因累及脊髓后索和侧索而得名。

维生素B$_{12}$（VitB$_{12}$）又称钴胺素，是一种由含钴的卟啉类化合物组成的B族维生素。VitB$_{12}$以辅酶的形式参与体内多种代谢反应，是甲硫氨酸合成酶和L-甲基丙二酰辅酶A变位酶的辅酶，甲硫氨酸合成酶催化同型半胱氨酸生成甲硫氨酸，并进一步转化成活性甲基供体-S腺苷甲硫氨酸，甲硫氨酸合成酶功能障碍，导致同型半胱氨酸堆积产生神经血管毒性，活性甲基供体-S腺苷甲硫氨酸减少影响甲基化反应，四氢叶酸再生障碍，一碳单位代谢异常，核酸合成障碍。L-甲基丙二酰辅酶A变位酶催化L-甲基丙二酰辅酶A生成琥珀酰辅酶A，L-甲基丙二酰辅酶A变位酶功能异常，导致L-甲基丙二酰辅酶A大量堆积，引起毒性反应并影响脂肪酸合成代谢。以上改变影响髓鞘的维持及更新，损害脑、脊髓、视神经及周围神经，脊髓病变被称为亚急性联合变性（subacute combined degeneration，SCD）。SCD常继发于消化道溃疡、胃大部分切除后、小肠原发吸收不良症等疾病及"笑气"滥用等，这些会导致VitB$_{12}$缺乏。

"笑气"即一氧化二氮（N$_2$O），其主要影响VitB$_{12}$代谢，不可逆地结合VitB$_{12}$中的钴原子，将钴I（Co$^+$）氧化成钴Ⅲ（Co^{3+}）和钴Ⅱ（Co^{2+}），从而抑制VitB$_{12}$的功能。VitB$_{12}$对髓鞘的合成和维持至关重要，其缺乏会导致神经系统的脱髓鞘改变，尤其容易累及脊髓和周围神经。

典型受累部位及病理基础：SCD脊髓病变最常累及颈、胸髓后索，病理改变为髓鞘脱失、空泡化及轴索变性。脊髓后索主要为感觉性纤维，纤维长且髓鞘厚，故常最先受累；随病变进展，病灶融合，逐渐向上下扩展并向前累及侧索、前索。

2.影像学表现：MRI显示矢状位脊髓纵向长条片状T$_2$WI高信号，横断面影像显示脊髓后索对称性长T$_2$WI信号，呈"倒V字"或"反兔耳"形态。除了"倒V字征"，还可表现为"三角征""小字征""圆点征"。急性期可有强化，有学者认为是破坏血脑屏障导致。部分额叶皮层下白质异常信号，可出现认知障碍。

【拓展病例】

病例 患者女性，44岁，因肢体麻木、乏力就诊，血清VitB$_{12}$＜50 pg/mL，临床诊断SCD（图3-13-2）。

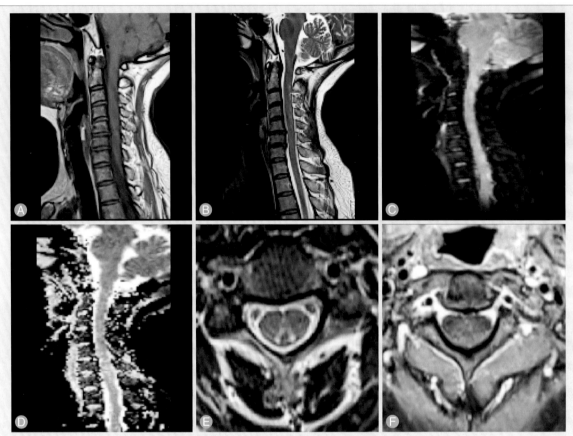

A. 矢状位 T$_1$WI；B. 矢状位 T$_2$WI；C. 矢状位 T$_2$WI 脂肪抑制；D. 矢状位 ADC；E. 轴位 T$_2$WI；F. 轴位 T$_1$WI 增强

图 3-13-2 脊髓亚急性联合变性 MRI

【典型征象】

"倒V字征"或"反兔耳征"（图3-13-3）。

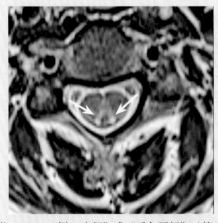

轴位 T$_2$WI，"倒 V 字征"或"反兔耳征"（箭头）

图3-13-3 脊髓亚急性联合变性MRI

【诊断要点】

1.消化道溃疡、胃大部分切除后、小肠原发吸收不良症等疾病及"笑气"滥用等相关病史。

2.出现脊髓后索及侧索损伤症状，如深感觉障碍等。

3.典型MRI表现：脊髓纵向长条片状T_2WI高信号，轴位影像显示脊髓后索对称性T_2WI高信号，呈"倒V字征"或"反兔耳征"。

（李标达）

第十四节　Wernicke脑病

【临床资料】

患者女性，74岁。

主诉：恶心、呕吐20余天，近期出现嗜睡、谵妄状态。

【影像学检查】

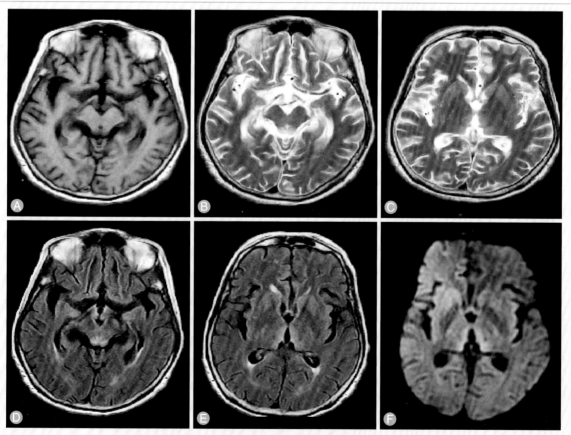

A. 轴位 T_1WI；B、C. 轴位 T_2WI；D、E. 轴位 T_2-FLAIR；F. 轴位 DWI

图3-14-1　头颅MRI

【解析思路】

1.临床特征：患者为老年女性，近期恶心、呕吐多日，出现嗜睡、谵妄等精神异常。

2.影像学特点：双侧丘脑内侧、三脑室旁白质、中脑导水管周围灰质、乳头体内异常信号，T_1WI呈稍低信号、T_2WI及T_2-FLAIR呈稍高信号，DWI呈高信号（图3-14-1）。

3.定位：双侧丘脑内侧、第三脑室旁、中脑导水管周围灰质、乳头体对称性病变。

4.定性：代谢性或炎性病变，Wernicke脑病？

【可能的诊断】

1.视神经脊髓炎谱系病

支持点：恶心、呕吐、嗜睡、谵妄，双侧丘脑内侧、第三脑室旁、中脑导水管周围灰质对称性异常信号。

不支持点：乳头体累及，年龄大。

2.基底动脉尖综合征或大脑大静脉血栓

支持点：嗜睡、谵妄，双侧丘脑对称性异常信号。

不支持点：起病非急性，不符合血管病特点，DWI不呈动脉性分布，大脑大静脉区未见异常信号。

3.黄病毒属脑炎

支持点：恶心、呕吐、嗜睡、谵妄，双侧丘脑、第三脑室旁、中脑导水管周围灰质对称性异常信号。

不支持点：无发热，非急性起病，病程长，不符合病毒感染。

4.Wernicke 脑病

支持点：恶心、呕吐多日，出现嗜睡、谵妄等精神异常，双侧丘脑、中脑导水管周围灰质、乳头体对称性异常信号。

不支持点：无小脑性共济失调、眼肌麻痹。

【临床诊断】

Wernicke脑病。

【讨论】Wernicke 脑病

1.概述：Wernicke脑病（Wernicke encephalopathy，WE）又称为上部出血性脑灰质炎综合征，是一种由于维生素B_1（$VitB_1$）缺乏所引起的危及生命的神经系统疾病。

$VitB_1$主要在小肠吸收，是三羧酸循环和磷酸戊糖途径中3种关键酶（α-酮戊二酸脱氢酶复合体、丙酮酸脱氢酶复合体、转酮醇酶）的重要辅酶，为细胞提供能量。此外，$VitB_1$在维持细胞内外渗透梯度方面也发挥着重要作用。$VitB_1$缺乏会导致大脑细胞能量代谢障碍、局部乳酸中毒、血脑屏障破坏及跨细胞膜离子浓度梯度降低等改变。

病理：第三、四脑室及中脑导水管周围灰质内点状出血，以乳头体明显，严重者累及其他灰质区，部分可见非出血小软化灶。镜下主要改变为毛细血管显著增生及扩张，周围见小出血灶，神经细胞缺血性改变及数量减少，星形胶质细胞及小胶质细胞增生，以上改变以乳头体最明显，晚期改变为灶性坏死，神经细胞大量消失，胶质细胞增生。本病病理和影像学改变与Leigh病高度相似，推测两者有部分相同生化病理机制（Leigh病主要类型之一的机制为丙酮酸脱氢酶复合体异常引起能量产生异常，本病的机制为TPP缺乏继发丙酮酸脱氢酶复合体异常引起能量产生异常），WE、Leigh病（丙酮酸脱氢酶复合体异常型）、生物素硫胺素反应性基底节病（硫胺素转运体异常），三者生化、病理、影像学表现类似，可称"丙酮酸脱氢酶复合体三件套"。

临床表现：该病多呈急性或亚急性起病，以精神障碍、眼肌麻痹和共济失调为主要症状，这三种症状为WE的临床"三联征"。临床最常见于慢性酒精中毒者，此外也见于妊娠剧吐、营养不良、神经性厌食、胃肠道手术后等。病变累及乳头体、丘脑会出现精神及意识障碍，累及导水管、第四脑室周围灰质眼球运动神经核团会出现眼肌麻痹，累及小脑引部及前庭会出现共济失调。病变以乳头体–边缘系统受累为主，表现为Korsakoff综合征。Korsakoff综合征为一种大脑缺乏硫胺（维生素B$_1$）而引起的精神障碍。表现为选择性的认知功能障碍，包括近事遗忘和时间、空间定向障碍。其好发生于酒瘾患者，是急性酒精所致精神病（特别是震颤谵妄）的后遗症，有时也可发生在酒瘾综合征的疾病过程中，并可伴发WE。

2.影像学表现：WE典型发病部位为乳头体、丘脑内侧、第三和第四脑室、导水管周围，特征性表现为乳头体受累（最特异征象，可以是最早征象，也可单独出现），还可累及胼胝体压部、脑神经核、基底节、红核、齿状核、大脑皮层等。部分文献报道非酒精性WE患者更容易出现非典型部位病灶，基底节受累多见于儿科WE患者。

MRI表现为对称条片状T$_1$WI等或低信号、T$_2$WI高信号、T$_2$-FLAIR不同程度高信号。急性期以细胞毒性为主（能量不足），故DWI为高信号，病理上大量新生幼稚血管，血脑屏障不完整，急性期SWI可见小出血灶，增强扫描可强化。

【拓展病例】

病例1　患者男性，49岁，长期饮白酒，每天半斤，临床诊断为WE。皮层、丘脑内侧异常信号（图3-14-2）。

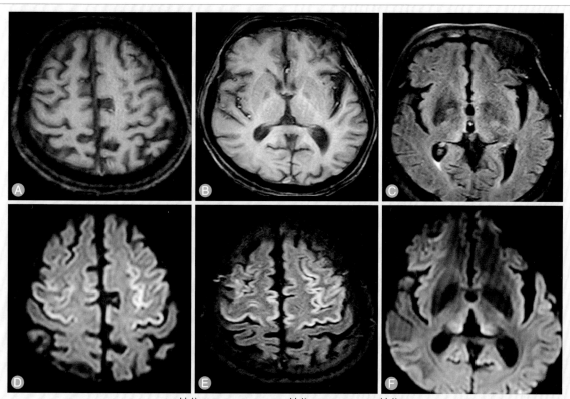

A、B.轴位 T$_1$WI；C、D、E.轴位 T$_2$-FLAIR；F.轴位 DWI

图3-14-2　Wernicke脑病MRI

病例2 患者女性，42岁，腹痛伴恶心呕吐10天，视力模糊，乳头体、导水管和第三脑室周围、丘脑内侧异常信号（图3-14-3）。

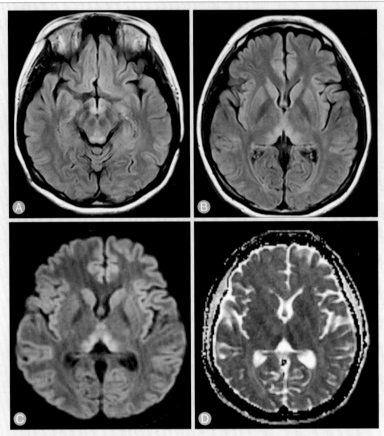

A、B. 轴位 T$_2$-FLAIR；C. 轴位 DWI；D. 轴位 ADC

图3-14-3 Wernicke脑病MRI

【典型征象】

1.导水管周围灰质、乳头体、丘脑内侧T$_2$-FLAIR异常信号（图3-14-4）。

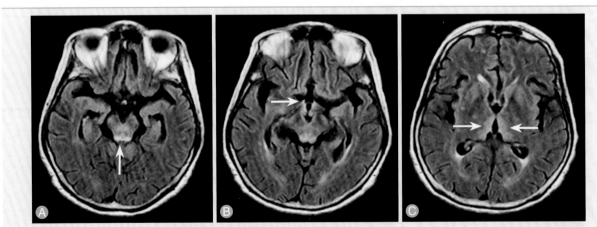

A ~ C.轴位 T$_2$-FLAIR，异常信号（箭头）

图3-14-4 Wernicke脑病MRI

2.皮层"花边征"：DWI、T₂-FLAIR皮层"花边样"高信号（图3-14-5）。

皮层"花边征"主要见于能量代谢性疾病，除Wernicke脑病外，还可见于线粒体脑病、低血糖脑病、CO中毒脑病、缺血缺氧性脑病、渗透髓鞘溶解综合征、病毒性脑炎、CJD、自身免疫性脑炎等。

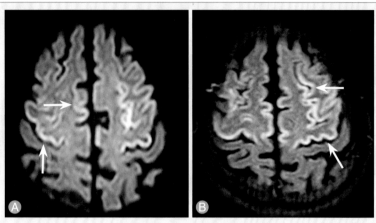

A.轴位 DWI；B.轴位 T₂-FLAIR。皮层"花边征"（箭头）

图3-14-5　Wernicke脑病MRI

【诊断要点】

1.患者发病常有酗酒、营养不良等病因。

2.典型临床"三联征"为精神障碍、眼肌麻痹和共济失调，但同时出现三联征的概率不高，出现其中之一就要考虑本病可能。

3.典型影像学改变：酒精中毒者多为乳头体、丘脑内侧、第三和第四脑室、导水管周围受累；非酒精中毒者常见基底节、皮层受累。

4.VitB₁治疗有效。

（拓展病例由密山市裴德医院苑芳医师、中国人民解放军联勤保障部队第907医院易自生医师提供）

（李标达）

第十五节　非酮症性糖尿病性偏侧舞蹈症

【临床资料】

患者女性，55岁。

主诉：突发左侧肢体不自主扭动5天。

糖化血红蛋白（HbA1c）为15.3%（正常值为4%～6%）。

【影像学检查】

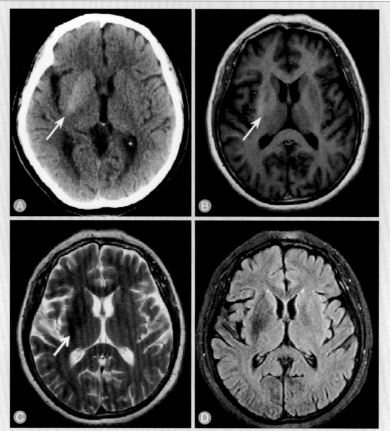

A.轴位 CT，均匀高密度影（箭头）；B.轴位 T_1WI，高信号（箭头）；C.轴位 T_2WI，低信号（箭头）；D.轴位
T_2-FLAIR

图3-15-1　头颅CT图像和MRI

【解析思路】

1.临床特征：患者为中年女性，起病急，左侧肢体不自主扭动。

2.影像学特点：①CT可见豆状核整体较均匀高密度影；②T_1WI呈稍高信号，T_2WI及T_2-FLAIR呈稍低信号（图3-15-1）。

【可能的诊断】

1.急性脑血管病

支持点：急性起病，偏侧肢体运动异常。

不支持点：CT豆状核高密度影，边界清晰，无水肿。

2.肝性脑病

支持点：T_1WI高信号。

不支持点：无肝硬化等肝脏基础疾病，肝性脑病主要表现为意识障碍、行为人格改变、扑翼样震颤等，双侧基底节主要是苍白球T_1WI高信号，T_2WI多无异常信号。

3.非酮症高血糖性偏侧舞蹈症

支持点：血糖升高，急性起病，偏侧肢体不自主扭动。CT豆状核呈稍高密度影，T_1WI呈稍高信号。

不支持点：无。

【临床诊断】

非酮症糖尿病性偏侧舞蹈症。

【讨论】非酮症糖尿病性偏侧舞蹈症

1.概述：非酮症性高血糖可表现为多种神经功能障碍，其中偏侧舞蹈症是其少见的临床表现之一。亚洲老年女性多见。急性或亚急性起病，多表现为单侧肢体和（或）面部、颈部突发舞蹈样不自主运动，常上肢较重。极少数可累及双侧肢体。

2.影像学表现：非酮症性高血糖合并偏侧舞蹈症的影像学表现具有特征性，表现为患肢对侧纹状体（主要是尾状核头和豆状核）异常，可以尾状核头+壳核+苍白球均累及，也可累及尾状核头+壳核，也可只累及尾状核头或壳核等，其中壳核最常受累。内囊前肢回避。CT高密度影，CT值40~50 Hu，MRI上T_1WI呈高信号，T_2WI信号随检查时间不同表现各异，可呈低信号或等信号，DWI呈略低信号或等信号。整体边缘清晰，无周围水肿及占位效应。异常密度或信号可均匀或不均匀。少数可双侧发病。

CT高密度影及T_1WI高信号确切机制尚不明了，可能是由小的出血灶、可逆性钙盐或锰等矿物质沉积造成，还有髓鞘破坏、胶质细胞增生等多种学说。

CT高密度影消失时间为2~6个月，T_1WI高信号消失时间可能为1年左右。影像学改变可逆，影像学表现恢复常晚于临床。

患者临床表现与影像学表现并非呈现绝对的一致性，部分患者有临床表现，但不一定伴有典型影像学改变；部分患者可有典型的影像学改变，但临床症状不明显或不典型，呈现多样化趋势。文献曾有报道，非酮症性高血糖相关性舞蹈症可大致归纳为5个类型：①经典型，绝大多数为此类型；②没有高血糖，但有症状及影像学改变；③非酮症性高血糖，有症状，但无影像学改变；④非酮症性高血糖，有影像学改变，但无症状；⑤非酮症性高血糖，双侧症状，有影像学改变。

【典型征象】

纹状体CT高密度影，T_1WI高信号（图3-15-2）。

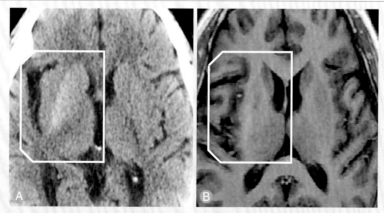

A. 轴位 CT，高密度影（白框）；B. 轴位 T_1WI，高信号（白框）

图3-15-2　非酮症糖尿病性偏侧舞蹈症CT图像和MRI

【诊断要点】

1.患有非酮症高血糖。

2.偏侧舞蹈样不自主运动。

3.特征性影像学表现：患肢对侧纹状体CT高密度影，T$_1$WI高信号，T$_2$WI低信号或等信号。

（病例由驻马店市第二医院唐玉峰医师提供）

（罗　震）

第十六节　慢性肝性脑病

【临床资料】

患者女性，68岁。

主诉：确诊肝硬化失代偿期3年余，意识改变1天。

神志欠清，贫血貌；皮肤巩膜黄染；肝脏相关酶学多个指标异常。

【影像学检查】

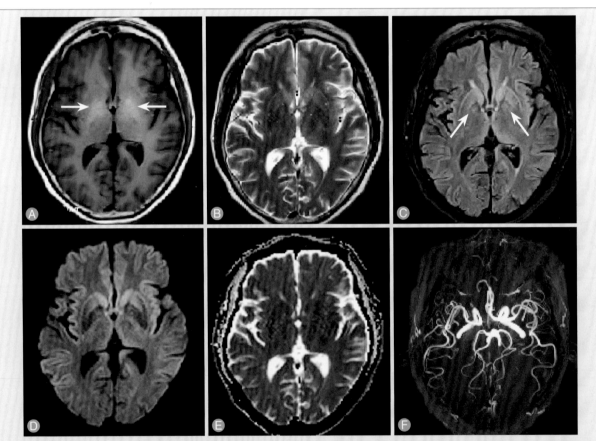

A.轴位 T$_1$WI；B.轴位 T$_2$WI，片状高信号（箭头）；C.轴位 T$_2$-FLAIR，稍高信号（箭头）；D.轴位 DWI；E.轴位 ADC；F.MRA

图3-16-1　头颅MRI和MRA

【解析思路】

1.临床特征：患者为老年女性，有肝硬化病史，慢性病程，意识改变伴皮肤巩膜黄染。

2.影像学特点：①T₁WI苍白球对称性片状高信号；②T₂-FLAIR呈稍高信号；③T₂WI、DWI、ADC、MRA序列未见明显异常信号（图3-16-1）。

【可能的诊断】

1.肝豆状核变性

支持点：T₁WI双侧基底节对称高信号（注：肝豆状核变性T₁WI多为低信号）。

不支持点：本例年龄大，未见角膜K-F环。无基底节、丘脑T₂WI高信号。

2.一氧化碳中毒

支持点：双侧苍白球受累。

不支持点：无相关毒物接触史，一氧化碳中毒双侧苍白球一般呈T₁WI低信号，T₂WI高信号，与本例不符。

3.神经纤维瘤病Ⅰ型

支持点：双侧苍白球受累。

不支持点：本例年龄大，皮肤未见"牛奶咖啡斑"。NF1患者脑干、小脑、基底节、室周白质内良性T₂WI高信号，多呈欠规则片状，边界多不清。

4.慢性肝性脑病

支持点：慢性病程，肝硬化失代偿期，意识改变；T₁WI双侧苍白球对称性稍高信号。

不支持点：无。

【临床诊断】

慢性肝性脑病。

【讨论】慢性肝性脑病

1.概述：慢性肝性脑病（hepatic encephalopathy，HE）通常又称为肝昏迷，是由肝硬化或严重肝脏疾病所致的神经精神综合征，临床主要表现为意识障碍、行为失常、人格改变、扑翼样震颤及昏迷等，严重时还会导致患者死亡。

2.影像学表现：患者T₁WI序列表现为双侧苍白球对称性高信号。部分病例可见双侧皮质脊髓束T₁WI低信号、T₂WI高信号。若伴有脑萎缩尤其是小脑萎缩，则提示患者存在肝性脑病可能。

大部分患者磁共振表现为双侧基底节尤其苍白球对称的T₁WI高信号，一般认为是锰沉积所致，垂体前叶、下丘脑、中脑T₁WI高信号，相对少见。MRS提示肌醇峰降低，谷氨酰胺/谷氨酸盐峰升高，胆碱峰降低。肌醇/肌酐比值降低，谷氨酰胺/肌酐比值升高，前者被认为是最敏感指标。

有学者认为，慢性肝性脑病的磁共振检查的异常高信号，会随着患者的门体分流血管管径或肝衰竭程度的增加而增强，而经较长时间的治疗后，患者的这些异常信号会逐渐减弱或消失，说明这些异常高信号不是由结构性改变引起而是由代谢异常所致。

【典型征象】

T₁WI显示双侧苍白球对称片状高信号（图3-16-2）。

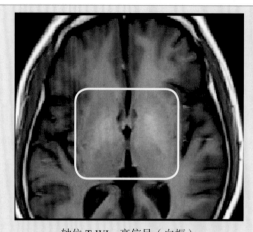

轴位 T_1WI，高信号（白框）

图3-16-2　慢性肝性脑病MRI

【诊断要点】

1.患者多有肝硬化等基础疾病，该病为慢性病程，常出现意识改变、行为人格改变、扑翼样震颤等症状。

2.T_1WI表现为双侧苍白球对称片状高信号，垂体、下丘脑、中脑T_1WI也可呈高信号，脑萎缩。

（主病例由钦州市第一人民医院吕华东医师提供）

（罗　震）

第十七节 低血糖脑病

【临床资料】

患者男性，2天。

因"反复抽搐16小时"入院。

实验室检查：外院住院期间血糖最低1.3 mmol/L；电解质、心肌酶谱、CRP未见异常。

【影像学检查】

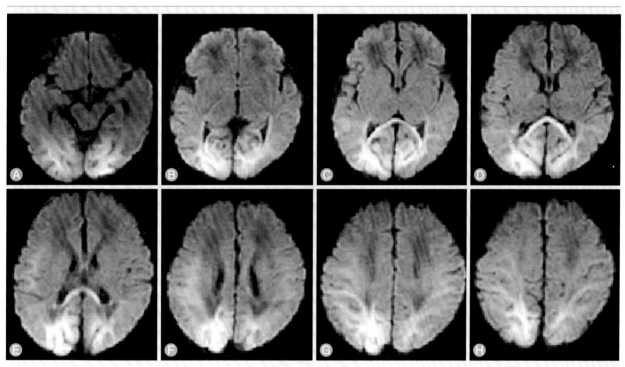

A ~ H. 轴位 DWI

图3-17-1 头颅DWI序列

【解析思路】

1.临床特征：患者为新生儿，以抽搐发病，无发热，定位于皮层可能大。

2.影像学特点：双侧对称枕顶叶、胼胝体压部DWI高信号（图3-17-1）。

3.定位：枕顶叶、胼胝体压部。

4.定性：代谢性脑病。

【可能的诊断】

1.遗传性代谢性脑白质病

支持点：起病年龄早，反复抽搐。影像学表现为脑内对称性病变。

不支持点：病种繁多，部分有特征性的临床表现和影像学特点。血糖最低1.3 mmol/L，明确支持继发脑白质病。

2.其他中毒代谢性疾病

支持点：影像为脑内对称性病变。

不支持点：无相关病史，而有明确低血糖。

3.低血糖脑病

支持点：新生儿，反复抽搐。双侧枕顶叶、胼胝体压部DWI高信号，病变对称。血糖最低1.3 mmol/L。

不支持点：无。

【临床诊断】

新生儿低血糖脑病。

【讨论】新生儿低血糖脑病

1.概述：低血糖脑病是指各种原因引起的血糖低于2.8 mmol/L而出现的一系列交感神经兴奋和中枢神经功能紊乱的一组临床综合征。

脑耗氧耗糖明显多于其他器官，脑占体重约2.5%，但耗氧量约占全身20%，耗糖更是占肝脏储存血糖的75%。脑细胞没有自我存储的能量，所需能量完全来自血液中的糖分。新生儿各系统功能不完善，相比其他年龄段低血糖更为常见。

病因：①器质性低血糖：见于胰岛疾病如胰岛素瘤、胰外疾病、肝脏疾病、糖代谢异常、严重感染、腹腔肿瘤等；②功能性低血糖：指患者本身无直接引起本病的器质性疾病，一般为进食后胰岛素分泌过多所致；③外源性低血糖：多为降血糖药物使用过量所致。

病理：低血糖发作时大脑皮质、海马区、基底节最为敏感。脑组织缺糖早期可出现充血，随后由于钠钾泵受损，可出现脑水肿、坏死；晚期神经细胞坏死、消失，形成脑软化。

临床表现：大脑皮层受抑制时，定向力、记忆力等下降，意识逐渐丧失，时间较长或重者会出现深昏迷。皮层下中枢受抑制后会出现阵挛、阵发性惊厥等。低血糖脑病表现形式多样，有时以急性偏瘫、失语等形式起病，酷似脑血管病，应注意甄别。临床中，依据脑损害的临床表现、血糖降低等相关实验室检查和补充葡萄糖治疗效果显著，常可做出诊断，甚至病因学诊断。

2.影像学表现：新生儿低血糖脑病一般顶枕叶受累，灰白质均累及，病变分布较对称，病灶范围可逐渐蔓延至胼胝体压部、内囊后肢和放射冠。T_1WI呈低信号，T_2WI呈高信号，DWI呈高信号，ADC呈低信号，DWI较T_1WI、T_2WI更早显示病变。MRS可见大脑皮层磷酸肌酐降低50%，Lac峰增高，NAA峰降低，代谢的变化先于病理形态学的变化。

成年人低血糖脑病大脑皮质、海马区、基底节最易累及，胼胝体压部、内囊后肢也可受累，单纯累及胼胝体压部者预后较好，丘脑、脑干、小脑、脑白质不易累及，病变对称或不对称；后期T_1WI见脑回样高信号，提示皮质层状坏死。

【拓展病例】

病例1 患者男性，86岁，4小时前无明显诱因出现意识不清，伴抽搐，血糖1.94 mmol/L（图3-17-2）。

病例2 患者男性，3天，发现血糖低、反应差3天，末梢血糖为2.1 mmol/L（图3-17-3）。

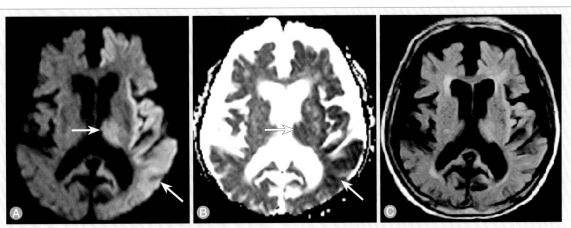

A. 轴位 DWI；B. 轴位 ADC；C. 轴位 T₂-FLAIR。皮层及丘脑弥散受限（箭头）

图3-17-2　成年人低血糖脑病MRI

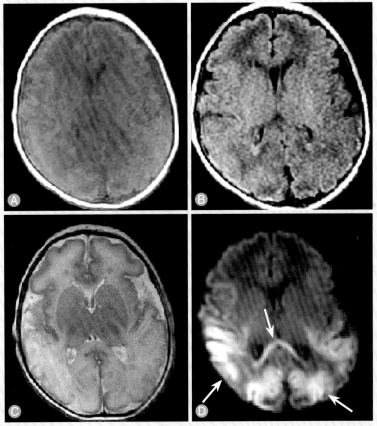

A. 轴位 T₁WI；B. 轴位 T₂-FLAIR；C. 轴位 T₂WI；D. 轴位 DWI。双侧顶枕叶及胼胝体压部受累，DWI 序列较其他序列更早更好地显示病变（箭头）

图3-17-3　新生儿低血糖脑病MRI

【典型征象】

顶枕叶、胼胝体弥散受限，灰白质均累及，以灰质受累为主（图3-17-4）。

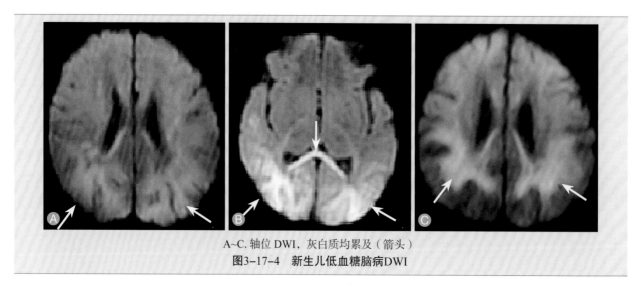

A~C. 轴位 DWI，灰白质均累及（箭头）

图3-17-4 新生儿低血糖脑病DWI

【诊断要点】

1.新生儿以双侧枕顶叶、胼胝体压部为主，病变对称。成年人低血糖脑病最易累及大脑皮质、海马区、基底节，胼胝体压部、内囊后肢也可累及，DWI呈高信号。

2.血液检查显示血糖低。

（姜文强）

第十八节 甲状旁腺功能减退症

【临床资料】

患者女性，38岁。

主诉：抽搐1次，伴手颤抖。

实验室检查：提示PTH降低、血钙降低、血磷升高。

【影像学检查】

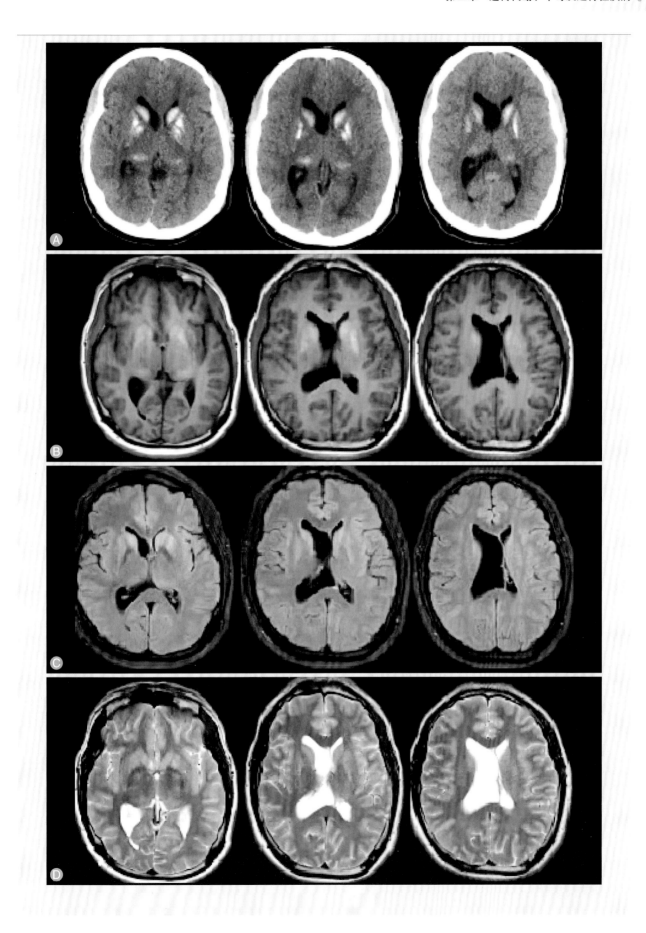

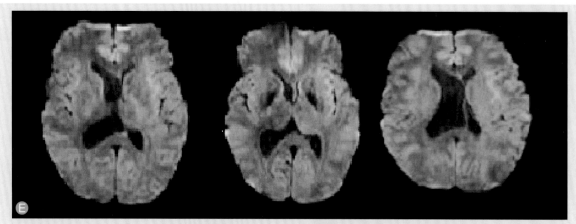

A.轴位CT；B.轴位T₁WI；C.轴位T₂-FLAIR；D.轴位T₂WI；E.轴位DWI

图3-18-1 头颅CT图像和MRI

【解析思路】

1.临床特征：明确的甲状旁腺功能减退病史。

2.影像学特点：CT显示双侧基底节、丘脑对称性高密度钙化影；MRI显示双侧基底节、丘脑对称性T₁WI高信号，T₂WI等信号，FLAIR稍高信号，DWI等信号（图3-18-1）。

3.定位：双侧基底节、丘脑。

4.定性：病史、影像学、实验室检查均符合甲状旁腺功能减退症。

【可能的诊断】

1.生理性钙化

支持点：双侧基底节区出现对称性钙化。

不支持点：多发生于中老年人；范围较小，局限在苍白球内。

2.Fahr病

支持点：双侧对称的纹状体-苍白球-齿状核钙化，伴有丘脑、中脑、脑桥、脑白质的钙化。血钙磷浓度均正常。家系型Fahr病最常见的临床症状为言语不清。

不支持点：实验室检查提示PTH降低、血钙降低、血磷升高。

3.甲状旁腺功能改变

甲状腺功能改变包括：甲状旁腺功能减退、假性甲状旁腺功能减退、假-假性甲状旁腺功能减退；甲状旁腺功能亢进。

支持点：双侧基底节区、齿状核出现对称性钙化。实验室检查提示PTH降低、血钙降低，血磷升高。

不支持点：无。

【临床诊断】

甲状旁腺功能减退症。

【讨论】甲状旁腺功能减退症

1.概述：甲状旁腺功能减退症简称甲旁减，指甲状旁腺素（parathyroid hormone，PTH）产生减少或作用缺陷而导致的临床综合征。

病因：①PTH生成减少，如甲状旁腺手术损伤、颈部放疗等；②PTH分泌障碍，如低镁血症；

③PTH作用障碍，典型为假性甲状旁腺功能减退，PTH受体或受体后功能缺陷，PTH对靶器官（肾和骨）组织细胞作用受阻，导致PTH抵抗。

病理生理：基本生化改变为低钙血症和高磷血症。PTH缺乏，动员骨钙入血障碍，肾小管重吸收钙障碍，导致低钙血症，肾排磷障碍，血磷增高。钙磷代谢障碍，血磷明显增高，钙磷乘积增大，发生转移性钙化，以脑基底节明显。

临床表现：①神经肌肉应激性增高：主要有麻木、刺痛和蚁走感，严重者呈手足搐搦，甚至全身肌肉收缩、喉痉挛；②神经精神症状：癫痫发作，其类型多变，伴有肌张力增高、手颤抖，精神症状有兴奋、焦虑、恐惧、烦躁、抑郁和谵妄等；③外胚层组织营养障碍：如低钙性白内障、出牙延迟、牙发育不全、皮肤角化过度、指（趾）甲变脆、粗糙和裂纹及头发脱落等；④转移性钙化：多见于脑基底节，常呈对称性分布，脑CT检查阳性率高，约50%，病情重者，小脑齿状核、额叶和顶叶等也可见散在钙化，其他软组织、肌腱、脊柱旁韧带等均可发生钙化；⑤假性甲状旁腺功能减退症特殊表现：典型患者常有所谓AHO体型（身材矮粗、体型偏胖、脸圆、颈短、盾状胸），指、趾骨畸形（多为第4、5掌骨或跖骨）；⑥实验室检查低钙血症、高磷血症、PTH减低。

2.影像学表现：主要是脑组织内钙化，双侧基底节对称性钙化较常见，丘脑、小脑齿状核也是经常累及区域。CT呈高密度影，MRI信号多变，可呈T_1WI高信号，T_2WI低信号，SWI低信号。

3.其他甲状旁腺谱系疾病：①假甲状旁腺功能减退症是一种具有甲状旁腺功能减退症的症状和体征的遗传性疾病，本质是靶器官（肾和骨）对甲状旁腺素失敏，甲状旁腺增生，血甲状旁腺激素增加，临床表现具有独特的骨骼和发育缺陷。典型患者伴发育异常、智力障碍及Albright骨营养不良［身材矮胖、脸圆、颈短、指趾骨畸形（多为第4、5掌骨或跖骨）等］，血清生化检查提示甲状旁腺素升高，伴血钙降低，血磷增高；②假-假性甲状旁腺功能减退症是假性甲状旁腺功能减退症的不完全型、与遗传有关，临床表现类似假甲状腺功能减退症、特征性发育异常和Albright骨营养不良，但无抽搐，实验室检查血钙、血磷、PTH正常。

4.基底节钙化相关知识总结见表3-18-1。

表 3-18-1 基底节钙化相关知识

疾病		外貌	血 PTH	血钙	血磷
甲旁减		正常	↓	↓	↑
假性甲旁减	1a型	异常	↑	↓	↑
	2b型	正常	↑	↓	↑
	2型	正常	↑	↓	↑
假-假性甲旁减		异常	异常	正常	正常
Fahr病		正常	正常	正常	正常

【典型征象】

基底节钙化呈"双鸟对卧枝征"（图3-18-2）。

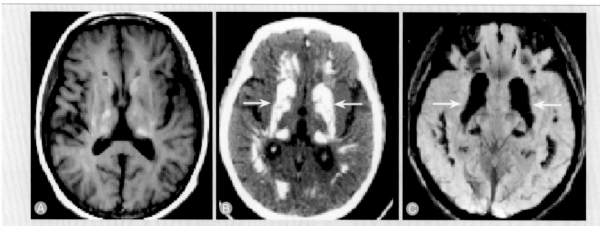

A. 轴位 T₁WI；B. 轴位 CT 平扫；C. 轴位 SWI。基底节钙化呈 "双鸟对卧枝征"（箭头）

图3-18-2　甲状旁腺功能减退症CT图像和MRI

【诊断要点】

1.临床症状如神经肌肉症状，实验室检查提示低钙高磷血症，PTH降低。

2.头颅CT、MRI显示基底节为主的对称性钙化。

3.发现类似病变时应立即想到基底节钙化疾病谱，结合相关临床病史资料及实验室检查，一般可明确病因学诊断。

（姜文强）

第十九节　尿毒症脑病

【临床资料】

患者女性，51岁。

主诉：双下肢水肿6年余，确诊慢性肾脏病（chronic kidney disease，CKD）5期2年余。

【影像学检查】

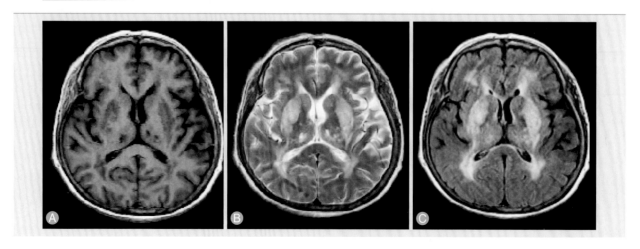

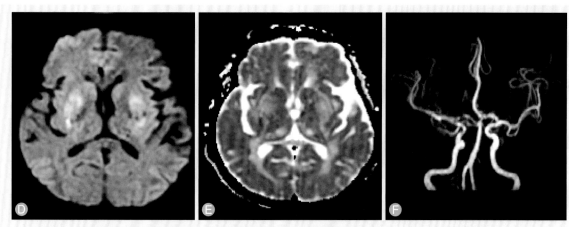

A.轴位T₁WI；B.轴位T₂WI；C.轴位T₂-FLAIR；D.轴位DWI；E.轴位ADC；F.MRA

图3-19-1 颅脑MRI和MRA

【解析思路】

1.临床特征：患者为中年女性，有慢性肾病病史。

2.影像学特点：双侧基底节、丘脑及脑室旁见斑片状异常信号，T₁WI呈低信号，T₂WI及T₂-FLAIR呈高信号，边界较清晰，双侧大致对称，豆状核DWI呈高信号，ADC呈等、稍高信号（图3-19-1）。

3.定位：脑内。

4.定性：代谢性疾病。

【可能的诊断】

1.缺血缺氧性脑病

支持点：双侧基底节高能代谢区细胞毒性水肿、血管源性水肿状态。

不支持点：缺乏相应的心肺复苏等缺血缺氧病史。

2.遗传性代谢性疾病

支持点：影像学上双侧基底节呈对称性异常信号。

不支持点：发病年龄偏大、起病急，成年人遗传代谢性疾病多具有相关病史，且大部分疾病进展缓慢。

3.甲醇中毒

支持点：影像学上双侧基底节呈对称性异常信号，见"豆状核叉征"。

不支持点：有慢性肾病病史，无相关甲醇接触史。

4.肝性脑病

支持点：双侧丘脑、基底节区对称性异常信号。

不支持点：病史不符合，患者无肝硬化病史及失代偿等肝性脑病的诱发因素。T₁WI表现为双侧苍白球对称片状高信号，垂体、下丘脑等部位也可表现T₁WI高信号。

5.尿毒症脑病

支持点：有慢性肾病病史，发病部位为双侧额、顶叶及双侧基底节、丘脑，见"豆状核叉征"。

不支持点：无。

【讨论】尿毒症性脑病

1.概述：尿毒症性脑病（uremic encephalopathy，UE）为急/慢性肾衰竭继发出现中枢神经系统损伤，也称为肾性脑病（renal encephalopathy，RE）。

UE发病机制尚不明确，可能的发病机制有以下几种。①体内有毒代谢物潴留，影响脑组织的正常代谢；②内分泌紊乱及电解质酸碱失衡，尿毒症继发甲状旁腺功能亢进，致甲状旁腺激素升高，钙离子进一步内流，最终造成脑细胞内钙离子代谢紊乱，血钠降低、血钾增高改变血浆渗透压从而导致细胞性脑水肿；③血红蛋白下降，严重贫血可直接或间接损害神经细胞；④血液透析时，血中毒素下降过快，使血浆渗透压降低，最终导致水肿，尿毒症对脑组织产生可逆或不可逆的损害。

临床表现为记忆力下降等认知障碍、精神症状、意识障碍、震颤、癫痫等。

2.UE的影像学表现可归结为4种类型：基底节受累，皮质或皮质下受累，白质受累，上述两个及以上部位受累。

基底节受累的影像学表现在亚洲糖尿病患者中更常见，易合并代谢性酸中毒，可能是由基底节的高代谢活性、对缺氧和代谢性损伤最为敏感所致。UE常表现为双侧对称异常信号灶，T_1WI呈低信号，T_2WI及T_2-FLAIR呈高信号。早期特有的影像学特征，即所谓的"豆状核叉征"（lentiform fork sign，LFS），即T_2WI、T_2-FLAIR出现弧线形高信号（由外向内分别为外囊、外髓帆、内髓帆）包绕壳核和苍白球。DWI及ADC表现为血管源性水肿，部分病例在病灶中心尤其是苍白球会发生不可逆的细胞毒性水肿，并遗留囊性变。LFS也可能存在于其他原因引起的代谢性酸中毒疾病中，如甲醇中毒等。

累及皮质或皮质下病变主要见于顶枕叶，对称或不对称，影像学呈PRES样表现。

当病变表现为幕上白质受累时，无特异性，DWI呈细胞毒性水肿。有85%的UE患者会合并出现脑萎缩，以额叶及颞叶为著。功能成像研究发现UE患者MRS存在Cho /Cr值、m I/Cr值升高。ASL技术显示存在弥漫脑区灌注增高，且与血红蛋白水平呈负相关。SWI早期发现UE患者脑内微出血灶。

【典型征象】

"豆状核叉征"，即T_2WI、T_2-FLAIR出现弧线形高信号（由外向内分别为外囊、外髓帆、内髓帆）包绕壳核和苍白球（图3-19-2）。

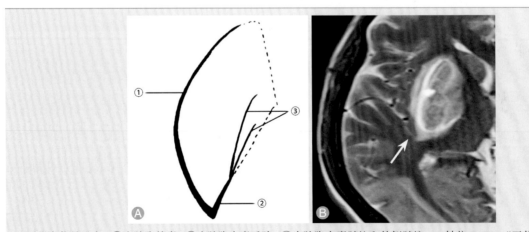

A.弧形高信号示意，①为肿胀外囊，②为肿胀内囊后肢，③为肿胀内囊髓纹和外侧髓纹；B.轴位T_2WI，"豆状核叉征"（箭头）

图3-19-2 尿毒症性脑病MRI

【诊断要点】

既往没有神经、精神方面病史，没有肝脏病史，有急/慢性肾病病史，出现神经系统症状。影像学表现为双侧基底节区及双侧枕、顶叶等部位较对称性异常信号灶，可见特异征象"豆状核叉征"。

（李欣蓓）

第二十节 热射病

【临床资料】

患者男性，43岁。

夏季午后高温工地打工，突发晕倒。否认高血压病、糖尿病史。

专科检查：入院前测体温为39.7 ℃，神志昏迷，物理降温后逐渐清醒。神经系统查体未见明显阳性体征。

【影像学检查】

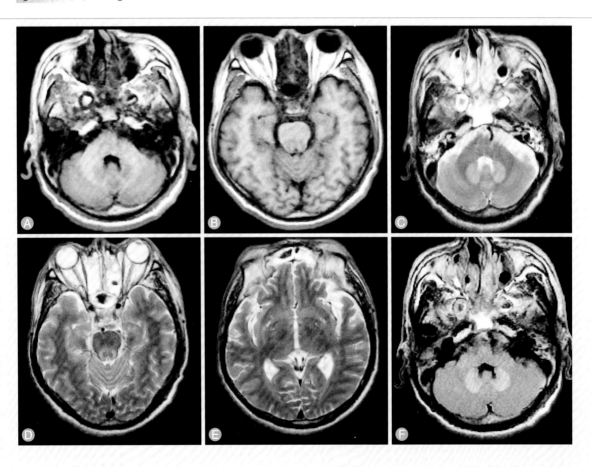

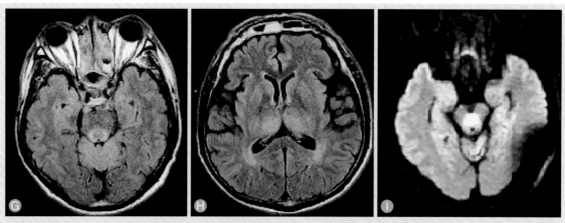

A、B. 轴位 T_1WI；C ~ E. 轴位 T_2WI；F ~ H. 轴位 T_2-FLAIR；I. 轴位 DWI

图3-20-1　头颅MRI

【解析思路】

1.临床特征：有高温照射病史，体表温度39.7 ℃，出现意识障碍昏迷，物理降温后逐渐清醒。

2.影像学特点：MRI检查显示小脑齿状核、脑桥、中脑导水管周围及丘脑呈对称性病变，T_1WI低信号，T_2WI/T_2-FLAIR高信号，DWI高信号，ADC低信号（图3-20-1）。

3.定位：小脑齿状核、脑桥、中脑导水管周围及丘脑。

4.定性：患者无基础疾病，高温照射后昏迷，降温后清醒，脑内对称性异常信号，弥散受限，热射病可能性大，但要与中毒、遗传代谢类脑病鉴别。

【可能的诊断】

1.甲硝唑中毒性脑病

支持点：双侧小脑齿状核、脑桥、中脑导水管周围及丘脑呈对称性病变，弥散受限。

不支持点：无相关用药史，而有明确热照射病史。

2.遗传代谢性脑病

支持点：双侧小脑齿状核、脑桥、中脑导水管周围及丘脑呈对称性病变。

不支持点：一般都是慢性病程，本例热照射病史明确。

3.热射病

支持点：有高温照射病史并继发昏迷，小脑齿状核脑桥，中脑导水管周围及丘脑呈对称性异常信号。

不支持点：无。

【临床诊断】

热射病。

【讨论】热射病

1.概述：热射病是由于暴露于热环境和（或）剧烈运动所致的机体产热与散热失衡，以核心温度升高≥40 ℃（近似，不绝对）和中枢神经系统异常为特征，并伴有多器官损害的危及生命的临床综合征。根据病因，热射病分为经典型和劳力型两种。热射病的诊断主要基于临床表现，特别是高热、意识改变、热暴露史（经典型）或强体力活动（劳力型）"三联征"。

临床表现：严重的热射病会伴有脑水肿。脑损伤的部位主要集中在小脑，表现为广泛的脑细胞萎缩与浦肯野细胞损伤。脑部是热射病早期最易受累的器官之一，而且恢复较慢，在存活的患者中永久性的神经损伤发生率仍可达20%～30%。

急性期的检查结果少见异常且多无特异性，主要表现为脑水肿、梗死和出血。影像学中最易累及小脑，以迟发型小脑萎缩常见。随着影像学研究的不断深入，发现小脑外的其他区域，如海马、大脑皮质、基底节、丘脑等也可累及，皮质下白质和脊髓等部位少见。

2.影像学表现：①头颅CT：对于意识障碍的热射病患者，头颅CT检查有助于发现和鉴别严重的脑水肿、出血等，发病早期头颅CT多无阳性发现，2～5天可出现脑实质弥漫性水肿，但也有在发病之初头颅CT即表现出脑水肿和灰白质界线不清的报道，凝血功能差者可出现蛛网膜下腔出血；②头颅MRI：热射病中枢神经系统损伤部位广泛，常见部位为小脑，其次为基底节区、丘脑、边缘系统，少见部位为脊髓前角运动神经元、皮层下白质、脑干等。

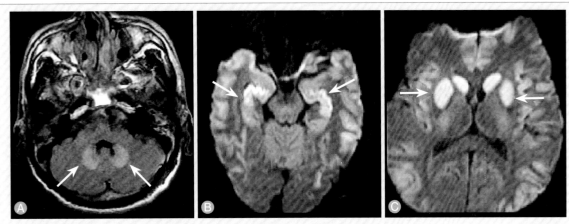

A. 轴位 T_2-FLAIR；B、C.轴位 DWI。易累及的部位（箭头）

图3-20-2 热射病MRI

【典型征象】

双侧齿状核、海马、基底节受累（图3-20-2）。

【诊断要点】

1.热暴露史，高热、意识改变。

2.MRI显示小脑、基底节区、丘脑、边缘系统对称异常信号。

（病例由聊城市第二人民医院王子堂医师提供）

（李新和）

第二十一节 原发性胼胝体变性

【临床资料】

患者男性，61岁。

主诉：头晕伴下肢无力10余天，加重6天。

既往史：饮酒40多年，1天2斤白酒。

【影像学检查】

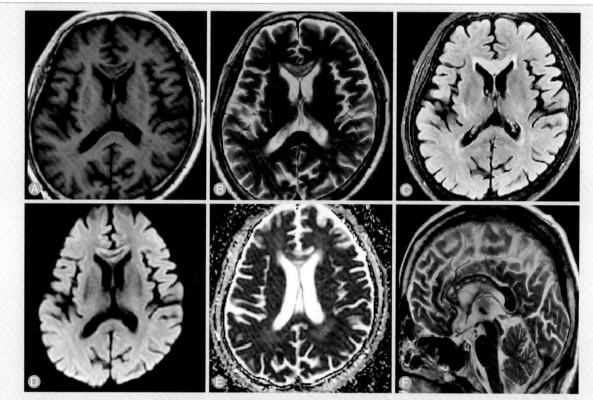

A. 轴位 T_1WI；B. 轴位 T_2WI；C. 轴位 T_2-FLAIR；D. 轴位 DWI；E. 轴位 ADC；F. 矢状位 T_2WI

图3-21-1　头颅MRI

【解析思路】

1.临床特征：长期饮酒，肢体无力症状。

2.影像学特点：胼胝体条片状异常信号，T_1WI呈低信号、T_2WI及T_2-FLAIR呈高信号，DWI呈边缘高信号，矢状位胼胝体中层水样长T_2WI信号呈"三明治征"（图3-21-1）。

3.定位：胼胝体。

4.定性：脱髓鞘性病变。

【可能的诊断】

1.中毒性脑病（如一氧化碳、氟乙酸类等）

支持点：临床症状，胼胝体对称病变。

不支持点：无相关中毒病史，长期饮酒，症状非急性，胼胝体中层软化。

2.胼胝体梗死

支持点：肢体无力等运动障碍，胼胝体异常信号。

不支持点：常有高血压、糖尿病等脑血管病高危因素，胼胝体前4/5由大脑前动脉供血，后1/5由大脑后动脉供血，压部梗死多见，呈偏侧性分布，多伴有脑半球白质及基底节区梗死。

3.伴胼胝体压部可逆性病变的轻度脑炎/脑病（mild encephalitis/encephalopathy with a reversible splenial lesions，MERS）

支持点：对称性胼胝体病变。

不支持点：无相关病史，无发热脑病样症状，胼胝体中层软化。

4.原发性胼胝体变性

支持点：长期饮酒史，临床症状，胼胝体中层受累为主，呈"三明治征"。

不支持点：无。

【临床诊断】

原发性胼胝体变性。

【讨论】原发性胼胝体变性

1.概述：原发性胼胝体变性（marchiafava-bignami disease，MBD）是一种罕见的胼胝体脱髓鞘病变，普遍认为MBD是慢性酒精中毒并发症之一。

病因：主要见于慢性酒精中毒，也可见于其他营养缺乏情况，通常被认为是由维生素缺乏及酒精直接毒性导致。

发病机制（影响B族维生素代谢）：维生素B_{12}及叶酸参与体内蛋氨酸循环，形成的S-腺苷蛋氨酸（S-adenosyl methionine，SAM）是体内最重要的甲基供体，其参与体内诸多重要物质的甲基化过程，包括DNA、RNA、蛋白质、髓磷脂和诸多神经递质等。维生素B_{12}及叶酸缺乏，SAM生产受阻，引起神经髓鞘形成障碍和脱失等神经病变；维生素B_1缺乏导致丙酮酸脱氢酶复合体功能失常，丙酮酸不能代谢成乙酰辅酶A，引起能量缺乏及乳酸中毒；维生素B_1缺乏导致磷酸戊糖途径代谢障碍，影响髓鞘磷脂合成。

病理特征：特征性病理改变为胼胝体脱髓鞘和中心性坏死，伴反应性胶质增生，中心区域少突胶质细胞几乎完全消失，轴索改变轻微，中央坏死区边界清楚，可伴有少量巨噬细胞浸润。

急性期胼胝体肿胀扩大，以体部、膝部明显，晚期则表现为胼胝体明显萎缩。

胼胝体脱髓鞘也可累及皮质下白质、前联合、后联合、白质半卵圆中心等，所有这些病灶几乎都是双侧对称出现。

临床表现：可急性或慢性起病，症状多变，急性起病者可出现严重意识障碍和认知障碍，可危及生命，慢性者多表现进展性痴呆。

2.影像学表现具体如下。

（1）CT：急性期胼胝体呈现低密度改变，可强化；后期表现为胼胝体萎缩，可伴有额颞叶皮质萎缩。

（2）MRI：急性期征象为胼胝体肿胀增大，尤其膝部膨胀性改变。T_1WI呈低信号，T_2WI呈高信号，DWI呈高信号，ADC信号多变，增强后可强化，病变严重可累及皮质下白质、前联合、后联合、半卵圆中心等。胼胝体低ADC值及伴皮质等受累常提示预后不良；慢性期征象为以上结构萎缩，部分内部见软化灶。

特征性改变为胼胝体中层变性类似"三明治"改变。

【鉴别诊断】

原发性胼胝体变性需与MERS、中毒性脑病、多发性硬化相鉴别。

（1）MERS：主要与服用抗癫痫药物、感染、水电解质紊乱等因素相关，病理特征为髓鞘内及髓鞘间隙水肿，以胼胝体压部受累为主。症状多于1个月内完全恢复，MRI显示病灶完全消失。

（2）中毒性脑病（如一氧化碳、氟乙酸等）：存在有毒物接触史，起病急，一般没有胼胝体中层受累特点。

（3）多发性硬化：最常见的脱髓鞘性病变，与病毒感染或自身免疫相关，以深部脑白质受累为主，多发斑块，不对称，临床发作与缓解交替出现。

【拓展病例】

病例 患者男性，61岁，长期酗酒，反应迟钝、言语含糊2天，诊断MBD。胼胝体对称病变，T_1WI呈低信号，T_2WI呈高信号，DWI呈高信号，累及半卵圆中心，矢状面胼胝体中层受累明显呈"三明治征"（图3-21-2）。

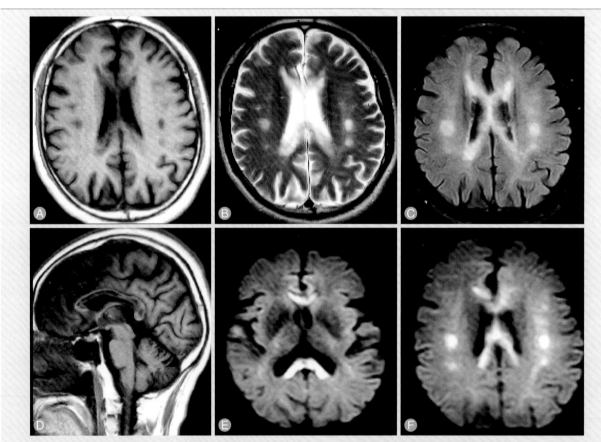

A. 轴位 T_1WI；B. 轴位 T_2WI；C. 轴位 T_2-FLAIR；D. 矢状位 T_1WI；E、F. 轴位 DWI

图3-21-2 原发性胼胝体变性MRI

【典型征象】

"三明治征"病变特征性累及胼胝体中层，影像学上胼胝体中层病变明显，上下层病变轻（图3-21-3）。

【诊断要点】

1.有长期饮酒史。

2.急性起病者可出现严重意识障碍和癫痫等，慢性者多表现为进展性痴呆。

3.胼胝体对称病变，急性期弥散受限，病变严重可累及皮质下白质、前联合、后联合、半卵圆中心及桥臂等。特征性影像学表现为"三明治征"。

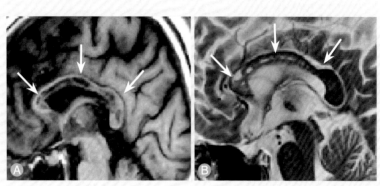

A.矢状位 T_1WI；B.矢状位 T_2WI。"三明治征"（箭头）

图3-21-3 原发性胼胝体变性MRI

（主病例由厦门弘爱医院苏素联医师提供）

（李 昕）

第二十二节 渗透性脱髓鞘综合征

【临床资料】

患者男性，50岁。

主诉：言语笨拙、流涎伴行走缓慢15天。

既往诊断原发性肝癌。

【影像学检查】

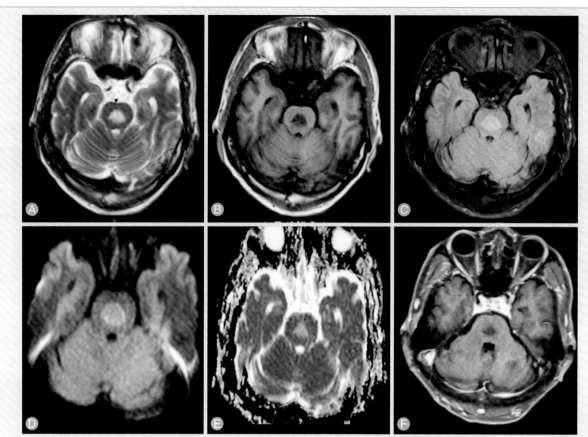

A. 轴位 T_2WI; B. 轴位 T_1WI; C. 轴位 T_2-FLAIR; D. 轴位 DWI; E. 轴位 ADC; F. 轴位 T_1WI 增强

图3-22-1 头颅MRI

【解析思路】

1.临床特征：患者为中年男性，有肝癌病史，可疑球麻痹及锥体束症状。

2.影像学特点：脑桥基底可见三角形T_1WI低信号，T_2WI高信号，DWI高信号，ADC高信号，无明显强化（图3-22-1）。

3.定位：脑桥基底部。

4.定性：脱髓鞘性病变，脑桥中央髓鞘溶解症？

【可能的诊断】

1.可逆性后部白质脑综合征

支持点：肝癌（可能的靶向、免疫、化疗药等治疗），脑桥T_1WI呈低信号、T_2WI呈高信号，DWI呈高信号，ADC呈高信号。

不支持点：无高血压，发病时间长。

2.脑桥中央髓鞘溶解症

支持点：肝癌（靶向、免疫、化疗药等治疗及肝功能不全为可能的诱因），临床症状，典型影像学改变。

不支持点：无。

【临床诊断】

渗透性脱髓鞘综合征。

【讨论】渗透性脱髓鞘综合征

1.概述：脑桥中央髓鞘溶解（central pontine myelinolysis，CPM）和桥外髓鞘溶解（extrapontine myelinolysis，EPM）是同一种疾病，有相同的病理、联系和时间进程，但临床表现不同。二者可以单独发生也可以合并出现，统称为渗透性脱髓鞘综合征（osmotic demyelination syndrome，ODS）。

病因：水电解质紊乱（特别是低钠血症）及快速纠正史，酒精中毒、营养不良、肝肾功能不全、垂体危象等。

临床表现：CPM多表现为构音障碍、吞咽困难、四肢迟缓性瘫痪、瞳孔及动眼神经功能障碍、意识障碍等。EPM根据受损部位不同可表现为共济失调、运动功能障碍等。典型患者能见到原发病脑功能障碍（如低钠性脑病意识障碍）改善后再次出现神经功能异常。

病理特征：文献报道ODS对脑桥结构有很高的亲和力的原因可以从该区域的特征性形态学中找到，下行纤维和交叉纤维强烈交织在一起，灰质和白质紧密相连，少突胶质细胞密度较高，而富含少突胶质细胞和髓鞘的区域似乎特别容易受到渗透梯度变化和血液成分外渗的影响（白质包埋的少突胶质细胞与富含毛细血管的灰质非常接近，这使得它们更容易受到渗透压变化和血液成分外渗的影响）。此种模式也是所有其他受累区域的共同特征（小脑、外侧膝状体、丘脑、基底节、海马、从皮质到白质的过渡）。大部分病灶位于脑桥基底部的脑桥核、新纹状体为主的灰质核团，严重者可见被盖受累。最初病灶多位于中脑的中线附近，像"灌木丛"一样蔓延到周围的基底部，病灶可延伸到中脑，但很少延伸至延髓。

以白质为主的与经典的炎性脱髓鞘有明显的区别，推测低钠血症时脑细胞处于低渗状态，此时补充高渗盐水过快，使血浆渗透压迅速升高，血管内皮细胞发生渗透性损伤，内皮细胞皱缩，血脑屏障破坏，使脑细胞直接暴露在高渗环境及血源性有毒物质下，脑细胞发生脱水，导致少突神经胶质细胞凋亡丢失，神经髓鞘脱失。因为它主要的病理改变是血脑屏障的内皮细胞渗透性损伤，所以它的分布是血管密度依赖性的，灰质的血管密度显著大于白质，所以一般都表现为灰质分布模式，与常见的炎性脱髓鞘性疾病正好相反。

2.影像学表现：部分影像学表现较临床延迟，在疾病的早期阶段，病变往往在CT和MRI无阳性发现，应结合临床病史、电解质变化。

（1）CPM病灶多位于脑桥基底部而脑桥腹侧不受累，病灶形状多种多样，可为条片状、斑片状、圆形或卵圆形、三角形、"三叉戟样"或"猪鼻样"，T_1WI呈低信号，T_2WI及T_2-FLAIR呈高信号，病灶边界较清晰，部分患者出现DWI高信号，有利于疾病的早期发现，出现强化提示血脑屏障破坏。

（2）EPM病灶多对称分布，位于基底核团或丘脑，影像学信号表现与CPM相似，少数病例可累及皮层，皮层见"飘带样"信号改变。

【拓展病例】

病例 患者男性，48岁，乏力2周，言语不利、人事不省4天（长期酗酒，入院前当地医院查血钠98 mmol/L，治疗后症状好转），临床诊断为ODS（图3-22-2）。

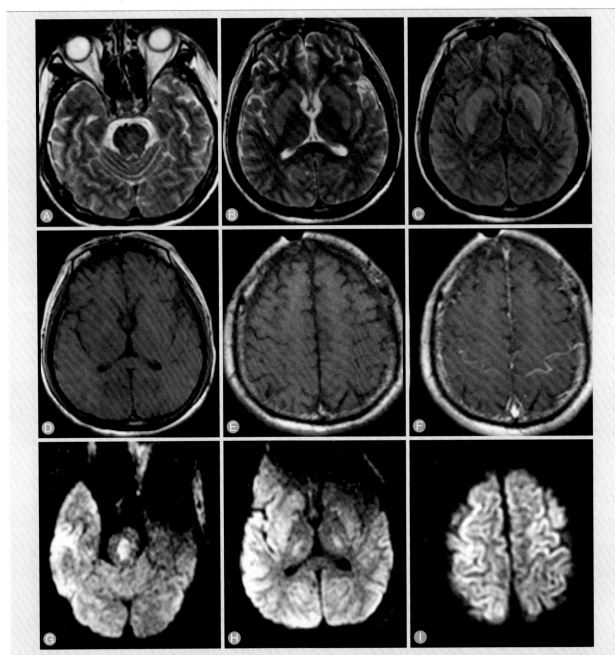

A、B. 轴位 T_2WI；C. 轴位 T_2-FLAIR；D、E. 轴位 T_1WI；F. 轴位 T_1WI 增强；G、H、I. 轴位 DWI。脑桥、双侧基底节、大脑皮层 T_1WI 稍低信号，T_2WI 高信号，DWI 高信号，增强大脑皮层强化

图3-22-2　渗透性脱髓鞘综合征MRI

【典型征象】

1. "三叉戟征"：脑桥基底受累，部分皮质脊髓束未受累，脑桥腹侧及被盖未受累（图3-22-3）。

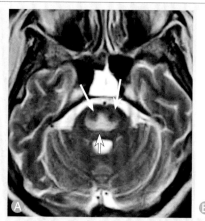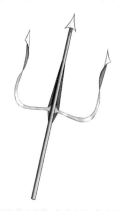

A. 轴位 T₂WI，"三叉戟征"，皮质脊髓束未受累（箭头），脑桥基底受累（短箭头）；B "三叉戟征"示意

图3-22-3 脑桥中央髓鞘溶解MRI

2."猪鼻征"：脑桥基底受累，中央部分皮质脊髓束未累及（图3-22-4）。

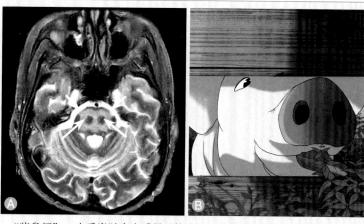

A. 轴位 T₂WI，"猪鼻征"，皮质脊髓束未受累（箭头），脑桥基底受累（短箭头）；B."猪鼻征"示意

图3-22-4 脑桥中央髓鞘溶解MRI

3.对称性基底节异常信号（图3-22-5）。

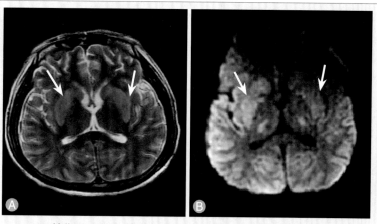

A. 轴位 T₂WI；B.轴位 DWI。对称性基底节异常信号（箭头）

图3-22-5 桥外髓鞘溶解MRI

4."皮层飘带征"（图3-22-6）。

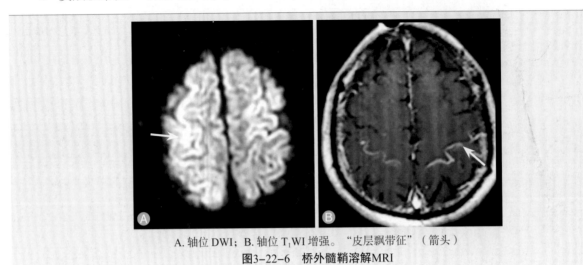

A.轴位 DWI；B.轴位 T₁WI 增强。"皮层飘带征"（箭头）

图3-22-6　桥外髓鞘溶解MRI

【诊断要点】

1.水电解质紊乱（特别是低钠血症）及快速纠正史，酒精中毒、营养不良、肝肾功能不全、垂体危象等。

2.症状多变，典型患者能见到原发病脑功能障碍（如低钠性脑病意识障碍）改善后再次出现神经功能异常。

3.脑桥基底受累，DWI呈高信号，呈"三叉戟征""猪鼻征"，双侧基底节、丘脑对称受累，皮层受累呈"飘带样"DWI高信号。

（李　昕）

第二十三节　一氧化碳中毒性脑病

【临床资料】

患者女性，57岁。

现病史：患者于5小时前被家属发现神志不清，呼之不应，小便失禁，口周少量呕吐物。

既往史：高血压。

实验室检查：入院血常规显示中性粒细胞16.7×10⁹/L，白细胞19.12×10⁹/L，红细胞5.58×10¹²/L，血红蛋白164 g/L，血糖9.52 mmol/L。

【影像学检查】

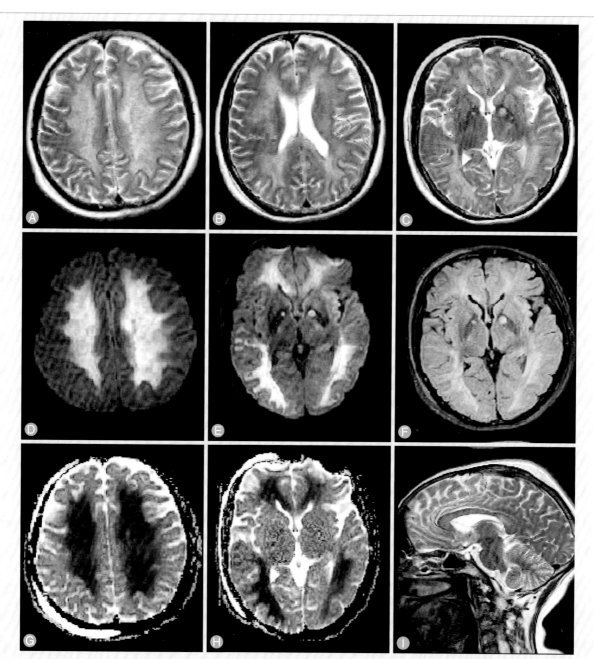

A~C.轴位 T$_2$WI；D~E.轴位 DWI；F.轴位 T$_2$-FLAIR；G~H.轴位 ADC；I.矢状位 T$_2$WI

图3-23-1　头颅MRI

【解析思路】

1.临床特征：患者为老年女性，急性病程，既往史无明显异常，实验室检查白细胞增高。

2.影像学特点：双侧基底节苍白球对称性类圆形T$_1$WI低信号，T$_2$WI高信号。双侧大脑半球室旁白质呈弥漫对称性异常信号改变，T$_1$WI呈稍低信号，T$_2$WI呈稍高信号，呈云雾状，T$_2$-FLAIR呈高信号。胼胝体可见受累，T$_2$WI呈稍高信号。病变DWI呈明显高信号，ADC呈低信号，弥散受限（图3-23-1）。

3.定性：脑内对称性病变常见于遗传性代谢疾病和获得性中毒、代谢疾病，本例为老年患者，起病急，弥散加权像提示细胞毒性水肿，考虑获得性中毒、代谢性脑病。

【可能的诊断】

1.成年人缺血缺氧性脑病

支持点：急性意识障碍起病，脑实质弥漫对称弥散受限病灶。

不支持点：本例以累及白质为主，基底节仅苍白球对称性类圆形异常信号，但缺血缺氧性脑病易损害灰质结构如皮层、海马、基底节灰质核团等，而且缺乏心脏骤停、溺水、电击等相关缺血缺氧病史。

2.有机溶剂（如苯）中毒性脑病

支持点：以意识障碍起病，急性病程，T_2WI可见脑室周围白质高信号，部分皮层下白质受累，DWI高信号。

不支持点：临床缺乏相关有毒物质接触病史，白质异常信号未明显累及皮层下U形纤维，未出现特征性白质"向日葵征"，苍白球对称性异常信号"猫眼征"在苯中毒脑病中少见。

3.灭鼠药（氟乙酸类）中毒性脑病

支持点：以意识障碍起病，急性病程。T_2WI可见脑室周围白质高信号，部分皮层下白质受累，弥散受限。

不支持点：临床缺乏相关毒物接触史。灭鼠药中毒性脑病多是双侧内囊后肢、胼胝体（尤其是胼胝体压部）、双侧大脑半球白质（尤其是后部大脑半球白质）出现对称性T_1WI低信号、T_2WI高信号，双侧桥臂也可受累。

4.低血糖脑病

支持点：患者为老年人，意识障碍，急性病程，对称性白质及基底节弥散受限病变。

不支持点：临床血糖不低，低血糖脑病多易累及灰质如大脑皮层、海马、基底节核团等低血糖敏感区域，胼胝体受累常在压部。

5.一氧化碳中毒性脑病

支持点：临床以意识障碍起病，急性病程，双侧苍白球对称性异常信号，脑室周围白质对称性T_2WI稍高信号呈云雾状，胼胝体受累，DWI病灶弥散受限，提示细胞毒性水肿。

不支持点：就诊初期相关病史不明。

【临床诊断】

追问病史：发现患者时，室内有煤炉，已经熄灭。临床诊断急性一氧化碳中毒性脑病。

【讨论】一氧化碳中毒性脑病

1.概述：临床明确患者有高浓度一氧化碳吸入史。一氧化碳与血红蛋白的亲和力远远高于氧气，吸入一氧化碳后阻碍氧合血红蛋白形成，一氧化碳与血红蛋白结合形成碳氧血红蛋白，氧解离速度极慢，阻碍氧释放，使脑组织形成缺氧性脑病。

发病机制：主要是脑血管缺氧痉挛、脑组织缺氧，造成脑组织缺血、水肿。

临床表现：头痛、头晕、乏力、恶心呕吐，严重者有意识障碍、抽搐，可合并肺部水肿、心肌损害等其他系统改变。

2.影像学表现：CT表现为急性期脑水肿，脑沟、脑室狭窄，灰白质分界不清，大脑皮层下白质、半卵圆中心、室旁白质、苍白球、内囊、胼胝体等受累结构呈低或稍低密度。MRI显示脑实质肿胀，以室旁白质及半卵圆中心受累常见，呈云雾状改变，T_1WI稍低信号，T_2WI稍高信号，DWI弥散受限，病灶内可合并出血改变。基底节对缺氧敏感，容易缺血坏死，双侧苍白球出现对称性类圆形坏死区，亦称"猫眼征"，为一氧化碳中毒较特征性改变。

3.一氧化碳中毒多伴随双侧中耳乳突渗出性表现，可能与咽鼓管不通畅有关。

一氧化碳中毒迟发性脑病：一氧化碳中毒患者经过数天或数周后，临床表现出现缓解或正常的"假愈期"后，再次出现以痴呆、精神障碍、锥体外系症状为表现的脑功能障碍。发病率与一氧化碳中毒程度明显成正比，与年龄密切相关，中老年发病率高，尤其有心肺等基础疾病者。影像学表现脑水肿较急性期好转消退，DWI弥散受限较急性期减轻，分3型：①脑白质受累型，多发白质脱髓鞘改变；②神经核团受累型，苍白球坏死软化最具特征；③皮层受累型，皮层及皮层下异常信号，严重者可出现T_1WI皮层条状高信号，提示皮质层状坏死。上述类型可合并存在。

一氧化碳中毒性脑病晚期主要表现脑室扩大、脑萎缩、白质变性脱髓鞘。

【拓展病例】

病例 患者女性，44岁，一氧化碳中毒后意识不清3小时。CT显示双侧苍白球对称性低密度影，其内点样稍高密度影，提示可能有少量出血；MRI显示病灶T_1WI低信号，T_2WI高信号，T_2-FLAIR高信号，DWI高信号，出现"猫眼征"（图3-23-2）。

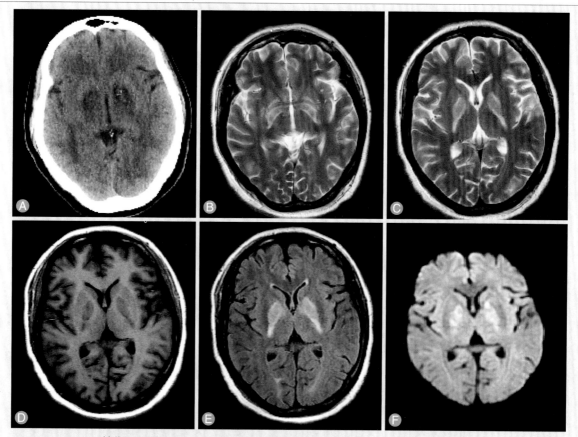

A. 轴位 CT 平扫；B、C. 轴位 T_2WI；D. 轴位 T_1WI；E. 轴位 T_2-FLAIR；F. 轴位 DWI

图3-23-2 一氧化碳中毒性脑病CT图像和MRI

【典型征象】

1.苍白球"猫眼征"（图3-23-3）。

2.脑室旁白质及半卵圆中心"云雾状"改变（图3-23-4）。

3.中耳乳突渗出、积液（图3-23-5）。

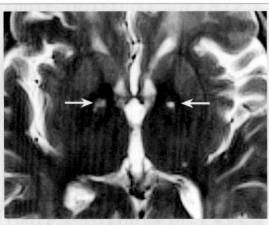

轴位 T_2WI，苍白球"猫眼征"（箭头）

图3-23-3　一氧化碳中毒性脑病MRI

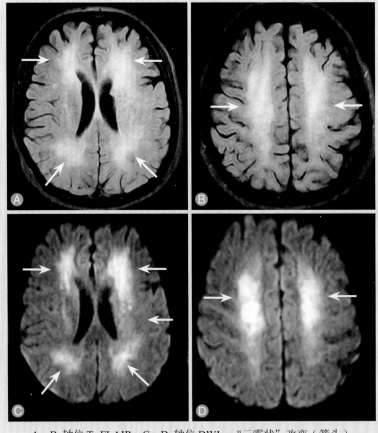

A、B.轴位 T_2-FLAIR；C、D.轴位 DWI。"云雾状"改变（箭头）

图3-23-4　一氧化碳中毒性脑病MRI

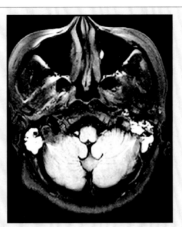

轴位 T$_2$-FLAIR，中耳乳突渗出、积液（箭头）

图3-23-5　一氧化碳中毒性脑病MRI

【诊断要点】

1.脑实质肿胀，弥漫白质信号异常，以脑室旁白质最常见，呈"云雾状"，急性期弥散受限，灰质核团及皮层也可受累。

2.双侧苍白球对称性类圆形异常信号/低密度改变，"猫眼征"是较为特征性改变。

3.双侧中耳乳突渗出、积液有一定的提示意义。

4.勿忽略迟发性脑病。

（余水莲）

第二十四节　甲醇中毒

【临床资料】

患者男性，50岁。

主诉：突发不省人事5小时，喝本地土酒后失明、昏迷。

实验室检查：酸中毒、凝血酶时间延长及D-二聚体升高。

【影像学检查】

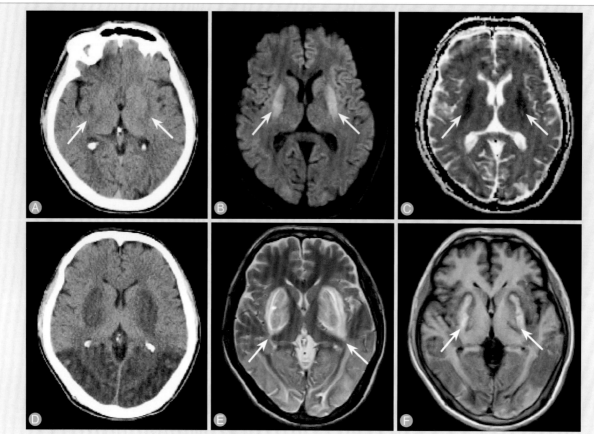

A.轴位CT；B.轴位DWI；C.轴位ADC；D.轴位CT；E.轴位T₂WI；F.轴位T₁WI。弥漫受限图（图A ~图C箭头），"豆状核叉征"（图E箭头），基底节T₂WI出血高信号（图F箭头）。图A ~图C为发病初期，图D ~图F为发病8天后

图3-24-1 头颅CT图像和MRI

【解析思路】

1.临床特征：患者为中年男性，急性起病，喝本地土酒后失明、昏迷。

2.影像学特点：入院初CT显示双侧豆状核后缘及枕叶皮层为主对称性密度减低，弥散受限；发病8天后，双侧豆状核及颞枕叶肿胀伴T₂WI信号增高，豆状核周围薄层水肿带呈"豆状核叉征"，双侧基底节区可见T₁WI出血高信号（图3-24-1）。

3.定性：急性起病伴昏迷，且在能量高代谢区域（基底节和皮层）出现异常信号，考虑中毒代谢性疾病，结合患者饮本地土酒后失明、昏迷，甲醇中毒可能性大。

【可能的诊断】

1.缺血缺氧性脑病

支持点：急性起病，进展快，高能代谢区细胞毒性水肿+血管源性水肿状态。

不支持点：缺乏相应的心肺复苏等缺血缺氧病史。

2.遗传性代谢性疾病

支持点：影像学表现可见双侧基底节和皮层对称性异常信号。

不支持点：发病年龄偏大、起病急，成年人遗传代谢病多具有相关病史，且大部分疾病进展缓慢。

3.甲醇中毒

支持点：急性起病，喝本地土酒后失明昏迷，双侧基底节区细胞毒性水肿+血管源性水肿伴出血坏死，符合甲醇中毒病程进展情况。

不支持点：无。

【临床诊断】

甲醇（假酒）中毒性脑病。

【讨论】甲醇中毒性脑病

1.概述：甲醇是一种强有力的中枢神经系统抑制剂，也是防冻剂、脱漆剂常见成分。这种物质可能会被意外吸入或摄入，一般甲醇中毒是由摄入掺假的酒精饮料（非法酿制的假酒）造成。

甲醇会导致严重的代谢性酸中毒，通常在出现视觉和胃肠道症状后处于昏迷状态。对视神经及壳核有选择性毒性作用。发病初CT表现不显著，易导致诊断延误及高死亡率。重要的临床线索包括相关毒酒摄入病史，结合早期MRI表现可在尽快确诊中发挥重要作用。

2.影像学表现：双侧基底节坏死是甲醇中毒相对特异的影像学表现，同时甲醇破坏基底节区丰富小血管导致出血，故双侧壳核对称出血性坏死及皮层下出血性坏死高度提示甲醇中毒。尾状核可受累，小脑、脑干受累罕见。DWI显示壳核及白质呈高信号。增强扫描无强化或轻微强化。合并皮质下白质区的损害者往往提示预后不佳。

【典型征象】

1.壳核出血（图3-24-2）。

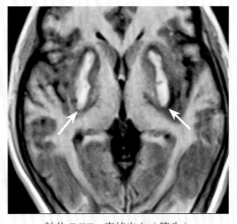

轴位 T_1WI，壳核出血（箭头）

图3-24-2 甲醇中毒MRI

2."豆状核叉征"，即T_2WI、T_2-FLAIR出现弧线形高信号（由外向内分别为外囊、外髓帆、内髓帆）包绕壳核和苍白球（虚线部分为豆状核的轮廓）（图3-24-3）。最常见于代谢性酸中毒。

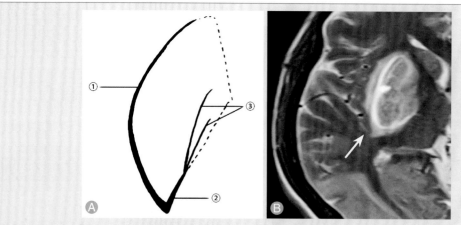

A.弧形高信号示意，①为肿胀外囊，②为肿胀内囊后肢，③为肿胀内囊髓纹和外侧髓纹；B.轴位 T_2WI，"豆状核叉征"（箭头）

图3-24-3　甲醇中毒

【诊断要点】

1.患者急性起病，摄入甲醇（一般是喝假酒）后失明、昏迷。

2.双侧壳核对称出血性坏死，皮层下出血性坏死，DWI壳核及白质呈高信号，可见"豆状核叉征"。

（病例由玉林市中医医院练建医师提供）

（罗　震）

第二十五节　苯中毒

【临床资料】

患者女性，49岁。

病史：密闭环境连续工作后出现头晕，逐渐头痛，反应迟钝。

【影像学检查】

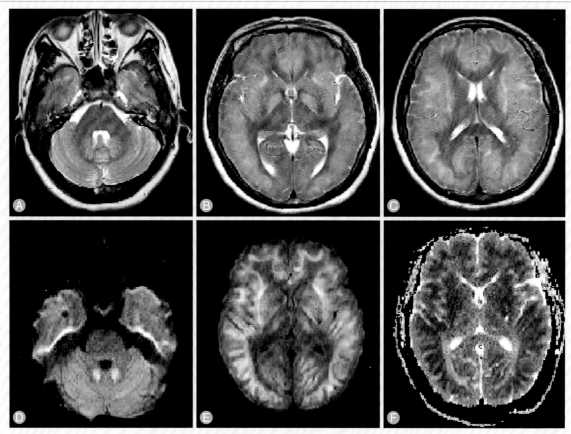

A～C.轴位 T_2WI；D、E.轴位 DWI；F.轴位 ADC

图3-25-1　头颅MRI

【解析思路】

1.临床特征：患者为中老年女性，急性病程，既往史及入院临床实验室检查未发现异常。

2.影像学特点：脑实质明显肿胀，侧脑室缩小，脑沟狭窄，灰白质分界不清。双侧大脑半球皮层下白质、双侧小脑齿状核、基底节弥漫性对称性 T_2WI 高信号。DWI呈高信号，ADC呈低信号，弥散受限。皮层下弓状纤维弥散受限明显，受累白质形态呈"向日葵样"改变。双侧外囊受累，对称性弧形 T_2WI 高信号呈"括号征"（图3-25-1）。

3.定位：脑内对称弥漫病变。

4.定性：脑内对称性、弥漫性病变，同时累及灰白质，常见于遗传代谢性疾病、获得性中毒、代谢疾病，本例为老年患者，急性病程，弥散加权像提示细胞毒性水肿，着重考虑获得性中毒、代谢性脑病。

【可能的诊断】

1.一氧化碳中毒性脑病

支持点：急性病程，广泛白质 T_2WI 高信号，基底节核团及小脑累及，DWI病灶弥散受限。

不支持点：缺乏相关CO吸入病史，患者临床以认知功能下降为主诉，但无昏迷病史。皮层下白质受累为著，深部白质受累相对不明显。

2.成年人缺血缺氧性脑病

支持点：急性病程，脑实质水肿，白质及灰质核团多发对称弥散受限病灶。

不支持点：累及皮层下白质为主，缺血缺氧敏感，灰质结构如皮层、海马及基底节核团细胞毒性水肿不明显，无缺血缺氧危险因素等相关病史。

3.海洛因中毒性脑病

支持点：急性病程，对称性大脑半球白质、基底节及小脑齿状核异常信号改变，病变DWI弥散受限。

不支持点：海洛因中毒性脑病一般皮质脊髓束受累明显，可累及半卵圆中心、放射冠，皮层下U形纤维受累不明显，少见"向日葵征"，小脑齿状核累及范围大，目前缺乏临床相关吸食毒品病史。

4.神经元核内包涵体病

支持点：临床认知功能减退，皮层下白质异常信号。

不支持点：病史急，而NIID病程呈亚急性或慢性，皮髓质交界处"花边样"DWI高信号，呈"尿布征"改变。伴脑萎缩，一般不累及灰质核团，本例有明显脑实质肿胀。

5.有机溶剂中毒性脑病

支持点：急性病程，以头痛、反应力减退为主诉。脑实质肿胀，基底节核团、深部白质及皮层下白质异常信号，T_2WI、DWI皮层下白质受累呈高信号，呈典型"向日葵征"。

不支持点：就诊初期未提供相关毒物接触史。

追问病史：患者为油漆工，有苯有机溶剂密切接触史，在密闭环境连续工作后出现症状。

【临床诊断】

有机溶剂中毒性脑病（苯中毒性脑病）。

【讨论】急性苯中毒性脑病

1.概述：临床有机苯溶剂接触病史，如接触油漆、鞋厂胶水、染发剂等含苯挥发性有机溶剂，急性苯中毒以中枢神经系统抑制为主要表现，慢性中毒以造血系统损害为主。

发病机制：苯中毒性脑病发病机制尚未完全明确，目前认为由于苯具有亲脂性，吸入的高浓度含苯气体，通过肺循环进入体循环，再通过血脑屏障进入脂质丰富的脑实质，易积聚于细胞膜脂质双层结构内，使细胞膜肿胀，影响细胞膜蛋白功能，干扰脂质和磷脂代谢，抑制细胞膜氧化还原功能，病理出现神经脱髓鞘、细胞水肿、后期胶质增生等。因脑白质中卵磷脂丰富，更易受累。同时苯通过脑组织毛细血管内皮细胞会破坏血脑屏障，毛细血管通透性增加，也可以导致血管源性脑水肿。

临床表现：头痛、头晕、乏力、恶心呕吐、认知功能障碍、精神异常、严重者意识障碍。

2.影像学表现：①CT表现缺乏特异性，双侧大脑皮层下白质广泛低密度，可累及双侧外囊区、基底节、丘脑、齿状核，脑实质水肿，脑沟狭窄；②MRI显示脑实质肿胀，双侧大脑半球皮层下白质及深部白质广泛对称异常信号，T_1WI低信号，T_2WI/T_2-FLAIR高信号，DWI弥散受限，提示细胞毒性水肿，由于血管通透性增高，因此也可以合并血管源性水肿。皮层下白质弓形纤维受累，形态呈"向日葵征"，累及双侧外囊呈"括号征"；双侧基底节、丘脑、小脑齿状核可出现对称性异常信号，增强扫描病变通常无明显强化。

治疗后病变范围可缩小，信号强度减低，部分可完全吸收。

【典型征象】

弓形纤维受累呈"向日葵征"（图3-25-2）。

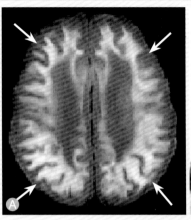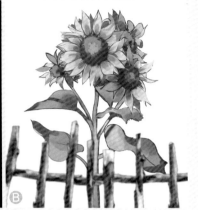

A. 轴位 T₂-FLAIR，"向日葵征"（箭头）；B. "向日葵征"示意

图3-25-2　苯中毒MRI

【诊断要点】

1.临床有相关毒物接触史。

2.急性期脑实质肿胀，双侧大脑半球皮层下白质及深部白质对称性异常信号，皮层下白质受累常见出现"向日葵征"，急性期弥散受限。

（余水莲）

第二十六节　山豆根中毒

【临床资料】

患者男性，16岁。

主诉：发热10天，行走不稳伴视物模糊4天。

【影像学检查】

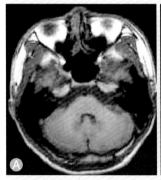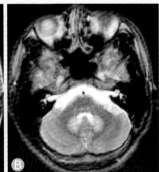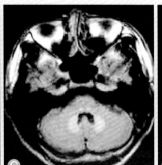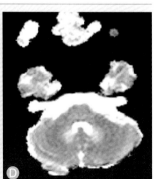

A. 轴位 T₁WI；B. 轴位 T₂WI；C. 轴位 T₂-FLAIR；D. 轴位 ADC

图3-26-1　头颅MRI

【解析思路】

1.临床特征：患者为青少年男性，急性起病。实验室检查无特殊。

2.影像学特点：双侧小脑齿状核和脑桥背侧对称性新月形及斑点状T_1WI低信号、T_2WI高信号，T_2-FLAIR呈高信号，ADC呈高信号（图3-26-1）。

3.定位：双侧小脑齿状核和脑桥背侧。

4.定性：考虑中毒或代谢性病变。

【可能的诊断】

1.累及双侧小脑的遗传代谢性疾病如脑腱黄瘤病

支持点：患者有行走不稳共济失调表现。头颅MRI表现为双侧小脑对称性异常信号。

不支持点：慢性起病，病程长，多有白内障、双侧跟腱肿物、智力低下等表现。影像学上除了双侧小脑，还易累及脑干、锥体束。

2.甲硝唑脑病

支持点：急性起病，有行走不稳共济失调表现。头颅MRI表现为对称性的小脑齿状核、脑干背侧对称点片状异常信号。

不支持点：易见于肝功能障碍和长期服用甲硝唑（累积剂量＞20 g），患者无相关用药史。颅脑MRI通常表现为双侧小脑齿状核、脑干、胼胝体（多为压部）对称性病变。

3.山豆根中毒性脑病

支持点：急性起病，有行走不稳共济失调表现。头颅MRI表现为对称性的小脑齿状核、脑干背侧对称点片状T_1WI低信号、T_2WI高信号，T_2-FLAIR呈高信号，DWI呈略高信号。进一步询问患者有服中药史，药物残渣中发现山豆根。

不支持点：无。

【临床诊断】

山豆根中毒性脑病，患者经治疗痊愈出院。

【讨论】山豆根中毒性脑病

1.概述：山豆根是豆科植物越南槐的干燥根或根茎，具清热解毒、消肿止痛功能。主要成分为苦参碱、氧化苦参碱等生物碱及类黄酮，苦参碱和氧化苦参碱是引起中毒反应的主要化学成分。

临床表现：苦参碱小剂量具有镇静催眠作用，大剂量导致肌痉挛发作或死亡。规定用量为每日3~5 g，超过9 g即可出现中毒反应，中毒剂量在个体之间差异较大。过量服用后，生物碱成分可抑制乙酰胆碱酯酶（acetylcho-linesterase，AChE）活性，诱发恶心、呕吐、出汗、吞咽困难、构音障碍，以及腹泻、肌肉痉挛、抽搐等乙酰胆碱样临床症状，类似AChE 被抑制剂——有机磷的急性中毒。此外，山豆根中毒后基底节形态改变也与急性有机磷中毒引起基底节形态改变相类似。究其原因，基底节区域的胆碱能神经及毛细血管比较丰富，AChE被抑制后，乙酰胆碱蓄积而兴奋交感神经节，释放肾上腺素、去甲肾上腺素，导致血管痉挛，基底节水肿、渗血，直至坏死、软化。当基底节受损，破坏了多巴胺和乙酰胆碱的平衡，从而产生一系列的帕金森综合征样的锥体外系甚至涉及锥体系的症状。特征性对称累及小脑齿状核，出现"醉酒样"步态、"吟诗样"言语等症状。累及基底神经节可出现全身扭转痉挛的典型症状。大剂量服用可引起亚急性基底节坏死性脑病，需与一氧化碳中毒、霉变甘蔗中毒、肝豆状核变性、Wernicke脑病等鉴别。

2.影像学表现：山豆根中毒的影像学改变有以下特点。轻度中毒时，首先累及小脑齿状核，引起相应小脑症状，齿状核对称片状T$_1$WI低信号、T$_2$WI高信号，DWI多为等信号，ADC值升高（提示血管源性水肿），病变可以在停药后恢复；较重度中毒时，病变可以累及基底节区甚至大脑皮层等广泛区域，DWI呈现高信号、ADC值减低（提示细胞毒性水肿），最终可能导致囊变等不可逆改变。在这一过程中，齿状核对中毒的耐受性可能较豆状核高，豆状核损害更容易发生囊变等不可逆改变。

3.目前山豆根中毒性脑病的诊断没有通用的标准，主要依据服用山豆根史、临床表现、影像学表现（特征性双侧基底节区、小脑齿状核及脑干背侧对称性异常信号等）进行综合诊断。轻者及时停用药物，给予相应治疗，复查MRI病变会消失。

【典型征象】

双侧齿状核受累（图3-26-2）。

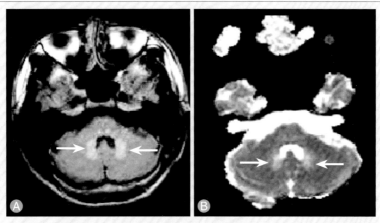

A. 轴位 T$_2$-FLAIR；B. 轴位 ADC。双侧齿状核受累（箭头）

图3-26-2 山豆根中毒MRI

【诊断要点】

1.患者多急性发病，有行走不稳等共济失调表现。

2.双侧小脑齿状核、脑干背侧、基底节区对称性异常信号。

3.有服用中药山豆根史。

（病例由咸阳市第一人民医院杨毅医师提供）

（范连强）

第二十七节 灭鼠药中毒

【临床资料】

患者男性，18岁，服用灭鼠药之后。

【影像学检查】

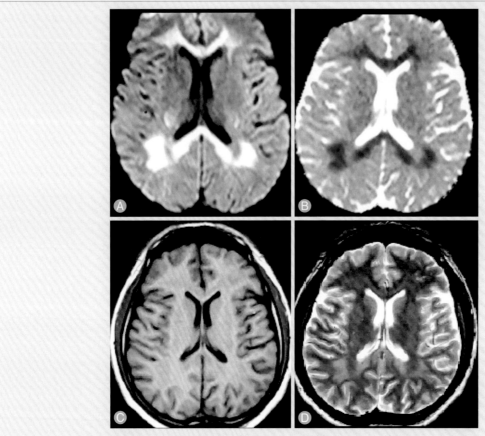

A. 轴位 DWI；B. 轴位 ADC；C. 轴位 T₁WI；D. 轴位 T₂WI
图3-27-1 头颅MRI

【解析思路】

1.临床特征：病史明确，服用灭鼠药之后。

2.影像学特点：双侧室旁、胼胝体对称分布的异常信号，T_1WI呈等信号，T_2WI呈稍高信号，DWI呈高信号，ADC呈低信号。DWI胼胝体病灶呈典型的"白胡子征"（图3-27-1），与灭鼠药中毒影像学表现相符。中毒类疾病种类繁多，此类疾病毒物接触史及血液毒物检测是诊断与鉴别诊断的重要依据。

【可能的诊断】

1.海洛因中毒性脑病

支持点：双侧室旁、胼胝体对称分布的异常信号，T_1WI呈稍低信号，T_2WI呈稍高信号，DWI呈高信号，ADC呈低信号。

不支持点：无相关毒物接触史。影像学上除了双侧室旁、胼胝体，双侧小脑对称受累更常见，更有提示意义。

2.腓骨肌萎缩症

支持点：双侧室旁、胼胝体对称分布的异常信号，T_1WI呈稍低信号，T_2WI呈稍高信号，DWI呈高信号，ADC呈低信号。

不支持点：发病年龄轻，以四肢远端进行性肌无力和萎缩伴感觉障碍为特征，常有高足弓，具有明显的临床与遗传异质性。影像学上除了双侧室旁、胼胝体外，双侧内囊后肢对称受累常见。本病可通过相关基因确诊。

3.球形细胞脑白质营养不良（Krabbe病）

支持点：双侧内囊后肢、胼胝体压部、室旁对称分布的异常信号，T_1WI呈低信号，T_2WI呈高信号，DWI呈高信号，ADC呈低信号。

不支持点：Krabbe慢性病程，除内囊后肢、胼胝体压部外，视放射、小脑受累也是其重要表现。可通过相关基因确诊。

4.灭鼠药（氟乙酰胺中毒）

支持点：病史明确，服用灭鼠药之后，双侧室旁、胼胝体对称分后的异常信号弥散受限。

不支持点：无。

【临床诊断】

灭鼠药（氟乙酰胺）中毒。

【讨论】灭鼠药（氟乙酰胺）中毒

1.概述：灭鼠药(氟乙酰胺)中毒，氟乙酰胺可经口或皮肤吸收引起中毒，进入人体后脱胺形成氟乙酸，干扰正常的三羧酸循环，导致三磷酸腺苷合成障碍及氟柠檬酸直接刺激中枢神经系统，引起神经及精神症状。神经系统症状是氟乙酸胺中毒最早也是最主要表现。

临床表现多样，如头痛、无力、四肢麻木、易激动、肌阵挛、肌束震颤等，随着病情发展，可出现精神行为异常或不同程度意识障碍，全身阵发性、强直性抽搐等。

2.影像学表现：MRI显示双侧内囊后肢、胼胝体压部、室旁尤其大脑后部白质对称异常信号。T_1WI呈稍低/低信号，$T_2WI/T_2\text{-FLAIR}$呈高信号，DWI呈高信号，ADC呈低信号。"白胡子征"有一定提示意义。

临床表现及影像学特异性不强，诊断主要依靠毒物接触史、血中毒物检测。

【典型征象】

"白胡子征"（图3-27-2）。

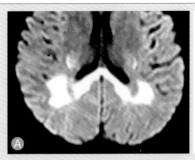

A. 轴位DWI，"白胡子征"；B. "白胡子征"示意

图3-27-2 灭鼠药中毒MRI

【诊断要点】

1.急性起病，精神行为异常或意识障碍常见。

2.MRI显示双侧内囊后肢、胼胝体压部、室旁白质对称异常信号，T_1WI呈低信号，T_2WI呈高信号，DWI呈高信号，ADC呈低信号。"白胡子征"有一定提示意义。

3.相关毒物接触史，血液毒物检测是关键。

（姜文强）

第二十八节 多系统萎缩

【临床资料】

患者女性，54岁。

主诉：行走不稳2～3年。

现病史：缓慢起病，行走不稳，易向右倾斜，进行性加重，有摔倒；1年前有尿失禁，便秘，后自行缓解，平时多汗；近1年有口齿稍不清，上肢持物抖动，下肢站立抖动，放松、平卧后抖动缓解。

查体：口齿欠清，左视可见顺时针旋转眼震。双侧腱反射（+++），双侧指鼻试验、双下肢跟膝胫试验欠稳准，左侧为著，闭目难立征（+），双侧霍夫曼征（+）。

卧位血压和心率分别为138/93 mmHg、70 bmp，3分钟直立血压及心率分别为115/83 mmHg、81 bmp，3分钟立位血压较卧位下降23/10 mmHg；膀胱残余尿未见增多。

【影像学检查】

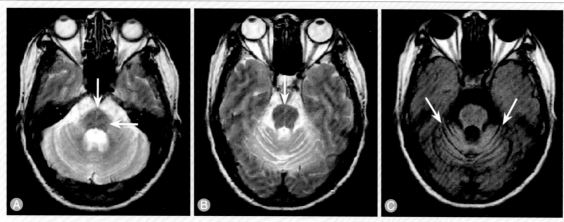

A、B.轴位 T_2WI，"十字样"信号（箭头）；C.轴位 T_2-FLAIR，脑沟增宽（箭头）

图3-28-1 头颅MRI

【解析思路】

1.临床特征：①症状表现为行走不稳倾倒，查体可见双上肢指鼻试验、双下肢跟膝胫试验、闭目难立征阳性，提示小脑性共济失调；②症状表现为尿失禁、便秘、多汗，查体可见体位性低血压，提示自主神经功能障碍。

2.影像学特点：脑桥体积缩小，桥前池增宽，T_2WI呈"十字样"高信号（箭头）；T_2-FLAIR呈示小脑明显萎缩，脑沟增宽（图3-28-1）。

3.定位：结合头颅MRI，定位小脑、脑桥、自主神经。

4.定性：中年女性，缓慢起病，逐渐进展，多个神经结构受损，无家族史，首先考虑"中枢神经系统变性疾病"。根据2008年Gilman修订的MSA诊断标准，诊断为很可能的MSA-C。

【可能的诊断】

1.遗传性脊髓小脑共济失调

支持点：缓慢起病，行走不稳。MRI提示小脑和脑干萎缩，可以出现脑桥"十字面包征"。

不支持点：遗传性脊髓小脑共济失调为常染色体显性遗传，有家族史。一般在30～40岁隐袭起病，无自主神经功能障碍，可有胸髓萎缩。基因检测是确诊手段。

2.进行性核上性麻痹

支持点：可以出现脑桥"十字面包征"。

不支持点：核上性眼球活动障碍、假性球麻痹和中轴躯干性肌强直等，且一般无自主神经功能障碍。中脑出现萎缩，矢状位呈"蜂鸟征"，与本例不符。

3.多系统萎缩

支持点：中年女性，逐渐进展，符合其好发年龄段及病程发展，MRI典型脑桥"十字面包征"。直立性低血压，符合自主神经功能障碍表现。

不支持点：无。

【临床诊断】

多系统萎缩。

【讨论】多系统萎缩

1.概述：多系统萎缩（multiple system atrophy，MSA）是一种成年发病、具有致死性的神经退行性疾病，以进展性自主神经功能障碍，伴帕金森症状、小脑性共济失调症状及锥体束征为主要临床表现。MSA的诊断仍以病理诊断为"金标准"，病理可见少突胶质细胞胞浆内α-突触核蛋白阳性的嗜酸性包涵体，并伴有橄榄、脑桥、小脑萎缩或黑质纹状体变性。目前无确切已知病因，通常为散发，临床上缺乏客观的生物学标志。

WSA分小脑型（MSA-C）、锥体外系型（MSA-P）。

临床发病平均年龄为55岁左右，MSA患者的病程进展较帕金森病患者更快，从发病到需与辅助行走、依赖轮椅、卧床不起和死亡的平均时间分别大约为3、5、8和9年。病变最常累及泌尿生殖系统和心血管系统，自主神经功能障碍出现早、程度重、进展快。

2.影像学表现：由于脑桥中缝内的横向有髓纤维丢失，MSA-C脑桥T_2WI及T_2-FLAIR呈十字形高信号（"十字面包征"），有报道PDWI可较T_2WI更清晰地显示"十字面包征"，T_2^*WI发现"十字面包征"比T_2WI更敏感。脑桥下段、延髓、小脑中脚及小脑半球、壳核选择性萎缩。MSA-P壳核外侧缘脑组织萎缩出现，T_2WI裂隙样高信号即"裂隙征"，壳核萎缩且由于铁质沉积出现，T_2WI信号减低。脑桥、小脑中脚或小脑可出现萎缩。18氟-脱氧葡萄糖PET（18F-FDG PET）可见壳核、小脑、脑干的低代谢改变。

【典型征象】

MSA-C"十字面包征"（图3-28-2），MSA-P"壳核裂隙征"（图3-28-3）。

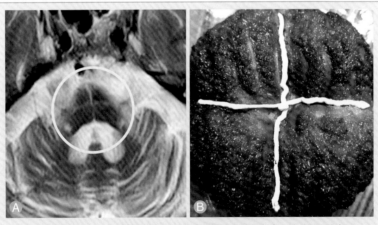

A.轴位 T_2WI，"十字面包征"（白圈）；B."十字面包征"示意

图3-28-2 小脑型多系统萎缩MRI

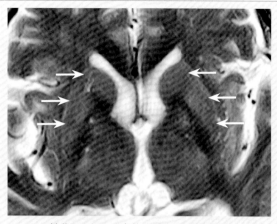

轴位 T_2WI，"壳核裂隙征"（箭头）

图3-28-3　锥体外系型多系统萎缩MRI

【诊断要点】

1.发病年龄晚，以进展性自主神经功能障碍，伴帕金森症状、小脑性共济失调症状及锥体束征为主要临床表现。

2.MSA-C：脑干、小脑中脚及小脑半球萎缩，脑桥呈"十字面包征"。MSA-P：脑桥、小脑中脚或小脑可出现萎缩，壳核出现萎缩，呈"壳核裂隙征"。

（病例由乐清市人民医院黄燕斌医师提供）

（罗　震）

第二十九节　神经元核内包涵体病

【临床资料】

患者男性，69岁。

主诉：间歇性认知异常，伴记忆力逐渐减退2年。

【影像学检查】

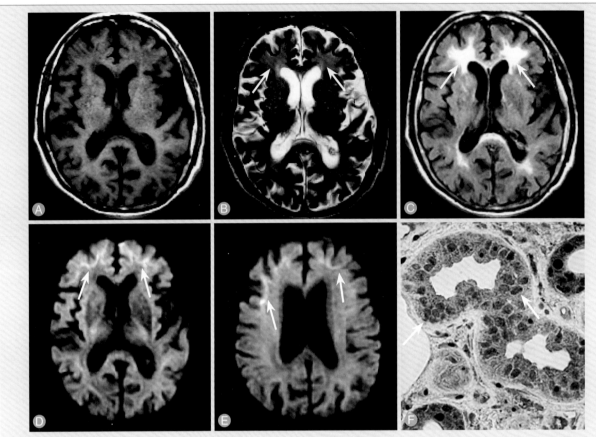

A. 轴位 T_1WI；B. 轴位 T_2WI，对称性高信号（箭头）；C. 轴位 T_2-FLAIR，对称性高信号（箭头）；D、E. 轴位 DWI，曲线状高信号（箭头）；F. 皮肤活检病理，包涵体（箭头）

图3-29-1　头颅MRI和皮肤活检病理

【解析思路】

1.临床特征：患者为老年男性，慢性进行性退行性脑病表现。

2.影像学特点：T_1WI显示双侧额叶脑室周围白质略低信号；T_2WI、T_2-FLAIR病灶呈对称高信号；DWI显示皮髓质交界区曲线状高信号；深部白质无DWI高信号表现。免疫组织化学染色部分汗腺细胞、脂肪细胞和纤维细胞的细胞核内可见P62、泛素抗体强阳性染色的包涵体（图3-29-1，文后彩图3-29-1F）。

3.定位：脑内。

4.定性：老年男性，慢性进行性脑病表现，结合特征性皮髓质交界区较对称性曲线状DWI高信号，考虑神经退行性疾病，神经元核内包涵体病可能性大。

【可能的诊断】

1.苯中毒

支持点：对称性DWI高信号。

不支持点：慢性病程，缺乏相应的中毒病史，苯中毒DWI高信号累及皮层下白质及深部白质，呈"葵花征"。

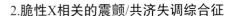

2.脆性X相关的震颤/共济失调综合征

支持点：多发于50岁以上男性患者，影像学可有皮层下对称DWI高信号。

不支持点：临床无意向性震颤及步态性共济失调，常累及双侧桥臂。*FMR1*基因检查对二者鉴别至关重要。

3.神经元核内包涵体病

支持点：老年人，慢性进行性脑病，皮髓质交界处曲线状DWI高信号表现。皮肤活检病理可见包涵体。

不支持点：无。

【临床诊断】

神经元核内包涵体病。

【讨论】神经元核内包涵体病

1.概述：神经元核内包涵体病（neuronal intranuclear inclusion disease，NIID）是一种慢性进展性神经系统变性疾病。2003年Takahashi-Fujigasaki根据发病年龄将NIID分为儿童型、青少年型及成年人型，根据遗传方式分为散发型与家族型。

特征性病理改变为中枢和周围神经系统区域性的神经元丢失、神经元及胶质细胞的嗜酸性核内包涵体形成。中枢神经系统内嗜酸性包涵体多分布于黑质、新皮质、旧皮质、齿状核，也可见于纹状体、脊髓腹侧灰质及Clarke柱。在其他体细胞中，包涵体可分布于皮肤的脂肪细胞、肾上腺髓质、肾小管、平滑肌及心肌中。其他病理还可见大脑白质中度至重度的髓鞘丢失；灰、白质交界区的突出改变为海绵状改变，与影像学上DWI高信号的区域相近。

NIID的临床表现具有高度异质性：①儿童型于5岁前发病，病程进展相对较快，多表现共济失调、构音障碍等小脑症状以及锥体外系症状，包括舞蹈症及震颤等不自主运动；②青少年型起病的患者临床表现更具异质性，较具特征性的表现为性格改变及学龄期的学习能力障碍，随着病程进展可逐渐出现锥体束及帕金森症状；③成年人散发型（多于50岁后起病）是以中枢神经受累症状最多见，其次为周围神经和自主神经受累，中枢神经系统受累以痴呆为首发症状，也是最主要的临床症状，起病缓慢，逐渐进展，家族型（多于40岁前起病）成年人起病的NIID，按主要的临床表现可大致分为痴呆和肢体无力2个亚组。

儿童及少年起病的NIID患者影像学表现不具特征性，小脑萎缩及第四脑室扩大是较为常见的影像学表现。部分成年人起病的NIID可有小脑的萎缩及病灶，病灶多为对称性的蚓部旁白质T_2-FLAIR高信号。

相对于儿童及少年型，成年人型的NIID患者影像学表现相对具有特征性，MRI显示皮髓质交界处曲线状DWI高信号，国内学者称之为"尿布征"，即使到了疾病晚期DWI高信号也不会累及深部白质，此特征性影像学表现可作为NIID的重要诊断依据。T_2WI及T_2-FLAIR序列出现对称融合的白质高信号，无特异性，部分痴呆患者可出现局灶性水肿及强化灶。更有意义的是DWI上皮髓质交界区高信号，在病程早期仅表现在额叶，随着病程的进展，逐渐向顶、枕、颞叶发展，但额叶与顶叶皮髓质交界区DWI高信号呈"断崖样"缺失往往也是NIID的重要特征。

部分病例可见双侧丘脑T_1WI高信号、T_2WI低信号改变。

【拓展病例】

病例 患者女性，64岁，因膀胱功能障碍、尿失禁住院治疗，姑姑有类似病史，皮肤活检证实为NIID。皮髓质交界处DWI窄带曲线状高信号，额顶叶交界区呈现"断崖式"高信号缺失（图3-29-2）。

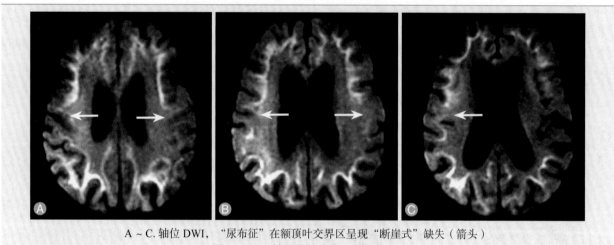

A ~ C.轴位 DWI，"尿布征"在额顶叶交界区呈现"断崖式"缺失（箭头）

图3-29-2 神经元核内包涵体病DWI

【典型征象】

皮髓质交界处曲线状DWI高信号即"尿布征"（图3-29-3）。

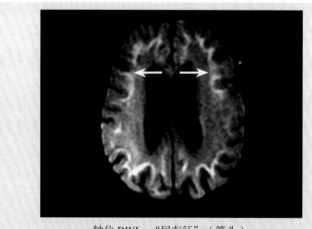

轴位 DWI，"尿布征"（箭头）

图3-29-3 神经元核内包涵体病DWI

【诊断要点】

1.老年发病，慢性病程，认知障碍。

2.MRI从额叶逐渐向后发展的皮髓质交界处曲线状DWI高信号，即"尿布征"。

（拓展病例由驻马店市第二人民医院唐玉峰医师提供）

（罗　震）

第三十节 帕金森病

【临床资料】

患者男性，63岁。

主诉：言语不利、行走不稳1年。

【影像学检查】

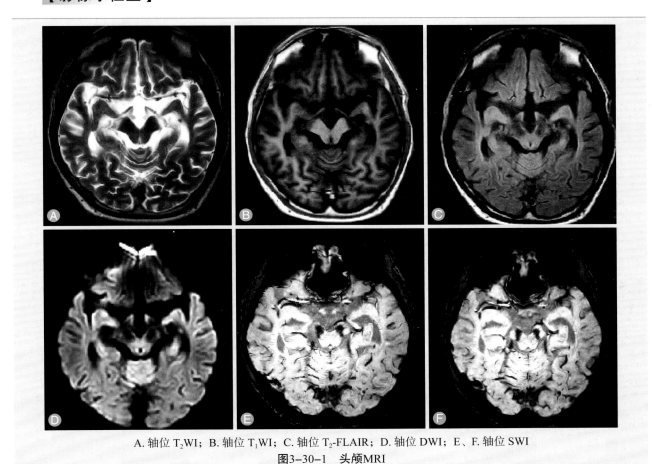

A. 轴位 T_2WI；B. 轴位 T_1WI；C. 轴位 T_2-FLAIR；D. 轴位 DWI；E、F. 轴位 SWI

图3-30-1 头颅MRI

【解析思路】

1.临床特征：患者为老年人，运动障碍为主要临床表现，起病缓慢。

2.影像学特点：弥漫性脑萎缩，主要以锥体外系萎缩为主，黑质致密部萎缩、变窄，SWI上黑质致密部"燕尾征"消失（图3-30-1）。

【临床诊断】

帕金森病。

【讨论】帕金森病

1.概述：帕金森病（parkinson's disease，PD）是一种常见的中老年神经系统退行性疾病，病理上主要表现为黑质多巴胺能神经元进行性退变和路易小体形成，引起纹状体区多巴胺递质降低、多巴胺与乙酰胆碱递质失平衡的生化改变，震颤、肌强直、动作迟缓、姿势平衡障碍的运动症状、睡眠障碍、嗅觉障碍、自主神经功能障碍、认知和精神障碍等非运动症状的临床表现为其显著特征。PD的病因迄今尚未完全明确，目前认为与年龄因素、环境因素和遗传因素之间的相互作用有关。PD早期诊断治疗可以改善患者的长期预后，早期准确诊断很重要。

2.影像学表现：目前PD的诊断主要依靠临床症状，尚缺乏特异性生物标志物，神经影像学检查已成为PD诊断和鉴别诊断的重要组成部分。

（1）分子影像PET或SPECT检查在疾病早期即能显示异常，有较高的诊断价值。

（2）MRI测量黑质致密部（substantia nigra compacta，SNc）及黑质的宽度和面积对PD的早期诊断及病情进展监测有一定的提示意义。基于体素的形态学测量是对脑MRI进行完全自动化测量的技术，能客观地显示脑组织形态学差异。PD患者的基底节核团萎缩，在疾病早期以壳核及苍白球萎缩为主，随着病情进展尾状核亦可出现萎缩。通过MRI测量基底节的结构改变对于PD的早期诊断及病情监测可能具有一定的提示意义。

（3）SWI或定量磁化率成像（quantitativ susceptibility mapping，QSM）：健康人黑质致密部中含有多巴胺能神经元的区域中有40%的区域钙结合蛋白D28k呈阴性，Damier等将其命名为黑质小体，其中最大的黑质小体-1分布于黑质尾部背侧，包含了大部分PD患者中通常最易被破坏的神经元。正常的黑质小体-1表现为黑质尾部背侧的高信号（因为该区域铁沉积较少），又称为"燕尾征"；PD患者中由于铁沉积增加而导致黑质小体-1高信号缺失，即"燕尾征"消失。QSM可以很好地显示脑灰质内铁含量。PD患者黑质区域的铁含量增加，且与病程和疾病严重程度有关，晚期PD患者在红核和苍白球区域也有铁沉积增加。

（4）弥散张量成像（diffusion tensor imaging，DTI）PD患者黑质区域的各向异性分数（fraction anisotropy，FA）降低，平均弥散率（mean diffusivty，MD）升高。黑质纹状体纤维束的FA值与PD患者运动损伤的程度有关，FA值越低，运动损伤越重。

（5）在神经黑色素-MRI上，PD患者黑质信号较正常对照者明显减低，特别是SNc的外侧区域，其减低程度与疾病严重程度和运动评分有关。

PD患者的黑质体积萎缩、铁含量增加、神经黑色素减少及黑质小体-1的高信号丢失，并且这些改变与PD亚型、病情严重程度有关。

【典型征象】

黑质小体-1高信号缺失，"燕尾征"消失（图3-30-2）。

【诊断要点】

1.好发于老年人，具有震颤、强直、动作迟缓等运动症状和睡眠障碍、嗅觉障碍、认知和精神障碍等非运动症状。

2.基底节核团萎缩，"燕尾征"消失。黑质区域的FA值降低，MD值升高。

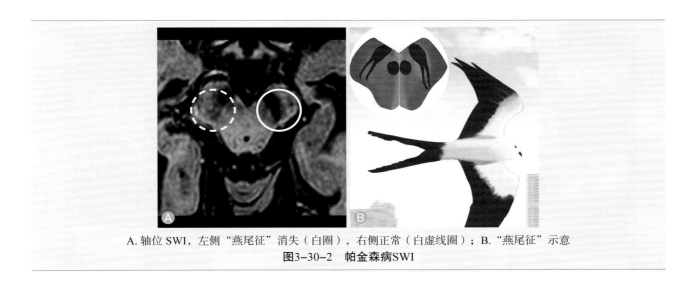

A. 轴位 SWI，左侧 "燕尾征" 消失（白圈），右侧正常（白虚线圈）；B. "燕尾征" 示意

图3-30-2 帕金森病SWI

（李新和）

第三十一节 肌萎缩侧索硬化

【临床资料】

患者男性，48岁。

主诉：双上肢无力数月余，加重1周。

查体：神志清，腱反射亢进。

肌电图检查提示进行性和慢性失神经表现。

【影像学检查】

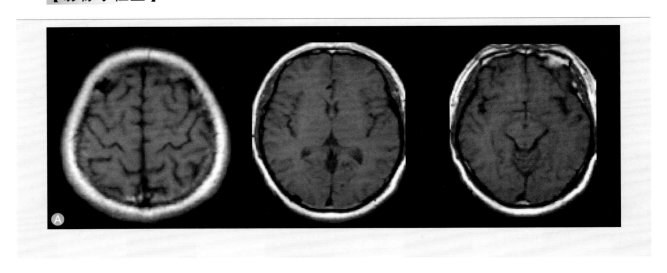

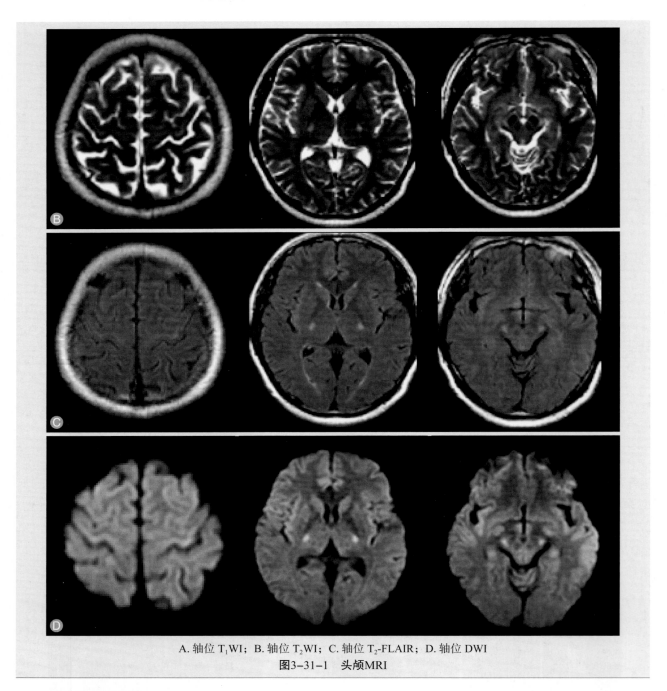

A. 轴位 T₁WI；B. 轴位 T₂WI；C. 轴位 T₂-FLAIR；D. 轴位 DWI

图3-31-1 头颅MRI

【解析思路】

1.临床特征：患者为中年男性，双上肢无力，进行性加重。肌电图检查提示进行性和慢性失神经表现。

2.影像学特点：中央前回皮层下T₂WI/T₂-FLAIR高信号，半卵圆中心、内囊后肢3/4处及大脑脚外侧3/4处T₂WI/T₂-FLAIR高信号，DWI呈高信号（图3-31-1）。

3.定位：脑内。

4.定性：中毒代谢性疾病或变性疾病。

【可能的诊断】

1.遗传代谢性疾病如球形细胞脑白质营养不良（Krabbe病）

支持点：双上肢无力，进行性加重。双侧锥体受累呈对称条片状T_2WI/T_2-FLAIR异常信号。

不支持点：除锥体束外，胼胝体压部及视放射T_2WI/T_2-FLAIR高信号是其重要表现。可通过相关基因确诊。

2.海洛因中毒

支持点：双侧锥体受累呈对称条片状T_2WI/T_2-FLAIR异常信号。

不支持点：胼胝体、双侧小脑齿状核对称受累常见，相关毒物接触史不支持。

3.华勒变性

支持点：沿皮质脊髓束的异常信号。

不支持点：见于各种皮质及皮质下损害，多为单侧皮质脊髓束受累，皮质脊髓束的信号强度呈动态变化。

4.肌萎缩侧索硬化

支持点：临床上出现双上肢无力数月余的运动神经元损害。肌电图显示进行性和慢性失神经表现。MRI表现为皮质脊髓束走行区T_2WI/T_2-FLAIR高信号，中央前回皮层下条片状高信号。

不支持点：无。

【临床诊断】

肌萎缩侧索硬化。

【讨论】肌萎缩侧索硬化

1.概述：肌萎缩侧索硬化（amyotrophic lateral sclerosis，ALS）被称为经典型运动神经元病（其他亚型称为变异型），是脊髓前角细胞、脑干与大脑运动皮层受累，以上运动神经元（主要特征为腱反射亢进、肌张力增高）和下运动神经元（主要特征为肌萎缩、肌无力、肌束震颤和腱反射丧失）变性损害并存为特征的神经系统非对称性、进行性、退行性疾病。病因不明，可能与遗传、病毒及免疫系统紊乱、自由基、毒素、某些激素缺乏等因素有关。

根据上、下神经元受累情况，可分为肌萎缩侧索硬化、原发性侧索硬化、进行性脊肌萎缩和进行性延髓麻痹。发病年龄多在30～60岁，多数于45岁以上发病，男性多于女性。具有高致死性，无法治愈。认知功能受损亦是肌萎缩侧索硬化的常见特征，多达10%～15%的ALS患者发生额颞叶痴呆。按ALS是否有家族史，可将其分为家族性ALS（familial ALS，FALS）和散发性ALS（sporadicALS，SALS），其中FALS占5%～10%，SALS占90%～95%。基因检测很多基因突变如9号染色体开放阅读框72（C9orf72）、超氧化物歧化酶1（SOD1）、TAR DNA 结合蛋白（TARDBP）和肉瘤融合基因（FUS）等基因突变促成ALS发病。神经电生理检查提示感觉传导正常，可见进行性和慢性失神经表现。

2.影像学表现：ALS的诊断多基于上、下运动神经元受累的临床症状和肌电图。虽然影像学检查不能对ALS提供确诊依据，但头颅和脊髓MRI仍是不可或缺的影像学技术，主要用于排除类似ALS的疾病，并提供重要的鉴别诊断依据。①常规MRI早期可见沿半卵圆中心至脑干的双侧皮质脊髓束走行区条状T_2WI/T_2-FLAIR及PDWI高信号，其中内囊后肢征象最为突出，这种改变起始于内囊，逐渐累及脊髓侧索白质及前角运动神经元，造成脊髓萎缩、体积减小，此外，中央前回皮层下白质沿脑回走行区可见条片状高信号；②部分ALS患者中央前回皮质变薄，可见中央前回皮质内线状分布的T_2WI低信号，可能是由小胶质细胞内过量铁沉积产生的T_2WI缩短效应所致，提示铁的沉积与进行性神经元变性有关，皮质脊髓束T_2WI高信号与运动皮质T_2WI低信号改变，可视为ALS患者上运动神经元损害的可靠标志；③DTI皮质脊髓束走行区FA值减低，MD值和ADC值升高；④MRS表现为运动皮质的NAA峰值、NAA／Cr和NAA／Cho降低，这可能与神经变性有关。

【典型征象】

双侧皮质脊髓束条状T_2WI/T_2-FLAIR高信号；中央前回皮质萎缩、线状T_2WI低信号（图3-31-2）。

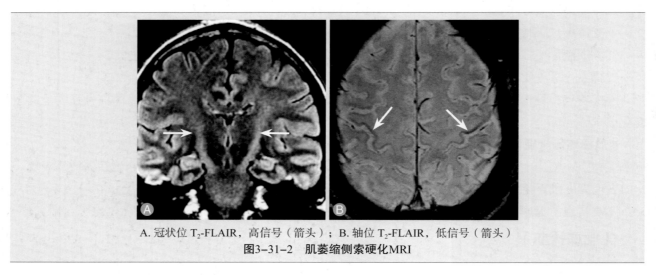

A. 冠状位 T_2-FLAIR，高信号（箭头）；B. 轴位 T_2-FLAIR，低信号（箭头）
图3-31-2　肌萎缩侧索硬化MRI

【诊断要点】

1.中老年发病，有上、下运动神经元受累症状。神经电生理检查提示感觉传导正常，可见进行性、慢性失神经表现。

2.沿半卵圆中心至脑干的双侧皮质脊髓束走行区条状T_2WI/T_2-FLAIR高信号。铁沉积致中央前回皮质内出现线状分布的T_2WI低信号。DTI显示皮质脊髓束走行区FA值减低，MD值和ADC值升高。MRS现运动皮质的NAA峰值、NAA/Cr和NAA/Cho降低。

3.基因助诊。

（范连强）

第 **4** 章

免疫类及炎性脱髓鞘病变

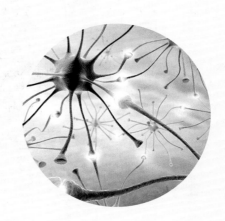

第一节　急性播散性脑脊髓炎

【临床资料】

患者男性，6岁。

主诉：间断发热伴头痛、呕吐3天。

神经系统查体：左侧肢体肌力4级，肌张力正常；右侧肢体肌力1级，肌张力稍低，巴氏征阳性，布氏征阳性，克氏征阴性；左侧膝反射、跟腱反射存在，右侧膝反射、跟腱反射未引出，提睾反射、腹壁反射存在。

脑脊液常规：总细胞数80×10^6/L、白细胞数30×10^6/L、单个核细胞30×10^6/L；生化：糖、氯正常，ADA正常，LDH正常，抗酸染色、墨汁染色阴性。

呼吸道感染病原体IgM抗体检测：肺炎支原体IgM阳性。

脑电图：儿童异常脑电图，异常波；监测期间两侧大脑半球前部可见中波幅（3.5～4.5 Hz）θ波活动。

外送标本：中枢神经系统脱髓鞘疾病检测（血清及脑脊液）：AQP4、MOG、MBP均阴性；脑脊液寡克隆区带分析：脑脊液和血清均未能出现IgG型寡克隆区带。

【影像学检查】

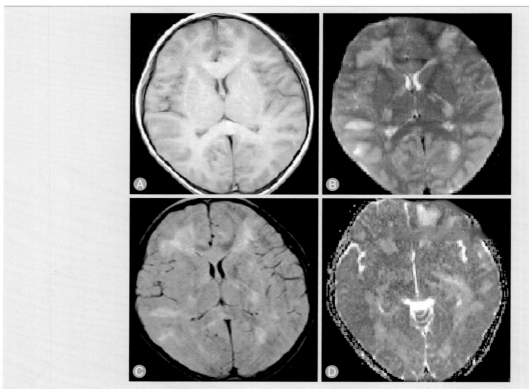

A. 轴位 T_1WI；B. 轴位 T_2WI；C. 轴位 T_2-FLAIR；D. 轴位 ADC

图4-1-1　头颅MRI

【解析思路】

1.临床特征：患者为儿童，间断发热伴头痛、呕吐3天。

2.影像学特点：两侧大脑半球皮层下白质、室旁多发异常信号，局部脑回肿胀，脑沟变浅（图4-1-1）。

3.定位：脑白质。

4.定性：炎性脱髓鞘？

【可能的诊断】

1.多发性硬化

支持点：病灶多发，白质为主。

不支持点：多见于青年，女性多于男性，可见时空多发性，以局灶性或多灶性累及脑白质为主，特征性垂直于侧脑室分布，本例MRI表现病变较大，多灶性位于幕上或幕下白质、灰质，尤其是基底节和丘脑的病变不符合多发性硬化表现。

2.病毒性脑炎

支持点：年龄，发热、头痛等症状。

不支持点：病毒性脑炎为病毒侵犯脑实质，灰质受累更明显，MRI表现以皮质损害为主，本例以白质为主不符合。

3.急性播散性脑脊髓炎

支持点：年龄，发热、头痛等临床症状。MRI表现为多灶性，位于幕上或幕下白质、灰质（尤其是基底节和丘脑），分布不对称，部分病灶相对较大（1～2 cm），边缘模糊。

不支持点：无。

【临床诊断】

急性播散性脑脊髓炎。

【讨论】急性播散性脑脊髓炎

1.概述：急性播散性脑脊髓炎（acute disseminated encephalomyelitis，ADEM）是一种少见的免疫介导的炎症性脱髓鞘疾病，好发于儿童和青少年，其预后与早期诊断及治疗明显相关。

病理机制：病理改变为静脉周围脱髓鞘伴炎性水肿和以淋巴细胞及巨噬细胞为主的炎性细胞浸润。小静脉周围炎症细胞呈"袖套状"浸润。本病的脱髓鞘进展迅速，轴突一般不受累。病变呈多发性，累及脑和脊髓各处，特别是深层白质和基底节及丘脑。目前认为髓鞘损伤与自身免疫反应有关。

临床特征：多见于儿童，一般伴有病毒感染史或疫苗接种史，且常在病毒感染后2～4天或疫苗接种后10～13天发病。起病急骤，常以发热、头痛、呕吐为首发症状就诊，可出现多种神经损伤症状，常见意识障碍及精神症状等脑病样表现。

2.影像学表现：MRI显示两侧大脑皮层下以白质为主的广泛病灶，也可累及灰质，特别是丘脑及基底节深部灰质，脑干、小脑也可受累。病变呈不对称分布，病灶多较大（1～2 cm）且边缘模糊，T_1WI呈低信号，T_2WI呈高信号。典型病灶T_2WI上见"煎蛋征"，DWI边缘弥散受限，增强扫描急性期病变强化程度或方式多变，常见边缘环形强化，也可无强化。强化及水肿主要是自身免疫反应、血管周围炎症细胞浸润破坏脑血管屏障的结果。脊髓以胸髓常见，多为长节段横贯性脊髓炎，急性期不同程度强化。

【拓展病例】

病例1　患者男性，20岁，突发右侧肢体无力11天。临床诊断ADEM。双侧大脑白质大片状T₁WI低信号，T₂WI高信号，见"煎蛋征"，边缘DWI高信号，ADC低信号（图4-1-2）。

病例2　患者男性，5岁，头痛呕吐8天，反应迟钝、言语不清5天。双侧大脑白质及颈髓多发异常信号，T₁WI呈低信号，T₂WI呈高信号，内见多发T₁WI高信号、T₂WI低信号出血灶。本例临床诊断为急性出血性脑白质炎，为爆发型ADEM，病理上血管周围炎症细胞浸润更明显，血管壁及血管周组织出现坏死，继发多发出血性改变。影像改变为ADEM基础上出现多发出血灶（图4-1-3）。

【典型征象】

1."煎蛋征"：病灶由内部更长T₂WI信号区和边缘稍长T₂WI信号区组成，反映了病灶不同时相的炎症反应或由内向外扩张的炎症反应过程。常见于炎性脱髓鞘疾病（图4-1-4）。

2.病灶边缘DWI高信号、ADC值减低，反映了急性炎性渗出细胞致密，炎症介质及细胞毒性物质损伤细胞膜致细胞毒性水肿（图4-1-5）。

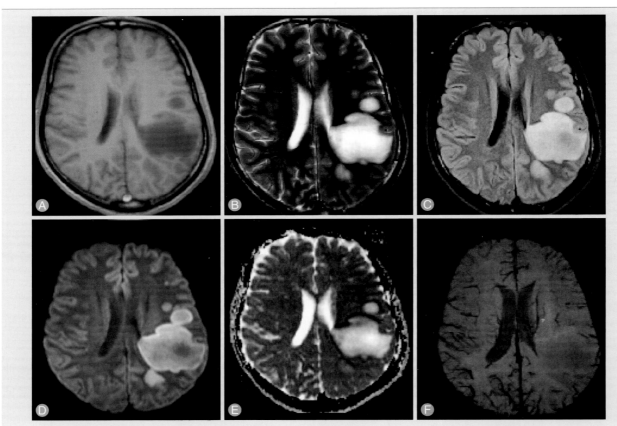

A.轴位T₁WI；B.轴位T₂WI；C.轴位T₂-FLAIR；D.轴位DWI；E.轴位ADC；F.轴位SWI
图4-1-2　急性播散性脑脊髓炎MRI

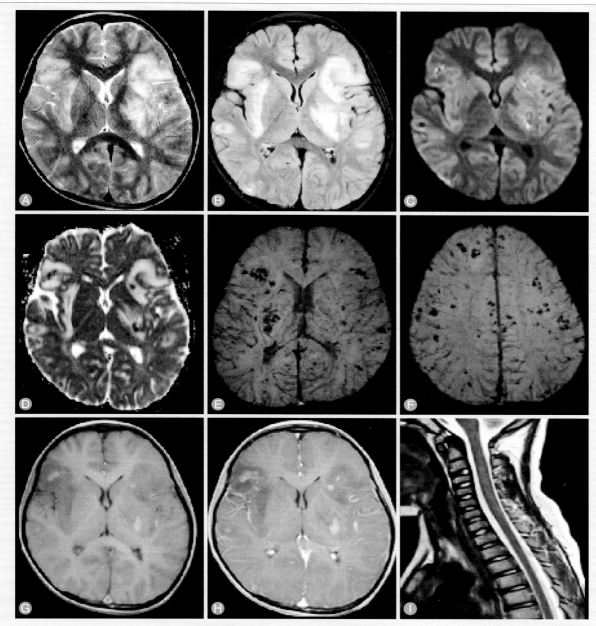

A. 轴位 T_2WI；B. 轴位 T_2-FLAIR；C. 轴位 DWI；D. 轴位 ADC；E、F. 轴位 SWI；G. 轴位 T_1WI；H. 轴位 T_1WI 增强；
I. 矢状位 T_2WI

图4-1-3　急性播散性脑脊髓炎（爆发型）MRI

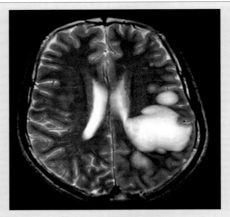

轴位 T₂WI, "煎蛋征"

图4-1-4 急性播散性脑脊髓炎MRI

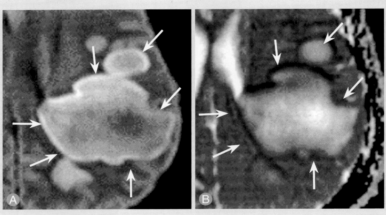

A. 轴位 DWI; B. 轴位 ADC。环形弥散受限病灶（箭头）

图4-1-5 急性播散性脑脊髓炎MRI

【诊断要点】

1.前驱感染或疫苗接种史。

2.儿童好发，有发热、头痛等急性症状，意识障碍、精神异常等脑病症状，多发神经缺失症状。

3.多发白质为主异常信号，可累及灰质特别是基底节、丘脑，"煎蛋征"有一定特征性，DWI边缘高信号，边缘环形强化。脊髓多表现为长节段横贯性脊髓炎。

4.急性出血性脑白质炎为爆发型ADEM，影像学表现为ADEM基础上出现多发出血。

（李　昕）

第二节　多发性硬化

【临床资料】

患者男性，61岁。

主诉：因焦虑症入院。

【影像学检查】

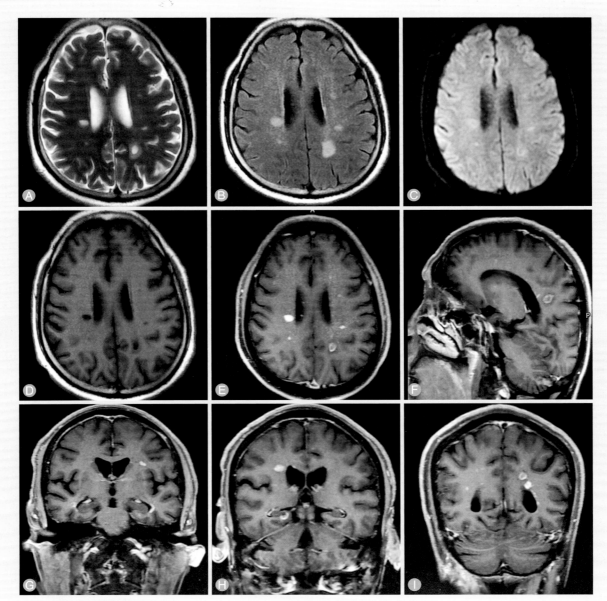

A. 轴位 T_2WI；B. 轴位 T_2-FLAIR；C. 轴位 DWI；D. 轴位 T_1WI；E. 轴位 T_1WI 增强；F. 矢状位 T_1WI 增强；G ~ I. 冠状位 T_1WI 增强

图4-2-1　头颅MRI

【解析思路】

1.临床特征：患者为老年男性，因焦虑症入院。

2.影像学特点：双侧侧脑室旁白质区多发斑点、斑片状异常信号，T_1WI呈低信号，T_2WI呈高信号，DWI呈高信号，部分呈环形高信号，增强扫描后病灶呈斑点状、结节状强化，部分呈环形/开环形强化，大部分病灶垂直于侧脑室，其一病灶可见累及胼胝体，未见明显占位效应（图4-2-1）。

【可能的诊断】

1.急性播散性脑脊髓炎

支持点：双侧侧脑室旁白质区多发异常信号。

不支持点：ADEM多见于儿童，多有前驱感染或疫苗接种史。病灶多较多发性硬化大，边缘较多发性硬化模糊，除脑室旁外还易累及基底节、丘脑区等部位。本病常为单相病程，临床症状不典型也不支持。

2.多发性硬化

支持点：无前驱感染病史，影像学提示双侧侧脑室旁白质区多发病灶，病灶较小，胼胝体可见受累，大部分垂直于侧脑室，部分可见"黑洞征"，DWI呈高信号，增强扫描病灶强化明显，部分呈"开环样"强化。

不支持点：无。

【临床诊断】

多发性硬化。

【讨论】多发性硬化

1.概述：多发性硬化（multiple sclerosis，MS）是一种中枢神经系统的炎性脱髓鞘病变。

发病机制目前尚不明确，大多考虑为遗传、环境、免疫等多因素综合作用的结果，目前倾向于是环境（如EB病毒暴露）与免疫遗传相互作用，涉及自身免疫性炎症和神经变性过程，线粒体功能障碍也参与其中。细胞免疫为主。在一些MS的早期阶段也存在皮层和深部灰质病变。

病理：以中枢神经散在的脱髓鞘硬化斑块为特征。脑和脊髓有肉眼可见的粉灰色散在的脱髓鞘硬化斑块，形态各异、大小不一，可累及大脑白质、脑干、小脑、脊髓和视神经。发病高峰年龄为30岁左右，男女比例约1：2。

MS诊断：临床表现及病程变化检查、影像学检查、实验室检查。

表4-2-1　2017年版McDonald标准

空间多发性	时间多发性
空间多发：至少以下两个区域存在符合MS特点的至少一个T_2WI高信号病灶（长轴≥3mm）即符合。	1.仅一次MRI：同时存在增强和非增强病灶
脑室周围	2.随访MRI：1个以上新发T_2WI高信号或增强病灶
皮层/皮层下	3.存在脑脊液特异的寡克隆带不证明存在时间多发，但可替代其在诊断中的价值（孤立综合征）
幕下	
脊髓	
视神经	

2.影像学表现具体如下。

（1）脑内病灶：根据2017 McDonald标准（表4-2-1）中的空间多发性标准，需满足以下5个区域中的2个区域：①3个以上脑室旁病灶；②皮层／近皮层病灶、幕下病灶、脊髓病灶、视神经病灶均是1个以上。基于临床孤立综合征（clinically isolated syndrome，CIS）大规模的随访结果，发现至少3个脑室旁病灶对患者进展为MS有很高的预测价值。因此，3个以上脑室旁病灶被推荐作为空间多发标准的条件之一。

皮层／近皮层病灶可分为软脑膜下、皮层内、灰-白质交界处的混合病灶。CIS患者初始MRI发现1个以上皮层病灶，使MS诊断准确性增加。皮层病变可能有助于MS与其他相似疾病的鉴别诊断。但常规MRI的序列很难显示皮层病变，DIR、PSIR及磁化准备快速采集梯度回波序列等新序列可显示皮层病灶。

幕下最常见的位置在桥臂，幕下病灶和MS患者残疾程度尤其运动障碍显著相关。

多发性硬化脑内病灶大小及位置均呈多样性，在T_1WI呈等低信号，T_2WI/T_2-FLAIR呈高信号，急性期DWI呈高信号、ADC呈低信号；最常见的病灶是脑室旁脑白质，但是这种病灶并不特异，很多疾病如脑小血管病等也会出现脑室旁病灶；典型的MS脑室旁病灶可见"Dawson征"或"火焰征"，另胼胝体也是MS最常累及的结构，在矢状位T_2-FLAIR观察最佳，可见"点线征"，所以MS诊断最重要的序列是矢状位T_2-FLAIR或三维T_2-FLAIR。急性期及亚急性期可见"煎蛋征"，即病灶中心呈T_1WI低信号、T_2WI高信号，其外围信号渐变，呈T_1WI稍低信号、T_2WI稍高信号，边缘模糊。"黑洞征"T_1WI低信号病灶至少存在6个月以上，其T_2WI为高信号（脑脊液信号）影。黑洞更多分布于脑内幕上区，多见于进展型MS。常规T_2WI和T_2-FLAIR序列可以很敏感地发现病灶，但不易区分病灶的新旧，而增强扫描可以区分急性期或慢性期病灶，急性期病灶可见强化，慢性期病灶无强化。斑块周边在DWI上可出现环形高信号，其表观弥散系数值相对减低，被称为"晕环征"，见于急性期MS斑块。

（2）脊髓病灶：50%～90%的MS患者可以出现脊髓病灶，以颈段脊髓最常见，轴位常见位于脊髓侧索部或后索部，一般不太对称，＞1/2脊髓的横断面积，纵向长度常小于两个椎体节段。亚洲和拉丁美洲MS患者的脊髓病灶长度可能≥2个椎体节段。

（3）视神经病灶：视神经炎患者如果合并脑脊液寡克隆带（oligoclonal band，OB）阳性或脑MRI无症状病灶则高度提示有发展为MS的可能。视神经病灶需与应用脂肪抑制序列，以冠状位观察为佳。表现为视神经增粗，T_2-FLAIR上信号增高；典型的MS视神经受累以单侧多见，位于视神经前段，一般累及范围短，视交叉不受累，这是与视神经脊髓炎谱系疾病区别的重要特征。

【拓展病例】

病例 患者女性，23岁，右侧肢体麻木半个月，临床诊断MS。双侧侧脑室旁脑白质可见多发斑片状T_1WI低信号，T_2WI/T_2-FLAIR为高信号影，DWI部分呈高信号，增强扫描部分病灶呈"开环样"强化，部分病灶无强化（图4-2-2）。

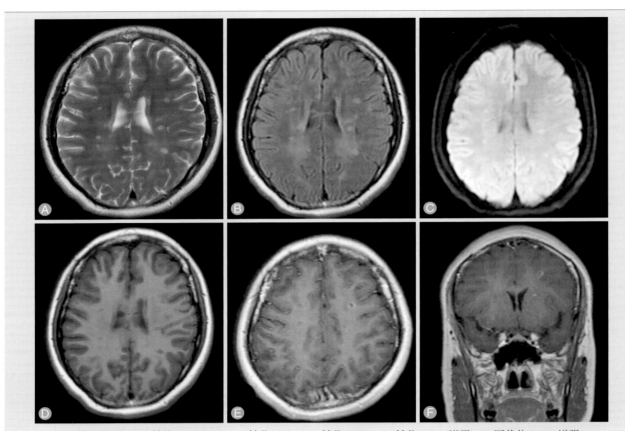

A. 轴位 T_2WI；B. 轴位 T_2-FLAIR；C. 轴位 DWI；D. 轴位 T_1WI；E. 轴位 T_1WI 增强；F. 冠状位 T_1WI 增强

图4-2-2　多发性硬化MRI

【典型征象】

"黑洞征" "煎蛋征" "开环征" "Dawson指征"（图4-2-3，图4-2-4）。

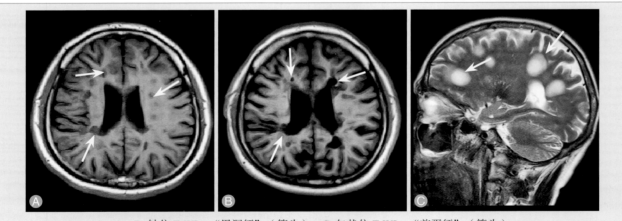

A、B. 轴位 T_1WI，"黑洞征"（箭头）；C. 矢状位 T_2WI，"煎蛋征"（箭头）

图4-2-3　多发性硬化MRI

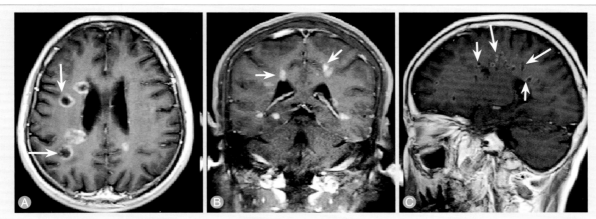

A.轴位 T_1WI 增强；B.冠状位 T_1WI 增强；C.矢状位 T_1WI 增强。"开环征"（图 A、图 C 箭头），"Dawson 指征"（图 B、图 C 短箭头）

图4-2-4　多发性硬化MRI

【诊断要点】

1.中枢神经系统脱髓鞘病变的最常见类型，具有时间和空间的多发性。

2.MS典型影像学表现为：脑室周围白质区多发病灶，胼胝体经常受累，U形纤维受累，病灶呈圆形或卵圆形，发生在静脉周围（Dawson指征），通常双侧受累，稍不对称，病灶可以融合。可见"点线征""晕环征""煎蛋征""黑洞征"。增强扫描呈结节状或片状强化、环状或"开环样"强化，强化与无强化病灶可同时存在。脊髓及视神经可同时出现病灶。

（江　敏）

第三节　同心圆性硬化

【临床资料】

患者女性，47岁。

主诉：右手麻木5个月，情绪不稳2个月，言语不利1个月。

脑脊液寡克隆带 可见，脑脊液IgG指数0.76。

【影像学检查】

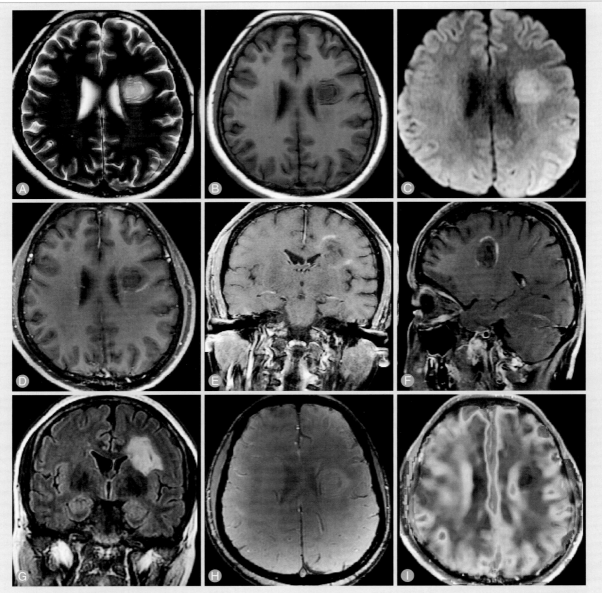

A. 轴位 T_2WI；B. 轴位 T_1WI；C. 轴位 DWI；D. 轴位 T_1WI 增强；E. 冠状位 T_1WI 增强；F. 矢状位 T_1WI 增强；G. 冠状位 T_2-FLAIR；H. 轴位 SWI；I. 轴位 3D-ASL

图4-3-1　头颅MRI

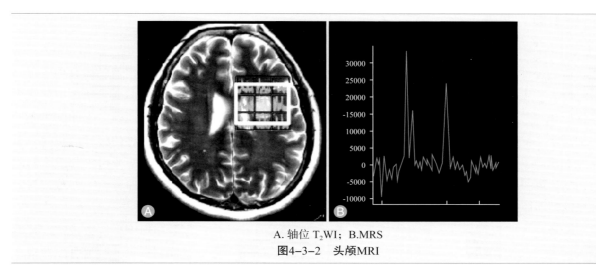

A.轴位 T$_2$WI；B.MRS

图4-3-2　头颅MRI

【解析思路】

1.临床特征：青壮年女性，感觉障碍，精神异常，言语不利。CSF寡克隆带（OCB）可见，脑脊液IgG指数0.76。

2.影像学特点：左侧额叶深部白质，单发圆形病灶，T$_1$WI等低信号层状相间，T$_2$WI等高信号层状相间，呈"同心圆征"，DWI高信号，水肿不明显，最外层呈开环形强化。SWI灶内小条状低信号。3D-ASL低灌注。MRS显示NAA峰稍减低，Cho峰稍增高（图4-3-1，文后彩图4-3-1G～文后彩图4-3-1I，图4-3-2，文后彩图4-3-2）。

定位：左侧额叶深部白质。

定性：考虑炎性脱髓鞘病变，同心圆性硬化可能性大。

【可能的诊断】

1.急性播散性脑脊髓炎

支持：大脑深部白质，较大病灶，呈开环形或环形强化。

不支持：通常儿童发病，常有前驱感染和疫苗接种史，累及U形纤维，双侧多发不对称较大病灶，边缘较模糊。

2.肿瘤性病变如高级别胶质瘤

支持点：弥散受限，环形强化。

不支持点：高级别胶质瘤通常边界不清，水肿大，占位效应明显。多呈不规则"花环样"强化，高灌注。MRS显示Cho峰显著升高，NAA峰显著降低。

3.同心圆性硬化

支持点：青壮年女性。大脑深部白质，"同心圆征"，DWI高信号，开环形强化。MRS显示NAA峰稍减低，Cho峰稍增高。3D-ASL呈低灌注。

不支持点：无。

【临床诊断】

同心圆性硬化。经类固醇激素治疗后，临床症状得到明显缓解。

【讨论】同心圆性硬化

1.概述：同心圆性硬化（balo concentric sclerosis，BCS），1928年由Balo率先报道，故称为BCS，是罕见的异质性的炎性脱髓鞘疾病，BCS是独立疾病还是多发性硬化的变异型尚存争议。发病有种族性，多发生于亚洲人。青壮年好发，国内报道女性多，多急性或亚急性起病，也可慢性起病。临床上症状多样无特异性。BCS常累及大脑白质，一般不累及皮层及皮层下U形纤维，多见于额顶叶、半卵圆中心、室旁，不常见于小脑、脑干、脊髓。病理脱髓鞘区和髓鞘保留区分层交替，MRI两种信号环形相间，类似树木年轮状或洋葱头外观，呈特征性"同心圆征"。以往本病诊断困难，靠活检或尸检，进入MRI时代，对BCS诊断很敏感，早期诊断及早期激素治疗，多预后良好。目前报道有3种类型，即单相自限型、缓解复发型、原发进展型。

实验室检查：无明显特异性，脑脊液压力正常或轻度增高，CSF蛋白含量和白细胞计数正常或轻度升高，髓鞘碱性蛋白MBP升高。少数脑脊液寡克隆带（CSF-OCB）阳性，而MS的CSF-OCB阳性率＞95%，因此BCS与MS的脑脊液免疫病理学存在明显差异，但频率与视神经脊髓炎谱系疾病和髓鞘少突胶质细胞糖蛋白免疫球蛋白G抗体相关脑脊髓炎（MOG-EM）相似。

发病机制：病因可能与病毒（如人类疱疹病毒6型）感染有关，产生免疫介导的炎症反应或组织缺氧性损伤。BCS是由缺氧组织损伤到炎症，脱髓鞘到再髓鞘化的一个动态病理变化过程，这种特发性炎性脱髓鞘疾病，由中央小静脉向周围发展，形成特征性病理同心圆性脱髓鞘，髓鞘脱失带与髓鞘保留带交替形成，形成机制可能是：促炎因素和抗炎因素交替，氧化应激介导的组织缺氧性损伤及保护性和破坏性因素组合。脱髓鞘区轴突损伤，少突胶质细胞损失，星形胶质细胞增生，有泡沫巨噬细胞及小胶质细胞炎性浸润，并见血管周围淋巴细胞袖套，这些病理特点符合免疫介导和炎症反应的病因机制。髓鞘保留带，可以是正常髓鞘，或是早期脱髓鞘区（髓鞘破坏区不明显），抑或是再髓鞘化（髓鞘破坏已经修复），髓鞘保留带可能与神经保护肽有关。"同心圆征"并非同时出现，而是由内向外离心性发展中逐渐形成的脱髓鞘区。

2.影像学表现：MRI对BCS特异性高，显示特征性"同心圆征"是诊断BCS的直接证据。病灶主要发生在大脑白质、额顶叶、放射冠、半卵圆中心，而小脑、脑干、脊髓不常见。病灶单发或多发，通常较MS大。圆形、类圆形多为2~5层相间排列，T_1WI等低信号相间，T_2WI等、高信号相间，呈"洋葱头样""年轮样"外观，即"同心圆征"，也有报道呈"马赛克""花环状""康乃馨样"等外观。DWI边缘呈高信号，与病毒或毒素引起组织缺血缺氧、细胞毒性水肿，或与炎性脱髓鞘有关，随时间推移由强变弱。急性活动期，免疫介导的炎性反应，形成开环形或环形强化，中央静止期不强化，典型可呈"同心圆样"强化。病变呈小静脉周围分布特征，SWI可见低信号小静脉穿行。3D-ASL急性期高灌注，可能与急性期炎性浸润，血脑屏障破坏增加CBF有关，而慢性期无炎症浸润，而是胶质纤维增生，CBF减低。

MRS显示急性炎性期，神经元轴索损伤，NAA峰减低，髓磷脂分解增多，Cho峰及LIP峰增高，组织缺氧损伤，见Lac峰；恢复期NAA峰正常及Lac峰消失，而Lip峰和Cho峰仍高。MRS可以监测BCS脱髓鞘进展与免疫疗法反应。DTI可以显示白质纤维束的损伤，用于评估程度和预后。早期诊断，早期激素冲击治疗，1个月至数个月病灶变小或消失。

CT无明显特异性，白质区低密度影，容易诊断为脑梗死。

3.治疗：一线激素冲击治疗，二线血浆置换、免疫球蛋白、免疫抑制剂等治疗，临床症状明显改善缓解，同心圆灶明显缩小或消失。

【典型征象】

T$_2$WI可见"同心圆征"（图4-3-3）。

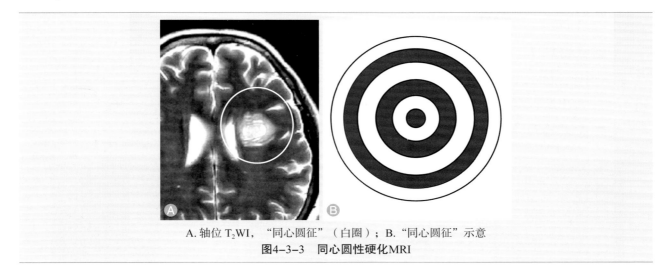

A.轴位 T$_2$WI，"同心圆征"（白圈）；B."同心圆征"示意

图4-3-3　同心圆性硬化MRI

【诊断要点】

1.青壮年女性，急性或亚急性发病。

2.MRI对BCS具有很高的诊断价值，病灶主要发生在大脑白质，单发或多发，髓鞘脱失带与髓鞘保留带层状相间即特征性"同心圆征"，环形弥散受限，呈"开环样"或"环样"强化。CSF检查有助于诊断，病理诊断是金标准，当神经影像学表现及临床症状支持BCS诊断时，可避免脑组织活检。

（病例由中国人民解放军总医院第一医学中心许霖医师提供）

（宋小明）

第四节　肿瘤样脱髓鞘病

【临床资料】

患者男性，15岁

主诉：左上肢肌力弱、左手抓握不能1个月。

【影像学检查】

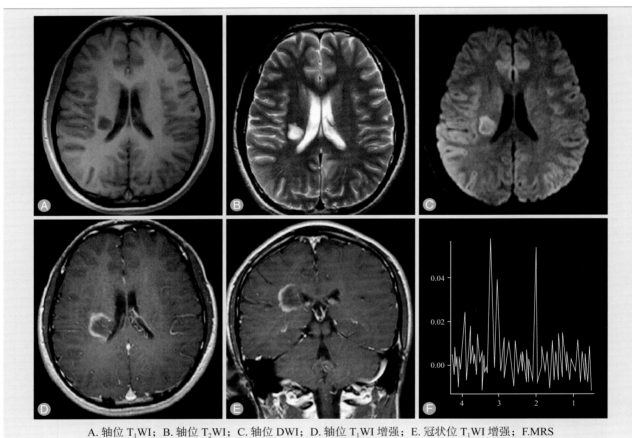

A. 轴位 T_1WI；B. 轴位 T_2WI；C. 轴位 DWI；D. 轴位 T_1WI 增强；E. 冠状位 T_1WI 增强；F.MRS

图4-4-1　头颅MRI

【解析思路】

1.临床特征：患者男性，15岁，头痛。

2.影像学特点：右侧脑室旁类圆形病灶，T_1WI呈低信号，T_2WI呈高信号，DWI呈环形高信号，周围未见明显水肿，增强扫描呈"开环样"强化，占位效应轻。MRS：Cho/NAA轻度倒置（图4-4-1）。

3.定位：脑内。

4.定性：考虑炎性脱髓鞘病变。

【可能的诊断】

1.高级别胶质瘤

支持点：T_1WI呈低信号，T_2WI呈高信号，弥散受限，环形强化。

不支持点：高级别胶质瘤多呈不规则"花环样"强化，壁一般厚薄不均，本例强化壁相对较均匀。MRS高级别胶质瘤Cho/NAA一般大于2.5，本例只是轻度倒置。

2.急性播散性脑脊髓炎

支持点：T_1WI呈低信号，T_2WI呈高信号，环形弥散受限，环形强化。

不支持点：ADEM发病年龄小，多有前驱感冒或疫苗接种史，病灶常多发。

3.脑脓肿

支持点：T_1WI呈低信号，T_2WI呈高信号，环形强化。

不支持点：脑脓肿一般腔内弥散受限，本例内部弥散不受限，囊壁弥散受限。

4.肿瘤样脱髓鞘病

支持点：发病年龄轻，DWI呈环形弥散受限改变，增强扫描呈开环形强化，占位效应轻。

不支持点：无。

【临床诊断】

肿瘤样脱髓鞘病。

【讨论】肿瘤样脱髓鞘病

1.概述：肿瘤样脱髓鞘病（tumefactive demyelinationg lesions，TDL）是中枢神经系统瘤样炎性脱髓鞘病又称炎性脱髓鞘假瘤，为中枢神经系统炎性脱髓鞘病变的一种少见类型，被认为是介于多发性硬化和急性播散性脑脊髓炎之间的一类特殊中枢神经系统脱髓鞘性疾病。影像学上病灶为孤立性或多发病灶，类似脑肿瘤。以神经纤维脱髓鞘及小血管周围炎性细胞浸润，而轴索相对保留为主要病理表现的一组疾病。1979 年，Van Dor Velden 首次对该病进行了报道。

病理改变：血管周围淋巴细胞浸润和浆细胞"套袖样"浸润。巨噬细胞吞噬的髓鞘残片大部分降解为中性脂肪而形成泡沫状，反应性单核细胞多核星形细胞增生，出现大型原浆胶质细胞。髓鞘脱失，轴索相对保留，髓鞘染色可见到巨噬细胞内蓝色髓鞘残片。

病理分期：①急性期（2周内），"斑块"内神经髓鞘破坏，轴索相对保留，聚集大量单核细胞和泡沫状巨噬细胞，血脑屏障受到破坏，"斑块"周围常伴细胞毒性水肿，故此期以斑片样或结节样强化为主；②亚急性期（3~6周），病变中心脱髓鞘活动性下降，以肥胖型星形细胞、胶质纤维增生为主，可见许多吞噬了髓鞘的泡沫细胞，病灶周边脱髓鞘活动性较高，聚集大量单核细胞，故周边强化明显，强化的形态多演变为"环形""开环样"或"花环样"，其中，"开环样"强化的缺口往往毗邻灰质或基底节；③慢性期（第7周以后），非活动性病灶的血脑屏障破坏基本修复，炎性反应消退，残余微小病灶呈轻度线状、小片状强化或浅淡环形强化，另外，部分病灶中心陈旧坏死，周边炎性浸润与胶质增生，表现为"囊样"病灶。

临床表现：TDL患者主要为急性或亚急性起病，随病程延长病情趋于稳定。多为单项病程，多无明显缓解复发过程。多表现为脑实质占位颅内压增高及神经功能缺损的局灶性定位体征，头痛较常见。

2.影像学表现：多为孤立性病灶，多发少见。病变可累及中枢神经系统任何部位，主要累及幕上皮层下白质，表现为白质内肿块样病灶，灰质亦可受累。病灶直径多超过20 mm，呈不规则片状或类圆形、椭圆形，边界常欠清晰。CT呈低密度，T_1WI呈低信号，T_2WI及T_2-FLAIR呈高信号，DWI呈高信号，周围可有不同程度水肿。可有一定程度的占位效应，但是，跟同体积的实体肿瘤相比占位效应要轻。增强扫描急性期多为斑片状强化，亚急性期以环形强化常见，慢性期强化逐渐消退。环形强化可不完整，有一个或数个缺口，即"开环"，"开环样"强化更具诊断价值。"环"的强化部分代表脱髓鞘的边界，因此好发于病变的白质侧，"环"的灰质侧不完整。其强化程度与巨噬细胞的浸润程度和受累白质的血脑屏障破坏程度有关。侧脑室旁病灶内见"梳齿样"排列的扩张静脉影即"梳齿征"。强化的病灶垂直于侧脑室分布的特征，可能与多发性硬化的"直角脱髓鞘征"机制相似。

MRS显示Cho升高，NAA降低，Cho/Cr升高、Cho/NAA升高，Cho/NAA一般<2。谷氨酸类化合物峰（glutamate peak，Glx）是相对特异性代谢物，并可见Lac/Lip峰。

【拓展病例】

病例 患者男性，39岁，3天前饮酒后突发步行不稳，尚能行走，伴头晕。行"脑干肿瘤"脑干占位切除术，术后病理显示（中脑背侧）镜下见少量脑组织水肿，少量炎症细胞浸润，局部区域脱髓鞘脱失，考虑炎性脱髓鞘可能性大（图4-4-2）。

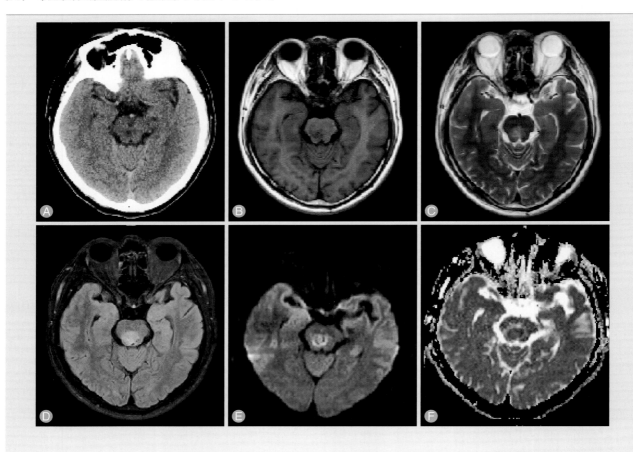

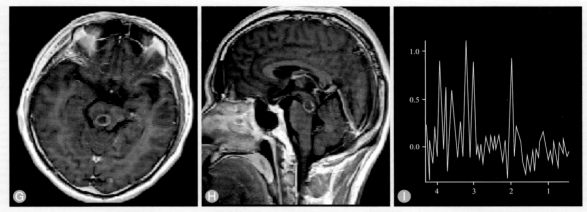

A.轴位CT平扫；B.轴位T_1WI；C.轴位T_2WI；D.轴位T_2-FLAIR；E.轴位DWI；F.轴位ADC；G.轴位T_1WI增强
H.矢状位T_1WI增强；I.MRS

图4-4-2 脑干肿瘤样脱髓鞘病CT图像和MRI

【典型征象】

可见"开环征""梳齿样血管征"（图4-4-3）。

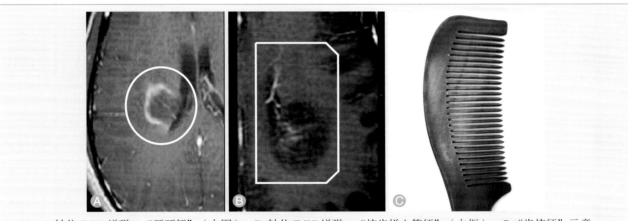

A.轴位T_1WI增强，"开环征"（白圈）；B.轴位T_1WI增强，"梳齿样血管征"（白框）；C."齿梳征"示意

图4-4-3 肿瘤样脱髓鞘病MRI

【诊断要点】

1.青中年发病居多。

2.临床多急性、亚急性起病，病程较短。

3.DWI环状高信号；"开环征"或环形强化；"梳齿样血管征"；垂直分布强化灶。MRS出现谷氨酸复合物、Lac峰。

（病例由徐州医科大学附属医院祖洁医师提供）

（江 敏）

第五节　自身免疫性胶质纤维酸性蛋白星形胶质细胞病

【临床资料】

患者女性，30岁。

主诉：发热、恶心呕吐1周。

【影像学检查】

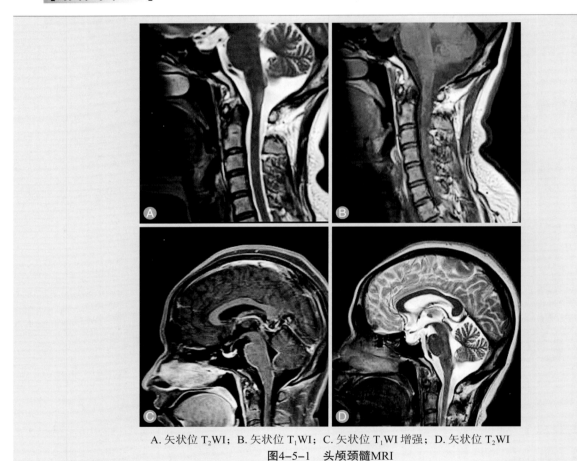

A. 矢状位 T_2WI；B. 矢状位 T_1WI；C. 矢状位 T_1WI 增强；D. 矢状位 T_2WI

图4-5-1　头颅颈髓MRI

【解析思路】

1.临床特点：青年女性，临床表现为发热、恶心呕吐，呕吐剧烈，一般止呕药物无效，双侧巴氏征阳性，考虑极后区综合征。

2.影像学特点：延髓极后区T_2WI稍高信号，T_1WI稍低信号，极后区病变未见明显强化，脑干、小脑软脑膜及软脊膜呈线样强化，激素治疗后复查影像显示病变消失（图4-5-1）。

极后区综合征（area postrema syndrome，APS）是无法用其他病因解释的顽固性呃逆、恶心和呕吐。APS主要见于视神经脊髓炎谱系疾病（neuromyelitis optica spectrum disease，NMOSD），且是特异性临床表现之一。NMOSD具有6个核心特征，其中视神经炎、急性脊髓炎、APS的临床及影像学表现最具特征性。在无抗AQP4-IgG抗体结果或抗AQP4-IgG抗体阴性时，APS是NMOSD必备的核心临床特征之一，同时MRI需满足对应的延髓背外侧/AP的病灶。首次影像学诊断NMOSD，但实验室检查提示AQP4-IgG抗体阴性，脑脊液相关抗体为胶质纤维酸性蛋白（glial fibrillary acidic protein，GFAP）阳性。修正诊断：自身免疫性GFAP星形胶质细胞病。

【临床诊断】

脑脊液GFAP抗体阳性，自身免疫性GFAP星形胶质细胞病。

【讨论】自身免疫性胶质纤维酸性蛋白星形胶质细胞病

1.概述：自身免疫性胶质纤维酸性蛋白（GFAP）星形胶质细胞病是2016年由美国梅奥诊所Fang等首先命名的一种可治的中枢神经系统自身免疫性炎性疾病，以脑膜、脑、脊髓和视神经等受累为主要表现，对类固醇激素治疗敏感。GFAP是一种表达在星形细胞内的中间丝蛋白。它不但是星形细胞的生物学标志物，而且参与星形细胞的多种生物学功能，如维护血脑屏障、突触可塑性、细胞增生，以及调节囊泡及溶酶体在星形细胞内的转运等。自身免疫性GFAP星形胶质细胞病的确切病因与发病机制目前尚未明确。可能与其他自身免疫性脑炎一样，自身免疫性GFAP星形细胞病也可能与肿瘤或感染相关。约近40%的患者有前驱感染症状，可能与单纯疱疹病毒感染有关。约25%的患者可伴发肿瘤，以卵巢畸胎瘤最为常见，肿瘤可在神经系统症状起病时存在或在之后（多在2年内）被发现。约20%的患者可伴有自身免疫性疾病，部分患者血清和脑脊液也可同时合并其他自身抗体。

临床特征：通常呈急性或亚急性起病，发病年龄中位数为44～50岁，女性稍多于男性，没有明显的种族差异。自身免疫性GFAP星形胶质细胞病的症状多样，无明显特异性，主要表现为脑炎、脑膜脑炎、脊髓炎和视神经炎，头痛、发热、视力障碍、共济失调等症状多见（表4-5-1）。

表 4-5-1　自身免疫性 GFAP 星形胶质细胞病的症状表现

早期症状（40%）
　　发热、流鼻涕、喉咙痛、发热和咳嗽

临床综合征
　　脑膜脑炎（55%）
　　脑膜脑脊髓炎（40%）
　　脊髓炎（5%）

脑膜脑病症状
　　谵妄（60%）
　　癫痫发作（20%）
　　精神症状（30%，抑郁、焦虑、精神病样症状、失眠、生动梦境）
　　头痛、颈项强直、呕吐（60%）
　　视物模糊（30%，伴视盘水肿，多为无痛性）
　　运动障碍（40%，震颤、肌阵挛、共济失调）

脊髓病症状
　　麻木、其他感觉异常、乏力（25%，体征包括反射活跃，病理征阳性等）

其他脑膜脑脊髓炎伴随症状
　　共济失调（40%）
　　自主神经功能障碍（20%，体位性低血压、胃肠动力障碍、性功能障碍、膀胱功能障碍）
　　周围神经病（<5%）

相关实验室检查：GFAP抗体的检测目前有基于组织法、细胞法和免疫印迹法。基于细胞的方法（cell-based assay）是被推荐的首选方法。血清和脑脊液中可被证实存在GFAP抗体，尤其脑脊液GFAP抗体被认为是确诊关键。部分患者血清和脑脊液也可同时合并其他自身抗体，包括常见的NMDA-R-IgG、AQP4-IgG、MOG-IgG、LGI-1-IgG等。

2.影像学表现：病灶常沿中线结构两侧分布，尤其是室旁，一般呈T_1WI低信号、T_2WI/T_2-FLAIR高信号，无明显占位效应，一般无弥散受限。1/2～2/3患者可见强化病灶，治疗后病灶可消失。目前较为认可的本病特征性影像学表现为垂直于侧脑室的放射状线样血管周围强化，从GFAP富集的侧脑室周围发出，穿过脑白质，偶可见小脑类似的从第四脑室周围发出的放射状线样强化。其他MRI增强表现包括软脑膜强化、点状强化、"蚯蚓样"（蛇形）强化和室管膜强化。脊髓常累及胸髓，受累MRI上常为长节段（≥3个椎体节段）病灶，但显影相对模糊，边界不清，不如AQP4抗体阳性和MOG抗体阳性的脊髓炎明显，且少有脊髓肿胀。增强呈点状或斑片状强化，可见中央管及软脊膜线样强化。

3.治疗与预后：自身免疫性GFAP星形胶质细胞病多对类固醇激素敏感。

【典型影像】

垂直于侧脑室的放射状线样血管周围强化（图4-5-2）。

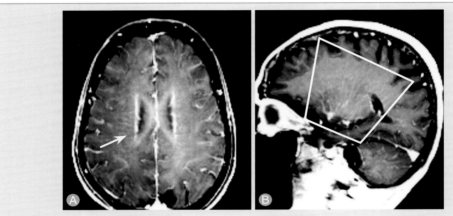

A. 轴位 T_1WI 增强；B. 矢状位 T_1WI 增强。垂直于侧脑室的放射状线样血管周围强化（箭头、白框）

图4-5-2　自身免疫性GFAP星形胶质细胞病MRI

【诊断要点】

1.急性或亚急性起病，临床表现为脑膜、脑、脊髓、视神经受累或各种症状的组合。

2.MRI可见侧脑室旁线样放射状强化和（或）脊髓长节段受累伴中央强化病灶。

3.脑脊液GFAP抗体阳性（CBA或TBA）。

4.脑活体组织检查提示小血管周围炎症伴小胶质细胞活化。

5.类固醇激素治疗有效。

6.排除其他可能疾病。

（部分病例由钦州市第一人民医院吕华东医师提供）

（梁新明）

第六节　视神经脊髓炎谱系疾病

【临床资料】

患者男性，60岁。

主诉：双下肢无力麻木4天，曾出现右眼视物模糊伴疼痛。

【影像学检查】

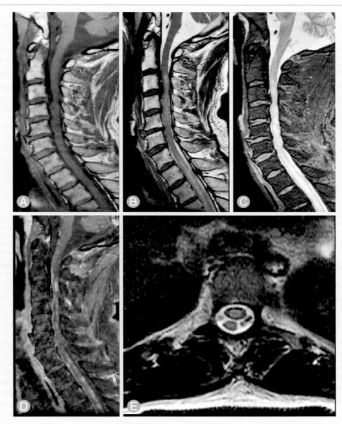

A. 矢状位 T_1WI；B. 矢状位 T_2WI；C. 矢状位 T_2WI 脂肪抑制；D. 矢状位 T_1WI 增强；E. 轴位 T_2WI

图4-6-1　颈椎MRI

【解析思路】

1.临床特征：患者为老年男性，双下肢无力麻木4天，曾出现右眼视物模糊伴疼痛。

2.影像学特点：颈、胸髓内可见长节段条片状异常信号，范围广泛，超过3个椎体节段，T_1WI呈稍低信号，T_2WI及T_2WI脂肪抑制均呈高信号，轴位T_2WI显示病灶累及以中央为主，超过1/2脊髓截面，增强扫描病灶内可见多发点片状强化影（图4-6-1）。

3.定位：脊髓。

4.定性：炎性脱髓鞘病变。

【可能的诊断】

1.胶质瘤

支持点：脊髓内异常信号，呈不均匀强化。

不支持点：病变范围太广泛，占位效应不明显。

2.多发性硬化

支持点：脊髓内异常信号，增强扫描呈散在强化。

不支持点：MS脊髓异常信号长度≤2个椎体节段，横轴位MS以脊髓白质受累为主，主要分布在侧索、后索。

3.视神经脊髓炎谱系疾病

支持点：脊髓病变超过3个椎体节段，轴位病灶累及以中央灰质为主，超过1/2脊髓面积，增强扫描呈点片状强化。

不支持点：无。

【临床诊断】

AQP4-IgG阳性，经激素治疗患者病情好转，诊断为视神经脊髓炎谱系疾病。

【讨论】视神经脊髓炎谱系疾病

1.概述：视神经脊髓炎（neuromyelitis optica，NMO）是一种主要累及视神经和脊髓的中枢神经系统的炎性脱髓鞘病变。NMO曾长期被视为MS的一个亚型，NMO被认为仅累及视神经和脊髓，但其的临床表现、影像学特征和脑脊液改变均与MS不同。高度特异性血清水通道蛋白4抗体（AQP4-IgG）的发现，使人们认识到了NMO的临床多样性，即NMO并不是视神经炎和脊髓炎的简单组合，而是一组异质性疾病，所以把这一类疾病统称为视神经脊髓炎谱系疾病（neuromyelitis optica spectrumdisorders，NMOSD）。约90%发生于女性，约90%患者为多相病程，70%～90%患者AQP4-IgG阳性。复发率和致残率高。NMOSD常与自身免疫性疾病如系统性红斑狼疮、干燥综合征、重症肌无力等发生共病现象。

NMOSD核心临床症状：①视神经炎；②急性脊髓炎；③极后区综合征（不能用其他原因解释的呃逆、恶心、呕吐）；④急性脑干综合征；⑤症状性发作性嗜睡或急性间脑临床综合征；⑥症状性大脑综合征。

成年人NMOSD诊断标准如下。

（1）伴AQP4-IgG的NMOSD诊断标准：至少1个核心临床症状，应用最佳方法检测AQP-IgG阳性（强烈推荐细胞检测法）；排除其他诊断（无症状不能诊断NMOSD）。

（2）不伴AQP4-IgG或未知AQP4-IgG状态的NMOSD诊断标准：在1次或数次临床发作中至少有2个核心临床症状，符合以下要求；①至少一个核心临床症状必须是视神经炎、长节段横贯性激素炎或极后区综合征；②空间多发（≥2个不同核心临床症状）；③以上症状需满足附加的MRI要求；④排除其他诊断。

（3）不伴AQP4-IgG或未知AQP4-IgG状态的NMOSD的附加MRI要求：①急性视神经炎：病变超过1/2视神经长度或视交叉；②急性脊髓炎：大于3个连续椎体节段或大于3个椎体节段的脊髓萎缩（既往脊髓炎病史）；③极后区综合征：要求有相应的延髓背侧或极后区病变；④急性脑干综合征：要求有相应的室管膜周围脑干病变。

临床表现：瘙痒是NMOSD发病（包括首次发病及复发）主要症状之一，且可以作为首发症状，可在其他NMOSD核心症状之前数日出现。极后区综合征（area postema syndrome，APS）表现为不明原因的顽固性呃逆、恶心、呕吐（intractable nausea or vomiting and hiccups，IHN），可作为NMOSD的首发表现和（或）作为独立症状出现，常预示着NMOSD的复发及恶化。当出现不明原因IHN时，需警惕APS，应考虑到NMOSD的可能。不论抗AQP4-IgG抗体血清学检测与否，均应行MRI检查以及时识别APS。对于发生IHN的患者，若MRI上无确切延髓背外侧或极后区病灶仍需警惕NMOSD的可能，需密切随访。痛性痉挛的发生率在NMOSD中约为25%，远高于多发性硬化，而且不是复发的症状，而是恢复期症状。累及间脑可出现发作性睡病或嗜睡。上述症状是有一定提示意义的较特异的表现。

2.影像学表现具体如下。

（1）脑内病灶：常发生于水通道蛋白富集区（是AQP-4高表达区），包括侧脑室、第三脑室、中脑导水管、第四脑室及延髓中央管的室管膜周围，多为广基底病变。室管膜周围线样强化和"云雾样"强化是较特异强化模式，如两者共存会形成"火焰样"病灶更具特征性。极后区病变主要累及第四脑室髓底的延髓背外侧，可表现为小而孤立的病灶，常为双侧，可向下延续至颈髓，一般无明显增强。MRI可表现为经典的"线样延髓征""线样延髓脊髓征"，病灶也可由上颈段病灶向上延续而来。"线样延髓征"、"线样延髓脊髓征"是与MS鉴别的重要征象。胼胝体整体受累时可呈"大理石花纹样"外观。沿锥体束纵向延伸的连续性病灶可发生在单侧或双侧，通常累及内囊后肢、中脑大脑脚、脑桥基底部。广泛、融合的大脑半球白质病变常呈"瘤样"，通常无占位效应或占位效应轻。也可沿白质纤维走行呈长纺锤状或放射状。软脑膜可呈线样强化，少见。

（2）视神经病灶：单侧或双侧发病，累及视神经后段及视交叉，超过1/2视神经总长，这是与MS区别的重要特征。视神经增粗，T_2WI、T_2-FLAIR信号增高，呈明显条片状强化。

（3）脊髓病灶：多累及颈胸段，急性期脊髓肿胀，病变长度超过3个椎体节段，多累及脊髓中央灰质呈"H"形改变或呈"蝶翼状"，T_2WI发现"明亮的斑点状病灶"有一定的提示意义。增强脊髓实质可呈条片状强化。软脊膜的强化病灶位置与脊髓实质性强化病灶相邻，常为长节段。慢性期脊髓萎缩。

【典型征象】

1.脊髓长节段病变（≥3个椎体）和T_2WI明亮斑点状病灶（图4-6-2）。

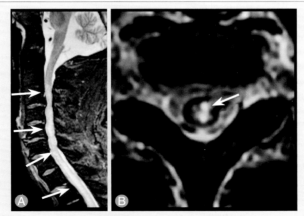

A.矢状位 T_2WI 脂肪抑制，脊髓长节段病变（箭头）；B.轴位 T_2WI，明亮斑点状病灶（箭头）

图4-6-2　视神经脊髓炎谱系疾病MRI

2."线样延髓征""线样延髓脊髓征"（图4-6-3）。

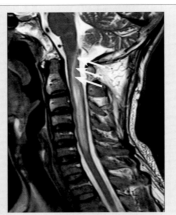

矢状位 T$_2$WI，"线样延髓征""线样延髓脊髓征"（箭头）
图4-6-3　视神经脊髓炎谱系疾病MRI

3.第三脑室和第四脑室周围高信号（图4-6-4）。

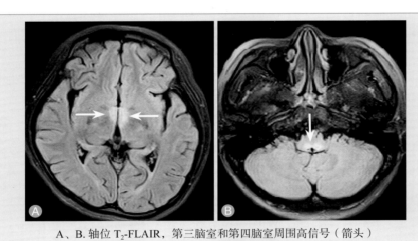

A、B. 轴位 T$_2$-FLAIR，第三脑室和第四脑室周围高信号（箭头）
图4-6-4　视神经脊髓炎谱系疾病MRI

【诊断要点】

1.中青年女性好发，瘙痒及顽固性呃逆、恶心、呕吐是较有提示意义的症状。

2.脑内病变发生于水通道蛋白富集区即各脑室旁室管膜周围，"线样延髓征"是特征性表现。视神经病变累及双侧视神经后段及视交叉，增粗，T$_2$WI信号增高，明显强化。脊髓病变长度超过3个椎体节段，多累及脊髓中央灰质呈"H"形改变。

3.约90%患者AQP4-IgG阳性。

（江　敏）

第七节 抗髓鞘少突胶质细胞糖蛋白免疫球蛋白G抗体相关疾病

【临床资料】

患者女性，36岁。

主诉：反复呕吐、嗳气1月余。

【影像学检查】

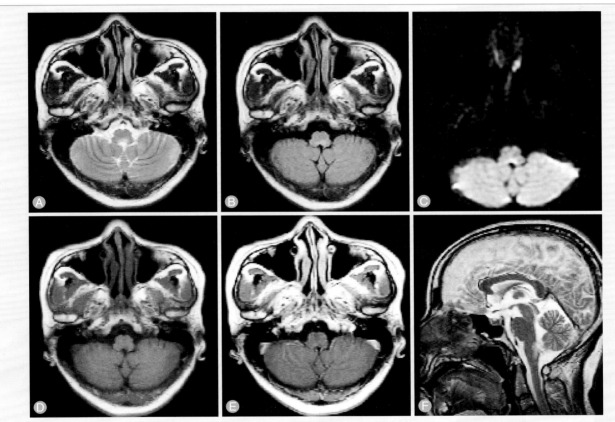

A. 轴位 T_2WI；B. 轴位 T_2-FLAIR；C. 轴位 DWI；D. 轴位 T_1WI；E. 轴位 T_1WI 增强；F. 矢状位 T_2WI

图4-7-1 头颅MRI

【解析思路】

1.临床特征：患者女性，36岁，反复呕吐、嗳气1月余。

2.影像学特点：延髓极后区可见斑片状异常信号，T_1WI呈低信号，T_2WI及T_2-FLAIR呈高信号，DWI呈高信号，矢状位T_2WI病灶长轴与延髓长轴一致，增强扫描病灶呈轻度强化，未见明显占位效应（图4-7-1）。

3.定位：延髓极后区。

4.定性：炎性脱髓鞘病变，考虑NMOSD可能性大。

【可能的诊断】

1.视神经脊髓炎谱系疾病

支持点：延髓极后区斑片状异常信号，DWI呈高信号，增强扫描呈轻度强化，未见明显占位效应。

不支持点：无。

2.抗髓鞘少突胶质细胞糖蛋白免疫球蛋白G抗体（anti-myelin oligodendrocyte glycoprotein-IgG，MOG-IgG）相关疾病（MOG-IgG assciated disorders，MOGAD）

支持点：延髓极后区斑片状异常信号，DWI呈高信号，增强扫描呈轻度强化，未见明显占位效应。

不支持点：以极后区综合征起病者少见。

此例仅从影像学无法鉴别NMOSD和MOG抗体病，需结合血清学检查。

【治疗经过】

曾于门诊就诊，查胃镜：①反流性食管炎；②慢性浅表性胃炎伴糜烂。给予抑酸、护胃等治疗，症状仍反复出现，遂入院进一步诊治。入院后诉近日来咽部及舌部不适，伴言语不清，无饮水呛咳，五官科会诊后考虑反流性咽炎，神经内科会诊后考虑舌神经受损可能，建议转科进一步诊治。结合MRI检查结果，临床拟诊断NMOSD，给予注射用甲波尼龙琥珀酸钠160 mg治疗，5天后逐渐减量，并予营养神经、改善微循环、补充B族维生素等对症治疗。MOG抗体1∶32（＋），AQP4（－）。

【临床诊断】

MOG抗体病（表4-7-1）。

表 4-7-1　2020 年中国专家组建议的 MOGAD 诊断标准

符合以下所有标准：

1.用全长人MOG作为靶抗原的细胞法检测血清MOG-IgG阳性

2.有下列表现之一或组合：①视神经炎，包括慢性复发性炎性视神经病变；②脊髓炎；③脑炎或脑膜脑炎；④脑干脑炎

3.与CNS脱髓鞘相关的MRI或电生理（孤立性视神经炎患者的VEP）检查结果

4.排除其他诊断

注：应注意的是，由于可能存在 MOG-IgG 短暂性阳性或低 MOG-IgG 滴度的患者，因此，对于存在非典型表现的患者，且在第 2 次采用不同细胞法检测后未确认 MOG-IgG 阳性的患者，应诊断为"可能 MOGAD"。

【讨论】抗髓鞘少突胶质细胞糖蛋白免疫球蛋白 G 抗体相关疾病

1.概述：抗髓鞘少突胶质细胞糖蛋白免疫球蛋白G抗体（anti-myelin oligodendrocyte glycoprotein-IgG，MOG-IgG）相关疾病（MOG-IgG associated disorders，MOGAD）是近年来提出的免疫介导的中枢神经系统炎性脱髓鞘疾病，抗MOG自身抗体（MOG-IgG）是其致病性抗体，具有以下特点。

（1）MOGAD是不同于多发性硬化和视神经脊髓炎谱系疾病的一种独立疾病。

（2）临床症状上既可符合非典型MS、AQP-IgG阴性NMOSD、ADEM的诊断标准，又可表现为局限性的视神经炎和横贯性脊髓炎，具有区别于其他炎性脱髓鞘疾病的临床特征，有着独特的免疫病理改变，其中MOG-IgG是MOGAD的致病性抗体。

（3）起病前可有感染或疫苗接种等诱因，诱因出现后4天至4周内发病。

（4）可呈单相或复发病程，复发者可出现频繁发作。

（5）病灶可广泛累及中枢神经系统。

（6）实验室检查：建议行血清和脑脊液MOG-IgG检查，对所有AQP4-IgG阴性的NMOSD患者必须进行血清MOG-IgG检测。

临床类型：临床表现存在年龄相关性，儿童多表现ADEM样表型（ADEM、ADEM相关视神经炎、多时相ADEM脑炎），成年人多表现视神经–脊髓表型和脑干脑炎。

（1）视神经炎：出现视力下降、视野改变、色觉改变及对比敏感度下降。常累及双侧视神经前段，容易复发。明显的眼球痛、眼眶痛、眼球转动痛、视旁水肿、视神经周围炎具有特征性。

（2）脑膜脑炎：出现局灶症状、意识障碍、行为异常、认知障碍及癫痫发作，并伴脑膜炎症状，如头痛、呕吐、脑膜刺激征、脑脊液细胞蛋白含量升高等。

（3）脑干脑炎：出现顽固性恶心呕吐、延髓球麻痹、眼肌麻痹等脑干症状。

（4）脊髓炎：脊髓圆锥受累，括约肌功能/勃起功能障碍较具特征性。

（5）其他如脱髓鞘假瘤样改变等。

2.影像学表现具体如下。

（1）成年人患者影像学表现。

1）视神经炎：双侧视神经明显肿胀增粗，前部长段受累，一般>20 mm，T_1WI呈低信号、T_2WI呈高信号，增强后明显强化，视神经周围脂肪强化具有特征性。

2）横贯性脊髓炎：脊髓可长节段或短节段受累，轴位显示病变可累及中央或周边，病灶呈斑片状，T_1WI呈低信号、T_2WI呈高信号，增强可强化。不连续短节段受累及圆锥受累具有特征性。

3）脑干脑炎：可累及大脑脚、脑桥、延髓（含极后区）、第四脑室周围、小脑。病灶呈斑片状，T_1WI呈低信号、T_2WI呈高信号，增强可强化。桥臂受累有一定提示意义。

4）脑膜脑炎：可见脑室旁白质、胼胝体、海马、丘脑病灶。部分病灶呈ADEM样，T_1WI低信号、T_2WI高信号，增强可强化，部分呈火焰状强化。伴脑膜受累的皮层脑炎可能具有特征性，脑皮层肿胀，T_1WI呈低信号，T_2WI及T_2-FLAIR呈高信号，DWI呈高信号，增强可见皮层及脑膜强化，部分呈缎带样强化。

5）另外可见假瘤样等改变。

6）可合并自身免疫性脑炎，相对易与NMDAR脑炎重叠。

（2）儿童患者影像学表现近似ADEM。

【拓展病例】

病例1　患者女性，30岁，头痛15天，加重伴言语不能1天，抗MOG IgG抗体1∶10阳性，确诊MOG抗体病，脑桥、间脑、侧脑室旁、颞叶内侧片状T_1WI低信号，T_2WI及T_2-FLAIR高信号，DWI高信号，无明显强化，病灶呈ADEM样（图4-7-2）。

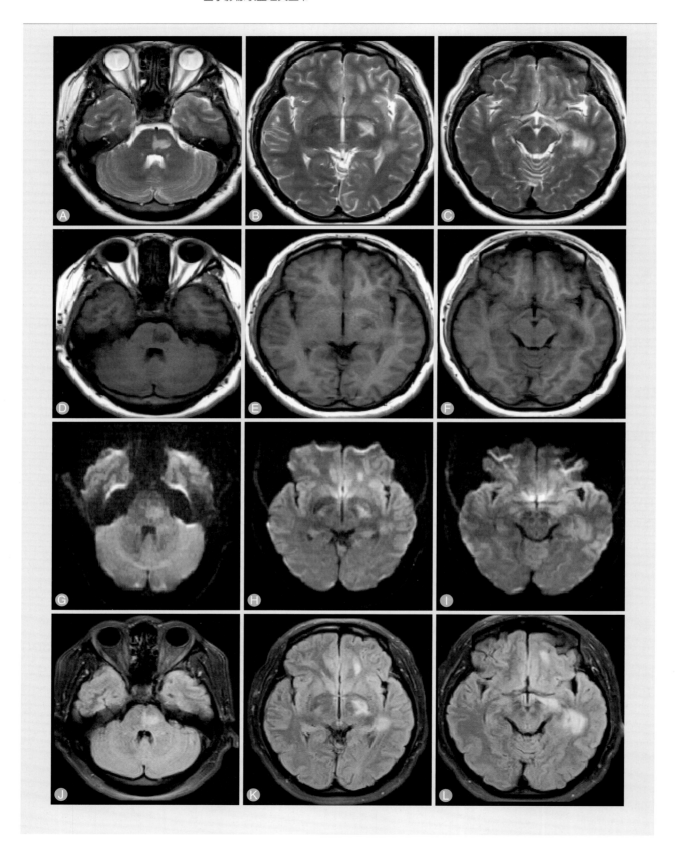

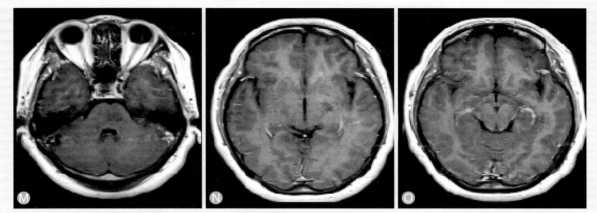

A ~ C. 轴位 T_2WI；D ~ F. 轴位 T_1WI；G ~ I. 轴位 DWI；J ~ L. 轴位 T_2-FLAIR；M ~ O. 轴位 T_1WI 增强

图4-7-2 抗髓鞘少突胶质细胞糖蛋白免疫球蛋白G抗体相关疾病MRI

病例2 患者女性，41岁，左侧面部麻木10天，加重伴视物模糊1天，抗MOG-IgG抗体1：10阳性。确诊MOG抗体病（图4-7-3）。

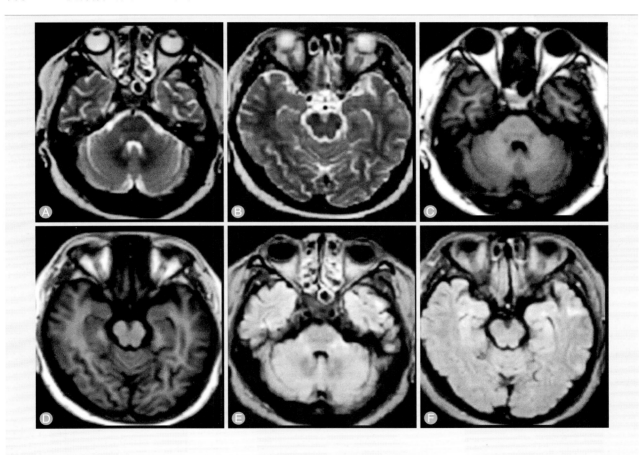

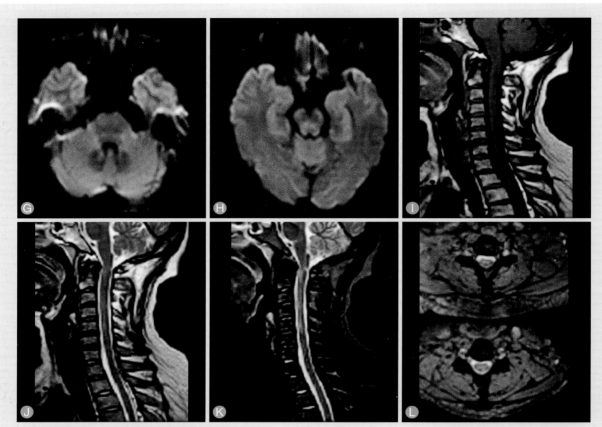

A、B. 轴位 T_2WI；C、D. 轴位 T_1WI；E、F. 轴位 T_2-FLAIR；G、H. 轴位 DWI；I. 矢状位 T_1WI；J. 矢状位 T_2WI；K. 矢状位 T_2WI 脂肪抑制；L. 轴位 T_2WI 脂肪抑制

图4-7-3　抗髓鞘少突胶质细胞糖蛋白免疫球蛋白G抗体相关疾病MRI

【典型征象】

1.双侧桥臂受累具有一定特征性（图4-7-4）。

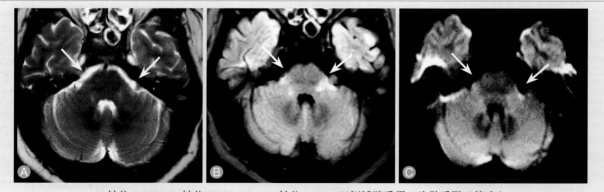

A. 轴位 T_2WI；B. 轴位 T_2-FLAIR；C. 轴位 DWI。双侧桥臂受累，弥散受限（箭头）

图4-7-4　抗髓鞘少突胶质细胞糖蛋白免疫球蛋白G抗体相关疾病MRI

2.视神经周围脂肪组织炎症性强化、脊髓圆锥受累、单侧皮层及脑膜受累具有一定特征性（图4-7-5，图4-7-6）。

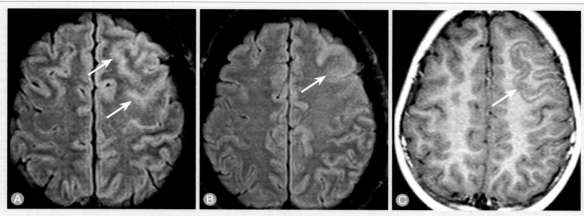

A、B. 轴位 T_2-FLAIR；C. 轴位 T_1WI。单侧皮层脑膜脑炎（箭头）
图4-7-5　抗髓鞘少突胶质细胞糖蛋白免疫球蛋白G抗体相关疾病MRI

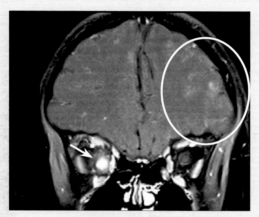

冠状位 T_1WI 增强，视神经周围脂肪组织炎症性强化（箭头），皮层脑膜脑炎（白圈）
图4-7-6　抗髓鞘少突胶质细胞糖蛋白免疫球蛋白G抗体相关疾病MRI

【诊断要点】

1.临床表现视神经炎、横贯性脊髓炎、脑膜脑炎、脑干脑炎，儿童常呈ADEM样表现。

2.影像学有以下几种表现。

（1）视神经炎：双侧视神经前部长段受累及视神经周围脂肪组织强化具有特征性。

（2）横贯性脊髓炎：脊髓可长节段或短节段受累，轴位可累及中央或周边，不连续短节段受累及圆锥受累具有一定特征性。

（3）脑干脑炎：可累及大脑脚、脑桥、延髓（含极后区）、四脑室周围、小脑。桥臂受累具有一定特征性。

（4）脑膜脑炎：可见脑室旁白质、胼胝体、海马、丘脑病灶，伴脑膜受累的皮层脑炎具有一定特征性，部分呈"缎带样"强化。

（5）CBA法血清MOG-IgG阳性。

（江　敏）

第八节 自身免疫性脑炎

【临床资料】

患者男性，48岁。

主诉：发热、精神异常伴抽搐意识障碍25天余。

【影像学检查】

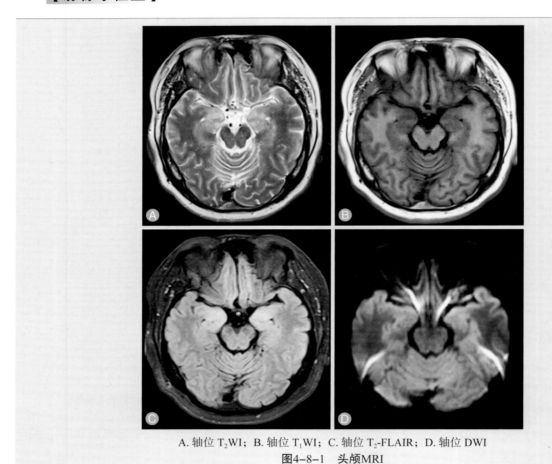

A.轴位 T_2WI；B.轴位 T_1WI；C.轴位 T_2-FLAIR；D.轴位 DWI

图4-8-1 头颅MRI

【解析思路】

1.临床特征：中年男性，有边缘系统受累症状，如精神异常、意识障碍、癫痫发作。

2.影像学特点：双侧颞叶内侧、海马皮层及皮层下 T_2WI 及 T_2-FLAIR呈高信号，DWI信号未见明显异常（图4-8-1）。

3.定位：双侧颞叶内侧、海马。

4.定性：发热、精神、行为异常，MRI显示颞叶 T_2WI 及 T_2-FLAIR高信号，考虑常见"海马三件套"即自身免疫性脑炎？病毒性脑炎？神经梅毒？患者虽有发热，但病程长，首先考虑自身免疫性脑炎。

【可能的诊断】

1.单纯疱疹病毒脑炎

支持点：发热前驱感染症状，精神、行为异常，颞叶T_2WI及T_2-FLAIR高信号。

不支持点：病程长，病灶无弥散受限。

2.神经梅毒

支持点：发热前驱感染症状，精神、行为异常，颞叶T_2WI及T_2-FLAIR高信号。

不支持点：无额颞叶萎缩。

3.自身免疫性脑炎

支持点：发热等前驱感染症状，精神、行为异常，双侧颞叶T_2WI及T_2-FLAIR高信号，弥散不受限。

不支持点：无。

【临床诊断】

抗NMDAR抗体脑炎（抗NMDAR抗体阳性）。

【讨论】自身免疫性脑炎

1.概述：自身免疫性脑炎（autoimmune encephalitis，AE）指由自身免疫机制介导的脑炎。按抗体类型分为抗细胞内抗原抗体AE和抗神经元表面抗原抗体AE（表4-8-1）。按主要受累部位分为边缘叶脑炎、基底节脑炎、脑干脑炎等。按与肿瘤关系分为副肿瘤性AE和非副肿瘤性AE。最常见类型为抗NMDAR抗体脑炎。

抗NMDAR抗体脑炎是最常见的脑炎，占自身免疫性脑炎的70%~80%，在所有病因诊断中超过任何单一病毒性脑炎，好发于儿童、青年女性。

病因：大部分患者可见潜在肿瘤，最常见卵巢畸胎瘤，部分病例与神经系统感染如单纯疱疹病毒脑炎相关。推测肿瘤表达神经系统抗原或神经系统损伤自身抗原暴露引起自身抗体产生及自身免疫炎症（表4-8-2）。

表 4-8-1　AE 按抗体类型分类

I 型抗体 （抗细胞内抗原抗体 AE）	II 型抗体 （抗神经元表面抗原抗体 AE）
主要包括抗 Hu、抗 Ma2、抗 CV2/CRMP5、抗 Ri 等	可以分为 3 类：①兴奋性递质受体：抗 NMDAR、抗 AMPA。②抑制性递质受体：抗 GABAgR、抗 GABAaR、抗 GlyR、甘氨酸受体；③离子通道的亚单位或相关黏附分子：抗 LGI1、抗 CASPR2 和抗 DPPX
主要是由细胞毒性 T 细胞介导的脑炎病变，脑组织有神经元特异性 CD8'T 细胞浸润	主要是抗体介导脑炎病变，很少有脑组织炎症浸润
常导致不可逆的神经元损害，对免疫治疗反应较差	可逆性抗体介导突触传递损害，对免疫治疗的反应性一般较好
95% 可以发现恶性肿瘤	发现肿瘤的概率较小

病理及机制：抗NMDAR抗体脑炎属于神经表面抗原自身免疫性脑炎（II 型抗体）。NMDA受体需与同时结合甘氨酸和谷氨酸，以及膜去极化才能被激活。受体由NR1和NR2（A-D）亚基组成，分别与甘氨酸和谷氨酸结合。由外周血浆细胞合成的抗NMDAR抗体通过破坏的血脑屏障。抗体和受体之间的特异性结合导致受体的交联和内化，而不是凋亡。NMDA受体缺失造成的突触功能障碍，导致抗

NMDAR脑炎患者出现癫痫发作、记忆和学习障碍以及行为异常等症状。抗NMDAR抗体合成的触发器包括肿瘤、病毒感染和其他未知因素。儿童抗NMDAR抗体脑炎可由疫苗接种引起。

临床特征：一般呈急性或亚急性发作，临床常见前驱感染样症状，如发热头痛。主要临床表现：①精神行为异常或认知障碍；②言语障碍；③癫痫发作；④运动障碍/不自主运动；⑤意识水平下降；⑥自主神经功能障碍或中枢性低通气。典型临床分期：前驱期、精神异常期、无反应期、运动过多期、恢复期。脑电图部分可见特征性delta刷。脑脊液检查：蛋白含量升高或白细胞计数增多，可呈淋巴细胞性炎症改变。血清和脑脊液抗体检测是主要的确诊手段，抗NMDAR抗体阳性特别是脑脊液抗体阳性可基本确定诊断。

其他自身免疫脑炎。

表 4-8-2   自身免疫性脑炎相关的抗神经细胞抗体

主要肿瘤类型	抗原	抗原位置	脑炎综合征	肿瘤的比例
抗细胞内抗原抗体 小细胞肺癌	Hu	神经元细胞核	边缘性脑炎	＞95%
精原细胞瘤	Ma2	神经元细胞核仁	边缘性脑炎	＞95%
胸腺瘤、小细胞肺癌	GAD	神经元胞质	边缘性脑炎	25%
小细胞肺癌、乳腺癌	两性蛋白	神经元胞质	边缘性脑炎	46%~79%
小细胞肺癌、胸腺癌	CV2	少突胶质细胞胞质	边缘性脑炎	86.5%
抗细胞表面抗原抗体	NMDAR	神经元细胞膜	抗NMDAR脑炎	因性别、年龄而异
卵巢畸胎瘤	LG11	神经元细胞膜	边缘性脑炎	5%~10%
胸腺瘤	GABABR	神经元细胞膜	边缘性脑炎	50%
小细胞肺癌	AMPAR	神经元细胞膜	边缘性脑炎	65%
胸腺瘤、小细胞肺癌	CASPR2	神经元细胞膜	莫旺综合征、边缘性脑炎	20%、50%
胸腺瘤	DPPX	神经元细胞膜	脑炎，多伴有腹泻	＜10%
淋巴瘤	lgLON5	神经元细胞膜	脑病合并睡眠障碍	–
–	GIyR	神经元细胞膜	PERM	＜10%
胸腺瘤	GABAAR	神经元细胞膜	脑炎	＜5%
胸腺瘤	mGluR5	神经元细胞膜	脑炎	70%
霍奇金淋巴瘤	D2R	神经元细胞膜	基底节脑炎	–
–	突触蛋白-3α	神经元细胞膜	脑炎	–
–	MOG	少突胶质细胞膜	ADEM	–
–	AQP4	星形胶质细胞膜	间脑炎	–
–	GQ1b	轴索细胞膜	Bickerstaff脑干脑炎	–

注：部分抗体也与其他神经综合征相关，如僵人综合征、亚急性小脑变性与感觉神经元神经病等。GAD：谷氨酸脱羧酶；两性蛋白：amphiphysin；NMDAR：N-甲基-D-天冬氨酸受体；LGI1：富亮氨酸胶质瘤失活蛋白1；GABABR：γ-氨基丁酸B型受体；AMPAR：α-氨基-3-羟基-5-甲基-4-异唑受体；CASPR2：接触蛋白相关蛋白2；DPPX：二肽基肽酶样蛋白；GABAAR：γ-氨基丁酸A型受体；D2R：多巴胺2型受体；GlyR：甘氨酸受体；PERM：伴有强直与肌阵挛的进行性脑脊髓炎；mGlur：代谢型谷氨酸受体；AQP4：水道蛋白4；MOG：髓鞘少突胶质细胞糖蛋白；ADEM：急性播散性脑脊髓炎；–：无相关性或者无数据。

2.影像学表现具体如下。

（1）抗NMDAR抗体脑炎：主要分4种类型。1型MRI检查正常；2型仅在海马区有病变；3型无海马区病变，在其他区域有病变，如额叶、扣带回、岛叶、胼胝体、基底节、丘脑、脑干等；4型在海马及其他区域均有病变。经典表现为双侧颞叶皮层及皮层下T$_2$WI及T$_2$-FLAIR高信号，强烈提示自身免疫性脑炎，亦可表现为单侧颞叶病变，较少见。DWI一般不表现为高信号，皮层-脑膜强化较少见且短暂，大多数MRI表现的异常通常是轻微的、短暂的、非特异性的。病变后期DWI可呈高信号，也可出现较明显的脑膜及脑实质强化，可能与颞叶硬化的发展相关，可能的机制为癫痫发作、呼吸衰竭或心脏骤停引起的突然缺氧后，某些区域代谢增高，易受缺氧影响，血脑屏障破坏。FDG-PET提示双侧颞叶低代谢，PET-CT在临床疑似自身免疫性脑炎患者的初始评估中可能发挥重要作用。

（2）其他自身免疫性脑炎：根据临床综合征及相关的自身抗体，自身免疫性脑炎影像学表现除典型的双侧颞叶T$_2$WI及T$_2$-FLAIR高信号外，部分自身免疫性脑炎还有其他表现，如大多数抗D$_2$受体脑炎及抗CV2抗体脑炎表现为双侧基底节T$_2$WI/T$_2$-FLAIR高信号，不累及颞叶。大多数抗GABA-A受体脑炎患者MRI表现为广泛、多灶或弥漫性皮层及皮层下T$_2$WI/T$_2$-FLAIR信号改变。抗MA抗体脑炎可表现为边缘叶及基底节脑炎，除颞叶内侧T$_2$WI及T$_2$-FLAIR高信号外，可见脑干丘脑T$_2$WI及T$_2$-FLAIR高信号及结节状强化，可模仿肿瘤及感染性病变。PET-CT扫描早期为高代谢，随着病程的进展表现为低代谢。

【拓展病例】

病例1 患者女性，22岁，精神异常3天，脑脊液及血清抗NMDAR抗体阳性。临床诊断抗NMDAR抗体脑炎（图4-8-2）。

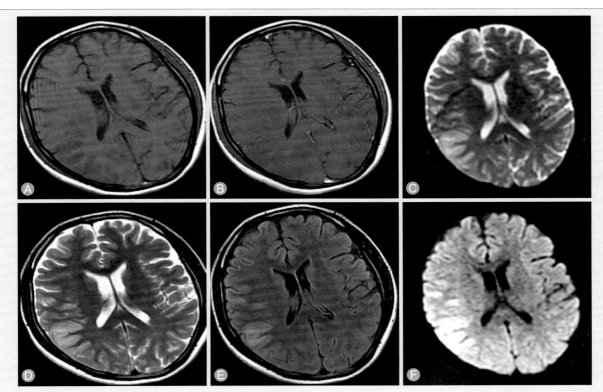

A. 轴位 T$_1$WI；B. 轴位 T$_1$WI 增强；C. 轴位 ADC；D. 轴位 T$_2$WI；E. 轴位 T$_2$-FLAIR；F. 轴位 DWI。皮层 "花边样"高信号

图4-8-2 抗NMDAR抗体脑炎MRI

病例2 患者女性，66岁，患者主因"反应迟钝、记忆力减退4小时"入院。既往史：确诊左肺中央型小细胞肺癌半年。脑脊液生化检查：总蛋白含量496.6 mg/L、葡萄糖含量4.2 mmol/L，抗GABA-B受体抗体（++）（图4-8-3）。

病例3 患者女性，40岁，发作性四肢抽搐7次（37天内），紧张、焦虑、嗜睡、记忆力减退，以近期记忆力减退为主，发作重复性刻板动作，对答不切题，偶有定向障碍。脑脊液和血清抗GABA-B受体阳性（图4-8-4）。

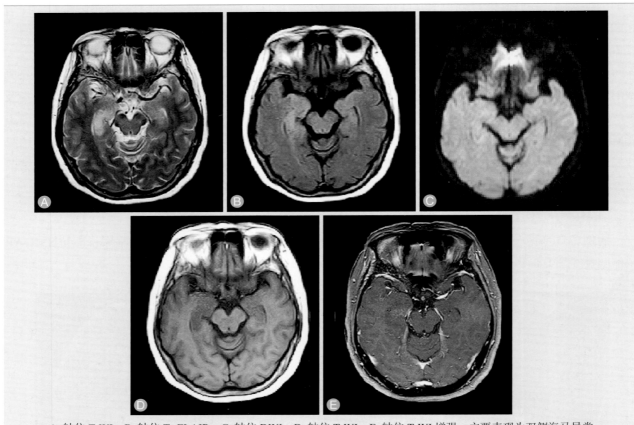

A. 轴位 T_2WI；B. 轴位 T_2-FLAIR；C. 轴位 DWI；D. 轴位 T_1WI；E. 轴位 T_1WI 增强。主要表现为双侧海马异常

图4-8-3 抗GABA-B受体脑炎MRI

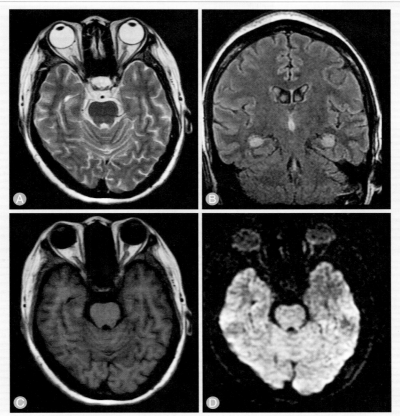

A.轴位 T$_2$WI；B.冠状位 T$_2$-FLAIR；C.轴位 T$_1$WI；D.轴位 DWI

图4-8-4 抗GABA-B受体脑炎MRI

【典型征象】

1.双侧颞叶T$_2$WI及T$_2$-FLAIR高信号（图4-8-5）。

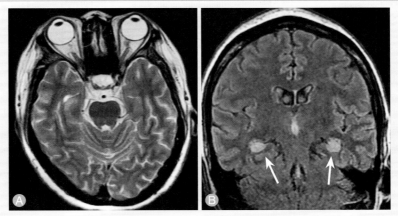

A.轴位 T$_2$WI；B.冠状位 T$_2$-FLAIR，抗 GABA-B 受体脑炎（箭头）

图4-8-5 抗GABA-B受体脑炎

2.类似病毒性脑炎的皮层"花边征"也是常见表现（图4-8-6）。

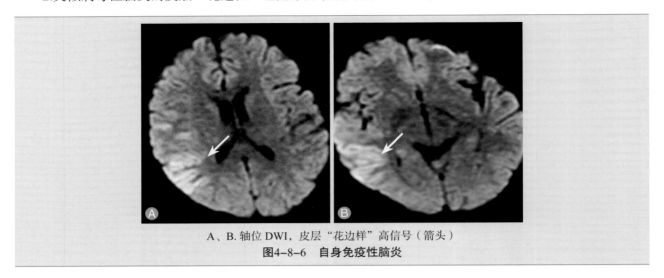

A、B.轴位DWI，皮层"花边样"高信号（箭头）

图4-8-6 自身免疫性脑炎

【诊断要点】

1.临床急性/亚急性发作，有头痛发热等前驱症状，记忆缺陷、癫痫、精神症状、意识障碍等脑炎症状。脑电图部分可见特征性delta刷，脑脊液检查示炎症改变。

2.双侧颞叶皮层和皮层下T_2WI及T_2I-FLAIR高信号或皮层"花边征"。

3.血清和脑脊液抗NMDAR抗体阳性可基本确定诊断。

4.其他类型自身免疫性脑炎有各自临床及影像学特点。

（肖　凯）

第九节　系统性红斑狼疮性脑病

【临床资料】

患者女性，32岁。

主诉：反复关节肿痛2余年，恶心、呕吐2天。

既往有系统性红斑狼疮、溶血性贫血病史。

抗磷脂抗体增高。

【影像学检查】

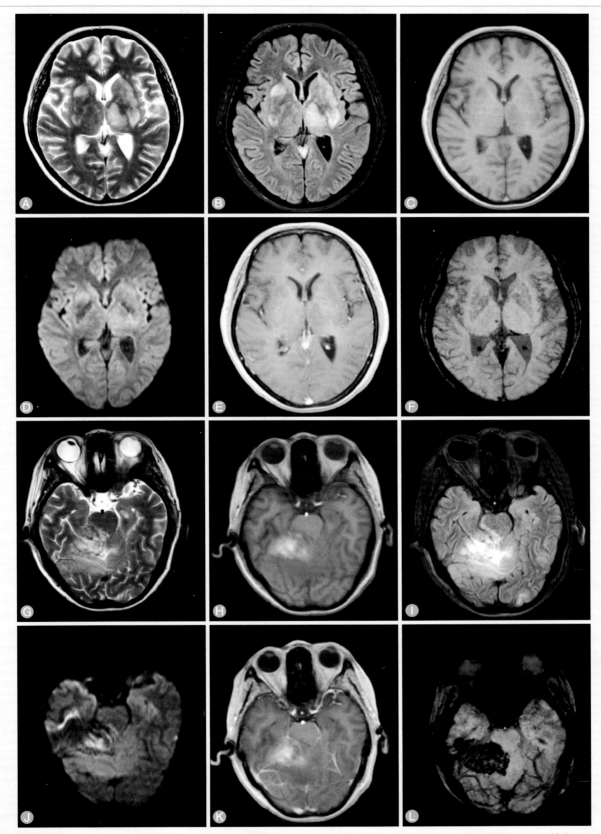

A、G. 轴位 T₂WI；B、H. 轴位 T₂-FLAIR；C、I. 轴位 T₁WI；D、G. 轴位 DWI；E、K. 轴位 T₁WI 增强；F、L. 轴位 SWI

图4-9-1　头颅MRI

【解析思路】

1.临床特征：青年女性，有系统性红斑狼疮病史。

2.影像学特点：双侧基底节T_1WI低信号，T_2WI及T_2-FLAIR高信号，增强无强化，右侧小脑上动脉分布区T_1WI高信号，T_2WI混杂信号，DWI混杂信号，SWI低信号，无明显强化（图4-9-1）。右侧小脑上动脉分布区异常信号，MRI显示出血，结合明显动脉地图分布，考虑脑梗死出血转化。结合临床系统性红斑狼疮病史及基底节信号改变，考虑神经狼疮。

3.定位：脑内。

4.定性：良性/血管源性病变。

【可能的诊断】

1.多发性硬化

支持点：年轻，位于脑实质的T_1WI低、T_2WI高信号灶。

不支持点：MS病灶常见于室管膜下区、侧脑室周围，且病变长轴垂直于脑室。

2.脑梗死

支持点：右侧小脑上动脉分布区病灶。

不支持点：年轻，无高血压等脑血管病危险因素。

3.系统红斑狼疮性脑病

支持点：有系统性红斑狼疮性病史，影像学表现为脑梗死合并出血及基底节异常信号。

不支持点：无。

【临床诊断】

神经精神性狼疮抗磷脂抗体综合征。

【讨论】神经精神性狼疮

1.概述：神经精神性狼疮（neuropsychiatric systemic lupus erythematosus，NPSLE）是累及全身各系统的常见自身免疫病，是由遗传、内分泌、环境等因素相互作用而导致机体免疫失调引起的慢性炎性疾病，中国人患病率约为30/10万，其中90%以上是女性患者。约有半数患者出现不同程度的神经精神症状，称为NPSLE。

美国风湿病协会共规定了19种SLE相关的NPSLE，其中12个症状与中枢神经系统有关，包括无菌性脑膜炎、脑血管病变、狼疮性头痛、脱髓鞘综合征、运动失调（舞蹈病）、脊髓病、癫痫发作、急性精神错乱状态、焦虑症、认知功能障碍、情感障碍及精神病。

病理：主要是脑部小动脉、毛细血管和小静脉的弥漫性炎症变化，血块、纤维组织、血小板形成的血栓在脑实质中形成小梗死灶或引起继发性出血，导致神经精神症状的出现。血管病变与脑组织的损伤有关，小血管的非炎性病变、微血管闭塞、多发性微小梗死、颅内栓塞、微出血和皮质萎缩是NPSLE常见病理表现。

实验室检查：NPSLE的患者抗神经节苷脂抗体、抗核糖体P蛋白抗体、抗磷脂抗体阳性率较非NPSLE明显增高，其中抗神经节苷脂抗体的预测价值最高。约半数患者脑脊液出现寡克隆带，C4补体和糖的含量降低常提示活动期NPSLE。

2.影像学表现多样无特异性：①脱髓鞘样改变：累及脑白质为主，病灶多发，呈条状、斑片状长T_1WI、长T_2WI信号；②脑梗死：单发或多发大片状脑梗，也可以是腔梗；③脑出血：脑实质内出血，蛛网膜下腔出血；④脑炎性改变：脑实质内片状长T₁WI、长T₂WI信号，局部脑回肿胀；⑤脑萎缩：可单独出现，亦可伴有其他表现；⑥可逆性后部白质脑综合征（PRES）：可合并出现PRES，一般认为与血管内皮细胞受损有关，表现为双侧顶、枕叶较对称性、弥漫性T₁WI低信号，T₂WI高信号；⑦脊髓：胸段相对多见，表现为长节段横惯性脊髓炎。

【拓展病例】

病例 患者女性，40岁，NPSLE可合并出现可逆性后部白质脑综合征（图4-9-2）。

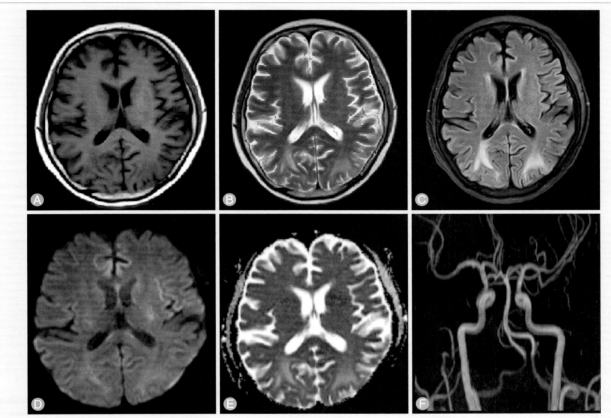

A.轴位 T₁WI；B.轴位 T₂WI；C.轴位 T₂-FLAIR；D.轴位 DWI；E.轴位 ADC；F.MRA
图4-9-2 神经精神性狼疮合并可逆性后部白质脑综合征MRI 和 MRA

【典型征象】

1.双侧基底节异常信号：可能反映小血管炎性损伤或自身免疫性损伤（图4-9-3）。

2.多发梗死或伴出血转化：SLE相关血管炎/抗磷脂综合征/栓塞（图4-9-4）。

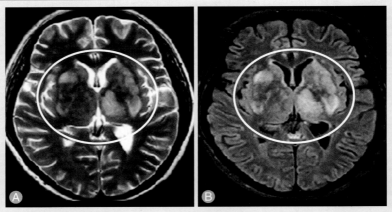

A. 轴位 T₂WI；B. 轴位 T₂-FLAIR。双侧基底节异常信号（白圈）

图4-9-3　神经精神性狼疮MRI

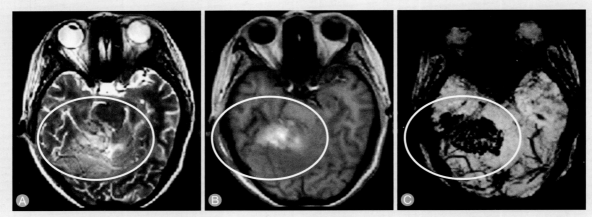

A. 轴位 T₂WI；B. 轴位 T₁WI；C. 轴位 SWI。多发梗死或伴出血转化（白圈）

图4-9-4　神经精神性狼疮MRI

【诊断要点】

1.NPSLE好发于青年女性，多有系统性红斑狼疮病史。

2.影像学表现多变，出现多发脑梗死（特别伴出血转化）、多发灰白质异常信号、与年龄不相符的脑萎缩等要考虑NPSLE。

（李欣蓓）

第 **5** 章
先天畸形

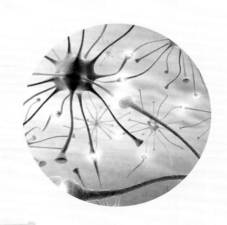

第一节 颅裂

【临床资料】

患者男性，1个月。

主诉：发现枕部包块1个月。

【影像学检查】

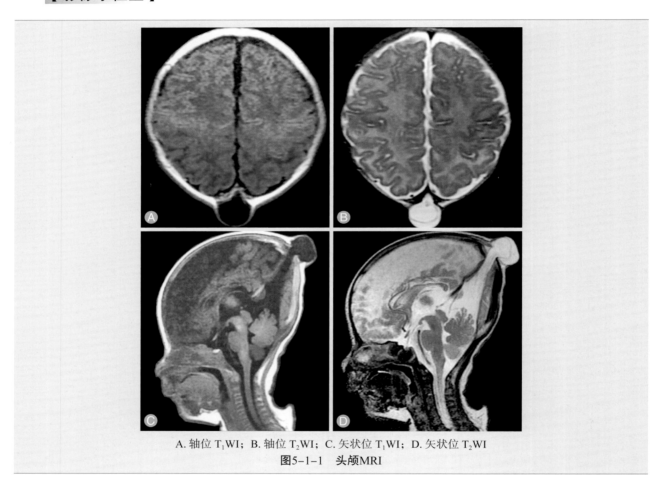

A. 轴位 T_1WI；B. 轴位 T_2WI；C. 矢状位 T_1WI；D. 矢状位 T_2WI

图5-1-1　头颅MRI

【影像学所见】

MRI显示顶枕骨交界处局部骨质缺损，可见一"囊袋样"脑脊液影由颅骨缺损区向后膨出颅外，囊内未见脑实质（图5-1-1）。

【影像学诊断】

顶枕部颅裂，伴脑膜膨出。

【解析思路】

本例患者MRI显示顶枕骨交界处骨质缺损，并可见"囊袋样"脑脊液影经颅骨缺损处向后膨出颅外，是顶枕部颅裂伴脑膜膨出的典型表现，可明确诊断。

【鉴别诊断】

本病发生在顶枕部时需与头皮肿瘤、头皮表皮样囊肿、颅骨囊肿相鉴别。发生在鼻根部和鼻眶部时应与鼻区和眶内病变相鉴别。此外，影像学检查可以显示颅骨缺损区、疝出物的性质、疝出物与颅内的关系。

【临床与病理】

颅裂（cranioschisis）发病率为新生儿的1/6500~1/2500，系胚胎发育第3~4周时神经管闭合不良所致的颅骨先天性缺损。该病好发于颅骨中线部位，以枕部最常见，男女比例约为2∶1。

本病主要表现为颅腔内容物如脑膜、脑脊液、脑实质和脑室经颅骨缺损处向外突出。按有无颅内容物膨出可分为隐性颅裂和显性颅裂。前者一般没有临床症状和体征；后者绝大多数在出生时即可发现，常因膨出物部位、内容物性质和大小的不同而出现相应的临床表现。本病主要分为以下6个亚型。

（1）脑膜膨出：仅含脑脊液、软脑膜和蛛网膜。

（2）脑膜脑膨出：含脑组织、脑脊液、软脑膜和蛛网膜，即脑组织+脑膜膨出型内容物。

（3）脑膨出型：仅含脑组织而不含脑脊液。

（4）脑积水性脑膨出：膨出的脑组织内有一个与脑室相通的腔。

（5）囊性脑膜脑膨出：除含有脑室和脑组织外，还有一个扩大的脑脊液腔。

（6）囊性脑膨出：脑实质和脑室一部分突出，脑膜和脑室之间无脑脊液贮存。

其中以脑膜膨出型和脑膜脑膨出型最常见。显性颅裂突出的包块大小不一，呈圆形或椭圆形，可以随着年龄的增长而长大。患者安静时，囊壁柔软；哭闹时，包块张力增高、体积增大。

【影像学表现】

1.X线片：较少用，可以发现颅骨缺损的部位及范围。显性颅骨缺损多为卵圆形、圆形或梭形，因膨出内容物的多少不同而大小不定，边缘规则，骨缘可翘起；隐性颅骨缺损多表现为圆形或类圆形骨缺损区，一般范围较小，边缘光滑。

2.CT：可清晰显示颅骨缺损的部位和范围、膨出包块内容物的结构和性质。含脑脊液的囊性包块为低密度影，伴脑组织膨出者表现为囊内出现软组织密度影，脑室膨出可表现为脑室受牵拉、变形及移位。增强扫描显示囊内脑实质密度影强化，脑脊液不强化。

3.MRI：MRI对于膨出包块内容物的性质及其与颅内关系的显示优于CT，但对病变区颅骨的细微显示不及CT。MRI联合CT检查具有重要意义。

【拓展病例1】隐性额骨颅裂

病例　患者女性，3岁，因"精神运动发育迟缓"入院（图5-1-2，文后彩图5-1-2C，文后彩图5-1-2D）。

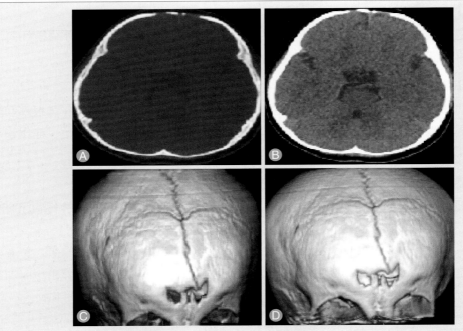

A.轴位颅脑 CT 骨窗；B.轴位颅脑 CT 脑窗；C、D.颅骨 VR 重建

图5-1-2 头颅CT

【典型征象】

1.额骨局部骨质缺损，边缘光滑。

2.发生在额骨中线区。

3.未见颅腔内容物经额骨骨质缺损处膨出。

【拓展病例 2】枕骨颅裂

病例 患者女性，4个月，因"发现右侧枕部肿物"入院（图5-1-3）。

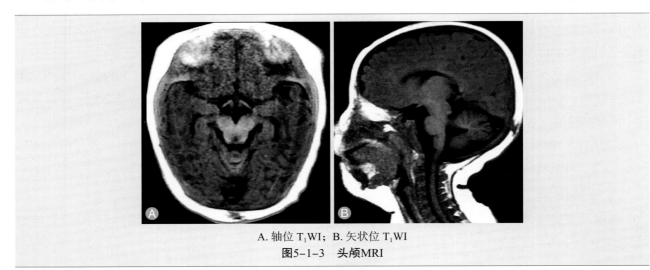

A. 轴位 T_1WI；B. 矢状位 T_1WI

图5-1-3 头颅MRI

【典型征象】

1.枕骨局部骨质缺损，边缘光滑。

2.发生在枕骨中线区。

3.顶枕部头皮脂肪层稍增厚，内见不规则等信号，并经枕骨裂隙与颅内相通，病灶与窦汇关系密切。

（徐守军　徐国辉）

第二节　脑膨出

【临床资料】

患者女性，1个月。

主诉：发现枕部包块1个月就诊。

【影像学检查】

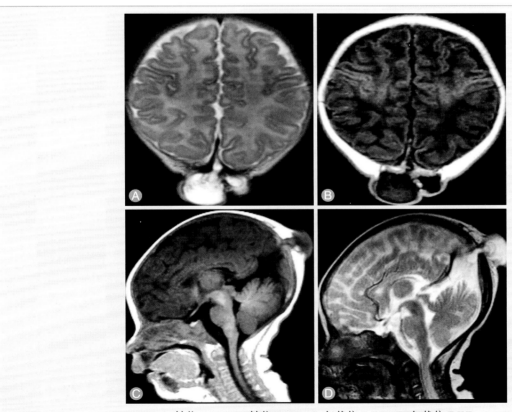

A. 轴位 T_2WI；B. 轴位 T_1WI；C. 矢状位 T_1WI；D. 矢状位 T_2WI

图5-2-1　头颅MRI

【影像学所见】

MRI显示中线人字缝上方顶骨局部骨质缺损，颅外头皮下方相应部位可见一"囊袋样"脑脊液信号影，其内混杂多发点条状T_1WI及T_2WI低信号影，且通过顶骨缺损区与颅内沟通；T_2WI上可见一血管影指向此头皮包块，考虑为永存镰状窦，小脑上池向后上突出呈"鸟嘴状"，窦汇位置较高（图5-2-1）。

【影像学诊断】

顶部闭锁性脑膨出。

【解析思路】

本例影像学检查发现人字缝上方顶骨骨质缺损，缺口较小，并可见"囊袋样"脑脊液影经颅骨缺损处向后膨出颅外，缺口后期或可闭合，是顶部闭锁性脑膨出的典型表现，可明确诊断。

【鉴别诊断】

本病发生在额、顶、枕部时需与以下疾病相鉴别。

（1）皮样囊肿：多发生于中线部位，常发生于前囟，偶可见囊肿向颅内扩展呈"哑铃状"。囊肿与颅腔无沟通，邻近颅骨受压、变薄。

（2）表皮样囊肿：90%为硬膜内型，10%为硬膜外型，可发生在额、顶、枕骨板障内。CT可见膨胀性骨质破坏，可突破内（外）板向颅内（外）生长，周围可见钙化或硬化带。

（3）颅骨膜血窦：表现为顶部与上矢状窦相通的血窦形成的颅外软组织包块，增强扫描可见包块不均匀强化，且与静脉窦相通。

对发生在颅底部的脑膜膨出或脑膜脑膨出，应考虑与鼻腔或鼻咽部病变相鉴别。

（1）鼻腔胶质瘤：颅骨完整，病变呈软组织密度/信号，增强扫描无强化。

（2）鼻息肉：病变程软组织密度/信号，典型者带蒂，增强后呈轻度"线条样"强化。

（3）鼻窦黏液囊肿：CT表现为囊腔内无强化低密度影，囊腔膨大，邻近管壁受压、变薄或部分吸收。MRI信号取决于囊液中蛋白含量。

（4）鼻咽部恶性肿瘤：鼻咽部明显强化的软组织肿块，可破坏颅底，可伴有颈部淋巴结肿大。

此外，影像学检查发现颅骨缺损和通过颅骨缺损处疝出于颅腔之外的包块及邻近脑实质结构变形、紊乱等，可明确诊断。

【临床与病理】

脑膨出（encephalocele）是指颅骨及硬膜缺损，颅内结构向外膨出。该病因出现部位不同而有不同的发病原因。颅底部位为软骨化骨，发生在颅底者是由于骨化中心没有融合或神经管闭合不全所致；颅骨穹隆部是膜性化骨，发生在该部位者可由颅内肿块压迫侵蚀所致或因继发性颅诱导失败而形成。

根据膨出内容物可分为以下几种类型。

（1）脑膜脑膨出：指脑组织、脑膜与脑脊液通过颅骨缺损处膨出，有时包含有部分扩张的脑室，局部邻近脑组织受压、变薄。

（2）脑膜膨出：指脑膜与脑脊液膨出。因硬脑膜常缺如，膨出的脑膜通常为软脑膜，膨出物中不含脑组织。

（3）闭锁型脑膨出：缺损口很小，膨出内容物为纤维组织和退变的脑组织。

根据颅骨缺损部位可分为以下几种类型。

（1）枕部脑膨出：占80%，幕上与幕下受累比例相似。

（2）顶部脑膨出：约占10%，多发生在中线区，人字缝上方靠近矢状缝的中央。

（3）鼻-额部脑膨出。

（4）鼻眶部脑膨出。

（5）额部之间脑膨出。

（6）前部脑膨出：包括额、鼻-额-筛、鼻-眶-额部脑膜或脑膨出。

（7）蝶骨及蝶-筛部脑膨出型。

【影像学表现】

MRI是首选检查方法，其对膨出内容物的显示及对颅内关系的显示优于CT，而对于颅骨缺损的显示CT具有明显优势。

（1）枕部脑膨出：MRI可显示脑组织、脑膜、脑脊液进入囊内，同时可以发现伴随的脑部畸形，如胼胝体畸形、神经元移行障碍、Chiari畸形、Dandy-Walker畸形等。MRV可以显示静脉窦与膨出囊的关系。

（2）顶部脑膨出：很多顶部脑膨出属于闭锁型，皮下可见边缘锐利的骨缺损，发生在前囟的后方者常伴有Dandy-Walker畸形、胼胝体发育不全及Chiari畸形等。

（3）鼻-额部脑膨出：可见两眶间骨缺损处的囊性膨出，囊内容物可为脑膜、嗅球及额叶前部。

（4）鼻眶部脑膨出：内容物可经筛骨缺损处膨出到眶内。

（5）额部之间脑膨出：额缝下部骨缺损。

（6）前部脑膨出：包括额、鼻-额-筛、鼻-眶-额部脑膨出，常伴有胼胝体畸形、半球间裂脂肪瘤等。

（7）蝶骨及蝶-筛部脑膨出：多认为是隐形脑膨出，MRI可显示内容物经蝶鞍底膨出，突入到鼻腔或进一步经腭裂进入口腔，约40%伴有胼胝体畸形。

【拓展病例1】枕部脑膜脑膨出

病例　患者女性，4个月，因"出生后发现枕部包块"入院（图5-2-2）。

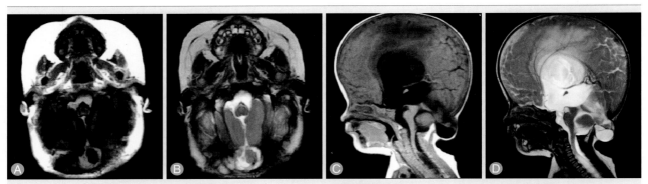

A. 轴位 T₁WI；B. 轴位 T₂WI；C. 矢状位 T₁WI；D. 矢状位 T₂WI

图5-2-2　头颅MRI

【典型征象】

1.枕部中线处囊实性包块。

2.经枕骨缺如处与颅内沟通。

3.囊内可见脑脊液信号影和脑组织信号影。

【拓展病例2】左侧额部、双侧顶部脑膜脑膨出

病例　患者男性，6个月，因"发现头围增大"入院（图5-2-3）。

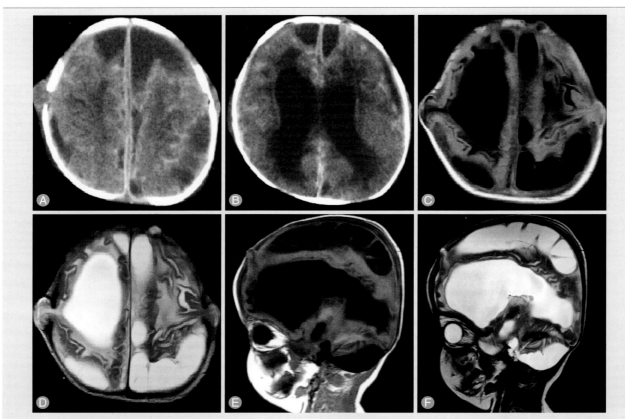

A、B. 轴位CT；C. 轴位 T₁WI；D. 轴位 T₂WI；E. 矢状位 T₁WI；F. 矢状位 T₂WI

图5-2-3　头颅CT图像和MRI

【典型征象】

1.左侧额骨、双侧顶部局部骨质缺损。

2.颅骨缺损处头皮下脑脊液及脑组织密度信号包块影。

3.包块与颅内沟通。

【拓展病例3】右额叶脑膜脑膨出（突入鼻道）

病例 患者男性，11岁，因"自鼻腔间断流出清亮水样液体，嗅觉减退"入院（图5-2-4）。

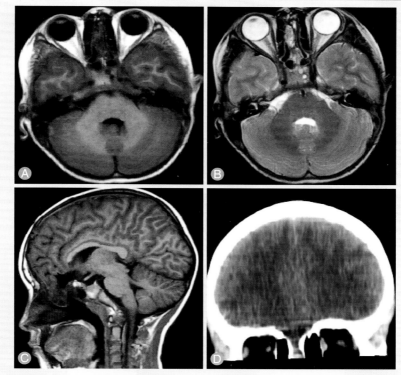

A.轴位 T_1WI；B.轴位 T_2WI；C.矢状位 T_1WI；D.冠状位 CT 重建

图5-2-4 头颅MRI和CT图像

【典型征象】

1.额叶底部中线处不规则脑组织样信号/密度。

2.右侧额叶底部向下突出至右侧鼻腔内。

3.两眶间额骨及鼻骨骨质密度不均匀，边缘欠光整，边缘可见硬化。

【拓展病例4】右侧额叶直回脑膜脑膨出

病例 患者男性，2个月，因"出生后发现鼻根部软组织包块"入院（图5-2-5）。

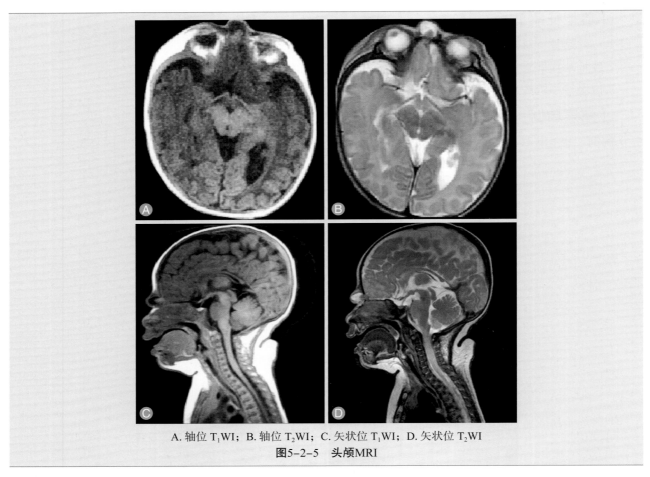

A. 轴位 T$_1$WI；B. 轴位 T$_2$WI；C. 矢状位 T$_1$WI；D. 矢状位 T$_2$WI

图5-2-5　头颅MRI

【典型征象】

1.鼻根部额骨局部骨质不连续。

2.右侧额叶直回经鼻根部向颅外突出，呈"囊袋样"。

3.囊内见脑脊液信号及脑组织信号影。

（徐守军　徐国辉）

第三节 先天性皮毛窦

【临床资料】

患者男性，14个月。

因"骶尾椎皮肤凹陷"就诊。

【影像学检查】

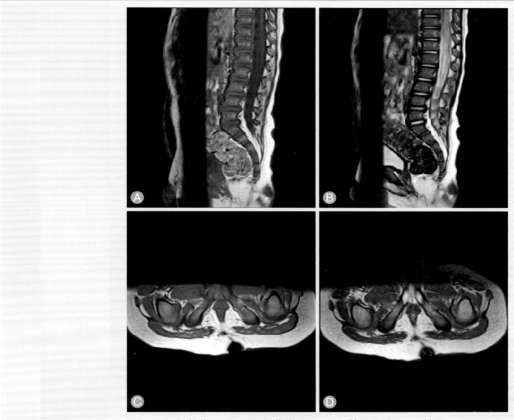

A. 矢状位 T_1WI；B. 矢状位 T_2WI；C. 轴位 T_1WI；D. 轴位 T_2WI

图5-3-1　腰骶椎MRI

【影像学所见】

MRI显示骶尾部局部皮肤稍向内凹陷，其内可见标记物（棉团）影，并可见小条状低信号影向内走行，未与椎管相通（图5-3-1）。

【影像学诊断】

先天性皮毛窦。

【解析思路】

本例患者MRI显示骶尾部局部皮肤稍向内凹陷，并可见向内走行的小条状低信号影，是先天性皮毛窦的典型表现，可明确诊断。

【鉴别诊断】

本病需与脊膜膨出相鉴别。如果先天性皮毛窦与蛛网膜下腔相通，单纯依靠影像学检查鉴别较为困难，需要结合临床表现及体格检查。

【临床与病理】

先天性皮毛窦（congenital dermal sinus）是从皮肤表面向脊柱伸展的窦道，其内衬上皮组织。它是由局部皮肤外胚层和神经外胚层未完全分离引起的。因胚胎时期脊髓高于脊柱和皮肤，故先天性皮毛窦表现为由内到外从下向上斜行。先天性皮毛窦好发于腰骶部，这主要是由于胚胎发育阶段神经褶首先和颈部的原始神经管融合，并由此处从上向下发展，长度和走行各不相同。

先天性皮毛窦表现为背部中线区或其周围皮肤凹陷、小洞。周围常可见毛发、色素沉着、毛细血管瘤等。一般无症状，其周围可发生脐局部皮下软组织感染，当细菌通过窦道进入椎管内，可引起脊髓膜炎、硬膜外、硬膜下、蛛网膜下腔感染，椎管旁软组织和皮肤脓肿等。

【影像学表现】

CT多表现正常，部分可显示皮肤下软组织内皮毛窦的走行区呈浅裂隙样。

MRI显示先天性皮毛窦起自皮肤表面向皮下组织延伸，部分继续向椎管内伸展，窦道可以达到硬膜，但不穿通硬膜，使该处硬膜呈"帆状"；部分穿通硬膜，止于脊髓圆锥、终丝或脊髓的背侧。该病多合并椎管内皮样囊肿或表皮样囊肿等。

先天性皮毛窦合并脊椎后部中线区异常，表现为棘突发育不良、棘突分裂、脊椎裂、椎板缺损等。

【拓展病例1】先天性皮毛窦

病例 患者女性，11个月，因"出生后发现骶尾椎皮肤凹陷"入院（图5-3-2）。

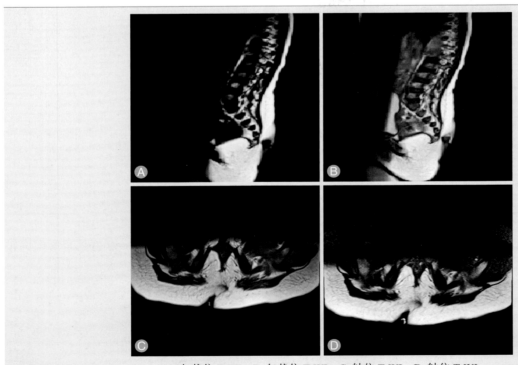

A. 矢状位 T_1WI；B. 矢状位 T_2WI；C. 轴位 T_1WI；D. 轴位 T_2WI

图5-3-2 腰骶椎MRI

【典型征象】

1.尾骨平面标记物（棉团）背侧皮肤局部凹陷。

2.细条索状低信号影斜行向内。

【拓展病例2】先天性皮毛窦

病例 患者男性，5岁，因"发现骶尾部皮肤凹陷"入院（图5-3-3）。

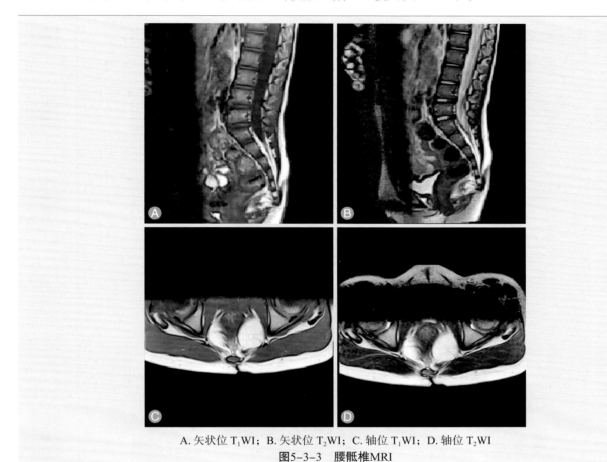

A. 矢状位 T_1WI；B. 矢状位 T_2WI；C. 轴位 T_1WI；D. 轴位 T_2WI

图5-3-3 腰骶椎MRI

【典型征象】

1.第一尾骨水平背侧皮层及皮下细长低信号"漏斗状"影。

2.低信号"漏斗状"影到达体表。

（徐守军 徐国辉）

第四节　胼胝体发育不全

【临床资料】

患者男性，6个月。因"前卤扩大"入院。

【影像学检查】

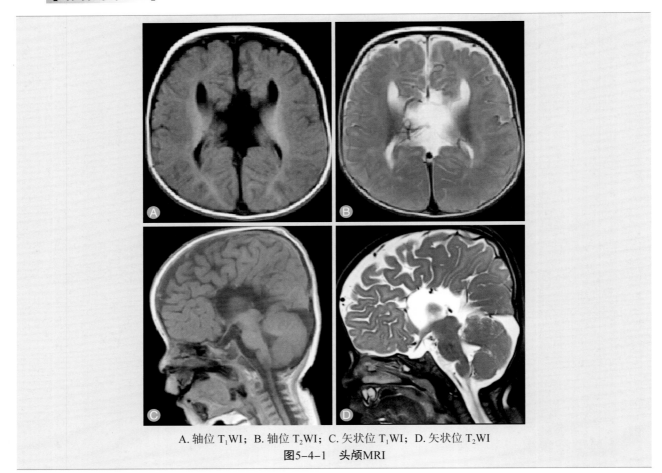

A. 轴位 T_1WI；B. 轴位 T_2WI；C. 矢状位 T_1WI；D. 矢状位 T_2WI
图5-4-1　头颅MRI

【影像学所见】

双侧侧脑室分离、间距扩大，形态失常；双侧脑室前角扩大、分离，并向外突，呈"新月形"；第三脑室明显扩大并上移，形似"赛车"；胼胝体缺如，邻近大脑半球内侧的脑沟直接伸入第三脑室，脑回排列呈"放射状"指向第三脑室；双侧大脑半球白质较少（图5-4-1）。

【影像学诊断】

完全性胼胝体缺如。

【解析思路】

本例患者MRI显示双侧侧脑室分离，间距扩大，双侧前、后角扩张，第三脑室上抬，矢状位正中层面显示胼胝体完全缺如，可明确诊断胼胝体发育不良（完全缺如）。

【鉴别诊断】

1.透明隔腔及穹窿腔：位于侧脑室之上，侧脑室间距增宽，但胼胝体存在，形态、位置正常，第三脑室不扩大、上移。

2.半球间囊肿：囊肿位于侧脑室上方而非侧脑室之间，同时胼胝体存在。

3.先天性脑积水：严重者可导致胼胝体变薄、变细，但结构完整。

4.继发性胼胝体破坏：有明确的病史，如脑白质软化症、外伤、手术等，且发生部位与胼胝体形成顺序不一致。

【临床与病理】

胼胝体分为嘴、膝、体及压部。以前一直认为胼胝体发育是从前向后，而胼胝体嘴部是在胼胝体压部形成之后形成，但经研究发现胼胝体嘴部更靠下的部分——嘴板在胼胝体形成的早期就存在，而嘴部的背侧部分可能与膝部同时存在。胼胝体畸形分为完全缺如（不发育）和部分缺如（发育不全）。临床上胼胝体嘴部和压部发育不全最常见，体部较少，膝部常发育正常。当胼胝体发育不全时，两侧大脑半球的轴突不能跨过中线，而沿侧脑室内侧缘纵行走行，这些神经束被称为Probst束，是其特征性表现。

单纯胼胝体发育不全可无症状，但当伴有其他畸形时常可出现认知障碍、发育迟缓及抽搐、智力低下等。

【影像学表现】

MRI是胼胝体畸形的首选检查方法，能够准确显示胼胝体畸形的部位及形态。

（1）部分缺如：嘴部发育不全时，大脑半球前纵裂向后靠近第三脑室前部，因胼胝体发育不全常累及嘴部，故此征象最常见；胼胝体压部缺失时，仅有疏松的白质围绕侧脑室周围，可造成侧脑室枕角及三角区扩大，形态失常；胼胝体体部缺如或发育不全时，两侧侧脑室走行相互平行，内缘较为光滑；胼胝体膝部发育不全时，两侧侧脑室前角分离、平直，呈"新月形"或"倒八字形"。

（2）完全缺如：MRI可见胼胝体结构完全缺如，扣带回外翻，邻近大脑半球内侧的脑沟直接伸入第三脑室，脑回排列呈"放射状"指向第三脑室。同时，Probst束压迫侧脑室内侧壁，MRI可见侧脑室前角扩大、分离，并向外突，呈"新月形"，双侧侧脑室体部间距增宽且外突，三角区和后角扩大，呈"蝙蝠翼状"。第三脑室向前上方移位居于分离的双侧侧脑室之间，半球间裂脑脊液聚集形成半球间囊肿，可与第三脑室或侧脑室相通，大脑纵裂下移至第三脑室顶部。本病合并脂肪瘤时可显示脂肪密度/信号。

【拓展病例1】完全性胼胝体缺如

病例 患者男性，3岁，因"生长缓慢"入院（图5-4-2）。

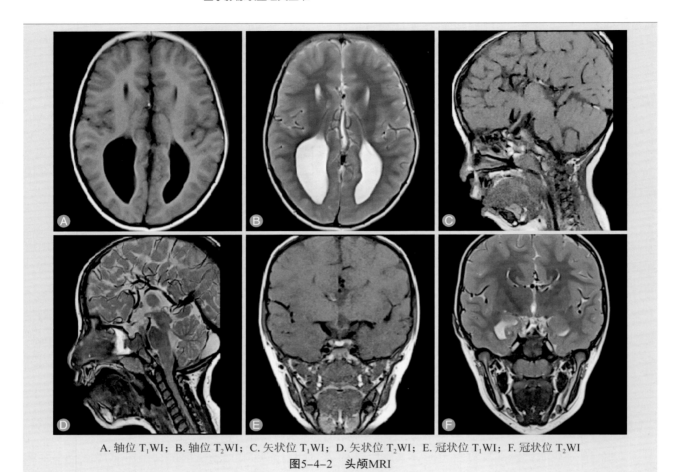

A. 轴位 T$_1$WI；B. 轴位 T$_2$WI；C. 矢状位 T$_1$WI；D. 矢状位 T$_2$WI；E. 冠状位 T$_1$WI；F. 冠状位 T$_2$WI

图5-4-2　头颅MRI

【典型征象】

1.胼胝体缺如，扣带回外翻，邻近大脑半球内侧的脑沟直接伸入第三脑室。

2.第三脑室上抬。

3.Probst束压迫侧脑室内侧壁，侧脑室前角扩大、分离，并向外突，呈"新月形"。

4.双侧侧脑室形态失常，呈平行走行，间距增大。双侧侧脑室后角、下角及三角区明显扩大，呈"蝙蝠翼状"。

5.双侧大脑半球脑白质偏少。

【拓展病例 2】部分胼胝体缺如

病例　患者女性，2岁，因"运动发育缓慢"入院（图5-4-3）。

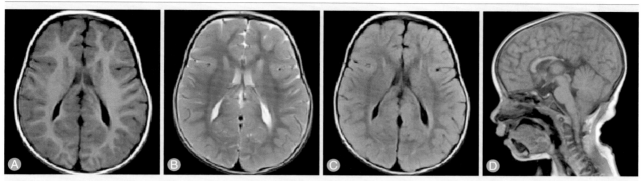

A.轴位 T_1WI；B.轴位 T_2WI；C.轴位 FLAIR；D.矢状位 T_1WI

图5-4-3 头颅MRI

【典型征象】

1.胼胝体后部及压部缺如。

2.双侧侧脑室后角形态失常、扩大，间距增宽，呈"八字形"。

【拓展病例3】完全性胼胝体缺如，并伴多发神经元移行障碍（巨脑回畸形、灰质异位）

病例 患者女性，2岁10个月，因"反复抽搐2年余"入院（图5-4-4）。

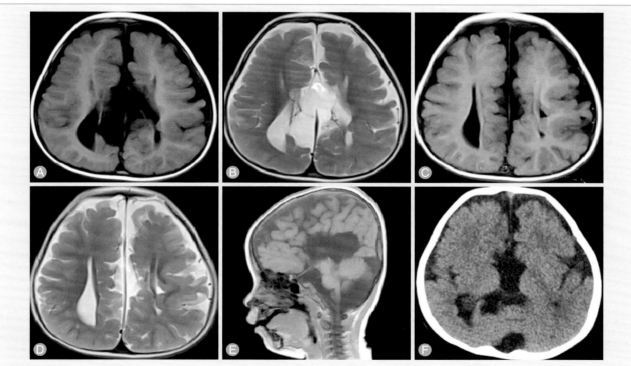

A.轴位 T_1WI；B.轴位 T_2WI；C.轴位 T_1WI；D.轴位 T_2WI；E.矢状位 T_1WI；F.轴位 CT

图5-4-4 头颅MRI和CT图像

【典型征象】

1.胼胝体完全缺如，扣带回外翻，邻近大脑半球内侧的脑沟直接伸入第三脑室，脑回排列呈"放射状"指向第三脑室。

2.第三脑室明显扩大并向上移位。

3.Probst束压迫侧脑室内侧壁。双侧侧脑室前角分离，并向外突，体部平行，后角形态失常、扩大，间距增宽，三角区和后角扩大，呈"蝙蝠翼状"。

4.半球间裂脑脊液聚集形成半球间囊肿，并与右侧侧脑室后角相通。

5.左侧额叶局部脑回明显增宽，局部皮层增厚。

6.双侧大脑半球脑白质内多发"结节状"灰质信号影。

【拓展病例4】胼胝体发育不全，伴颅内中线区脂肪瘤

病例 患者男性，8个月，因"发热1天，抽搐1次"入院（图5-4-5）。

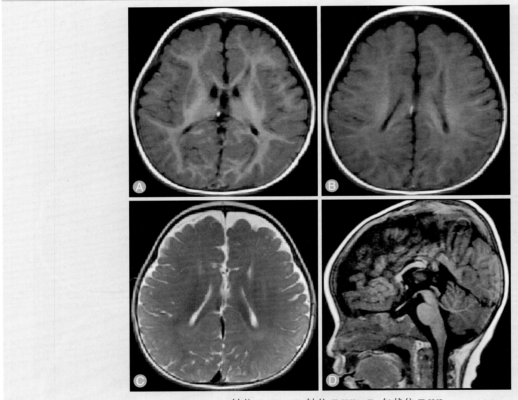

A、B.轴位T₁WI；C.轴位T₂WI；D.矢状位T₁WI

图5-4-5 头颅MRI

【典型征象】

1.胼胝体附近中线区条状T₁WI及T₂WI高信号脂肪影。

2.胼胝体短小，胼胝体压部未见明确显示。

3.双侧侧脑室体部稍显平行。

（徐守军　徐国辉）

第五节　颅内脂肪瘤

【临床资料】

患者男性，10岁。

因"多饮、多尿"就诊。

既往有白血病病史及脑内生殖细胞瘤病史。

【影像学检查】

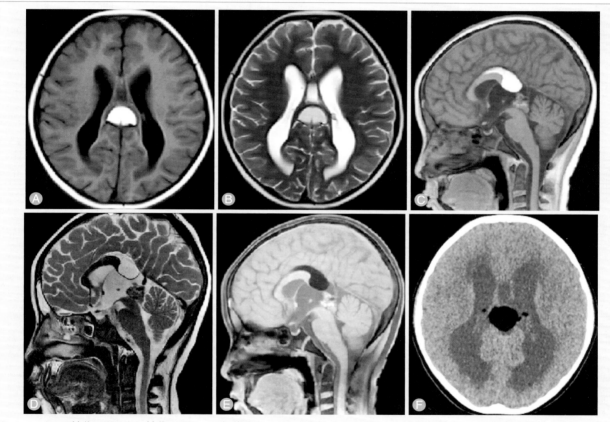

A. 轴位 T_1WI；B. 轴位 T_2WI；C. 矢状位 T_1WI；D. 矢状位 T_2WI；E. 矢状位 T_1WI 脂肪抑制；F. 轴位 CT

图5-5-1　颅脑MRI和CT图像

【影像学所见】

MRI显示胼胝体较粗短、形态失常，后上方可见横形"反逗号状" T_1WI 及 T_2WI 高信号影、T_1WI 脂肪抑制低信号影，CT低密度影，CT值约为−120 HU，病灶大小约2.20 mm×1.9 cm×2.7 cm（左右×前后×上下），同时松果体区可见占位，幕上脑室明显扩张（图5-5-1）。

【影像学诊断】

胼胝体脂肪瘤，伴胼胝体发育不全。

【解析思路】

本例患者MRI显示胼胝体后上方可见横形"反逗号状"T_1WI及T_2WI高信号、T_1WI脂肪抑制低信号，CT低密度影，CT值约为−120 HU，是胼胝体背侧中线脂肪瘤的典型表现，可明确诊断。

【鉴别诊断】

本病应与畸胎瘤及皮样囊肿相鉴别。胼胝体脂肪瘤常合并胼胝体发育不全，而畸胎瘤及皮样囊肿一般不合并胼胝体发育不全。此外，畸胎瘤来自三个胚层，含脂肪和钙化，密度/信号混杂不均，凭借特征性影像学表现即可做出诊断。

【临床与病理】

颅内脂肪瘤是由原始脑膜异常分化的间充质围绕在正发育的脑组织周围而形成的一种畸形。原始脑膜在正常本应分化为软脑膜和蛛网膜下腔却分化成了脂肪，从而形成颅内脂肪瘤。

颅内脂肪瘤好发于半球间裂，称为胼胝体脂肪瘤，占40%~50%，常合并胼胝体发育不全。此外，20%~30%发生在四叠体池/小脑上池，10%~20%发生在小脑上池/脚间池，≤10%发生在桥小脑角池，≤5%发生在外侧裂池。

【影像学表现】

1.X线片：诊断价值极为有限。

2.CT：CT表现为颅内（多为侧脑室上方）低密度影，CT值为负值，可伸展到侧脑室之间或半球间裂。

3.MRI：MRI是显示颅内脂肪瘤最佳的检查方法，呈T_1WI及T_2WI高信号影，脂肪抑制序列呈低信号影。

【拓展病例 1】颅内脂肪瘤合并胼胝体发育不全

病例 患者女性，7岁10个月，因"发现乳房发育1年"入院（图5-5-2）。

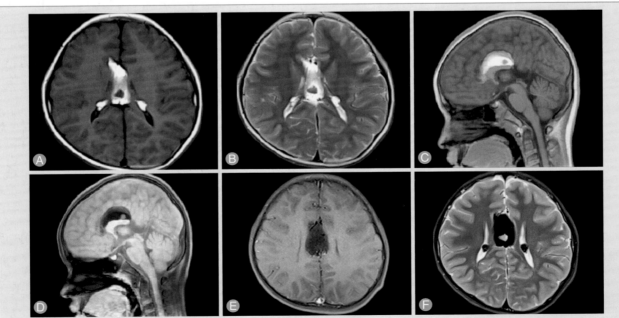

A. 轴位 T_1WI；B. 轴位 T_2WI；C. 矢状位 T_1WI；D. 矢状位 T_1WI 脂肪抑制；E. 轴位 T_1WI 脂肪抑制；F. 轴位 T_2WI 脂肪抑制

图5-5-2 颅脑MRI

【典型征象】

1.大脑中线区、胼胝体上方不规则片状脂肪信号影。

2.病灶局部进入双侧侧脑室。

3.胼胝体较短，胼胝体压部未见明确显示。

【拓展病例2】四叠体池区脂肪瘤

病例　患者男性，3岁3个月，因"头颅外伤后头晕、头痛2天"入院（图5-5-3）。

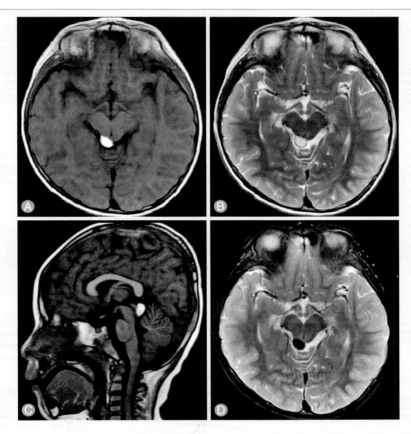

A. 轴位 T₁WI；B. 轴位 T₂WI；C. 矢状位 T₁WI；D. 轴位 T₂WI 脂肪抑制

图5-5-3　颅脑MRI

【典型征象】

1.四叠体池区右侧小类圆形脂肪信号影。

2.脂肪抑制序列呈低信号影。

【拓展病例3】左侧外侧裂区脂肪瘤

病例　患者女性，8岁，因"发现乳房发育1年"入院（图5-5-4）。

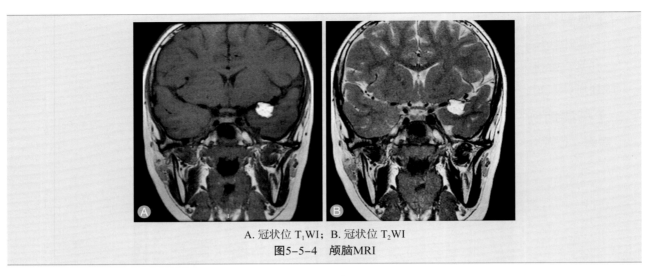

A. 冠状位 T$_1$WI；B. 冠状位 T$_2$WI

图5-5-4　颅脑MRI

【典型征象】

1.左侧外侧裂处片状脂肪信号影。

2.占位效应不明显。

（徐守军　徐国辉）

<h1 style="text-align: center;">第六节　Chiari畸形</h1>

【临床资料】

患者男性，2天。

因"发现颈背部肿物2天"入院。

出生后彩色多普勒超声发现动脉导管未闭，大动脉水平从左向右分流。

【影像学检查】

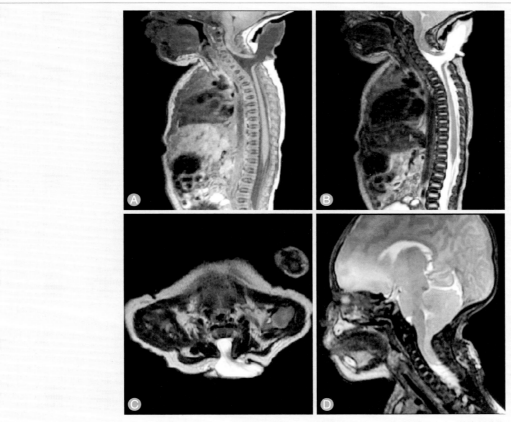

A. 矢状位 T_1WI；B. 矢状位 T_2WI；C. 轴位 T_2WI；D. 矢状位 T_2WI 脂肪抑制

图5-6-1　颅脑及脊柱MRI

【影像学所见】

MRI显示小脑扁桃体向下延伸，超过枕骨大孔平面约15 mm。C_7水平后方椎板不连，后颈部可见不规则T_1WI低信号、T_2WI高信号影与邻近椎管相通，并可见脊髓向后延伸进入病灶内，下方脊髓从病灶中走出，两端脊髓似可见不连续（图5-6-1）。

【影像学诊断】

Chiari II 型畸形（颈部脊膜脊髓膨出，小脑扁桃体下疝）。

【解析思路】

本例患者MRI显示小脑扁桃体向下延伸，超过枕骨大孔约15 mm，颈部脊膜脊髓膨出，是Chiari Ⅱ型畸形的典型表现，可明确诊断。

【鉴别诊断】

本病应与以下疾病相鉴别。

（1）脊髓空洞症：为慢性发展的脊髓退行性病变，不伴有小脑扁桃体下疝。

（2）脑疝：由外伤或颅高压引起，可伴有脑积水或颅内高压。

（3）正常变异：扁桃体位于枕大孔之下，而形态正常。

【临床与病理】

目前尚无公认的分型。Bindal等将Chiari畸形分为5型：A型，无症状和体征；B型，仅有脑干受压表现；S型，仅有脊髓空洞表现；BS型，脑干受压和脊髓空洞均存在；BSX型，脑干受压伴无症状脊髓空洞。

（1）Chiari Ⅰ型畸形：女性多于男性，约为3∶2。Chiari Ⅰ型畸形是小脑扁桃体位于枕骨大孔以下超过5 mm，但5~15岁之间的小儿扁桃体下移达6 mm，此种情况不应视为病理改变；临床无症状或有轻度运动感觉障碍和小脑症状。

（2）Chiari Ⅱ型畸形：多见于婴幼儿和新生儿，包括后脑、椎体、颅底及脊柱等多种畸形，同时伴有幕上脑畸形、脊髓脊膜膨出等。该畸形主要是由于后颅窝发育较小，脑组织被挤出后颅窝所致。

（3）Chiari Ⅲ型畸形：罕见，为Chiari Ⅱ型畸形伴有低枕部或高颈部脑膜脑膨出。

（4）Chiari Ⅳ型畸形：非常罕见，为严重的小脑发育不全，表现为小脑缺失或发育不全。

【影像学表现】

1.Chiari Ⅰ型畸形：MRI为首选检查方法，最佳层面为正中矢状位T$_1$WI。临床表现为：①小脑扁桃体向下延伸至颈部椎管，无延髓下段移位，枕大孔小；②此型延髓及第四脑室正常；③无脊膜膨出；④常可伴有脑积水、脊髓空洞；⑤常见寰枢区畸形。

2.Chiari Ⅱ型畸形：①小脑下蚓部、脑桥下部、延髓下移，第四脑室延长；②小脑蚓部和扁桃体下疝至枕大孔；③伴有脊髓脊膜膨出，腰骶部多见；④伴有脊髓空洞、脑积水；⑤寰枕区畸形等。

3.Chiari Ⅲ型畸形（罕见，是最严重的一型）：①有明显的颅底凹陷、颈椎畸形、枕大孔扩大；②脑脊膜或脑膜脑膨出；③延髓及脑桥、小脑蚓部及小脑半球均可下疝至上颈部；④第四脑室常受压；⑤常伴有脑积水及脊髓积水等。

4.Chiari Ⅳ型畸形（罕见）：小脑严重发育不良，无向下移位。

【拓展病例 1】Chiari Ⅱ型畸形（小脑扁桃体下疝、胸段脊膜膨出并脊髓空洞、脊髓低位）

病例 患者女性，9天，因"发现背部肿物伴破溃"入院（图5-6-2）。

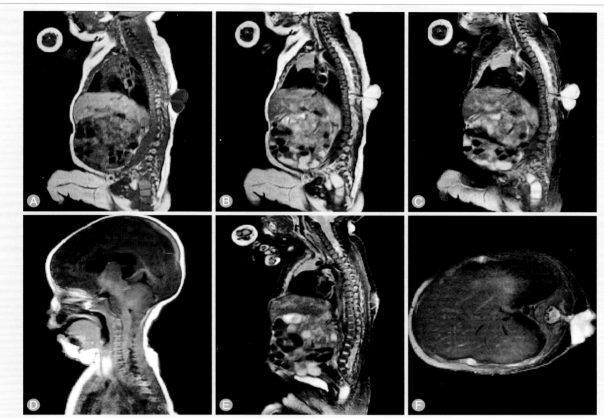

A. 矢状位 T₁WI；B. 矢状位 T₂WI；C. 矢状位 T₂WI 脂肪抑制；D. 矢状位 T₁WI；E. 矢状位 T₂WI 脂肪抑制；F. 轴位 T₂WI 脂肪抑制

图5-6-2　脊柱及颅脑MRI

【典型征象】

1.小脑扁桃体下疝约至枕大孔水平下23 mm。

2.T$_7$~T$_{10}$椎体水平后方背侧可见囊状脑脊液样信号影，内可见条状分隔，T$_7$~T$_9$水平包块与椎管相通，双侧椎板间距约3 mm。

3.C$_6$~T$_7$椎体水平脊髓可见条状脑脊液影，长约70 mm，宽约3 mm。

4.脊髓末端约位于第4腰椎水平。

【拓展病例2】Chiari Ⅱ型畸形（小脑扁桃体下疝，伴脊髓中央管扩张、脊髓空洞，脊髓纵裂，脊髓低位、脊髓脊膜膨出）

病例　患者男性，19小时，因"发现腰骶部肿物"就诊（图5-6-3）。

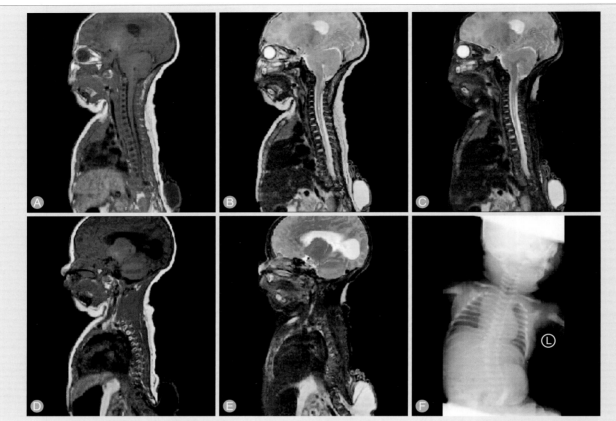

A. 矢状位 T₁WI；B. 矢状位 T₂WI；C. 矢状位 T₂WI 脂肪抑制；D. 矢状位 T₁WI；E. 矢状位 T₂WI 脂肪抑制；F. 脊柱正位 X 线片

图5-6-3　脊柱、颅脑MRI及脊柱正位X线片

【典型征象】

1.小脑扁桃体下缘变尖，下缘超过枕骨大孔。

2.腰椎后方椎板骨质缺损，可见一较大囊性T₁WI低信号影、T₂WI高信号影自缺损处向后突出，形成一包块，向内与椎管相通，其外覆盖有皮肤，其内可见条形低信号影。

3.脊髓位置降低，腰段脊髓呈左右两条，左侧脊髓伸入囊腔。

4.约自C₄至T₃水平颈胸段脊髓中央管扩张，下胸段脊髓可见囊性T₁WI低信号影，T₂WI高信号影。

5.T₃~T₁₂胸椎及诸腰椎椎板未融合，脊柱左侧缘可见一团状高密度影，脊柱侧弯。

（徐守军　徐国辉）

第七节 Dandy-Walker畸形

【临床资料】

患者女性，25小时。

因"胎龄12⁺周发现脑发育异常"入院。

【影像学检查】

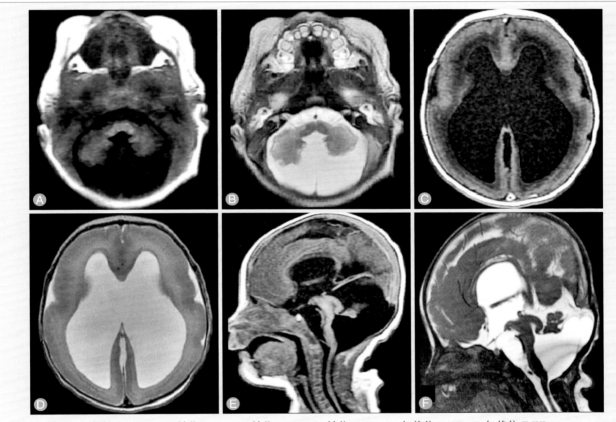

A. 轴位 T_1WI；B. 轴位 T_2WI；C. 轴位 T_1WI；D. 轴位 T_2WI；E. 矢状位 T_1WI；F. 矢状位 T_2WI

图5-7-1 头颅MRI

【影像学所见】

第四脑室明显扩大并与枕部颅板下囊性脑脊液信号影相通，形成一个大囊肿，小脑半球受压、推移，且上翘；小脑蚓部及双侧小脑半球明显偏小，小脑幕明显抬高；脑干受压、前移，桥小脑角池及第四脑室隐窝消失；中脑导水管近端闭塞，被盖增厚，其以上脑室系统亦显扩大，以双侧侧脑室后角为著且形态失常，第三脑室增宽；桥前池扩张，内可见多发隔膜影，局部有张力，基底动脉及脑干受压向后移位，脑桥明显变小；胼胝体细小，双侧大脑半球脑回消失，表面光滑，略呈"8字形"，皮层广泛增厚，白质减少，灰白质模糊不清，双侧外侧裂增宽、变浅，并与脑长轴垂直，前纵裂池变窄（图5-7-1）。

【影像学诊断】

Dandy-Walker畸形伴无脑回畸形，中脑导水管闭塞、梗阻性脑积水。

【解析思路】

本例颅脑MRI显示第四脑室明显扩大并与枕部颅板下囊性脑脊液信号相通，形成一个大囊肿。小脑蚓部及双侧小脑半球明显偏小，小脑幕明显抬高；双侧大脑半球脑回消失，表面光滑，略呈"8字形"，皮层广泛增厚，白质减少，灰白质模糊不清，双侧外侧裂增宽、变浅，并与脑长轴垂直，前纵裂池变窄。上述MRI表现是Dandy-Walker畸形伴无脑回畸形的典型表现，可明确诊断。

【鉴别诊断】

本例需与颅后窝大枕大池、蛛网膜囊肿、巨大小脑延髓池、小脑蚓部发育不良及Blake囊肿相鉴别。

（1）大枕大池：一种先天性发育变异，一般没有小脑半球发育不良，第四脑室位置正常，枕区颅板无明显受压，一般不伴有其他畸形。

（2）蛛网膜囊肿：不与脑室相通，可压迫第四脑室，使其变小、前移，小脑蚓部存在，幕上脑室扩大、积水，积水程度较Dandy-Walker畸形轻，邻近枕区颅板受压。

（3）巨大小脑延髓池：一种后颅窝发育异常，小脑延髓池扩大，第四脑室及小脑蚓部、小脑半球多正常，无脑积水。

（4）小脑蚓部发育不良：颅后窝可正常，也可轻度扩大，小脑蚓位置正常，但发育不良，小脑后方脑脊液与第四脑室相通，小脑幕无上抬。

（5）Blake囊肿：位于小脑下和小脑后，小脑蚓正常，与第四脑室相通，第四脑室扩大、变形，可见脑积水，但不与其后方小脑延髓池相通。

【临床与病理】

Dandy-Walker畸形又称先天性第四脑室中孔、侧孔闭锁。由Dandy和BLackfan于1914年首次报道，为妊娠后第7~10周，第四脑室顶部及周围脑膜发育障碍而形成。本病主要包括第四脑室囊性扩张、小脑蚓部发育不良、两侧小脑半球分离、导水管扩大、Magendie孔及两侧Lushka孔缺如。根据严重程度的不同，可分为Dandy-Walker畸形和Dandy-Walker变异型（畸形程度较轻）。前者既有小脑发育不良又有第四脑室严重障碍，且第四脑室与枕大池相通，Magendie孔缺如；后者主要是小脑发育不良，第四脑室扩大较前者轻，枕大池扩大不明显。但二者有共同的特征：①第四脑室巨大囊性扩张；②小脑蚓部发育不良；③小脑幕上抬。

Dandy-Walker畸形可见于任何年龄，但多在2岁前发病，临床以发育迟缓就诊居多。查体可见头颅增大，以前后径增大为主，以枕区为著。患者可出现头痛、呕吐等颅高压表现，外伤和感染可加重症状。较大儿童可出现走路不稳、共济失调和眼球震颤，也可出现智力低下、癫痫发作等。

【影像学表现】

MRI为该病的首选检查方法。

Dandy-Walker畸形：①第四脑室明显囊性扩张，且与枕大池相通，形成巨大囊肿；②小脑蚓部全部或部分缺如，小脑半球体积明显缩小，并受压、推移、上翘；③脑干受压、前移，桥小脑角池及第四脑室隐窝消失；④枕大池扩大，枕区向后膨出，颅板变薄；⑤天幕、窦汇及横窦上抬，位于人字缝之上；⑥中脑导水管不通畅，伴幕上脑室积水；⑦常合并其他畸形，如胼胝体发育不全、神经元移行障碍等。

Dandy-Walker畸形变异型：第四脑室扩大较轻，也与枕大池相通，小脑蚓部发育不良，枕大池扩大不明显。

【拓展病例1】Dandy-Walker 畸形

病例　患者男性，8个月，因"颅缝早闭"入院（图5-7-2）。

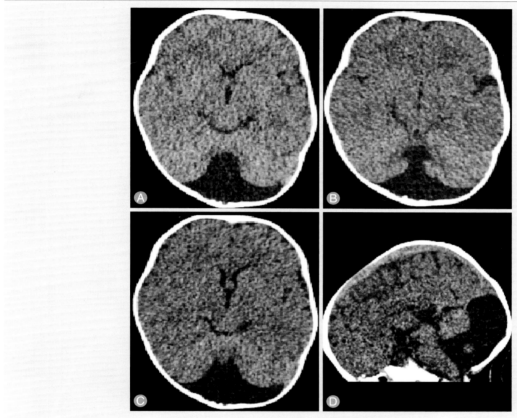

A～C. 轴位 CT；D.CT 矢状位重建

图5-7-2　头颅CT图像

【典型征象】

1.小脑下蚓部发育小。

2.第四脑室扩大并与枕大池相通，枕大池扩大。

3.小脑幕上抬。

【拓展病例2】Dandy-Walker 变异型

病例　患者男性，11岁，因"反复出现头痛"入院（图5-7-3）。

【典型征象】

1.双侧小脑半球体积较小，小脑蚓部缩小，下部缺如。

2.第四脑室向后扩大，并与扩大的后颅窝相通。

3.小脑幕受压、向上抬起。

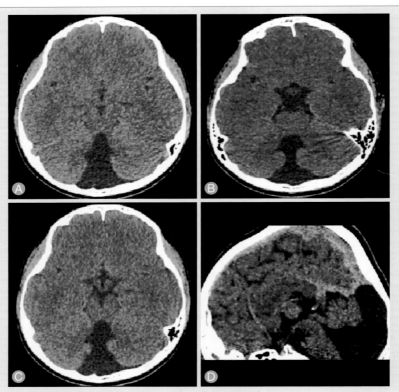

A~C. 轴位 CT；D.CT 矢状位重建

图5-7-3　头颅CT图像

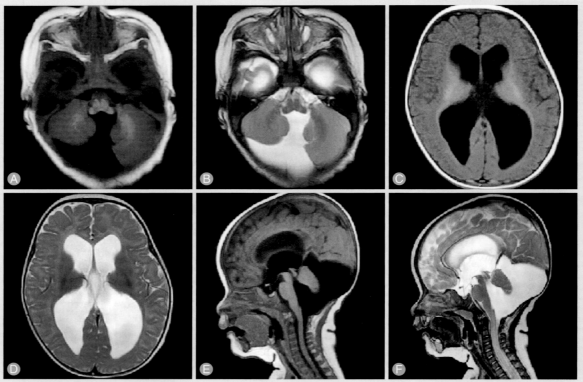

A. 轴位 T$_1$WI；B. 轴位 T$_2$WI；C. 轴位 T$_1$WI；D. 轴位 T$_2$WI；E. 矢状位 T$_1$WI；F. 矢状位 T$_2$WI

图5-7-4　头颅MRI

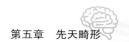

【拓展病例3】Dandy-Walker 畸形，伴幕上脑积水

病例　患者女性，4岁，因"头围增大"入院（图5-7-4）。

【典型征象】

1.小脑蚓部明显偏小。

2.第四脑室向后扩大，并与扩大的后颅窝相通。

3.小脑幕受压向上抬起。

4.双侧侧脑室和第三脑室明显扩大。

【拓展病例4】Dandy-Walker 畸形，伴幕上脑积水、间质性脑水肿

病例　患者女性，4岁，因"头围增大"入院（图5-7-5）。

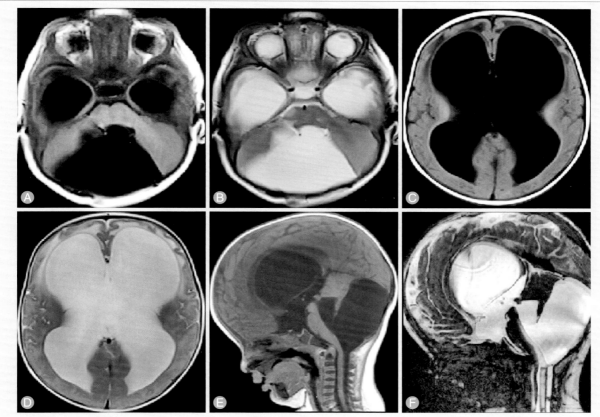

A.轴位 T_1WI；B.轴位 T_2WI；C.轴位 T_1WI；D.轴位 T_2WI；E.矢状位 T_1WI；F.矢状位 T_2WI

图5-7-5　头颅MRI

【典型征象】

1.小脑蚓部发育小。

2.第四脑室向后扩大，并与扩大的后颅窝相通。

3.小脑幕抬高。

4.双侧侧脑室和第三脑室明显扩大，脑室形态失常。

5.胼胝体受压变薄，第三脑室前隐窝明显扩大将垂体柄明显向前推移。

（徐守军　徐国辉）

第八节　视-隔发育不良

【临床资料】

患者女性，7岁。

因"斜视"入院。

眼科检查发现双眼屈光不正、斜视、视盘色淡、双眼视神经萎缩。

【影像学检查】

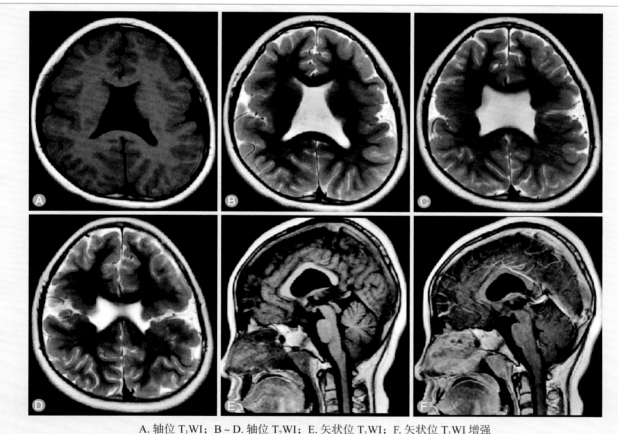

A. 轴位 T_1WI；B~D. 轴位 T_2WI；E. 矢状位 T_1WI；F. 矢状位 T_1WI 增强

图5-8-1　颅脑MRI

【影像学所见】

图5-8-1A~图5-8-1D显示透明隔缺如，双侧侧脑室相通，前角变形；双侧大脑半球中部见对称性宽大裂隙与双侧侧脑室相通，相连侧脑室呈"尖峰状"向外突起；裂隙周围可见灰质信号包绕，邻近脑回增宽，皮层增厚，灰白质分界欠清，脑沟变浅；胼胝体形态失常，体部向上隆起；视交叉显示较细小（图5-8-1）。

【影像学诊断】

视-隔发育不良，伴双侧脑裂畸形（开放型）、巨脑回畸形。

【解析思路】

视–隔发育不良诊断的关键在于明确视神经发育不良，发现透明隔部分或全部缺如。MRI的诊断价值明显优于CT，但对于轻度视神经发育不良者需结合眼科检查。

【鉴别诊断】

视–隔发育不良需与单纯的透明隔囊肿、透明隔间腔形成及后天性视神经萎缩相鉴别。透明隔囊肿及透明隔间腔形成均存在透明隔异常，但二者透明隔结构仍保持完整；后天性视神经萎缩一般仅累及单侧，不伴有其他颅内畸形。

【临床与病理】

视–隔发育不良（septo-optic dysplasia，SOD）是一种比较少见的先天发育畸形。1941年由Reeves首次报道，1956年由De-Morsier命名，因此又称De-Morsier综合征，女性发病率约为男性的3倍，主要包括神经发育不良、透明隔发育不良或缺如。大约2/3的患者同时合并有下丘脑、垂体无功能。

临床表现：①眼球震颤、视力正常或视敏感下降；②伴有下丘脑–垂体无功能时可出现生长发育迟缓、尿崩症等内分泌功能异常；③癫痫发作、呼吸困难、发绀。

病理：①妊娠7~8周时因缺血而造成的脑裂畸形，此型透明隔部分缺如，下丘脑无功能；②一种轻型的脑叶型前脑无裂畸形，此型透明隔完全缺如，没有脑裂畸形。

【影像学表现】

1.CT和MRI可见透明隔缺如，侧脑室及三脑室中度扩大，双侧侧脑室额角变方，呈"盒状"，尖端向下，第三脑室视交叉隐窝呈"球样"扩大、鞍上池扩大。

2.约50%的患者在MRI上可见视神经和视交叉纤细，视交叉位置异常，呈垂直状，而非正常的水平状。CT可见视神经管细小。

3.部分患者可见垂体柄增粗、垂体发育不良、部分空泡蝶鞍、垂体后叶缺如或异位等。

4.约50%患者伴有脑裂畸形。

5.可合并其他畸形，如前脑无裂畸形、胼胝体发育不全、孔洞脑及无脑畸形等。

【拓展病例1】视 – 隔发育不良，前脑无裂畸形（脑叶型），胼胝体发育不全

病例 患者女性，3岁4个月，因"出现反复抽搐2年余"入院（图5-8-2）。

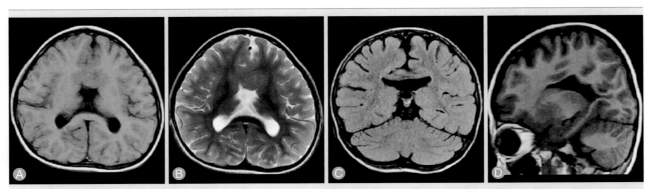

A. 轴位 T_1WI；B. 轴位 T_2WI；C. 冠状位 T_2-FLAIR；D. 矢状位 T_1WI

图5-8-2 颅脑MRI

【典型征象】

1.透明隔缺如，双侧侧脑室前角变形且相通，枕角稍扩张。

2.双侧额叶近胼胝体处及基底节前部局部融合，局部皮层明显增厚，灰白质分界模糊。

3.胼胝体明显短小，后部存在，嘴部未见显示。

【拓展病例2】视－隔发育不良伴左侧脑裂畸形

病例　患者男性，12岁，因"间断抽搐"入院，患儿视力低下，临床检查发现双眼视神经萎缩（图5-8-3）。

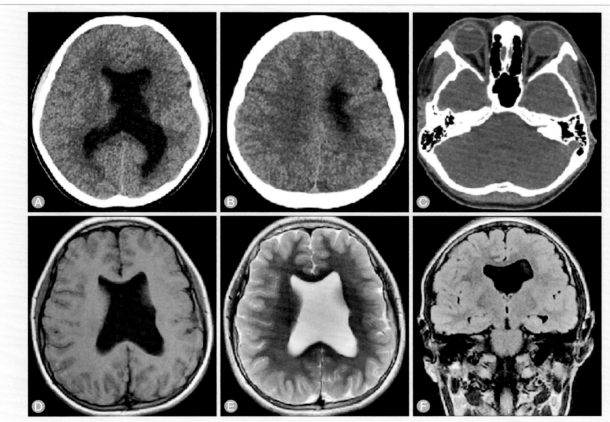

A～C.轴位CT平扫；D.轴位T₁WI；E.轴位T₂WI；F.冠状位T₂-FLAIR

A～C.轴位 CT 平扫；D.轴位 T_1WI；E.轴位 T_2WI；F.冠状位 T_2-FLAIR

图5-8-3　颅脑CT和MRI

【典型征象】

1.透明隔未见明确显示，双侧侧脑室扩大、形态失常。

2.左额叶部分脑回增大，并可见深大脑裂向内延伸，两侧内衬灰质密度/信号，并与左侧侧脑室体部相通，相应部位左侧侧脑室体部呈尖角形突起。

3.视神经稍显纤细。

【拓展病例3】视 – 隔发育不良

病例 患者男性，3岁，因"视神经萎缩"入院（图5-8-4）。

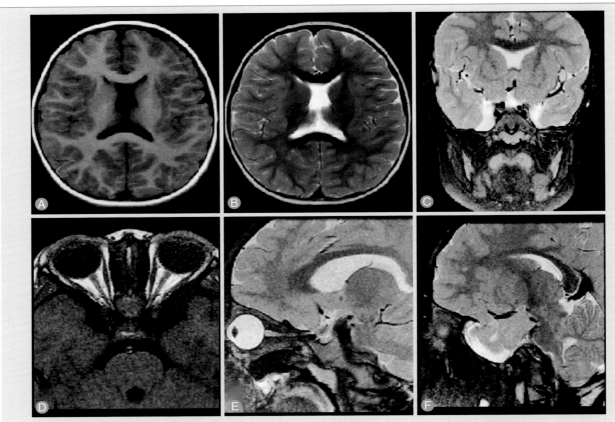

A. 轴位 T_1WI；B. 轴位 T_2WI；C. 冠状位 T_2WI；D. 轴位 T_1WI；E、F. 斜矢状位 T_2WI

图5-8-4 颅脑MRI

【典型征象】

1.透明隔缺如，双侧侧脑室相互融合。

2.双侧视神经稍细小。

（徐守军 徐国辉）

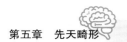

第九节　小脑发育不全

【临床资料】

患者男性，4岁。

因"步态异常"就诊。

【影像学检查】

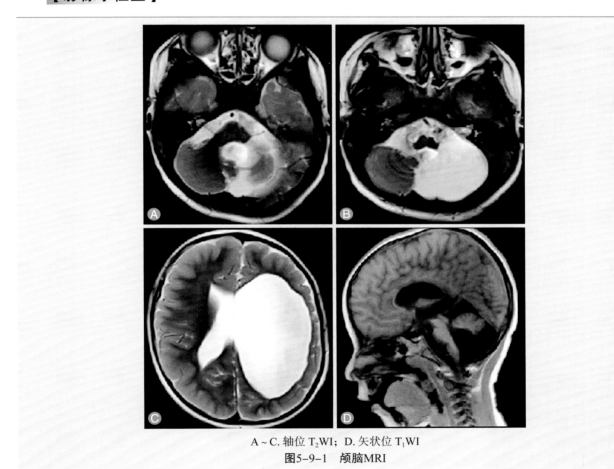

A～C. 轴位 T_2WI；D. 矢状位 T_1WI

图5-9-1　颅脑MRI

【影像学所见】

MRI显示左侧小脑半球及小脑蚓部明显偏小，脑干偏细；左枕部可见脑脊液巨大"囊带样"信号影占据，并延伸至左侧桥小脑角区，未与第四脑室相通；小脑幕及第三脑室未见明显上抬；左侧侧脑室明显呈囊状扩张、变形，邻近脑组织明显受压、变薄；双侧大脑半球脑白质减少，以左侧为著；胼胝体压部未见确切显示，胼胝体余部明显变细；所见脑室均扩大，第四脑室似呈囊状扩张；副鼻窦窦腔内可见 T_2WI 高信号（图5-9-1）。

【影像学诊断】

左侧小脑发育不全，并胼胝体发育不全（胼胝体压部缺如）。

【解析思路】

本例MRI显示左侧小脑半球及小脑蚓部明显偏小，可明确诊断。

【鉴别诊断】

本病应与以下后颅窝囊性畸形相鉴别。

（1）大枕大池：没有小脑发育不良或小脑发育不良较轻。

（2）蛛网膜囊肿：一般不与第四脑室相通，有占位效应及颅骨受压，无小脑发育不全。

（3）Dandy-Walker畸形：主要合并小脑蚓部发育不全，小脑半球受累较轻。

（4）多系统萎缩小脑共济失调：发病年龄大，同时出现脑桥及延髓萎缩表现，凭借特征性影像学表现可做出诊断。

【临床与病理】

小脑发育不全（hypoplasia of cerebellum）属于中脑-后脑畸形的一种，包括小脑蚓部和（或）小脑半球发育不全，前者可为单独畸形，也可为Dandy-Walker畸形的一部分；可为一侧性，也可为双侧性；可为轻、中、重度小脑发育不全。严重的小脑发育不全可仅有少许小脑前叶残存，21-三体畸形常伴有两侧对称性轻度小脑发育不全。

【影像学表现】

1.少许残存的小脑蚓部及小脑前叶。

2.小脑后方脑脊液腔很大但张力不大。

3.小脑脚严重发育不全或缺如。

4.脑干发育很小，以脑桥为著，第四脑室轻度扩大。

【拓展病例1】小脑发育不全

病例 患者男性，1个多月，因"前囟张力增高1个多月"入院（图5-9-2）。

【典型征象】

1.小脑脚发育不全。

2.少许残存的小脑蚓部及小脑前叶。

3.小脑后方蛛网膜下腔扩大，但张力不大。

4.脑干发育细小，以脑桥为著。

5.第四脑室轻度扩大。

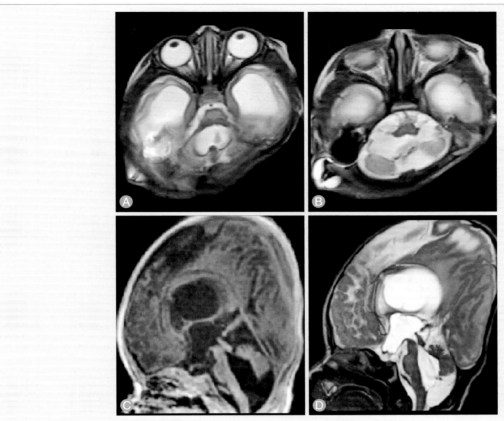

A、B.轴位 T₂WI；C.矢状位 T₁WI；D.矢状位 T₂WI

图5-9-2　颅脑MRI

【拓展病例 2】小脑发育不全伴胼胝体发育不全

病例　患者男性，11个月，因"不能竖头、不能独坐"入院（图5-9-3）。

【典型征象】

1.小脑脚发育不全。

2.小脑蚓部及小脑前叶部分缺如，以左侧为著。

3.小脑后方蛛网膜下腔扩大，但张力不大。

4.脑干发育细小，以脑桥为著。

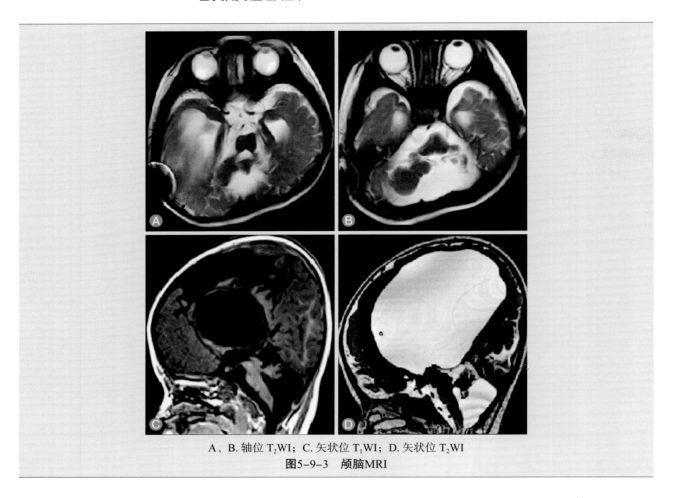

A、B. 轴位 T_2WI；C. 矢状位 T_1WI；D. 矢状位 T_2WI

图5-9-3　颅脑MRI

（徐守军　徐国辉）

第十节 Joubert综合征

【临床资料】

患者男性，11个月。

精神反应欠佳，追物、抓物不灵活，肌张力偏低。

【影像学检查】

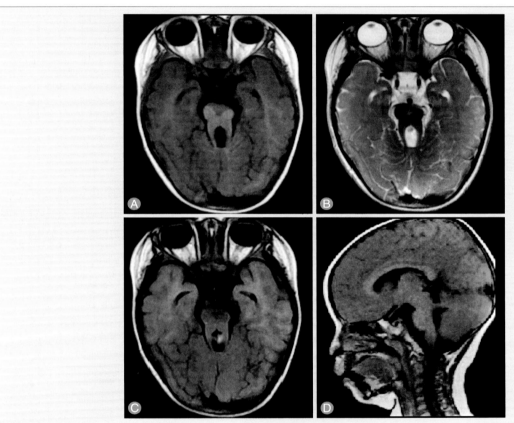

A. 轴位 T_1WI；B. 轴位 T_2WI；C. 轴位 T_2-FLAIR；D. 矢状位 T_1WI

图5-10-1　头颅MRI

【影像学所见】

小脑蚓部明显偏小，双侧小脑半球间可见裂隙状改变，第四脑室向上扩大，呈"蝙蝠翼状"，小脑上脚延长增粗、与脑干垂直，脑干略变细，中脑呈"磨牙征"（图5-10-1）。

【影像学诊断】

先天性小脑蚓部发育不良（congenital cerebellar vermis agenesis），又称Joubert综合征。

【解析思路】

本例颅脑MRI显示小脑蚓部明显偏小，双侧小脑半球间可见裂隙状改变，第四脑室向上扩大，呈"蝙蝠翼状"，小脑上脚延长增粗、与脑干垂直，脑干略变细，中脑呈"磨牙征"。上述MRI表现是

Joubert综合征的典型表现，可明确诊断。

【鉴别诊断】

Joubert综合征主要需与中后脑发育异常的病变进行鉴别，具体如下。

（1）Dandy-Walker畸形：常表现为后颅窝池扩大，天幕上抬，小脑蚓部发育不良或不发育，第四脑室扩大，与扩大的后颅窝池相连，小脑上脚和峡部无异常，无"磨牙征"。

（2）菱脑融合畸形：特征表现为小脑蚓部缺如，两侧小脑半球融合，两小脑半球间无"中线裂"。

（3）Down综合征：无"磨牙征""中线裂"，在出生时即已有明显的特殊面容，根据临床表现及染色体组型可确诊。

（4）多系统萎缩-小脑共济失调型：影像学表现为脑桥"十字征"、小脑中脚高信号影、小脑萎缩、小脑中脚萎缩、延髓萎缩、脑桥萎缩及第四脑室扩大等，无"磨牙征"和"裂隙征"。

（5）遗传性脊髓小脑共济失调：好发于成年人，影像学表现为不同程度的脑干、小脑萎缩。无小脑蚓部发育不良，无"中线裂"。

（6）眼脑肾综合征：一种连锁隐性遗传病，临床上以视网膜发育不良和囊性发育不良肾病为特征，家族中有同样患者可鉴别诊断。

【临床与病理】

Joubert综合征由法国神经学专家Joubert于1969年首次报道，又称Joubert-Boltshauser综合征。它是一种常染色体隐性遗传病，目前已确定有多个基因突变与其有关。病理基础是小脑蚓部不发育或发育不全，齿状核变形，下橄榄核和旁橄榄核发育不良，背侧柱核异常和锥体交叉几乎完全缺如。此外，还存在小脑上脚交叉和脑桥中央束的缺如。男性多于女性，约为2∶1。特征性临床表现包括肌张力减低、共济失调；眼球运动异常，包括眼球震颤、眼球不能追物、斜视；新生儿发作性呼吸过度和（或）呼吸暂停、认知功能障碍等。其中肌张力降低、共济失调是Joubert综合征最重要的表现，呼吸运动失调、眼运动异常在新生儿期多见，儿童期主要表现为发育迟缓。部分患者伴视网膜缺损或发育不良、多囊肾、先天性肝纤维化、多指（趾）畸形、腭裂、唇裂等，还可有癫痫发作。按照1992年由Saraiva和Baraiser提出的本病的诊断标准进行诊断：必须具备小脑蚓部发育不全、肌张力低下、发育延迟3项及异常呼吸和眼球运动异常2项中的任意一项。临床表现在Joubert综合征的诊断中很重要，必须将临床表现和影像学征象结合起来才能做出Joubert综合征的诊断，而不能单纯依靠影像学上小脑蚓部发育不全或完全缺如来诊断。

【影像学表现】

Joubert综合征首选检查方法为MRI，主要表现为小脑上脚增厚并延长，且垂直于脑桥背侧，同时缺乏正常的十字交叉，小脑蚓发育不良、脚间窝变深、峡部变窄，第四脑室扩张，脑干发育不良。Joubert综合征影像学征象与典型的病理改变相呼应，其MRI和CT特征性影像学表现有小脑半球"中线裂""蝙蝠翼状"和"三角形"第四脑室、中脑"磨牙征"等。

（1）"中线裂"是由于小脑蚓部部分缺如或完全缺如，两侧小脑半球在中线部位紧密相邻而不相连，脑脊液进入其中并与前方第四脑室相连。

（2）"蝙蝠翼状"或"三角形征"是由于小脑蚓部完全缺如或严重缺如，使中脑和脑桥连接部增宽、变形，导致第四脑室表现为"蝙蝠翼状"或"三角形状"改变。

（3）"磨牙征"是由于小脑上脚纤维缺乏交叉使中脑前后径缩短、脚间池加深，在轴位图像上增宽的中脑、凹陷加深的脚间池和平行走行的小脑上脚在脑脊液的衬托下，中脑和小脑上脚形态犹如磨牙的侧面观。"磨牙征"是诊断本病最重要的特征。

【拓展病例1】Joubert综合征

病例　患者男性，2岁，因"脑性瘫痪"入院（图5-10-2）。

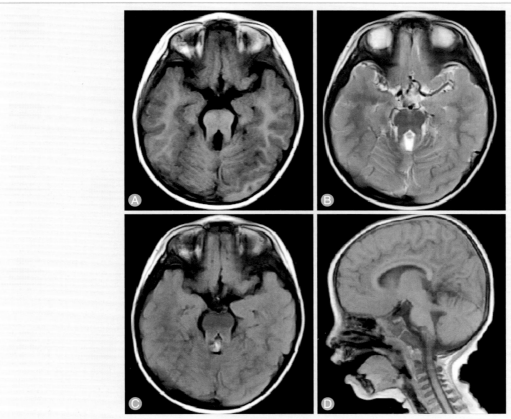

A. 轴位T₁WI；B. 轴位T₂WI；C. 轴位T₂-FLAIR；D. 矢状位T₁WI

图5-10-2　头颅MRI

【典型征象】

1.小脑蚓部发育不全，小脑半球间可见"中线裂"。

2.小脑上脚延长增粗，与脑干垂直，呈"磨牙征"。

3.脑干略变细。

【拓展病例2】Joubert综合征

病例　患者男性，2岁，因"运动发育迟缓"入院（图5-10-3）。

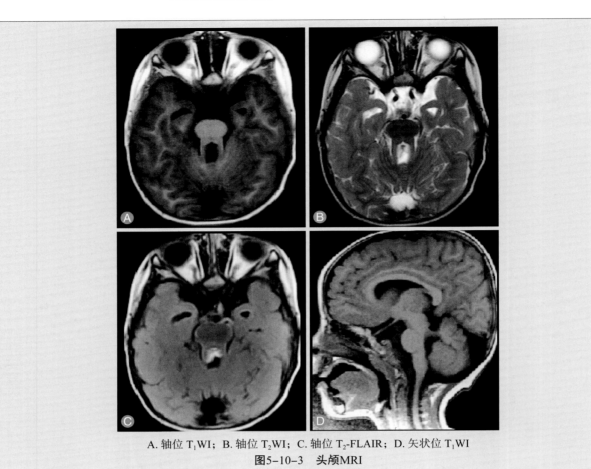

A. 轴位 T_1WI；B. 轴位 T_2WI；C. 轴位 T_2-FLAIR；D. 矢状位 T_1WI
图5-10-3 头颅MRI

【典型征象】

1.小脑蚓部发育不全，小脑半球间可见"中线裂"。

2.第四脑室向上扩大，略呈"蝙蝠翼状"。

3.小脑上脚延长增粗，与脑干垂直，呈"磨牙征"。

4.脑干略变细。

（徐守军　徐国辉）

第十一节 巨脑回畸形

【临床资料】

患者女性，8个月。

因"发育迟缓，囟门早闭"入院检查。

【影像学检查】

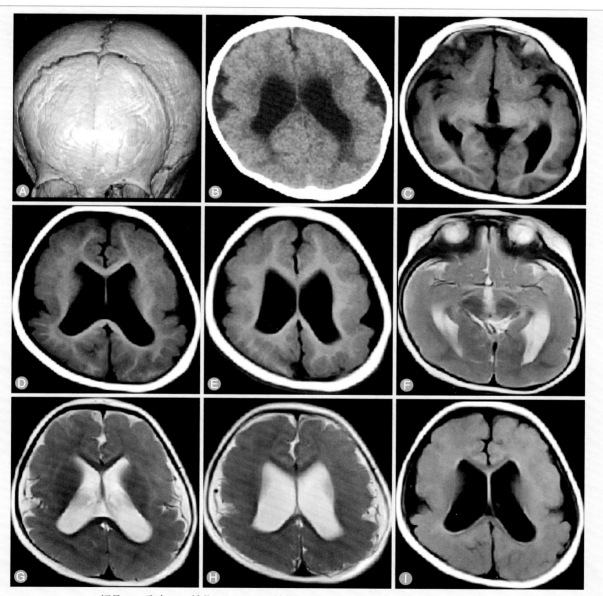

A. 颅骨 VR 重建；B. 轴位 CT；C～E. 轴位 T_1WI；F～H. 轴位 T_2WI；I. 轴位 T_2-FLAIR

图5-11-1 头颅CT图像和MRI

【影像学所见】

CT显示前囟门闭合，双侧大脑半球脑回宽大，部分灰白质分界不清，双侧侧脑室后角及第三脑室变形扩张；MRI显示双侧大脑半球部分脑回增宽，皮层增厚，部分灰白质分界不清，双侧侧脑室扩大、形态略显失常，第三脑室扩张（图5-11-1，文后彩图5-11-1A）。

【影像学诊断】

双侧大脑巨脑回畸形（pachygyria）。

【解析思路】

CT和MRI显示两侧大脑半球对称性脑回形态异常，包括双侧额叶、顶叶、颞叶、枕叶脑组织，脑回较正常增宽，双侧脑白质减少，双侧颞叶、额叶、顶叶局部脑皮层增厚，脑回减少，脑沟变浅，幕上脑室扩大。上述影像学表现是双侧大脑巨脑回畸形的典型特征，可明确诊断。

【鉴别诊断】

巨脑回畸形需与多小脑回畸形相鉴别，前者累及范围较广，可超出一个脑叶，甚至累及整个大脑半球，且增厚皮层的厚度较为均匀。后者范围较小，多发生在外侧裂周围区域，增厚皮层厚薄不均，皮质边缘高低不均，皮质下可见胶质增生。

【临床与病理】

大脑的正常发育需要神经元干细胞的生长与分化，以及神经元自室管膜下的生发基质移行至脑表面形成脑皮层。这一移行过程主要在胚胎第7~16周完成，而整个移行活动可以一直持续到胚胎25周左右。在这段时期内，任何原因所导致的神经元移行终止均可发生神经元移行畸形。根据其发生的时间、受累的程度及畸形的情况可分为多种类型，即无脑回、巨脑回、多小脑回、一侧巨脑回、灰质异位、脑裂畸形等。无脑回和巨脑回仅仅是畸形程度上的不同：无脑回畸形是神经元移行异常中最严重的一种类型；巨脑回可视为不完全性无脑回，其主要表现是有部分脑回形成，但脑回增宽、变扁，二者常并存，巨脑回畸形脑回平宽，数目减少，皮质内有致密的胶质增生及大而异常的神经元。

临床表现为面容畸形、小头、抽搐、难治性癫痫、智力低下、运动及精神发育障碍等。

【影像学表现】

巨脑回畸形可局限性、一侧性及弥漫性分布。局限性可发生在脑的任何部位，弥漫性常合并无脑回畸形。CT对于巨脑回的诊断有一定的局限性；MRI为影像学首选检查方法，可明确显示病变的部位、范围及颅内其他伴随畸形；3D薄层扫描具有较高的敏感度。

CT和MRI可显示巨脑回畸形皮质增厚，脑回增宽、粗大且扁平，大脑皮质内外面光滑，白质减少；脑裂及脑沟变浅、增宽，脑室系统扩大；MRI可见灰白质间交界面正常指样交错征象消失。此外，可伴有胼胝体发育不良或缺如、透明隔缺如、脑穿通畸形、灰质异位等。

【拓展病例1】双侧大脑半球巨脑回畸形

病例 患者女性，5个月，因"半天内抽搐2次"入院（图5-11-2）。

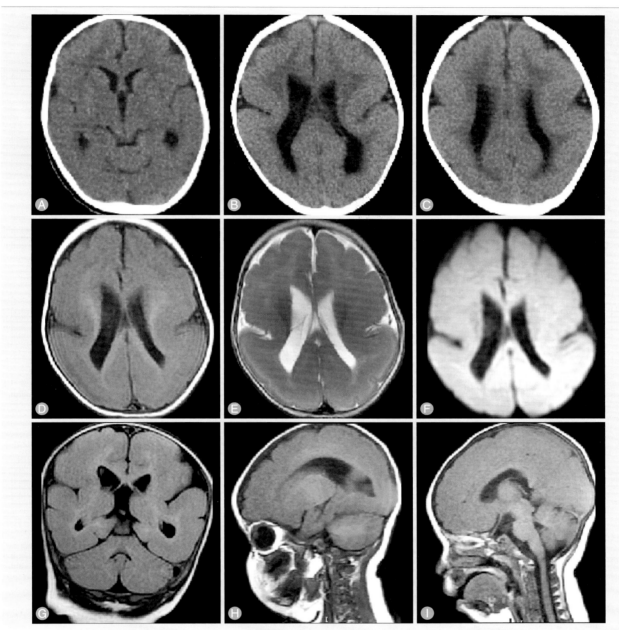

A~C. 轴位 CT；D. 轴位 T₁WI；E. 轴位 T₂WI；F. 轴位 DWI；G. 冠状位 T₂-FLAIR；H~I. 矢状位 T₁WI
图5-11-2 头颅CT图像和MRI

【典型征象】

1.CT显示双侧大脑半球脑回增宽、变平，脑沟变浅，皮层增厚，脑白质变薄，脑室旁白质密度降低，幕上脑室稍扩张，第三脑室宽约6.2 mm。

2.MRI显示双侧外侧裂池增宽，双侧大脑半球脑沟减少，脑回增宽，脑灰质增厚，脑白质减少，灰白质分界模糊，双侧侧脑室饱满，后角为著。

【拓展病例2】右额叶、颞叶及顶叶巨脑回畸形

病例 患者男性，6个月，来院"健康体检"，要求MRI检查（图5-11-3）。

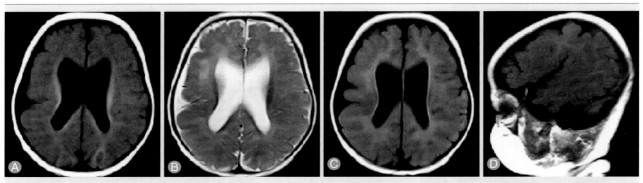

A. 轴位 T_1WI；B. 轴位 T_2WI；C. 轴位 T_2-FLAIR；D. 矢状位 T_1WI

图5-11-3　头颅MRI

【典型征象】

1.右侧外侧裂周围额叶、颞叶及顶叶部分脑回变平、增宽，皮层增厚，灰白质分界欠清，白质内可见片状T_2WI高信号影，脑沟变浅。

2.双侧侧脑室扩张、变形，双侧脑室旁白质减少，胼胝体稍细小。

【拓展病例3】左侧大脑半球巨脑回畸形

病例　患者男性，7岁8个月，因"反复抽搐2年"入院（图5-11-4）。

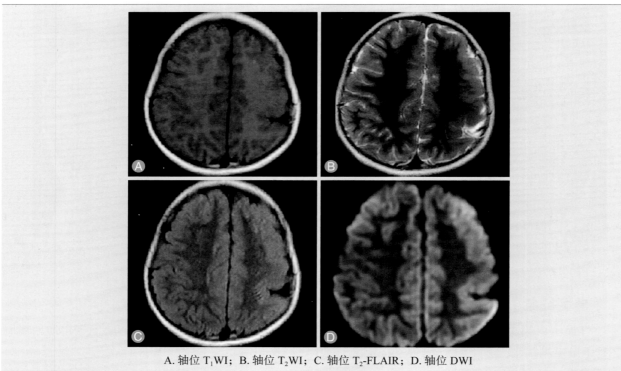

A. 轴位 T_1WI；B. 轴位 T_2WI；C. 轴位 T_2-FLAIR；D. 轴位 DWI

图5-11-4　头颅MRI

【典型征象】

左侧大脑半球脑回增粗肥厚，脑表面变平，脑沟变少。

（司东雷　徐守军）

第十二节 无脑回畸形

【临床资料】

患者男性，1个月。

因"产检发现脑发育异常"入院。

【影像学检查】

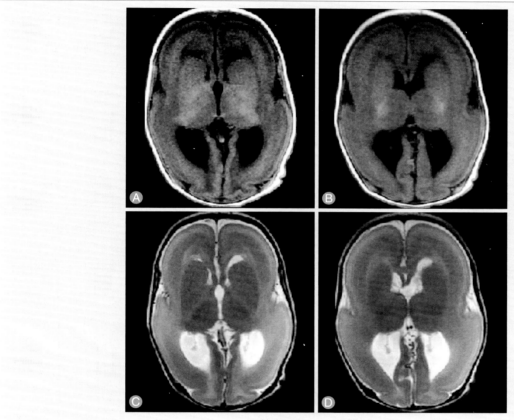

A、B. 轴位 T_1WI；C、D. 轴位 T_2WI

图5-12-1 头颅MRI

【影像学所见】

MRI显示双侧大脑半球形态失常呈"8字形"，表面光滑，未见明确脑沟、脑回，灰白质分界不清，双侧侧脑室变形扩张，胼胝体较细（图5-12-1）。

【影像学诊断】

无脑回畸形（agyria）。

【解析思路】

本例颅脑MRI显示双侧大脑半球形态失常，呈"8字形"，表面光滑，未见明确脑沟、脑回，灰白质分界不清，是无脑回畸形的典型表现，可明确诊断。

【鉴别诊断】

本例应与多小脑回畸形及髓鞘形成不良相鉴别。

（1）多小脑回畸形：多发生在外侧裂周围，病变处皮质较正常轻度增厚，脑沟变浅，脑回扁平，脑皮质内外表面光滑或不规则，皮质深部皱褶明显，邻近大脑白质常伴有胶质增生。

（2）髓鞘形成不良：由于相应年龄段髓鞘化形成减少或缺乏而发病，表现为灰白质分界不清，脑回缺乏树枝状的白质。凭借以上典型影像学表现可准确鉴别。

【临床与病理】

大脑的正常发育需要神经元干细胞的生长与分化，以及神经元自室管膜下的生发基质移行至脑表面形成脑皮层。这一移行过程主要在胚胎第7~16周完成，而整个移行活动可以一直持续到胚胎25周左右。在这段时期内，任何原因所导致的神经元移行终止均可发生神经元移行畸形。根据发生的时间、受累的程度及畸形的情况可分为多种类型，即无脑回、巨脑回、多小脑回、一侧巨脑回、灰质异位、脑裂畸形等。无脑回和巨脑回仅仅是畸形程度上的不同，其中无脑回畸形为神经元移行异常中最严重的一种类型，而巨脑回可视为轻度的无脑回，二者常并存。依据病因及畸形特点可以将无脑回畸形分为3型：①经典型无脑回畸形（Ⅰ型），由神经元移行速度减慢或延迟所致，此型多伴有巨脑回，脑表面光滑，缺少脑沟、脑回；②"鹅卵石样"无脑回畸形（Ⅱ型），由神经元移行过度所致，因软膜-神经胶质界膜的破裂导致神经元移行超过皮层而进入软脑膜，在脑表面形成一层与软脑膜混合的神经元层，此型表现为脑表面光滑伴结节状（"鹅卵石样"皮质），犹如一条铺了鹅卵石的道路，同时可有多小脑回畸形、脑白质异常、脑室扩大、脑干和小脑萎缩等；③孤立性无脑回畸形（Ⅲ型），与遗传有关。

临床上患儿早期可出现呼吸暂停、喂养困难和肌张力低下等，之后可出现癫痫、精神发育迟滞等，后期可出现智力低下、癫痫、脑性偏瘫等，并常伴有小颅畸形。

【影像学表现】

无脑回畸形与带状灰质异位有很大重叠。CT及MRI可见脑表面光滑，正常脑沟、脑回结构缺如或消失；大脑皮层表面光滑、平坦，脑皮质增厚，脑白质明显变薄，灰白质交界异常平滑，无白质向灰质突出，岛盖部分或完全缺如；双侧外侧裂明显增宽、变浅，且呈垂直走向，致大脑半球呈"8字形"改变。双侧侧脑室扩大，以三角区和后角为著，蛛网膜下腔增宽。此外，MRI可见灰白质间正常指样交界消失。顶枕叶增厚的皮层周围常可见一圈特征性T_2WI高信号影，与神经元及髓鞘化的纤维成分减少、胶质成分增加有关。由于本病常合并髓鞘化延迟（约90%）及胶质增生，可见脑室旁白质区斑点状及斑片状T_2WI高信号影，可伴有胼胝体发育不良、部分或完全缺如、透明隔缺如、Dandy-walker畸形及不同程度的脑干和小脑萎缩等。MRS显示受累皮质NAA代谢降低。

【拓展病例1】无脑回畸形，Dandy-Walker 畸形，透明隔缺如；中脑导水管闭塞，梗阻性脑积水，间质性脑水肿；双侧眼球偏小，伴信号异常

病例 患者女性，1个月3天，因"产检发现脑发育异常"入院（图5-12-2）。

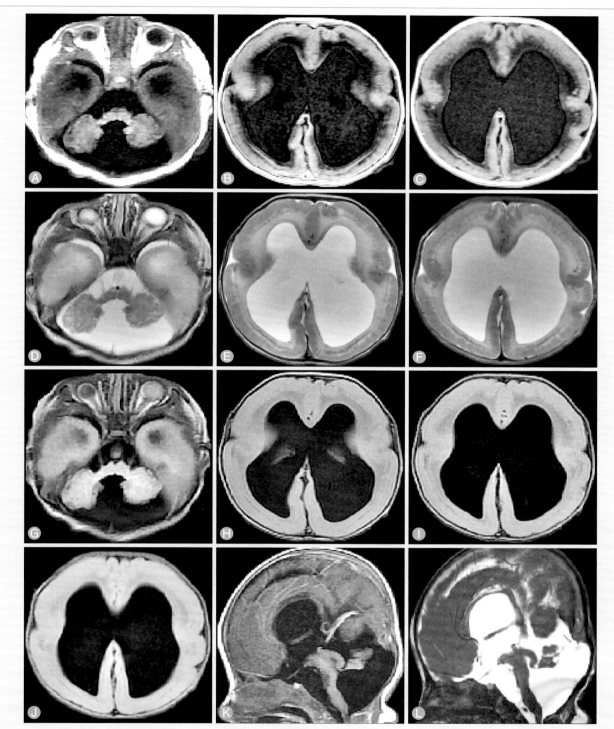

A～C. 轴位 T₁WI；D～F. 轴位 T₂WI；G～J. 轴位 T₂-FLAIR；K. 矢状位 T₁WI；L. 矢状位 3D-FIESTA

图5-12-2　头颅MRI

【典型征象】

1.双侧大脑半球脑回消失，表面光滑，略呈"8字形"，皮层广泛增厚，白质减少，灰白质模糊不清，且灰白质交界处可见锯齿状T_2-FLAIR及T_2WI稍高信号影，脑室旁可见弥漫T_2WI高信号影，T_2-FLAIR呈低信号影，正常脑沟、脑裂结构消失，前纵裂池变窄。

2.枕部颅板下见一囊性脑脊液信号影，大小约为35 mm×61 mm×46 mm（前后×左右×上下），第四脑室明显扩大并与之相通，小脑蚓部及双侧小脑半球明显偏小，可见斑片状T_2WI及T_2-FLAIR高信号影，小脑幕抬高，邻近颅板受压改变。

3.脑室系统明显扩大，双侧侧脑室明显扩张、变形，Evan's指数约0.4，第三脑室宽约13 mm，3D-FIESTA显示中脑导水管近端闭塞，被盖增厚，透明隔未见显示，桥前池扩张，其内可见多发隔膜影，局部有张力，基底动脉及脑干受压向后移位，脑桥明显变小。

4.胼胝体明显细小，基底节区形态失常。

5.双侧眼球明显偏小，形态失常，其内可见片状异常信号影，T_1WI呈稍高信号影，T_2WI呈稍低信号影，T_2-FLAIR呈高信号影。

【拓展病例2】无脑回畸形

病例 患者女性，2个月10天，因"2个月竖头不稳"入院（图5-12-3）。

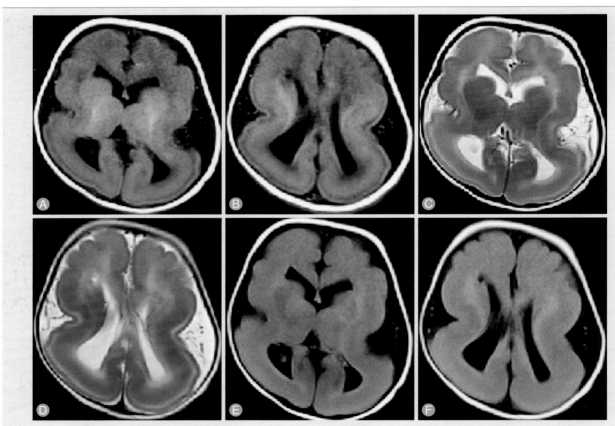

A、B.轴位T_1WI；C、D.轴位T_2WI；E、F.轴位T_2-FLAIR
图5-12-3 头颅MRI

【典型征象】

1.无脑回畸形与带状灰质异位有很大重叠。

2.双侧大脑半球轮廓呈"8字形"，脑表面脑回消失、光滑，岛盖板发育不良。

3.脑白质树枝状突起消失，脑皮层与脑髓质分界光滑，以顶枕叶为著，额颞叶皮层增厚，脑回较少，胼胝体较小，显示欠佳。

4.外侧裂呈垂直状。

【拓展病例3】无脑回畸形

病例　患者男性，2个月22天，因"生长发育迟缓"入院（图5-12-4）。

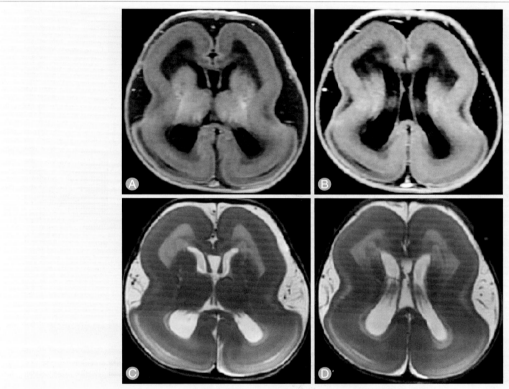

A、B.轴位 T_1WI；C、D.轴位 T_2WI
图5-12-4　头颅MRI

【典型征象】

1.无脑回畸形与带状灰质异位有很大重叠。

2.双侧大脑各叶脑回消失，表面光滑，呈"8字形"，皮层广泛增厚，其表面下方可见条状 T_1WI 低信号影，T_2WI 高信号；脑白质减少，呈 T_1WI 低信号影，T_2WI 高信号影，灰白质分界不清。

3.双侧裂池增宽、变浅，与大脑长轴垂直。

4.双侧侧脑室扩大、变形，沿侧脑室壁有灰质信号影；胼胝体受压变薄，可见透明隔间腔形成。

（司东雷　徐守军）

第十三节　多小脑回畸形

【临床资料】

患者男性，3个月。

因"全面发育迟缓"入院。

【影像学检查】

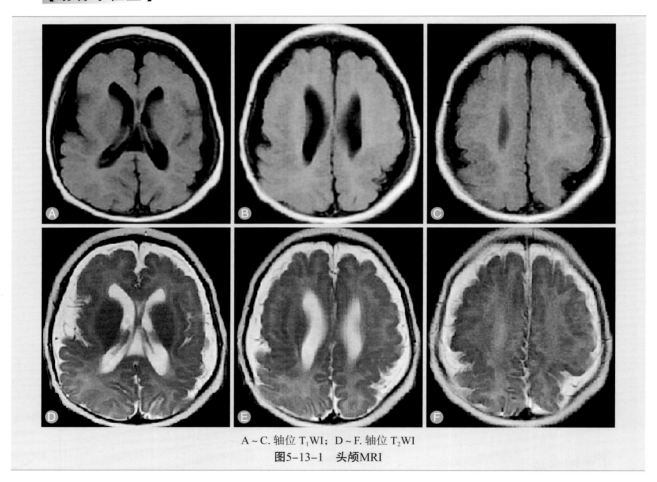

A ~ C. 轴位 T_1WI；D ~ F. 轴位 T_2WI

图5-13-1　头颅MRI

【影像学所见】

MRI显示双侧大脑半球形态结构欠对称，局部脑沟紊乱、变浅，部分脑回明显增宽、变平，部分呈多发细小锯齿状，右额叶皮层下白质可见"团块状"等灰质信号影，双侧侧脑室扩张，双侧大脑半球脑外间隙增宽，颞极最宽处约10 mm（图5-13-1）。

【影像学诊断】

神经元移行障碍（多小脑回畸形、灰质异位）。

【解析思路】

MRI显示双侧大脑半球结构异常，广泛呈多发小锯齿状；右额叶皮层下白质可见团块状等灰质信号影。以上影像学征象是神经元移行障碍（多小脑回畸形、灰质异位）的典型特征，可明确诊断。

【鉴别诊断】

本病需与巨脑回畸形及局灶性皮质发育不良相鉴别。

（1）巨脑回畸形：与本病不同，其累及范围广泛且对称，表现为大脑皮质增厚，增厚的大脑皮质较为均匀，皮质内外面光滑，形成光滑脑改变，白质减少，脑裂变浅、增宽和（或）脑沟、脑回消失；脑组织灰白质交界区手指交叉状表现消失。另外，由于白质发育不良，可继发引起侧脑室轻度扩大，同时可伴有两侧外侧裂发育不良，形成垂直于大脑半球的两侧向内凹陷改变。而多小脑回畸形范围小，好发于外侧裂区域，增厚的皮质深部折叠形成皮质裂（多小脑回裂），厚薄不一，边缘高低不平，皮质下可有胶质增生。凭借以上影像学征象可准确鉴别。

（2）局灶性皮质发育不良：表现为皮质增厚，但皮质及皮质下常有异常信号。

【临床与病理】

多小脑回畸形（polymicrogyria，PMG）发生于神经元迁移后期和皮质组织形成时期，是由神经元移行异常和（或）神经元到达灰质层后分布异常，而形成多而小的波纹状脑回所致。肉眼观察皮层表面不光滑，可见"铺路石样"改变。镜下可见皮层过度折叠、结构不清，皮质未分层或分层数介于1~4层（正常大脑皮质为6层）。其中4层结构分别表现为：第1层与正常大脑皮质第1层相似，第2层为正常大脑皮质的第2~4层的融合，第3层对应正常大脑皮质被破坏的第5层，第4层与正常大脑皮质第6层接近。多小脑回病因复杂，主要与先天性感染（特别是巨细胞病毒感染）、局部或弥漫性子宫缺血或遗传等导致基因突变有关。脑内病灶可为局灶性，也可为多灶性或弥漫性；可单侧发病，也可双侧对称或不对称发病；可以为孤立的畸形，也可与其他大脑畸形共同存在。病灶可累及大脑皮层任何部位，但以外侧裂附近（60%~70%）最常见，特别是后部的裂缝，其他部位如额、颞、枕部也可受累。

典型多小脑回畸形表现：皮质表面不规则、皮质增厚或过度折叠，表现为脑皮层内缘或表面出现多发锯齿状小而浅的脑回皱褶，脑组织灰白质界限不清。但由于大多数患者仅表现出其中一部分特征，将之称为非典型多小脑回或小脑回状皮质发育不良。

多小脑回畸形的临床表现有多种形式，以癫痫发作、发育迟缓、智力低下和脑性瘫痪为主，包括喂养困难、共济失调和眼球运动异常等多种临床表现，其中癫痫可表现为非典型失神、肌强直、肌阵挛或全身强直及阵挛性癫痫发作等。癫痫发作和神经功能缺损与畸形严重程度及是否伴发其他畸形相关。一般来说，广泛的多小脑回畸形和双侧多小脑回畸形临床症状重，出现症状的年龄较小。

【影像学表现】

MRI对比分辨率高，可做到综合评估畸形，为首选检查方法。而CT对钙化的显示优于MRI。多小脑回畸形分为弥漫型及局灶型，前者受累皮质广泛，主要表现为广泛皮质增厚、迂曲，少数可有皮质裂，主要发生在额颞顶部；后者可单侧或双侧，主要表现为皮质裂，少数为局限性皮质增厚呈"巨脑回样"，主要发生在侧裂区。多小脑回畸形常与脑裂畸形、Chiari畸形、巨脑回畸形等并存。

（1）CT表现为较多数量的小波纹状脑回，或表现为皮质增厚，增厚的皮质深部折叠形成皮质裂（多小脑回裂），皮层边缘高低不平，伴细小而浅平的脑沟，内缘光滑；皮质裂内可伴有走行迂曲、发育异常的增粗引流静脉；病变区域脑白质内可有低密度软化灶和胶质增生，合并巨细胞病毒感染者可见脑室旁或皮质区高密度钙化。

（2）MRI表现为病变区域白质呈波纹状，或病变处皮质增厚，增厚的皮质向深部折叠成皮质裂，皮质边缘可见不规则"结节状"等信号突起或较为光滑，内缘光滑；皮髓质界限不清，脑沟变浅、消失；皮质裂内可伴有发育异常的引流静脉；约20%皮质下可见T₂WI高信号影。

【拓展病例1】多小脑回畸形，灰质异位

病例 患者女性，7个月，因"运动发育迟缓"入院（图5-13-2）。

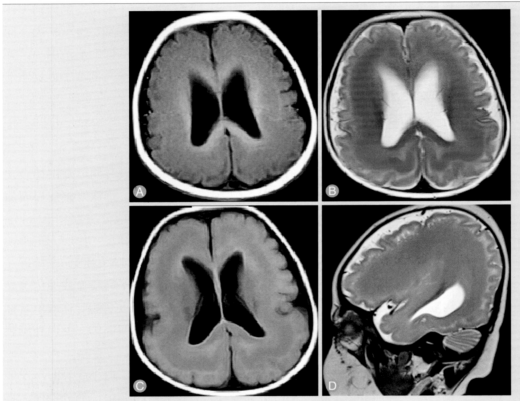

A. 轴位 T₁WI；B. 轴位 T₂WI；C. 轴位 T₂-FLAIR；D. 矢状位 T₂WI

图5-13-2 头颅MRI

【典型征象】

1. 双侧大脑半球脑白质明显偏少，大脑皮层薄而伴多发表浅脑沟，脑回呈"锯齿状"。

2. 双侧大脑半球脑实质"同心圆样"信号影分布，呈"双皮层"改变。

3. 皮层下存在多发条片状T₂WI高信号影。

4. 双侧外侧裂增宽、加深，双侧额颞部脑外间隙增宽，幕上脑室稍扩张。

【拓展病例2】透明隔缺如伴左侧闭合型脑裂畸形

病例 患者男性，13岁9个月，因"抽搐，伴胸痛"入院（图5-13-3）。

【典型征象】

1. CT显示透明隔未见明确显示，双侧侧脑室扩大、前角变方，左额叶皮层明显增厚，达左侧侧脑室体部，左侧额叶可见一脑裂。

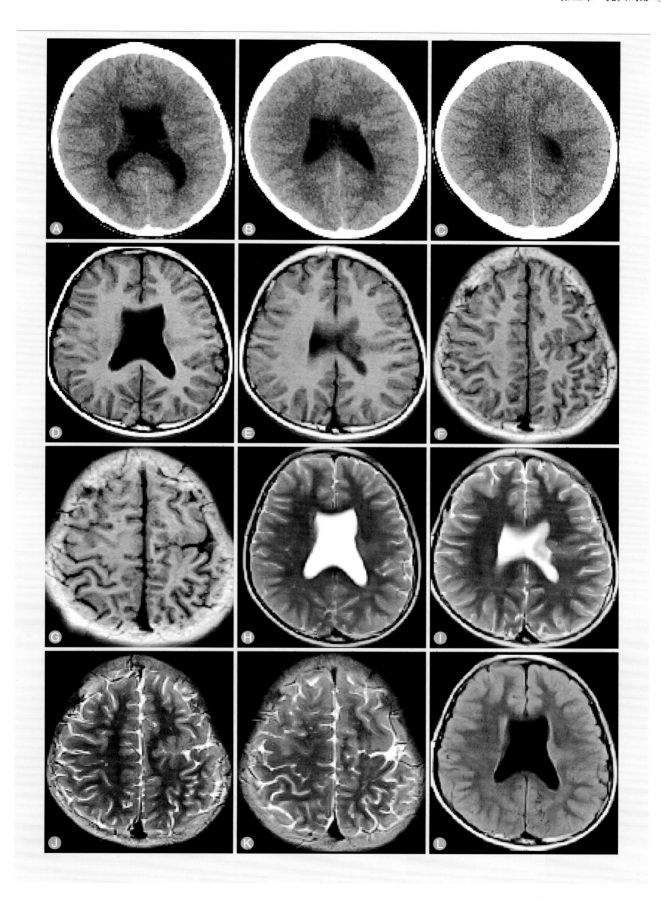

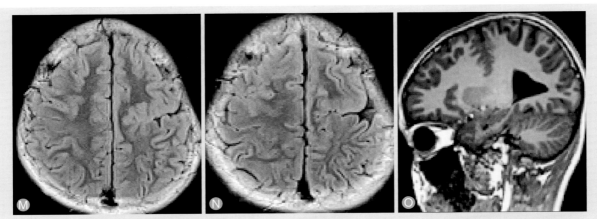

A～C.轴位CT；D～G.轴位T₁WI；H～K.轴位T₂WI；L～N.轴位T₂-FLAIR；O.矢状位T₁WI

图5-13-3　头颅CT图像和MRI

2.MRI显示双侧侧脑室体部稍扩大，透明隔未见显示；左侧额顶叶交界处可见一横贯左侧大脑半球的较细裂隙影，内侧与左侧侧脑室体部相连，连接处侧脑室呈"尖角样"突起，裂隙周围衬有细小的锯齿状灰质信号。

【拓展病例3】巨脑回伴多小脑回畸形，脑白质病

病例　患者男性，7个月，因"B超发现双侧侧脑室增宽"入院（图5-13-4）。

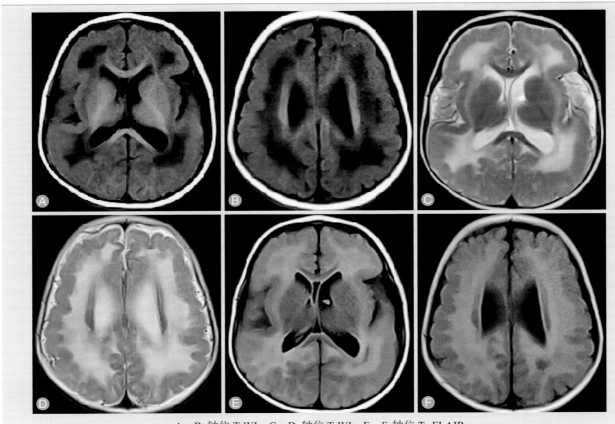

A、B.轴位T₁WI；C、D.轴位T₂WI；E、F.轴位T₂-FLAIR

图5-13-4　头颅MRI

【典型征象】

1.双侧颞枕叶部分脑回增宽、增多，皮层增厚，脑沟、裂较浅，双侧额顶叶部分脑回呈"锯齿状"。

2.大脑白质可见"片状"T_1WI低信号影，T_2WI及T_2-FLAIR高信号影。

3.双侧侧脑室扩大。

（司东雷　徐守军）

第十四节　灰质异位

【临床资料】

患者女性，26岁。

主诉：癫痫多年。

【影像学检查】

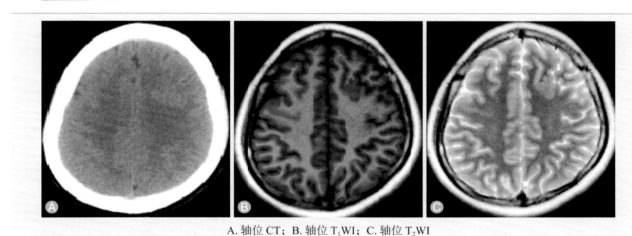

A.轴位CT；B.轴位 T_1WI；C.轴位 T_2WI
图5-14-1　头颅CT图像和MRI

【影像学所见】

左侧额叶近中线区脑白质内可见不规则灰质密度/信号，边界清，无水肿，无明显占位效应（图5-14-1）。

【影像学诊断】

灰质异位（局灶性）。

【解析思路】

颅脑CT和MRI显示左侧额叶近中线区脑白质内可见灰质密度/信号，可明确诊断。

【鉴别诊断】

1.皮层下局灶型灰质异位需与脑肿瘤相鉴别，后者通常伴有不同程度瘤周水肿，密度/信号通常不与灰质完全一致，可有强化。

2.室管膜下型灰质异位需与结节性硬化相鉴别，后者形状不规则，常伴有钙化，与灰质密度/信号不同，增强扫描可有强化。

【临床与病理】

灰质异位是胚胎发育过程中，正常的神经元族群从脑室附近生发区向大脑皮质移行的过程中，停留并聚集在异常部位。聚集部位和大小变化都很大，可位于室管膜下也可位于皮层下白质，可为局灶性，也可为多发性。按发病部位和形态可分为4种类型，即室管膜下型、皮层下局灶型、弥漫型（带状灰质异位，"双皮层"）和混合型，其中以室管膜下型最常见。本病的主要临床症状为癫痫发作、精神发育迟缓和脑发育异常等。

【影像学表现】

CT显示病灶为灰质密度影；MRI表现为灰质信号影，巨大的孤立性灰质异位可出现占位效应，但无灶周水肿，增强后无强化。

（1）室管膜下灰质异位：异位的灰质表现为边缘光滑的椭圆形结节，突向侧脑室壁。

（2）局灶性皮层下灰质异位：异位的灰质团块位于正常的脑皮层下方，可伴发胼胝体发育不全和基底神经节发育不良。

（3）弥漫性灰质异位（带状灰质异位，"双皮层"）：异位的灰质为位于大脑皮层和侧脑室间的灰质带，中间有一层表现正常的白质将其与大脑皮层和侧脑室分开，形成皮质-白质-异位灰质-白质4层结构。

（4）MRS显示异位灰质中NAA/Cr和Cho/Cr下降。

（5）灰质异位通常伴随其他畸形，如脑裂畸形、巨脑回、多小脑回、胼胝体发育不全、透明隔发育不良、枕大池蛛网膜囊肿等。

【拓展病例1】灰质异位（弥漫性）

病例 患者女性，4岁，因"突发性晕厥3次"入院（图5-14-2）。

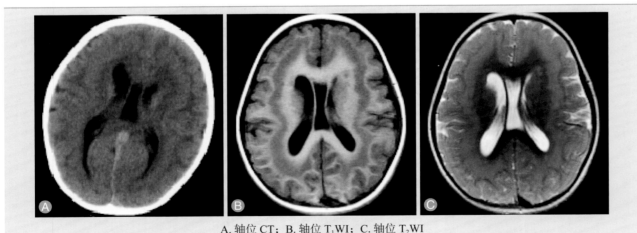

A. 轴位 CT；B. 轴位 T_1WI；C. 轴位 T_2WI

图5-14-2 头颅CT图像和MRI

【典型征象】

1.双侧大脑半球皮层下脑白质区可见对称性灰质密度/信号，边界清晰。

2.异位的灰质与皮层伴行，表现为一层灰质一层白质相交替，即皮质-白质-异位灰质-白质4层结构（双皮层）。

【拓展病例2】灰质异位（室管膜下型）

病例　患者女性，30岁，因"抽搐发作"入院（图5-14-3）。

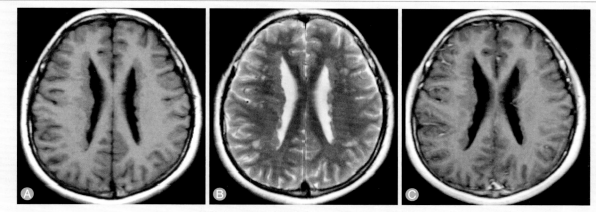

A. 轴位 T_1WI；B. 轴位 T_2WI；C. 轴位 T_1WI 增强

图5-14-3　头颅MRI

【典型征象】

1.双侧侧脑室室管膜下见弥漫分布多个灰质信号结节影。

2.管膜下灰质信号结节影呈"齿轮状"凸向侧脑室。

3.增强扫描未见强化。

（江晶晶　徐守军）

第十五节　脑裂畸形

【临床资料】

患者女性，51岁。

主诉：反复肢体抽搐3年。

【影像学检查】

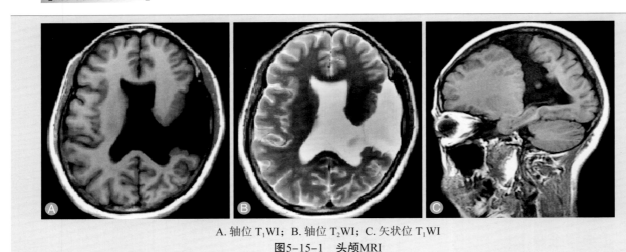

A. 轴位 T_1WI；B. 轴位 T_2WI；C. 矢状位 T_1WI

图5-15-1　头颅MRI

【影像学所见】

左侧颞顶叶交界区可见较大裂隙状改变，从脑表面向内延伸至左侧侧脑室室管膜下，其内充满脑脊液，裂隙边缘衬有异位灰质，裂隙内、外口呈"喇叭样"改变，并与左侧侧脑室相通，左侧脑室局部扩张、形态失常，并可见透明隔缺如（图5-15-1）。

【影像学诊断】

脑裂畸形（开唇型），伴透明隔缺如。

【解析思路】

本例患者颅脑MRI显示左侧颞顶叶交界区裂隙状改变，裂隙边缘衬有异位灰质，裂隙内、外口呈"喇叭样"改变，并与左侧侧脑室相通，左侧脑室局部扩张、形态失常，透明隔缺如。上述MRI征象是脑裂畸形的典型表现，可明确诊断。

【鉴别诊断】

本例主要应与脑穿通畸形鉴别，重要鉴别点在于脑裂畸形裂隙边缘衬有异位灰质，且与大脑皮质相延续，脑穿通畸形无异位灰质，囊壁多为结缔组织，形态多不规则。

【临床与病理】

脑裂畸形（schizencephaly）是一种神经元发育和移行障碍性疾病，发生在胎儿发育期间。其特点为横跨大脑半球的脑脊液裂隙表面有灰质排列，从脑表面向内延伸至侧脑室。深部室管膜与脑表面软脑膜相互融合，从而形成软脑膜室管膜缝隙（P-E缝隙）。裂隙多发生在中央前、后回附近，可单侧发生，也可双侧对称发生。裂隙分为开唇型和闭唇型，可伴发多小脑回畸形、巨脑回、透明隔和视神经异常、胼胝体异常等。临床症状取决于脑裂畸形的严重程度，临床表现主要为癫痫、运动障碍、发育迟缓及智力低下，也可无症状。

【影像学表现】

脑裂畸形的主要影像学表现为横贯大脑半球的裂隙，皮层灰质从脑表面沿裂隙抵达脑室，裂隙可宽窄不一，其内可见脑脊液密度/信号，CT呈低密度影，MRI检查T_1WI呈低信号影，T_2WI呈高信号影，T_2-FLAIR呈低信号影。根据裂隙的分离程度可分为开唇型和闭唇型。

（1）开唇型：表现为横跨大脑半球的宽大裂隙，其内可见脑脊液密度/信号，从脑表面向内达侧脑室室管膜，与侧脑室相通，且裂隙外端脑表面稍凹陷，裂隙内端侧脑室局部呈尖峰状突起，裂隙两侧可见与邻近部位皮层相连的灰质层。

（2）闭唇型：表现为横跨大脑半球的狭小裂隙，从脑表面向内达侧脑室，裂隙两边紧密相贴，裂隙边缘可见与邻近部位皮层相连的灰质层。

【拓展病例1】双侧额顶叶脑裂畸形

病例　患者男性，13个月，因"不会扶站"入院（图5-15-2）。

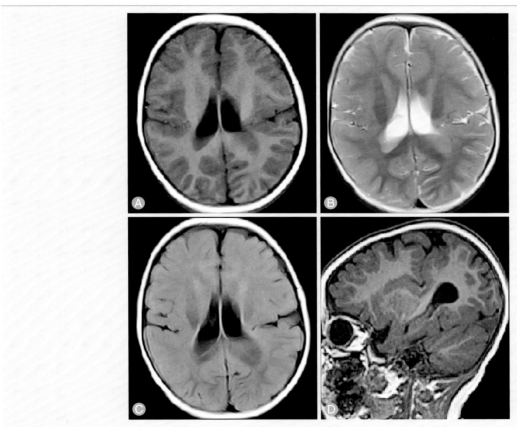

A. 轴位 T_1WI；B. 轴位 T_2WI；C. 轴位 T_2-FLAIR；D. 矢状位 T_1WI

图5-15-2　头颅MRI

【典型征象】

1.双侧额顶叶对称裂隙影，向内达侧脑室旁。

2.脑皮质沿裂隙内折，其表面局部增大、变平，局部似呈"锯齿状"。

3.双侧侧脑室体部及三角区扩张。

【拓展病例2】双侧额顶叶脑裂畸形

病例 患者男性，6岁，因"运动发育落后"入院（图5-15-3）。

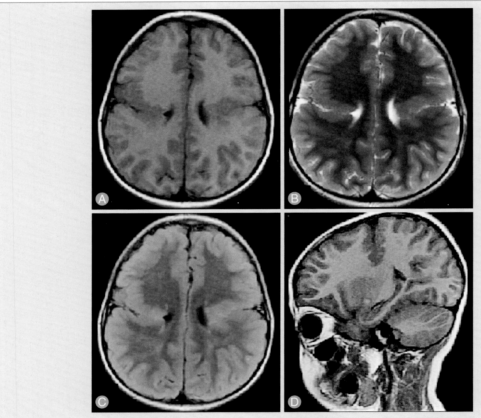

A. 轴位 T₁WI；B. 轴位 T₂WI；C. 轴位 T₂-FLAIR；D. 矢状位 T₁WI

图5-15-3 头颅MRI

【典型征象】

1.双侧大脑额顶叶可见对称性异常裂隙影。

2.脑皮质沿裂隙内折，其表面局部脑回变平、增宽，皮层增厚，脑沟减少。

3.双侧侧脑室扩张、变形。

【拓展病例3】双侧脑裂畸形（开放型）伴透明隔缺如，脑回畸形

病例 患者女性，12个月，因"全面发育迟缓"入院（图5-15-4）。

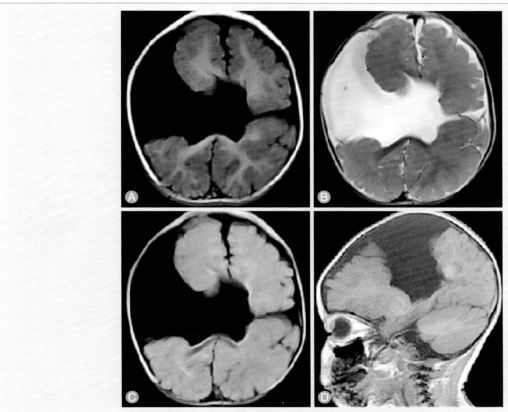

A. 轴位 T_1WI；B. 轴位 T_2WI；C. 轴位 T_2-FLAIR；D. 矢状位 T_1WI

图5-15-4 头颅MRI

【典型征象】

1.右侧额顶叶及左侧额顶交界处分别可见贯穿大脑皮质的宽大裂隙，与侧脑室体部相连，裂隙周围见灰质信号影包绕，以右侧为著。

2.透明隔缺如，胼胝体细小，双侧侧脑室扩大、形态失常，中线结构向左侧移位。

3.双侧大脑半球局部皮层增厚，部分灰白质分界欠清，并可见多小脑回及巨脑回畸形，脑白质较少。

【拓展病例4】左侧脑裂畸形（闭合型）伴透明隔缺如

病例 患者男性，13岁，因"反复抽搐1年余"入院（图5-15-5）。

【典型征象】

1.左侧额顶叶交界处见一横贯左侧大脑半球较细裂隙影，其旁半卵圆中心见片状灰质信号影。

2.裂隙内侧与左侧侧脑室体部相连，连接处侧脑室呈"尖角样"突起，裂隙周围可见细小的"锯齿状"灰质信号影。

3.透明隔未见显示，双侧侧脑室体部稍扩大、变形。

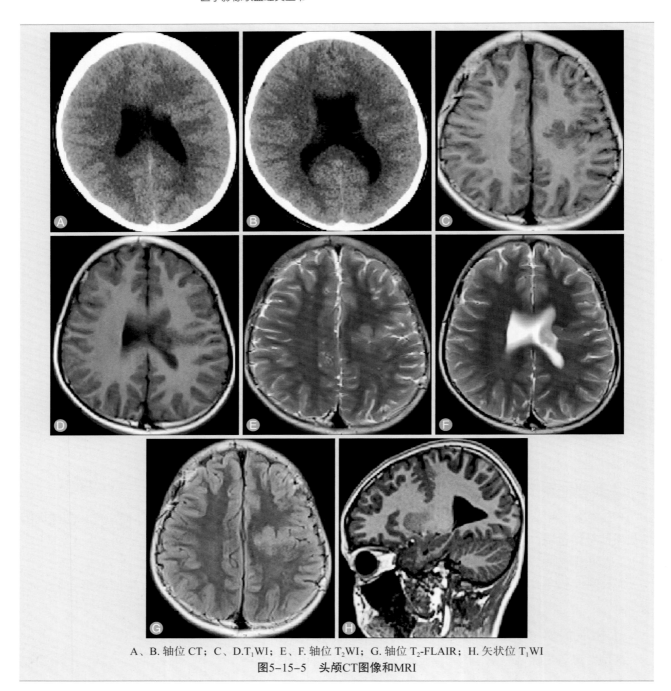

A、B. 轴位 CT；C、D.T_1WI；E、F. 轴位 T_2WI；G. 轴位 T_2-FLAIR；H. 矢状位 T_1WI

图5-15-5　头颅CT图像和MRI

（江晶晶　徐守军）

第十六节　前脑无裂畸形

【临床资料】

患者女性，3岁4个月。

因"反复抽搐4月余"入院就诊。

既往史及实验室检查无特殊。

【影像学检查】

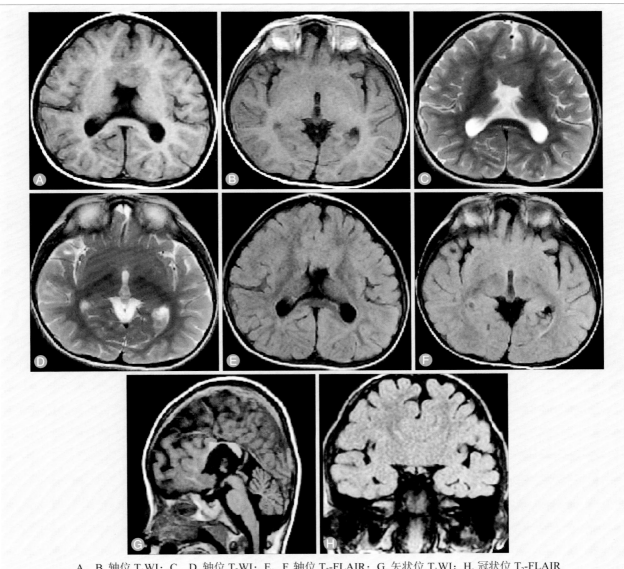

A、B. 轴位 T_1WI；C、D. 轴位 T_2WI；E、F. 轴位 T_2-FLAIR；G. 矢状位 T_1WI；H. 冠状位 T_2-FLAIR

图5-16-1　头颅MRI

【影像学所见】

MRI显示头颅较小，形态失常，额部变尖；双侧额叶近胼胝体处及基底节前部局部融合，局部皮层明显增厚，灰白质分界模糊，两侧丘脑分开，其余大部分大脑半球间裂存在，大脑镰发育尚可；透明隔缺如，双侧侧脑室相通，双侧侧脑室前角变形，枕角稍扩张；胼胝体明显短小，后部存在，嘴部未见显示；垂体后叶正常T_1WI高信号影及垂体柄未见显示（图5-16-1）。

【影像学诊断】

脑叶型前脑无裂畸形，伴透明隔缺如，胼胝体发育不全，垂体后叶正常T_1WI高信号影及垂体柄未见。

【解析思路】

本例患者颅脑MRI显示两侧大脑半球前部结构异常，双侧额叶近胼胝体处及基底节前部局部融合，局部皮层明显增厚，透明隔缺如，双侧侧脑室相通，双侧侧脑室前角变形，枕角稍扩张。胼胝体明显短小，后部存在，嘴部未见显示，是脑叶型前脑无裂畸形的典型表现，可明确诊断。

【鉴别诊断】

本例应与胼胝体发育不良鉴别。胼胝体发育不良与本病不同，可表现为双侧侧脑室体部呈扩张平行状，双侧侧脑室额角形态狭小且明显分离，半球间裂加深，可与第三脑室相连。凭借以上影像学征象可准确鉴别。

【临床与病理】

前脑无裂畸形（holoprosencephaly，HPE）是指在妊娠第4~8周时，原始前脑在进行分裂、憩室化及脑室系统分化过程中出现的发育障碍，导致大脑前部未分化而引发的一组颅面部畸形。本病形成原因尚不清楚，推测此病由颅部间充质发育障碍所致，不能诱导神经元的正常分化，导致面部、上颌骨前节段和大脑镰发育不全，端脑和间脑分化缺乏，不能分裂为两个大脑半球，皮质区域不能形成正常的组织结构；也有人认为是终板形成障碍所致。确定的环境风险因素包括妊娠期糖尿病、较低的教育水平和阿司匹林的使用。怀孕期间母体服用叶酸被认为是一种保护性因素。

前脑无裂畸形分型方法较多，其中最为经典、最为广泛接受的分型方法为DeMyer分型。1963年，DeMyer等按严重程度不同将其分为3个亚型，即无脑叶型、半脑叶型和脑叶型。其中，又以无脑叶型最为严重，丘脑融合造成第三脑室缺如，没有半球间裂，大脑呈圆球形，且体积小。侧脑室呈"马蹄形"，通过导水管与第四脑室相通。中线结构全部缺失，同时可合并颅面部多种畸形，80%的前脑无裂畸形患儿会伴发颅面部中线区发育异常，包括单眼畸形、眼距过窄、长鼻畸形、鼻梁扁平、单一上颌正中切牙畸形、唇腭裂畸形等。镜下可见病变区大脑皮质为边缘叶细胞结构，没有新皮质的发育。

【影像学表现】

1.无脑叶型（alobar prosencehaly）：最为严重。影像学表现为无大脑半球及半球间裂，丘脑融合导致第三脑室缺如，仅有单个侧脑室如同"马蹄形"；大脑镰、胼胝体及透明隔缺如，仅有一支大脑前动脉供血两侧大脑；明显的中线性颅面畸形，常有眼距过窄，甚至融合在一起成独眼；颅后窝结构正常。

2.半脑叶型（semilobar holoprosencephaly）：有大脑半球，且大脑半球后部可见不完全半球间裂、部分大脑镰及相关脑膜；丘脑部分分裂，第三脑室很小，侧脑室前角缺如，枕角及颞角部分发育不全；透明隔及胼胝体缺如，面部畸形轻微或正常，大脑镰及硬脑膜部分发育。

3.脑叶型（lobar holoprosencephaly）：最轻的一种。影像学表现为半球间可见纵裂及大脑镰，额叶常发育不良、部分融合，双侧侧脑室前角、第三脑室及双侧侧脑室颞角发育不良；透明隔缺如，大脑镰、胼胝体部分形成；海马结构接近正常。

4.CT及MRI增强扫描：因大脑镰强化，故可以更好地估计大脑镰的发育情况。此外，还可以显示伴随的血管发育异常，无脑叶型前脑无裂畸形中往往只有单一的大脑前动脉供血两侧大脑。

5.MRA：大脑前动脉走行于脑表面，大脑中动脉发育不良。

6.MRV：上矢状窦、下矢状窦、直窦缺如。

【拓展病例1】半脑叶型前脑无裂畸形

病例　患者男性，10个月，因"运动发育迟缓"入院（图5-16-2）。

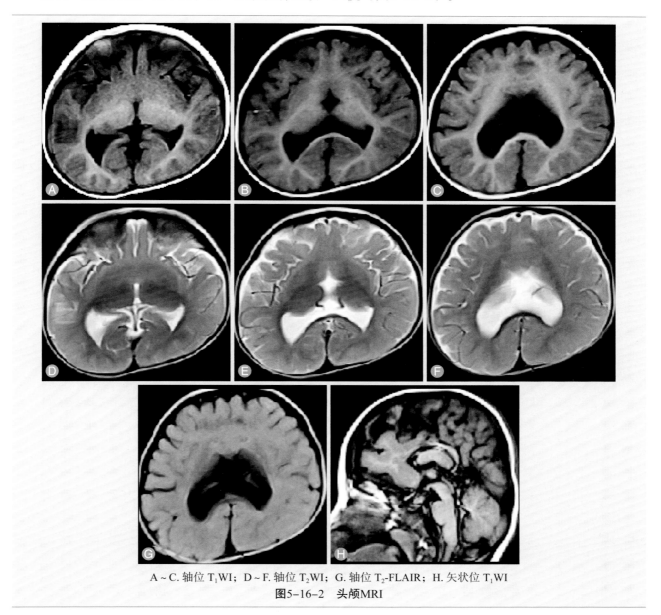

A～C.轴位 T_1WI；D～F.轴位 T_2WI；G.轴位 T_2-FLAIR；H.矢状位 T_1WI
图5-16-2　头颅MRI

【典型征象】

1.额叶无半球间裂，双侧额叶连合为一体，脑灰白质分界欠清晰，脑实质内未见明显异常信号影。

2.大脑后方见半球间裂。

3.双侧侧脑室形态失常，呈一"马蹄形"大脑室，双侧侧脑室侧前角缺如，双侧侧脑室后角及双侧侧脑室颞角可见。

4.第三脑室小如"尖峰样"前突。

5.胼胝体前部缺如，胼胝体压部细小。

【拓展病例2】半脑叶型前脑无裂畸形

病例 患者男性，5个月，因"运动发育迟缓"入院（图5-16-3）。

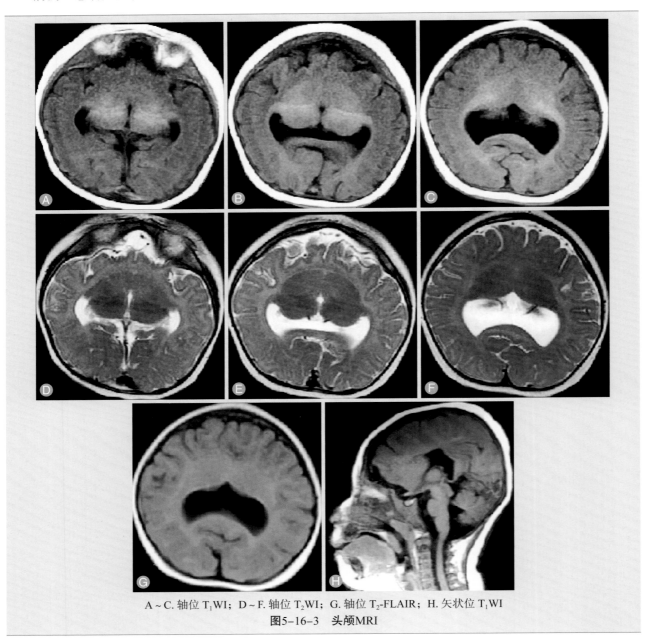

A～C.轴位 T₁WI；D～F.轴位 T₂WI；G.轴位 T₂-FLAIR；H.矢状位 T₁WI

图5-16-3 头颅MRI

【典型征象】

1.双侧额叶连合为一体，脑灰白质分界欠清晰，但脑实质内未见明显异常信号影。

2.双侧侧脑室形态失常，双侧侧脑室侧前角缺如，仅见双侧侧脑室后角及颞角，且双侧侧脑室后角相通呈"蝙蝠翼状"。

3.大脑后方见半球间裂。

4.大脑前纵裂及胼胝体均未见显示。

【拓展病例3】前脑无裂畸形（无脑叶型）

病例　患者女性，6个月，因"运动发育迟缓"入院（图5-16-4）。

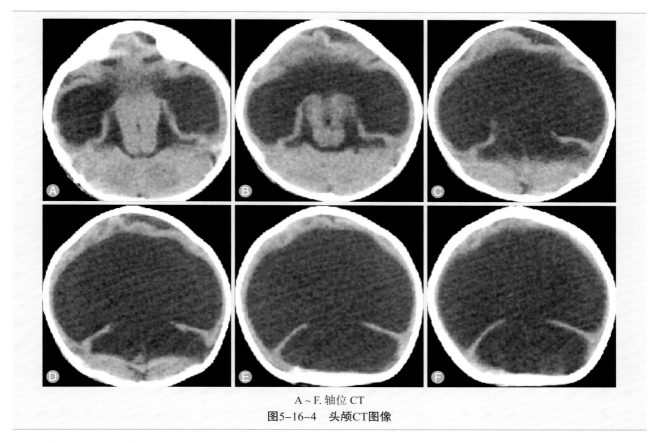

A~F.轴位CT
图5-16-4　头颅CT图像

【典型征象】

1.两侧大脑半球无半球间裂，无大脑镰及透明隔结构。

2.双侧侧脑室变形、融合，且明显扩大为单一大囊腔，呈"马蹄形"或"拿破仑帽形"。

3.大脑半球脑实质明显受压、变薄，移至颅板下；基底节区结构显示不佳，脑干及小脑半球结构尚可，第四脑室大小、形态基本正常。

4.颅腔体积明显偏小。

（司东雷　徐守军）

第十七节　脑穿通畸形

【临床资料】

患者女性，1岁9个月。

因"癫痫术后"入院复查。

【影像学检查】

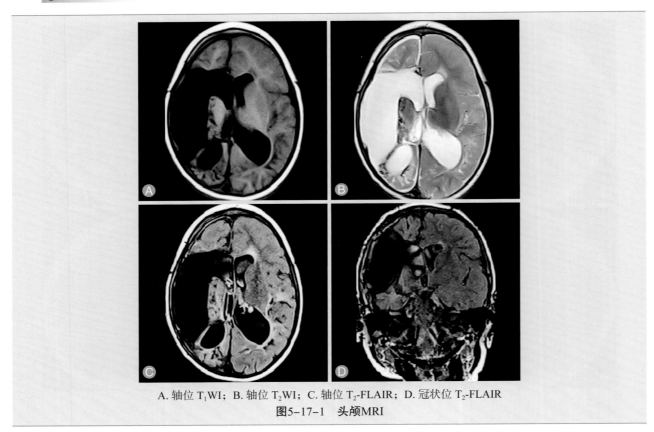

A. 轴位 T_1WI；B. 轴位 T_2WI；C. 轴位 T_2-FLAIR；D. 冠状位 T_2-FLAIR

图5-17-1　头颅MRI

【影像学所见】

右侧颞骨局部骨质中断，右侧大脑半球可见大片状T_1WI低信号，T_2WI高信号影，T_2-FLAIR低信号，周围可见少许胶质增生影；病灶与右侧侧脑室前角及蛛网膜下腔相通，右侧侧脑室扩大，形态失常，病灶边缘及右侧侧脑室后角边缘见线状T_2WI低信号影（为含铁血黄素沉着）；左侧侧脑室扩大，其前、后角旁脑白质区可见少许片状T_1WI低信号、T_2WI高信号；第三脑室稍增宽（图5-17-1）。

【影像学诊断】

右额叶脑穿通畸形囊肿形成，伴幕上脑室扩大。

【解析思路】

本例患者颅脑MRI显示右侧大脑半球内囊肿，且与蛛网膜下腔相通，是脑穿通畸形的典型表现，可明确诊断。

【鉴别诊断】

本病应与脑裂畸形相鉴别。本病发生时间晚，表现为已形成的脑组织被破坏，其囊壁无灰质；而脑裂畸形发生时间早，主要发生于神经元移行阶段，裂隙壁衬有灰质。

【临床与病理】

脑穿通畸形又称孔洞脑，分为先天性和后天性两种类型。

（1）先天性脑穿通畸形：由胎儿期血管闭塞导致脑组织破坏、局部脑组织缺失，形成异常的空洞或囊腔，且与脑室及蛛网膜下腔相通，囊壁为胶质瘢痕，不含神经细胞。

（2）后天性脑穿通畸形：由外伤、感染、缺氧及血管疾病等引起脑组织液化、坏死，形成与脑室及蛛网膜下腔相通的囊腔。临床症状取决于囊肿的位置和大小，早期即可出现痉挛和癫痫，语言、智力和运动障碍也经常出现。

【影像学表现】

主要影像学检查方法为MRI和CT扫描，表现如下。

（1）脑实质内畸形囊肿。

（2）囊肿内为脑脊液信号/密度影。

（3）囊性病变邻近脑组织无灰质成分，增强扫描囊壁无强化。

（4）与脑室系统及蛛网膜下腔相通。

【拓展病例1】脑穿通畸形囊肿形成，透明隔缺如

病例　患者男性，4岁，因"癫痫术后"行MRI复查（图5-17-2）。

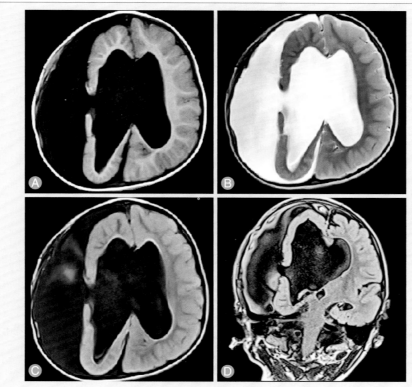

A. 轴位 T_1WI；B. 轴位 T_2WI；C. 轴位 T_2-FLAIR；D. 冠状位 T_2-FLAIR

图5-17-2　头颅MRI

【典型征象】

1.右侧大脑半球颅板下见弧形脑脊液信号影。

2.右侧颞顶叶局部缺损处与右侧侧脑室相通，右侧大脑半球明显受压、脑体积变小。

3.双侧侧脑室扩大、形态失常，透明隔缺如。

【拓展病例2】脑穿通畸形囊肿形成，伴脑软化、脑萎缩、胶质增生

病例　患者男性，4岁，因"癫痫术后"行CT和MRI复查（图5-17-3）。

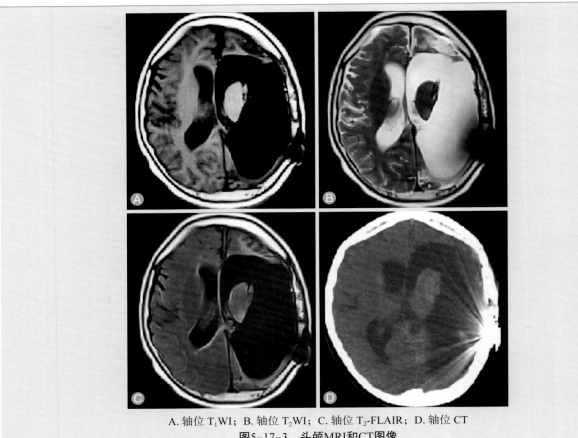

A.轴位 T_1WI；B.轴位 T_2WI；C.轴位 T_2-FLAIR；D.轴位 CT

图5-17-3　头颅MRI和CT图像

【典型征象】

1.左侧额顶颞枕区不规则大片状液性信号影，与左侧侧脑室前后角相通。

2.左侧大脑半球及右侧额颞叶体积较小，脑沟和脑裂加深、增宽。

3.术区部分脑组织内可见T_1WI及T_2-FLAIR低信号影，T_2WI高信号软化灶影，边缘可见少许T_2-FLAIR高信号胶质增生影。

（江晶晶　徐守军）

第十八节　Sturge-Weber综合征

【临床资料】

患者女性，13岁。

主诉：反复抽搐10余年，近期次数频繁。

既往史：患者出生后即有反复抽搐史，曾就诊于当地医院按"癫痫"给予处理，症状略有好转。近期抽搐次数频繁、持续时间延长。

体格检查：左额面、唇部可见手掌大小红斑。

【影像学检查】

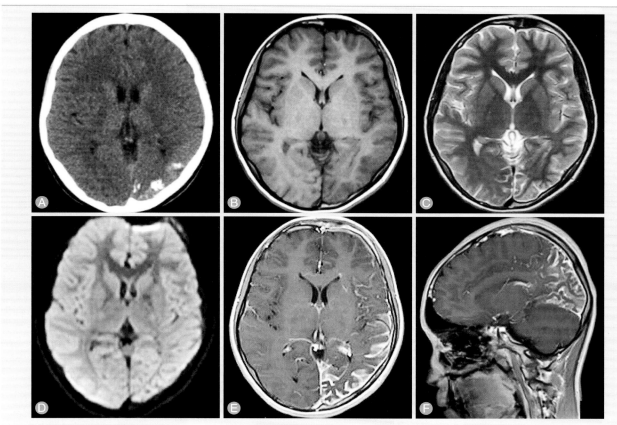

A. 轴位CT；B. 轴位T₁WI；C. 轴位T₂WI；D. 轴位DWI；E. 轴位T₁WI增强；F. 矢状位T₁WI增强

图5-18-1　头颅CT图像和MRI

【影像学所见】

轴位CT显示左枕部皮层区不规则斑块状、条片状钙化灶；MRI轴位T₁WI和T₂WI显示左枕部脑回较对侧萎缩、变细。DWI显示枕叶脑回间见"轨道样"低信号影。增强扫描左枕叶、颞叶软脑膜呈明显"脑回样"强化，同侧脑室后角脉络丛增大（图5-18-1）。

【影像学诊断】

脑面血管瘤病（encephalofacial angiomatosis），又称为Sturge-Weber综合征（Sturge-Weber syn-drome）。

【解析思路】

1.临床特征：患者为女性儿童，病史长，出生后即有反复癫痫发作史，左额面、唇部可见手掌大小红斑。

2.影像学特点：左枕部萎缩、皮层区多发钙化灶，病灶邻近软脑膜处有明显"脑回样"强化，同侧脉络丛增大。结合癫痫病史及颜面部特征性皮损（沿三叉神经分布皮肤红斑），诊断为Sturge-Weber综合征。

【鉴别诊断】

1.血管性疾病：如静脉血管瘤及动静脉畸形等，但其主要累及的部位不是脑表面，而是皮质下白质区。

2.少突胶质细胞瘤：以皮层下白质及深部白质区不规则钙化为特征，可有占位效应，儿童少见。

【临床与病理】

Sturge-Weber综合征（脑面血管瘤病）是一种非常少见的先天性神经皮肤发育异常所致的神经斑痣瘤病；出生时发病，一般无家族遗传性；主要是由*GNAQ*基因自发突变导致，使血管生长因子过分表达，从而引起大脑半球（主要为枕、顶区）软脑膜及三叉神经第Ⅰ、Ⅱ支所支配区域的血管瘤，亦可不按三叉神经范围分布。患者常常伴有患侧大脑发育不良和（或）不同程度的脑萎缩，主要病理改变为病变区域脑组织少，且无正常的引流静脉，从而导致深静脉（室管膜下静脉及髓静脉等）代偿性扩张，表现为软脑膜毛细血管–静脉血管畸形网，并深入脑内及颜面、眼脉络膜畸形血管，受累脑皮质淤血、缺氧，进而萎缩，出现皮层坏死，神经节细胞减少、变性，神经胶质细胞增生，脑皮质钙化。

临床表现：①面部紫红色血管瘤痣：出生时就有，最常见于三叉神经眼支的分布区，也可见于唇舌或他处皮肤，血管瘤可高于皮肤，多数位于颅内血管瘤的同侧，偶见于对侧；②癫痫发作：为主要临床表现，大约90%的患者都有该症状，可为单纯部分性发作或全身性强直阵挛发作；③智能减退：约＞10%的患者有智能减退及精神障碍。

【影像学表现】

CT平扫及增强扫描可作为本病的首选检查方法，其对Sturge-Weber综合征所致的血管畸形、脑萎缩和钙化具有很高的敏感性和特异性。

（1）增强CT可见脑表面静脉扩张，病变区软脑膜血管明显异常强化。

（2）长时间局部脑缺血使皮质、白质萎缩，表现为局部脑沟和裂增宽、加深，脑池增宽，蛛网膜下腔扩大。

（3）钙化主要位于大脑表浅部脑膜血管瘤下，可呈"点状""线条状""锯齿状""波浪状"及"脑回状"，可局部发生，也可在病变侧大脑皮层内广泛延伸，但很少累及白质。典型钙化多位于顶枕皮质区，逐渐向前额叶发展，范围通常较广泛。

（4）脉络丛可增大。

（5）受累部位颅板可增厚。

MRI显示病变侧大脑半球内可见沿脑回、脑沟走行的低信号钙化影及扭曲的异常软脑膜血管影。钙化表现为病变区的脑皮质呈"飘带样"低信号影，于T$_2$WI显示较好，血管影主要表现为脑表面扩张的静脉。MRI显示软脑膜血管瘤及脑实质内静脉畸形优于CT，在T$_1$WI和T$_2$WI序列呈流空低信号影，增强扫描明显强化。但也可因有血栓形成而在T$_1$WI和T$_2$WI序列呈高信号影。此外，MRI可显示脉络膜丛增大及受累颅板增厚。

【拓展病例1】Sturge-Weber综合征

病例 患者男性，2岁1个月，因"间断发热7天，伴抽搐4次"入院，颜面部可见大片血管瘤（图5-18-2）。

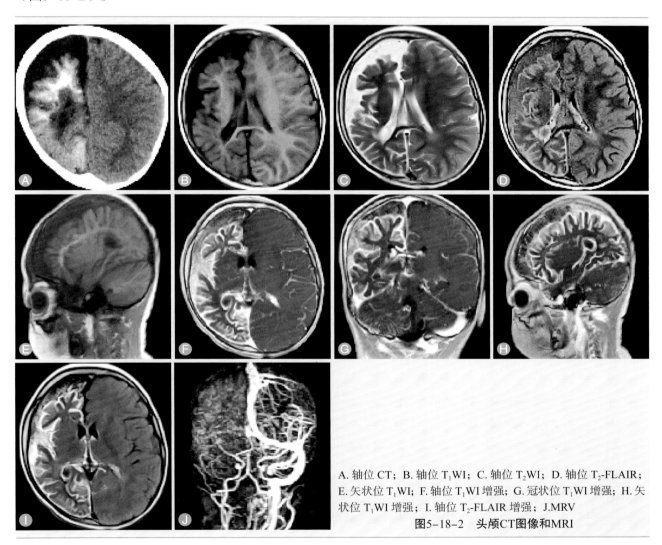

A.轴位CT；B.轴位T$_1$WI；C.轴位T$_2$WI；D.轴位T$_2$-FLAIR；
E.矢状位T$_1$WI；F.轴位T$_1$WI增强；G.冠状位T$_1$WI增强；H.矢状位T$_1$WI增强；I.轴位T$_2$-FLAIR增强；J.MRV

图5-18-2 头颅CT图像和MRI

【典型征象】

1.CT平扫显示右侧大脑半球体积较对侧明显偏小，皮层及皮层下脑白质内可见多发"脑回样"钙化影，边缘未见明显水肿，相应部位脑回变细、脑沟增宽、邻近脑外间隙明显增宽。

2.MRI平扫显示右侧额颞顶叶及部分左后顶叶脑回变细，脑沟增宽、变深，部分灰白质分界欠清晰，对应硬膜较对侧增厚，蛛网膜下腔增宽，蛛网膜下腔于T$_2$-FLAIR信号稍增高，胼胝体膝部可见迂曲流空血管信号影，右侧侧脑室较对侧稍扩大。

3.MRI增强后可见右侧额颞顶叶及部分左后顶叶"脑回样"强化明显，脉络丛及侧脑室内强化明显，右侧额颞顶部蛛网膜下腔内见模糊强化影，右侧小脑半球脑膜强化明显。

4.MRV显示右侧颈内静脉、乙状窦、横窦较对侧明显细小，部分显示不清，右侧大脑半球表面可见"云雾状"分支血管影。

【拓展病例 2 】Sturge-Weber 综合征

病例　患者男性，1岁1个月，因"癫痫复查"入院，出生后面部可见紫红色斑疹（图5-18-3）。

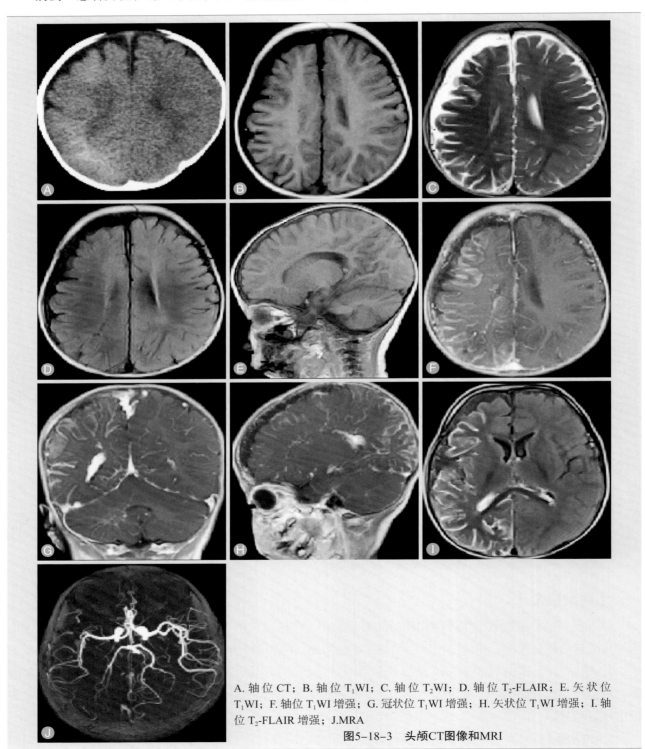

A. 轴位 CT；B. 轴位 T_1WI；C. 轴位 T_2WI；D. 轴位 T_2-FLAIR；E.矢状位 T_1WI；F. 轴位 T_1WI 增强；G. 冠状位 T_1WI 增强；H. 矢状位 T_1WI 增强；I.轴位 T_2-FLAIR 增强；J.MRA

图5-18-3　头颅CT图像和MRI

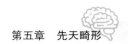

【典型征象】

1.CT平扫显示右侧大脑半球体积较对侧小，皮层及皮层下脑白质区可见多发"脑回样"钙化，CT值41~64 Hu，病灶边缘未见明显水肿，脑沟及外侧裂增宽，邻近脑外间隙增宽。

2.MRI平扫显示右侧额颞顶叶体积缩小，脑沟、裂及脑池加深、增宽，脑外间隙增宽，右侧侧脑室较对侧略小。

3.MRI增强后可见右侧额颞顶部颅板下多发细小点、条状血管影，右侧额颞顶叶脑回表现较多强化且可见迂曲走行的血管影，右侧脉络丛较对侧明显增大、强化，右侧小脑半球可见一小片状强化的小血管影。

4.MRA显示右侧大脑前中后动脉分支均较对侧稀少，右侧大脑后交通动脉显示欠佳。

【拓展病例3】Sturge-Weber 综合征

病例　患者男性，4岁2个月，因"突发抽搐5分钟"入院，外院颅脑CT提示脑内血管畸形（图5-18-4）。

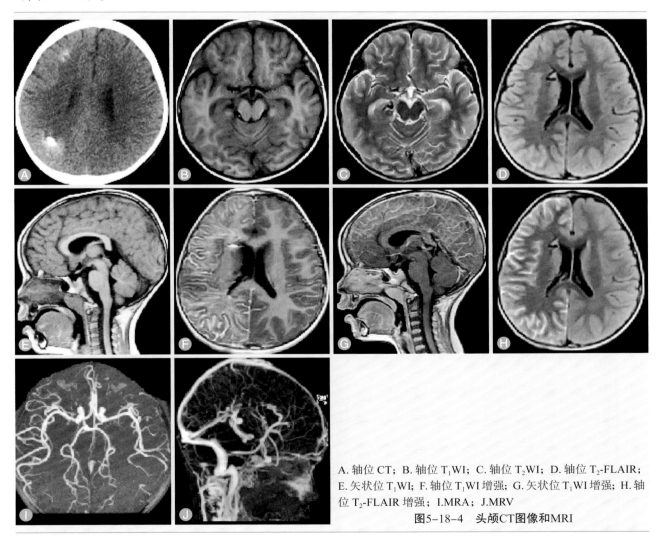

A. 轴位 CT；B. 轴位 T_1WI；C. 轴位 T_2WI；D. 轴位 T_2-FLAIR；
E. 矢状位 T_1WI；F.轴位 T_1WI增强；G. 矢状位 T_1WI增强；H.轴位 T_2-FLAIR 增强；I.MRA；J.MRV
图5-18-4　头颅CT图像和MRI

【典型征象】

1.CT平扫显示右侧额颞枕顶叶脑组织似较左侧稍小，右额顶叶皮层及皮层下可见散在"条片状""点条状"致密影，CT值为57~92 Hu，部分病灶沿脑回分布，相应脑回稍有缩小，脑沟略显加深，邻近脑外间隙未见明显增宽，右侧侧脑室内脉络丛未见明显增大。

2.MRI平扫显示右侧大脑半球脑沟较左侧增多、加深，右侧大脑半球深部侧脑室旁可见较多迂曲粗大的流空血管影。

3.MRI增强显示右侧大脑半球脑表面可见广泛条形强化，右侧脉络丛较对侧增大、强化。

4.右侧大脑中动脉远端分支较左侧偏多。

5.MRV显示右侧大脑半球深部侧脑室旁较多迂曲、粗大的流空血管影，向下迂曲走行，引流进入右侧海绵窦及下矢状窦。

（张静坤　代云亮　徐守军）

第十九节　蛛网膜囊肿

【临床资料】

患者男性，3岁8个月。

因"长期语言表达差"入院检查。

【影像学检查】

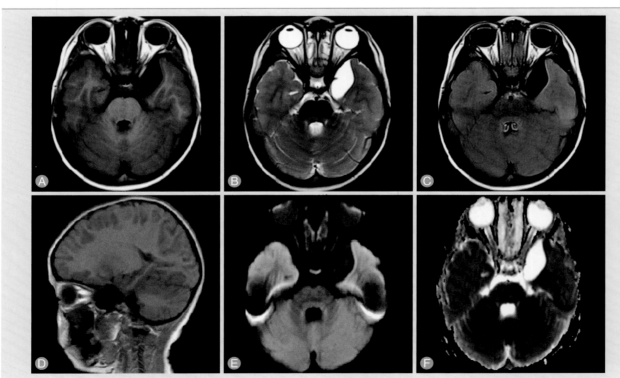

A. 轴位 T_1WI；B. 轴位 T_2WI；C. 轴位 T_2-FLAIR；D. 矢状位 T_1WI；E. 轴位 DWI；F. 轴位 ADC

图5-19-1　头颅MRI

【影像学所见】

左侧颞前可见一类梭形异常信号影，其内信号均匀，与脑脊液一致，T_1WI、T_2-FLAIR及DWI均呈低信号影，T_2WI呈高信号影，边界清晰，大小约18 mm×38 mm×25 mm（左右×前后×上下），邻近脑组织受压、推移（图5-19-1）。

【影像学诊断】

左侧（颅中窝）颞极前方蛛网膜囊肿（arachnoid cyst，AC）。

【解析思路】

本例患者MRI显示左侧（颅中窝）颞前囊样信号影，其内信号较为均匀，与脑脊液一致，DWI呈低信号影，是颅中窝蛛网膜囊肿的典型影像学表现，可明确诊断。

【鉴别诊断】

蛛网膜囊肿好发于颅中窝，密度/信号较为均匀，与脑脊液一致，DWI呈低信号影，增强扫描无强化，这些特点对其鉴别诊断意义重大。

发生在幕下的蛛网膜囊肿需与Dandy-Walker畸形、大枕大池相鉴别。

（1）Dandy-Walker畸形：通常发病年龄在2岁以内，表现为与扩大的第四脑室相通的小脑后巨大囊肿，呈"三角形""新月形"或"扇形"，同时伴有小脑蚓部发育不良，小脑半球分离或发育不全，小脑幕、横窦及窦汇上抬，幕上脑室积水等。

（2）大枕大池：与第四脑室及蛛网膜下腔相通，小脑发育正常，第四脑室无扩大；而蛛网膜囊肿与第四脑室不相通，邻近颅板受压、推移，有占位效应。

【临床与病理】

蛛网膜囊肿（arachnoid cyst，AC）是各种原因引起脑脊液在脑外发生异常局限性积聚，形成有或无占位效应的囊腔。根据发病原因分为原发性和继发性蛛网膜囊肿。前者为先天发育异常所致，即胚胎期蛛网膜内外层未融合，其间为独立含脑脊液的囊腔，与蛛网膜下腔无交通；后者多为创伤、出血、感染、手术等引起的蛛网膜下腔粘连所致，实际上是蛛网膜下腔的局部扩大，囊肿与蛛网膜下腔之间可有交通。

临床上约2/3有明显症状，常出现头痛、头颅增大、发育迟缓等。其他症状常取决于囊肿在颅内的位置：外侧裂的蛛网膜囊肿可导致癫痫，鞍上区的蛛网膜囊肿可导致导水管阻塞，幕下的蛛网膜囊肿可导致平衡障碍等症状。

【影像学表现】

当囊液内蛋白和脂类成分较高时，在T_1WI和T_2WI上，其信号均可稍高于正常脑脊液。

（1）CT：表现与脑脊液密度完全一致，其内无实性成分，无钙化，边界清晰、锐利，增强扫描无强化。囊肿较大时，常伴明显占位效应，可造成局部颅骨受压、变薄，邻近脑组织受压、推移。

（2）MRI：蛛网膜囊肿呈T_1WI低信号影，T_2WI高信号影，T_2-FLAIR呈低信号影，DWI不受限，信号均匀。当囊液内蛋白成分较高时，其信号在T_1WI和T_2WI上均可稍高于正常脑脊液；当囊内出血时，其内T_1WI信号增高。

【拓展病例1】左侧（颅中窝）颞极前方蛛网膜囊肿

病例　患者男性，4岁9个月，因"反复抽搐5月余"入院（图5-19-2）。

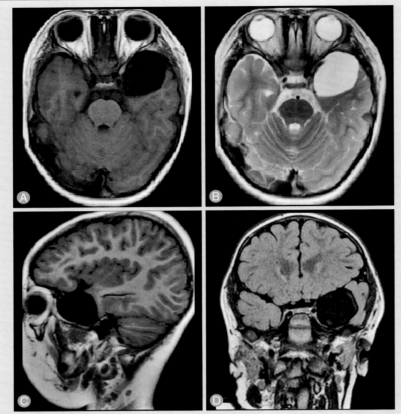

A. 轴位 T_1WI；B. 轴位 T_2WI；C. 矢状位 T_1WI；D. 冠状位 T_2-FLAIR
图5-19-2 头颅MRI

【典型征象】

1.左侧（颅中窝）颞前"囊样"信号影，其内信号较为均匀，与脑脊液一致。

2.病灶占位效应明显，边界清晰、锐利。

3.病灶内无分隔、无实性成分、无钙化。

【拓展病例2】大脑大静脉池蛛网膜囊肿

病例 患者女性，8岁5个月，因"抽搐半月余"入院（图5-19-3）。

【典型征象】

1.大脑大静脉池较大，呈"囊样"信号影，其内信号较为均匀，与脑脊液一致。

2.占位效应明显，边界清晰、锐利。

3.病灶内无分隔、无实性成分、无钙化。

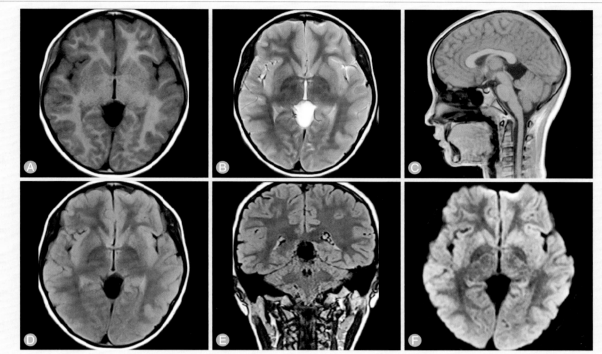

A. 轴位 T₁WI；B. 轴位 T₂WI；C. 矢状位 T₁WI；D. 轴位 T₂-FLAIR；E. 冠状位 T₂-FLAIR；F. 轴位 DWI

图5-19-3 头颅MRI

【拓展病例3】左侧额颞部蛛网膜囊肿

病例 患者男性，4岁6个月，因"产检发现颅内蛛网膜囊肿"来院复查MRI（图5-19-4）。

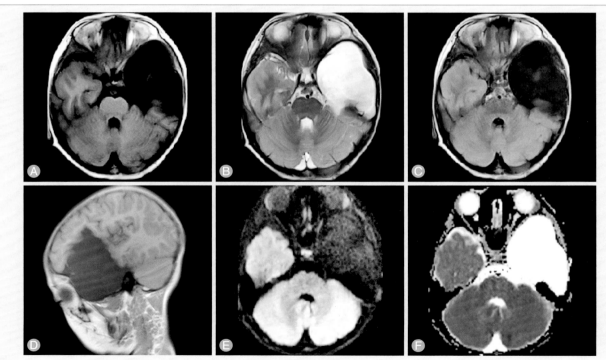

A. 轴位 T₁WI；B. 轴位 T₂WI；C. 轴位 T₂-FLAIR；D. 矢状位 T₁WI；E. 轴位 DWI；F. 轴位 ADC

图5-19-4 头颅MRI

【典型征象】

1.左侧额颞部可见一较大"囊样"信号影，其内信号较为均匀，与脑脊液一致。

2.病灶占位效应明显，边界清晰、锐利。

3.病灶内无分隔、无实性成分、无钙化。

（张静坤　徐俊华　徐守军）

第二十节　局灶性皮质发育不良

【临床资料】

患者女性，6岁。

主诉：抽搐1次，低热伴白细胞增高20天。

既往2次热性惊厥发作史。

【影像学检查】

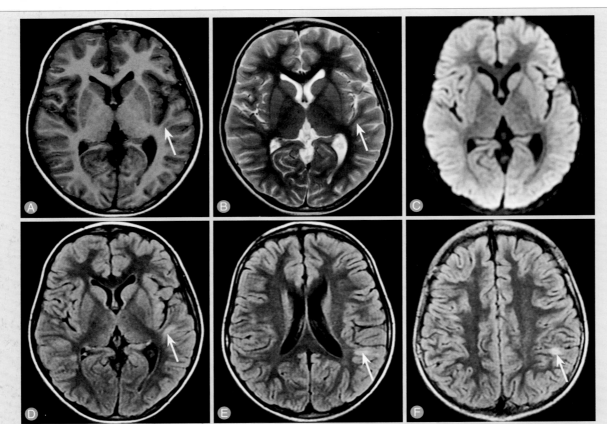

A.轴位 T_1WI，条带状稍低信号影（箭头）；B.轴位 T_2WI，稍高信号影（箭头）；C.轴位 DWI；D～F.T_2-FLAIR，高信号（箭头）

图5-20-1　头颅MRI

【影像学所见】

MRI显示左侧颞上回皮层下白质区条带状T_1WI稍低信号影，T_2WI稍高信号影，T_2-FLAIR高信号影（图5-20-1）。

【影像学诊断】

局灶性皮质发育不良（focal cortical dysplasia，FCD）。

【解析思路】

结合临床病史、病变部位、MRI信号及形态特点，可推断为FCD。

【鉴别诊断】

FCD主要需与以下疾病进行鉴别。

（1）灰质异位：本例不与脑灰质延续，T_2-FLAIR呈高信号，而灰质异位各序列信号与灰质相同，常伴其他脑部畸形。

（2）近皮层肿瘤性病变：本例病灶呈条带状分布，未见囊变及实性区域，无明显占位效应，邻近皮髓质分界清楚，形态学及信号特点不符合肿瘤。

【临床与病理】

FCD是由于胚胎期神经元及胶质细胞的分化、增生、迁徙等过程发生异常所导致的局部大脑皮层的发育障碍，从而产生一系列病理变化。其好发于儿童，主要表现为癫痫、认知损害及局灶性神经功能缺损，是导致儿童难治性癫痫的最常见病因之一。

病理和分型：大脑皮质在胚胎发育的任何一个阶段受到遗传因素或周围环境中有害因素的影响都可能导致FCD。病理改变包括：①皮质结构异常，如层状结构紊乱、柱状结构紊乱、白质内和（或）分子层内神经元数目增多等；②细胞结构异常，出现巨大神经元、不成熟神经元、异形神经元和"气球样"细胞；2011年国际抗癫痫联盟（International League Against Epilepsy，ILAE）将FCD分为单纯型（Ⅰ型和Ⅱ型）和结合型（Ⅲ型），具体如下。

Ⅰa型：纵向迁移或神经元成熟异常，如出现微柱状结构。

Ⅰb型：横向迁移或神经元成熟异常，如第二层和第四层神经元分布异常或丢失。

Ⅰc型：同时存在Ⅰa和Ⅰb两种异常表现（纵向和横向皮质分层异常）。

Ⅱa型：皮质分层异常和异形神经元。

Ⅱb型：皮质分层异常和"气球样"细胞。

Ⅲa型：海马硬化和颞叶皮质分层异常。

Ⅲb型：胶质瘤或神经胶质混合瘤和邻近皮质分层异常。

Ⅲc型：血管畸形和邻近皮质分层异常。

Ⅲd型：早年任何后天获得性损害，包括炎性反应、缺血性损害、外伤及邻近皮质分层异常。

【影像学表现】

检查FCD的主要影像学方法为MRI。

（1）发病部位：FCD可以发生于大脑的任意脑叶，但大约60%的FCD病灶位于颞叶内，主要局限性于皮质及皮质下区，但也有报道FCD广泛累及白质，有的病例从皮质累及侧脑室。

（2）脑皮质增厚：与邻近或对侧皮质比较，患处皮质呈局限性带状或结节状增厚，皮质增厚可以单独存在或与灰白质分界模糊、皮质下异常信号同时出现。薄层扫描可以明显提高脑皮质增厚的检出率。

（3）灰白质分界模糊：髓鞘纤维数量减少可能是灰白质分界信号改变的原因，在无"气球样"细胞的FCD中，病变区域仅表现为灰白质分界模糊。

（4）信号异常：皮层及皮层下白质内出现T_1WI低信号影，T_2WI高信号影。其形态多样，呈片状、条状、三角形或沿灰白质交界区走行的曲线状T_2WI及T_2-FLAIR高信号影，可伴或不伴皮质增厚。根据FCD信号变化和皮质增厚情况，可以把FCD分为3型：放射带型、高信号型及轻微型。①放射带型：表现为指向侧脑室的三角形或漏斗状皮层下T_2WI及T_2-FLAIR高信号影，多见于FCD II型中，有时需要多平面扫描才能显示；②高信号型：可见皮层下T_2WI及T_2-FLAIR高信号影，不出现放射带；③轻微型：FCD异常信号影表现轻微，通常表现为病变区皮层T_2WI及T_2-FLAIR稍高或等信号影和（或）皮质增厚，但皮层下白质一般没有T_2WI及T_2-FLAIR高信号影出现，此型FCD一般好发于脑沟底部，影像检查容易漏诊，在FCD I型中稍多见。

（5）放射带：大脑白质内T_2WI和T_2-FLAIR高信号影从皮质向侧脑室延伸，并逐渐变细，呈"漏斗状"表现，称为放射带，多见于FCD II型，尤其是FCD II b型。这种FCD也称作横贯性皮层发育不良，是FCD的特征性表现。病理基础为白质髓鞘形成不良，并散在"气球样"细胞。

（6）脑沟、脑裂及侧脑室改变：受累脑回增宽，脑沟形态、数量、走向或位置异常，邻近蛛网膜下腔或侧脑室局限性扩大。与正常脑回和脑沟相比，受累脑回的大小和形状可以很好地显示。皮质发育异常邻近区域皮质体积减小，脑脊液间隙局限性扩大，称为皮质浅凹（cortical dimple）。皮质上出现浅凹提示其下方可能伴有皮质发育异常，所以可作为寻找FCD病灶的标记。

（7）增强扫描：绝大多数FCD无强化。

【拓展病例1】右额叶 FCD（FCD II a 型）

病例 患者男性，11岁8个月，因"反复抽搐8年"入院（图5-20-2）。

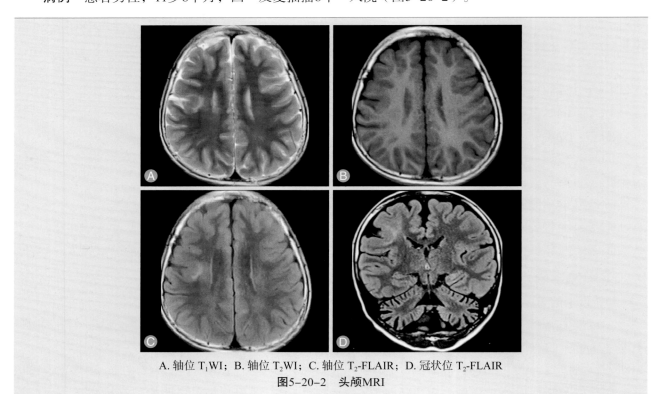

A. 轴位 T_1WI；B. 轴位 T_2WI；C. 轴位 T_2-FLAIR；D. 冠状位 T_2-FLAIR
图5-20-2 头颅MRI

【典型征象】

1.右侧额叶（额中回）皮层增厚。

2.相应皮层下白质内可见T₁WI低信号影，T₂WI及T₂-FLAIR高信号影。

【拓展病例2】右额叶扣带回 FCD

病例 患者男性，6岁2个月，脑电图检查发现右侧额叶区异常放电（图5-20-3）。

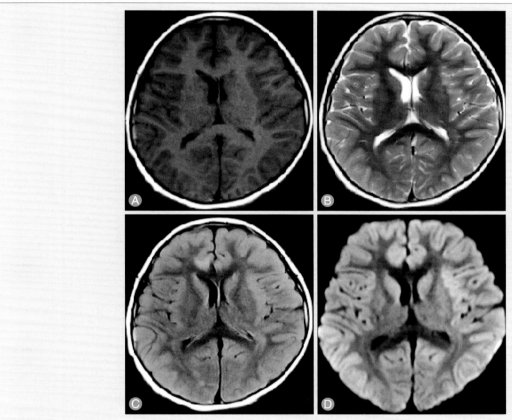

A. 轴位 T₁WI；B. 轴位 T₂WI；C. 轴位 T₂-FLAIR；D. 轴位 DWI

图5-20-3 头颅MRI

【典型征象】

1.右额叶扣带回皮层下白质可见不规则条片状T₁WI稍低信号影，T₂WI稍高信号影，T₂-FLAIR及DWI高信号影。

2.相应灰白质分界欠清。

3.局部皮质稍显增厚。

【拓展病例3】右侧额内侧回皮层下 FCD

病例 患者男性，3岁5个月，因"抽搐半月余"入院（图5-20-4）。

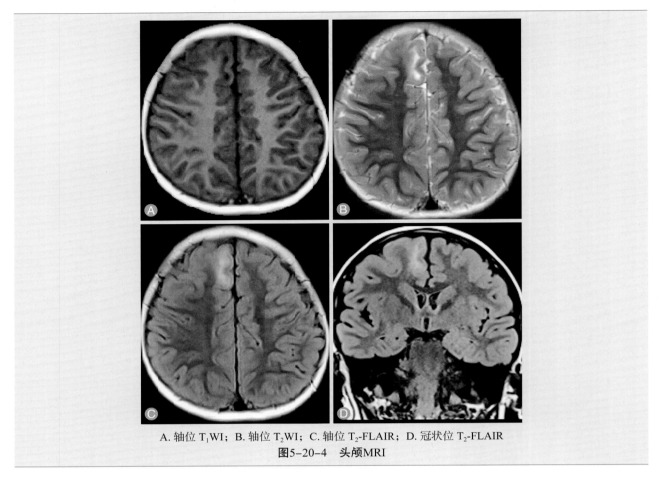

A. 轴位 T_1WI；B. 轴位 T_2WI；C. 轴位 T_2-FLAIR；D. 冠状位 T_2-FLAIR

图5-20-4 头颅MRI

【典型征象】

1.右侧额内侧回皮层下白质区可见条片状T_1WI呈低信号影，T_2WI呈高信号影，T_2-FLAIR呈高信号影。

2.病灶边缘欠清，无明显的占位效应。

3.相应部位部分皮层增厚，灰白质界限不清。

（主病例由连云港市妇幼保健院杨亮医师提供）

（徐守军　徐国辉　胡俊华）

第二十一节　Galen静脉动脉瘤样畸形

【临床资料】

患者男性，2个月。

主诉：发现松果体区占位1天。

既往史及实验室检查无特殊。

【影像学检查】

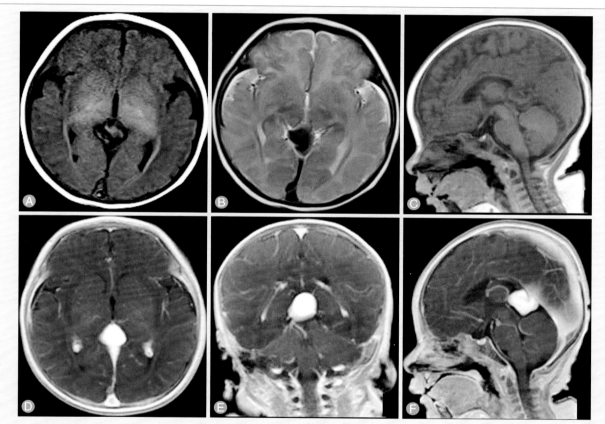

A. 轴位 T₁WI；B. 轴位 T₂WI；C. 矢状位 T₁WI；D. 轴位 T₁WI 增强；E. 冠状位 T₁WI 增强；F. 矢状位 T₁WI 增强

图5-21-1　头颅MRI

【影像学所见】

MRI显示轴位T₁WI松果体区稍高信号为主混杂信号结节，内部及边缘可见血管流空信号影；轴位T₂WI病灶以低信号为主，亦可见边缘及内部粗细不均流空血管，周围未见明显水肿及占位效应；矢状位T₁WI中脑被盖轻度受压。增强扫描病灶明显均一强化，程度与同层面血管一致，边界较平扫清晰，周围见迂曲血管影与病灶关系密切，且似与右侧大脑后动脉分支相连续，并可见病灶与直窦关系密切，所见双侧颞部硬脑膜明显强化（图5-21-1）。

【影像学诊断】

Galen静脉动脉瘤样畸形（vein of Galen aneurysmal malformation，VGAM）。

【解析思路】

1.临床特征：患者为男性婴儿，发现松果体区占位1天，既往史与实验室检查无特殊。

2.影像学特点：松果体中线区以T_1WI稍高信号影、T_2WI低信号为主混杂信号调节，由于血液流速快或涡流，内部及边缘产生流空效应，边缘可见细小动脉汇入大脑大静脉，致大脑大静脉动脉瘤样扩张，中脑被盖轻度受压。T_1WI高信号影部分可能代表血栓形成，增强扫描病灶明显均一强化，程度与同层面血管强化程度一致。

3.定位：脑外，松果体中线区。

4.定性：良性非肿瘤性血管畸形性病变。

【鉴别诊断】

Galen静脉动脉瘤样畸形主要需与以下疾病进行鉴别。

（1）儿童硬脑膜动静脉瘘

支持点：好发于儿童及婴幼儿，亦可见中线部位大脑大静脉瘤样扩张。

不支持点：常伴巨大动脉瘤，因颈外动脉汇入窦汇、横窦等，引起上述血窦显著扩张，与本例不符。

（2）动脉瘤

支持点：平扫血管流空样信号，增强强化程度同血管。

不支持点：动脉瘤发病年龄通常较大，常伴高血压病史，不伴静脉系统扩张，壁内见"洋葱皮层样"改变，无动静脉分流。

（3）生殖细胞瘤及松果体肿瘤

支持点：发病部位。

不支持点：生殖细胞瘤及松果体肿瘤不伴大脑大静脉的异常引流、扩张，常为实质性成分，增强扫描强化程度低于Galen静脉动脉瘤样畸形，且强化不会如此均匀。

【临床诊断】

经DSA证实为Galen静脉动脉瘤样畸形。

【临床与病理】

Galen静脉动脉瘤样畸形又名"Galen静脉畸形""Galen静脉瘤""Galen动静脉瘘"，是一种罕见的先天性脑血管发育畸形，在胎儿发育第6～11周时由原始脉络膜血管和前脑正中Markowski静脉之间的动静脉瘘发展形成，占儿科脑内血管畸形的30%，颅内血管畸形的1%。

Galen静脉即大脑大静脉，位于大脑大静脉池内，约在大脑镰和小脑幕连接处的前端与下矢状窦汇合，以锐角注入直窦，其壁薄而脆。新生儿Galen静脉由两侧大脑内静脉汇聚后水平、直线向后走行汇入直窦。Galen静脉畸形的主要病因机制包括：①胎儿期胚胎发育异常导致前脑中央静脉不能正常退化闭塞、直窦发育不全或缺如，形成先天性Galen静脉畸形，此时扩张的引流静脉实际上是前脑中央静脉；②Galen静脉血流动力学异常，包括血流量增加、静脉压力增高、血液回流受阻等。

根据病变的部位分为3类：①动脉直接与扩张的大脑大静脉交通；②中线部位血管畸形，引流入大脑大静脉系统；③由于硬膜窦闭塞，引起继发性大脑大静脉扩张。Galen静脉畸形最常见的病理生理机制是高血流量性心力衰竭及中枢神经系统损伤继发的脑神经症状。

【影像学表现】

大脑大静脉扩张，周围伴有管腔大小不等的错综、扭曲的畸形小分支血管团；大多数血管异常增生，可伴有血栓或钙化形成；深部脑实质水肿、出血，流入和引流的血管均增粗。

（1）CT表现

CT平扫：①表现为扩大的三脑室后部四叠体池内等密度或稍高密度肿块影，呈圆形或三角形，密度均匀，境界清楚，偶可见钙化及高密度的中央血栓和囊壁周边血液产生的靶征；②动静脉畸形破裂引起脑出血及缺血性改变。

CT增强：迂曲的血管、大脑大静脉和直窦明显均匀强化。

CTA：可见扩大的供血动脉、引流静脉及直窦，使病灶显示更清楚。

（2）MRI表现

MRI是无创观察Galen静脉瘤最好的检查方法。血流较快时，Galen静脉瘤呈血管流空影像，T_1WI及T_2WI显示供血动脉、瘤体及引流静脉均呈低信号；湍流和血液淤滞时，T_1WI呈低或等信号影，T_2WI呈稍高信号影，信号不均匀。MRA和MRV更能够直接显示和观察畸形血管的病理改变。Galen静脉瘤可以压迫邻近导水管，引起梗阻性脑积水，表现幕上脑室扩大。约50%的患者，有胚胎期的镰状窦引流。

（3）DSA表现

DSA检查可显示供血动脉的来源、数量，瘘口部位，瘤样扩张大小，引流静脉的血流动力学等，是影像学诊断的金标准，可为评估治疗的可能性、治疗方法的选择及预后等提供依据。

【拓展病例1】Galen静脉畸形

病例　患者男性，3天，因"产检发现颅内静脉瘤"，出生后入院行MRI检查（图5-21-2）。

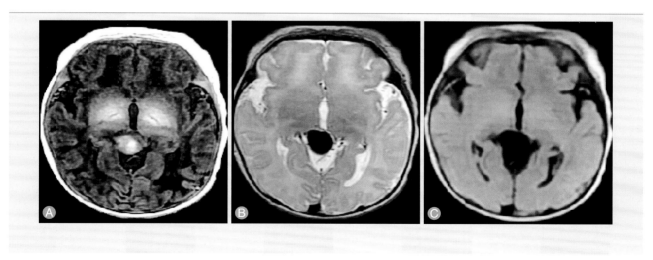

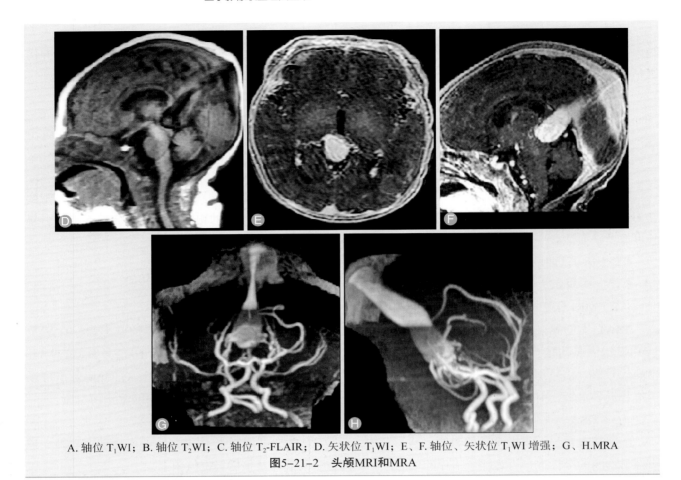

A. 轴位 T_1WI；B. 轴位 T_2WI；C. 轴位 T_2-FLAIR；D. 矢状位 T_1WI；E、F. 轴位、矢状位 T_1WI 增强；G、H.MRA

图5-21-2　头颅MRI和MRA

【典型征象】

1.大脑大静脉池内可见一巨大囊状扩张静脉影，大小约为15 mm×20 mm×28 mm（前后×左右×上下）。

2.病灶可见多条迂曲细小动脉供血，经镰状窦向后上方引流至上矢状窦。

3.上矢状窦汇入处及其以下段明显扩张，大小约为12 mm×17 mm×19 mm（前后×左右×上下）。

【拓展病例2】Galen 静脉畸形

病例　患者男性，1岁5个月，因"运动发育迟缓"入院，行MRI检查（图5-21-3）。

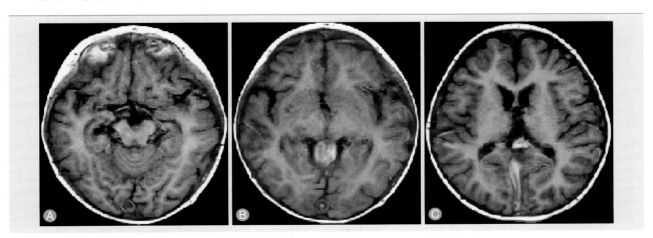

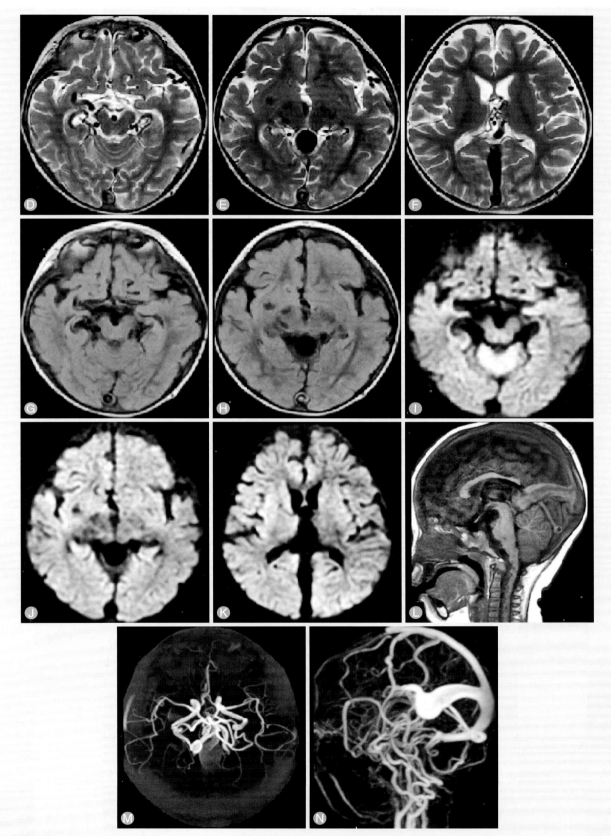

A～C. 轴位 T₁WI；D～F. 轴位 T₂WI；G、H. 轴位 T₂-FLAIR；I～K. 轴位 DWI；L. 矢状位 T₁WI；M.MRA；N.MRV

图5-21-3　头颅MRI、MRA及MRV

【典型征象】

1.MRI平扫显示大脑大静脉增粗，直径约1.4 cm，经镰状窦向后上方引流至上矢状窦，双侧大脑表面可见多发增粗血管影。

2.MRI平扫显示脑底部基底池、第三脑室内有较多杂乱流空血管影，管径增粗，双侧基底节及丘脑区内见多发异常信号影，以右侧为著，呈T$_1$WI低信号影，T$_2$WI及T$_2$-FLAIR低信号影，为扩张小血管影。

3.MRA和MRV显示大脑大静脉明显扩张增粗，其前端可见较多迂曲分支血管，部分与大脑后动脉相通，双侧大脑后动脉分支增多，部分增粗，右侧乙状窦及横窦较对侧稍粗，走行无异常。

4.MRV显示左侧大脑上、中浅静脉及右侧大脑中浅静脉稍扩张，双侧大脑中深静脉与基底静脉扩张、走行迂曲，分支较多。

（张静坤　胡俊华　徐守军）

第 **6** 章
部分罕见病例展示

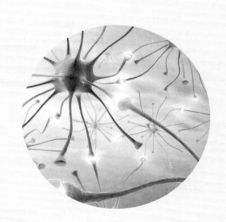

第一节　类固醇激素反应性慢性淋巴细胞性炎症伴脑桥血管周围强化症

【临床资料】

患者女性，55岁。

主诉：头痛、口干3个月，行走不稳、视力下降1个月。

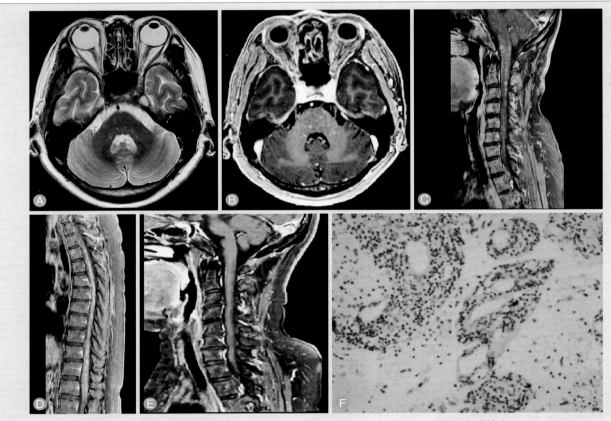

A. 轴位 T_2WI；B. 轴位 T_1WI 增强；C ~ E. 矢状位 T_1WI 增强；F. 病理组织学检查

图6-1-1　头颅MRI和病理组织学检查（HE，×100）

【影像学表现】

脑桥、第四脑室周围、脊髓可见弥漫斑点状、小片状强化，且较对称，软脑膜无明显异常强化。转院神经内科，行脊髓穿刺活检，经激素治疗后5个月复查，矢状位增强T_1WI显示病灶已基本吸收（图6-1-1，文后彩图6-1-1F）。

【病理学诊断】

（脊髓髓内占位）送检少许神经胶质，其中可见多个血管淋巴套，散在多个"淀粉样"小体，多量组织细胞浸润，未见肿瘤性病变，请结合临床综合分析。免疫组化：GFAP（＋）、CD31（血管＋）、CD34（血管＋）、CD3（T细胞＋）、CD20（B细胞＋）、Ki-67阳性率5%、CD68（组织细胞＋）、MBP（＋）。

【临床诊断】

类固醇激素反应性慢性淋巴细胞性炎症伴脑桥血管周围强化症。

【讨论】

类固醇激素反应性慢性淋巴细胞性炎症伴脑桥血管周围强化症（chronic lymphocytic inflammation with pontine perivascular enhancement responsive to steroids，CLIPPERS），简称CLIPPESR综合征，是一种主要累及脑桥、中脑及小脑血管周围，以淋巴细胞浸润为主、类固醇激素治疗有效的中枢神经系统慢性炎性疾病，临床表现与受累部位有关，可出现构音障碍、共济失调等。影像学表现以特征性的"胡椒粉征"为主，主要累及脑桥、中脑及小脑血管周围，亦可出现脑膜、颅神经受累，有明显不均匀斑点、小片状强化，向下可累及脊髓，向上可累及脑室周围白质，可向脑内淋巴瘤方向发展。

【鉴别诊断】

中枢神经系统炎性脱髓鞘疾病（如MS、NMOSD等，一般不局限于脑干、桥臂及小脑周围）；系统性免疫疾病（如神经白塞病、干燥综合征等，为全身性疾病，临床类似脑干脑炎，MRI也可无异常发现）；脑干脑炎、脑干肿瘤等病变（脑炎脑脊液生化实验室有相应的免疫球蛋白等阳性指标、脑干肿瘤MRI检查时可以显示脑干肿胀及成形的肿块影）；神经结节病（临床表现多样，肉芽肿性炎可累及任何解剖位置，包括脑膜、颅神经、脑实质、脊髓和周围神经，位置不同症状也不同，几乎都存在胸部CT异常，MRI表现与CLIPPERS相似）。

（病例由中国人民解放军总医院第一医学中心许霖医师提供）

（赵本琦　王象萍）

第二节 IgG4相关肥厚性硬脑膜炎

【临床资料】

患者男性，66岁。

主诉：头痛4个月，加重1个月。

入院后相关检查：血常规、C-反应蛋白、自身抗体谱（11项）及甲状腺功能正常；白细胞介素-6（28.1 pg/mL）、红细胞沉降率（73 mm/h）、谷丙转氨酶（50.7 U/L）、GCT（51.5 U/L）、同型半胱氨酸（32.10 μmol/L）及IgG4（616.0 mg/dL）比正常值升高；叶酸（1.33 ng/mL）比正常值下降；结核T-SPOT检查未见异常；抗中性粒细胞胞浆抗体（anti-neutrophil cytoplasmic antibodies，ANCA）P型呈阳性；腰椎穿刺检查显示脑脊液压力（220 mmH$_2$O）、脑脊液白细胞数（42×10^6/L）、脑脊液蛋白（1518.3 mg/L）均比正常值升高，脑脊液氯化物（116.3 mmol/L）比正常值下降；血和脑脊液中副肿瘤综合征相关抗体、自身免疫性脑炎相关抗体均呈阴性；脑脊液细胞学检查未见肿瘤细胞；下颌下腺及腮腺超声检查正常。

【影像学检查】

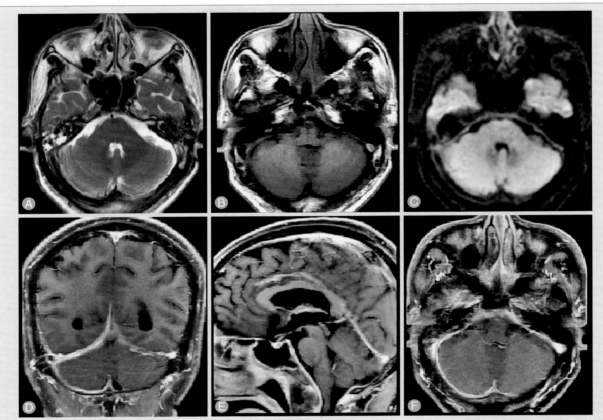

A. 轴位 T_2WI；B. 轴位 T_1WI；C. 轴位 T_2-FLAIR；D. 冠状位 T_1WI 增强；E. 矢状位 T_1WI 增强；F. 轴位 T_1WI 增强

图6-2-1　头颅MRI

【影像学表现】

双侧乳突部见片絮状T_2WI高信号、T_1WI低信号、DWI等低信号影，右侧为著，增强后可见强化，邻近右侧颞部、后颅窝、双侧小脑幕脑膜弥漫增厚并强化（图6-2-1），右侧为著，T_1WI、T_2WI显示脑膜有增厚，DWI等信号，脑实质内未见明确异常信号，幕上脑室略有扩大。

【临床治疗后结果】

给予激素治疗，经治疗后患者头痛明显好转，复查腰椎穿刺显示脑脊液压力（180 mmH$_2$O）、白细胞数（80×10^6/L）、蛋白（529.5 mg/L）均比正常值升高，红细胞沉降率（24 mm/h）比正常值下降；免疫球蛋白G亚型4（472.0 mg/dL）比正常值升高但较前降低；MRI显示上述部位脑膜强化明显减轻。

【讨论】IgG4 相关肥厚性硬脑膜炎

IgG4相关肥厚性硬脑膜炎（Immunoglobulin-G4-related hypertrophic pachymeningitis，IgG4-RHP）是IgG4相关性疾病累及中枢神经系统的一种表现，以IgG4升高（IgG4升高水平可作为严重程度、疗效和复发的重要参考）为特点，可有头痛、颅神经麻痹、癫痫发作等症状，但其他病因导致的肥厚性硬脑膜炎也可有此类症状，影像学上以局部或弥漫硬脑（脊）膜增厚并强化为主要表现，与其他原因所致肥厚性脑膜炎鉴别困难，以冠状位"奔驰征"为特点；若出现结节状硬脑膜强化，提示可能合并局部炎症反应。硬脑膜活检是确诊本病的最重要方法。目前IgG4-RHP主要参考以下标准（已被国际认可，于2011年由日本IgG4-RD研究小组提出）：①临床检查提示一个或多个器官出现弥漫性/局限性肿大或形成包块；②血液学检查提示血清IgG4浓度升高（≥135 mg/dL）；③组织学检查提示明显的淋巴细胞、浆细胞浸润及纤维化，IgG4阳性浆细胞浸润检查提示IgG4阳性/IgG阳性细胞>40%，且IgG4阳性浆细胞>10个/高倍视野。符合上述3条即可确诊；若符合①和③，为很可能的IgG4-RD；如果仅符合①和②，考虑可能的IgG4-RD。激素治疗普遍较好，有占位效应时可进行手术干预。

【鉴别诊断】

感染性疾病（如结核、细菌和真菌），肿瘤性疾病（如脑膜癌、转移瘤、淋巴瘤、Rosai-Dorfman病和脑膜瘤），其他病因所致肥厚硬脑膜炎。

（王象萍）

第三节　高原脑水肿

【临床资料】

患者男性，44岁。

患者8天前在高原地区（海拔约4800 m）出现头痛、呕吐，随即返回平原地区后出现突发行走不稳。

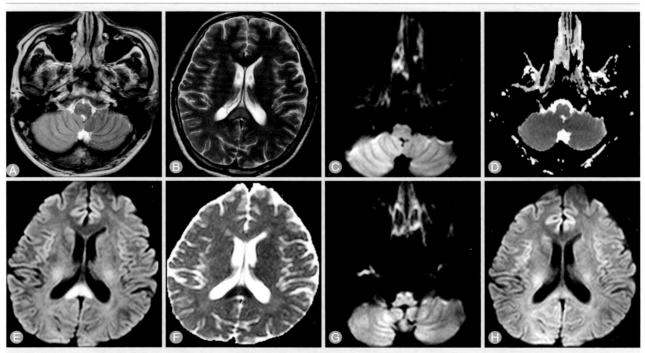

A、B.轴位 T$_2$WI；C.轴位 DWI；D.轴位 ADC；E.轴位 DWI；F.轴位 ADC；G、H.轴位 DWI

图6-3-1　头颅MRI

【影像学表现】

两侧小脑半球轻度肿胀，T_2WI及DWI呈稍高信号（图6-3-1A，图6-3-1C），ADC呈等信号（图6-3-1D），提示血管源性水肿；胼胝体压部正中局灶性T_2WI高信号（图6-3-1B），呈"回旋镖征"，DWI呈高信号（图6-3-1E），ADC呈低信号（图6-3-1F），提示细胞毒性水肿。2个半月后，两侧小脑半球及胼胝体压部病变已基本吸收（图6-3-1G，图6-3-1H）。

【临床诊断】

高原脑水肿。

【讨论】高原脑水肿

高原脑水肿（high altitude cerebral edema，HACE）是高海拔区（多在4500 m以上）因急性低压、低氧引发的中枢神经系统功能障碍，为高原脑病的终末阶段，临床主要表现为头痛、呕吐、共济失调。HACE的发病机制主流假说为因低氧、低压的持续存在，脑血流量在应激状态下大量增加，颅内压急剧增加，进而出现早期HACE症状。低氧条件下，血脑屏障在血管内皮蛋白质表达异常并分泌多种细胞因子等炎症介质的作用下出现机械性和化学性损害，同时机体内ATP生成减少，脑细胞钠钾泵运行受限，引起脑细胞代谢紊乱、乳酸堆积及酸碱失衡等脑细胞损害。早期以血管源性HACE为主，逐渐发展后颅内压持续升高，缺氧、供能进一步下降，晚期以细胞毒性与血管源性HACE并存；影像学表现早期以血管源性水肿为主，中晚期出现可逆性胼胝体压部病变综合征及灰质的DWI高信号表现，部分可出现弥漫性微出血，功能成像如灌注在早期可出现CBV的增加（后期下降）。临床以吸氧、脱水、利尿、应用激素、支持、对症等常规治疗为主。

【诊断要点】

有明确的高原地区旅居史，大多数可以明确诊断。

（华建军　王象萍）

第四节　淋巴细胞性垂体炎

【临床资料】

患者女性，29岁。

主诉：左眼视物模糊、视野缺损4个月，多饮、多尿3个月。

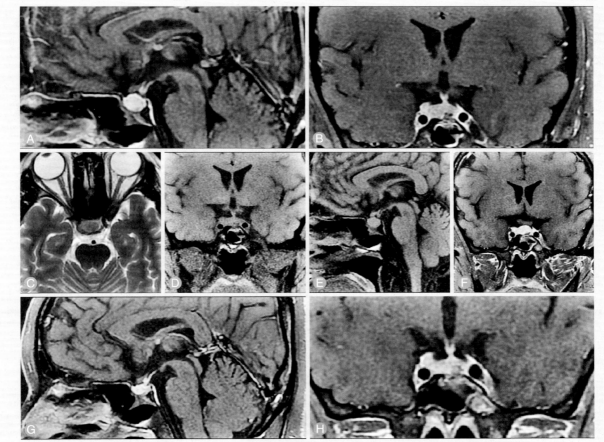

A. 矢状位 T_1WI 增强；B. 冠状位 T_1WI 增强；C. 轴位 T_2WI；D. 冠状位 T_1WI；E. 矢状位 T_1WI；F. 冠状位 T_1WI 增强；
G. 矢状位 T_1WI 增强；H. 冠状位 T_1WI 增强

图6-4-1　头颅MRI

【影像学表现】

术前蝶鞍扩大，垂体增大，垂体后叶 T_1WI 高信号消失，垂体信号欠均，垂体左翼似乎可见结节状 T_1WI 稍低信号影，增强后呈欠均匀强化（图6-4-1A～图6-4-1F）；视交叉轻度受压上抬，鞍底轻微下陷，垂体柄可见，双侧海绵窦未见异常；邻近硬脑膜局部强化。术后给予对症和激素治疗后复查，结果显示垂体体积缩小、视交叉未受压上抬且强化不均匀（图6-4-1G，图6-4-1H）。

【病理学诊断】

（垂体）淋巴细胞性垂体炎。

【治疗经过】

血清生长激素、免疫球蛋白G亚型4、免疫球蛋白G亚型3、免疫球蛋白G亚型2、免疫球蛋白G亚型1测定均正常。应用醋酸泼尼松1小时后，患者头痛消失。治疗1个月后，患者月经来潮，经量较前减少，嗅觉恢复。患者目前精神状态良好，体力正常，食欲可。

【诊治结果】

淋巴细胞性垂体炎，继发性垂体前叶功能低下，中枢性尿崩症。

【讨论】淋巴细胞性垂体炎

淋巴细胞性垂体炎（lymphocytic hypophysitis，LYH）是一种少见的自身免疫性疾病，以腺体被淋巴细胞浸润为特征，其连续组织如垂体柄、神经漏斗甚至下丘脑可出现大量淋巴细胞和浆细胞浸润。依据累及范围的不同，其临床表现可有头痛、视力下降或视野缺损、中枢性尿崩症、垂体前叶部分或完全功能下降和高泌乳素血症，也是鞍区病变中同时累及垂体前后叶的最常见病因。由于其本质上属于自身免疫病，因此有越来越多的学者对于临床怀疑LYH的患者可以依据激素反应程度进行诊断。本病以晚期妊娠及产后妇女多见，影像学表现为垂体增大、垂体柄增粗、垂体后叶高信号消失、增强后均匀强化或不均匀强化，部分可见邻近硬脑膜局部强化或"脑膜尾征样"表现，少数可有囊变。

【鉴别诊断】

1.IgG4相关垂体炎：临床少见，IgG4多有升高，与LYH的影像学表现类似，但多有其他系统同时受累的系统性病变。

2.结节病：青少年多见，常表现为漏斗增厚并强化，多系统受累。

3.垂体脓肿：原发垂体脓肿罕见，多有发热、头痛病史，增强后鞍区可见坏死囊腔及环形强化。

4.生殖细胞瘤：发病年龄小，血清/脑脊液HCG或AFP升高，影像学呈实性/囊实性（小泡状囊变），强化不均，垂体柄可有增粗；对试验性放疗敏感，若合并肉芽肿性炎症反应易误诊。

5.垂体瘤：激素水平多有升高，垂体柄受累少见。

6.组织细胞类病变：如朗格汉斯细胞组织细胞增生症，儿童多见，多系统受累多见，以垂体柄受累为主，可见灰结节/漏斗部异常强化，后叶高信号多消失。

（王象萍）

第五节 弥漫性脑膜黑色素细胞增生症

【临床资料】

患者男性，21岁。

主诉：发作性抽搐、记忆力减退4月余。

神经专科查体：呼吸18次/分，脉搏80次/分，血压106/50 mmHg；心、肺、腹部查体未见异常；患者呈昏睡状态（镇静），强烈刺激可醒，双眼偶有跟随动作，眼底未窥入，无眼球眼震，双侧瞳孔等大等圆，直径3.5 mm，对光反射灵敏；四肢肌肉容积正常，无萎缩，无肉跳，四肢肌张力正常；四肢可见自主活动，余查体不合作；腹壁反射正常，提睾反射正常，颈项强直，颌胸4指，双侧Kernig征阴性，Brudzinski征阴性；皮肤、黏膜正常，皮肤泌汗正常，毛发、指甲正常。

相关检查：脑脊液涂片未见细菌、真菌，抗酸染色呈阴性，抗核抗体谱、脑脊液结核抗体检查呈阴性；脑脊液检查显示颅压＞330 mmH$_2$O、细胞总数9×10^6/L、脑脊液白细胞数0、脑脊液蛋白定性试验呈阳性、脑脊液蛋白（1319.4 mg/L）比正常值升高、脑脊液氯化物（118.5 mmol/L）比正常值下降、脑脊液葡萄糖3.9 mmol/L；血常规检查显示中性粒细胞（0.806）、C-反应蛋白（3.973 mg/dL）、白细胞介素-6（45.05 pg/mL）均比正常值升高，淋巴细胞（0.106）比正常值下降；生化、尿粪常规、凝血、红细胞沉降率、肿瘤标志物、降钙素原、抗核抗体、风湿3项、抗ENA6项、自身抗体谱11项均正常。

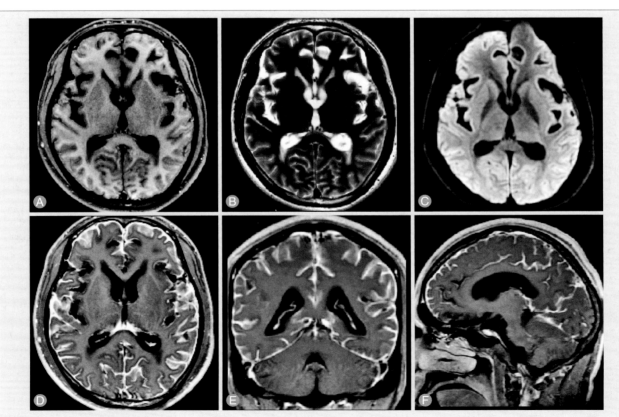

A. 轴位 T$_1$WI；B. 轴位 T$_2$WI；C. 轴位 T$_2$-FLAIR；D. 轴位 T$_1$WI 增强；E. 冠状位 T$_1$WI 增强；F. 矢状位 T$_1$WI 增强

图6-5-1 头颅MRI

【影像学表现】

轴位T₁WI脂肪抑制显示幕上部分脑沟加深增宽，脑膜弥漫增厚，呈稍低信号；轴位T₂WI显示幕上脑膜弥漫增厚呈稍高信号，DWI未见明显高信号；T₁WI脂肪抑制增强后轴位、冠状位、矢状位显示幕上弥漫脑膜强化，脑实质有萎缩，脑实质内未见明显异常信号，脑室系统轻微扩大，幕下脑膜未见明显异常（图6-5-1）。

【病理学诊断】

送检部分脑膜及破碎的皮层组织（软脑膜及蛛网膜、脑组织），脑膜蛛网膜下腔处见散在片巢状富于黑色素的梭形及卵圆形细胞浸润，细胞异型性不显著，未见明确的核分裂象，局灶见色素细胞沿Virchow-Robin间隙侵及表浅脑实质，病变符合弥漫性脑膜黑色素细胞增生症。免疫组化结果：Ki-67阳性率为3%、Melan-A（-）、HMB45（+）、S-100（+）。

【讨论】弥漫性脑膜黑色素细胞增生症

弥漫性脑膜黑色素细胞增生症（diffuse meningeal melanomatosis，DMM），目前发病率尚不确定，是中枢神经系统原发黑色素细胞病变的良性形式，其特征是黑色素细胞广泛侵及幕上和幕下软脑膜、血管周围间隙，如果侵及脑实质，提示恶变，临床进展迅速。即使病理组织学没有提示恶性，预后也不良，放化疗作用不明，相关疗效不良。本病临床表现为颅内高压、脑积水、癫痫、共济失调、脊髓空洞症、脑神经麻痹、颅内出血、括约肌功能障碍和神经精神症状，由于脑膜弥漫受累，脑脊液压力常升高，蛋白增加，葡萄糖降低。目前已知其与神经皮肤黑变病、Ⅰ型神经纤维瘤病、Sturge-Weber综合征和Dandy Walker综合征存在相关性，如Dandy Walker综合征的相关性方面，有假说认为这是由于DMM干扰了原始脑膜细胞对于细胞外基质沉积、神经元迁移及正常脑脊液重吸收通路的诱导效应。影像学平扫序列表现可多样，主要以增强后脑膜弥漫性强化为特征性表现，可侵及脑实质。

【鉴别诊断】

脑膜癌病（原发肿瘤病史），脑膜感染（如结核、隐球菌、细菌性脑膜炎），脑膜非特异性炎症（硬脑膜增厚并强化为主，MRI特点为增厚硬脑膜强化呈"奔驰征"），弥漫性软脑膜胶质神经元肿瘤（组织学特征常表现为少突胶质细胞瘤样，脊髓及颅内软脑膜增厚并强化，多数可见脑和（或）脊髓实质内结节状病灶，部分病灶也可为囊实性）。

（病例由中国人民解放军总医院第一医学中心许霖医师提供）

（王象萍）

第 **7** 章

其他非肿瘤病变

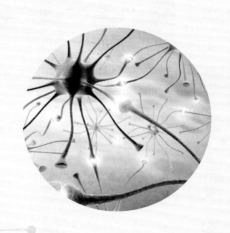

第一节　放射性脑病

【临床资料】

患者女性，60岁。

胶质瘤术后（间变星形细胞瘤），术后1周口服替莫唑胺，1个月后放疗。

【影像学检查】

术后4个月行MRI平扫（图7-1-1）。

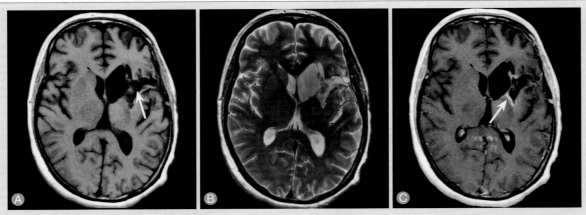

A. 轴位 T_1WI；B. 轴位 T_2WI；C. 轴位 T_1WI 增强。"线条样"强化（箭头）

图7-1-1　头颅MRI（术后4个月）

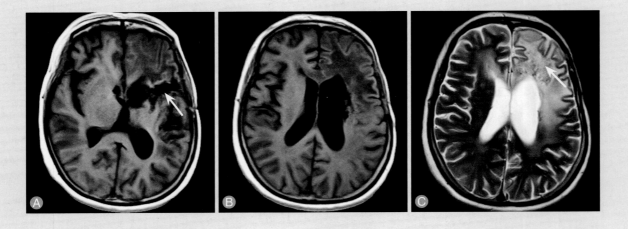

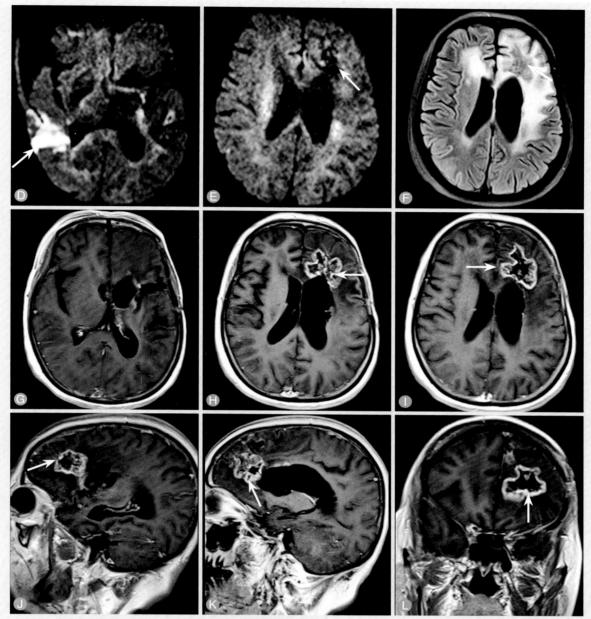

A、B.T₁WI；C.T₂WI；D、E.DWI；F.T₂-FLAIR；G～I.轴位T₁WI增强；J、K.矢状位T₁WI增强；L.冠状位T₁WI增强。左侧额叶T₁WI、T₂-FLAIR、DWI均呈低信号（图A、图E、图F箭头），"花环状"强化（图H～图L箭头）；右侧额叶DWI高信号（图D箭头）

图7-1-2 头颅MRI（术后放疗后16个月）

【解析思路】

1.临床特征：患者为老年女性，高级别胶质瘤术后，1个月后行放疗。

2.影像学特点：①术后4个月，MRI检查显示在侧额岛叶、基底节区见术后残腔，边缘线条状强化，无占位效应；②术后16个月复查，左侧额叶见不规则异常信号，T₂WI呈等/稍高信号，T₁WI、T₂-FLAIR、DWI均呈低信号，增强扫描呈不规则"花环状"强化，周围大片状水肿信号，右侧颞叶DWI高信号，增强后无强化，术后残腔无明显变化，脑萎缩征象较前片（术后4个月复查）明显。

3.定位：脑内间变星形细胞瘤术后，复查脑内多发病灶。

4.定性：肿瘤复发或放射性脑病（放射坏死、假性进展）？

【可能的诊断】

1.肿瘤复发

支持点：间变星形细胞瘤，易复发，左侧额叶病灶不规则"花环样"强化，周围大片状水肿信号。

不支持点：T_1WI、T_2-FLAIR、DWI均呈偏低信号，提示凝固性坏死病变或含纤维成分较多，病灶占位效应较轻（左额叶体积小，皮层萎缩明显），术区残腔无变化。

2.放射坏死（假性进展）

支持点：左侧额叶病灶T_1WI、T_2-FLAIR、DWI均呈偏低信号，胶质瘤放疗病史支持放射性坏死（凝固性坏死）所致假性进展。

不支持点：胶质瘤复发与假性进展增强形态相似，难以鉴别，需结合MRS、PWI等多模态成像综合分析判别。

术后34个月复查影像（图7-1-3）：左侧额叶病灶趋于消失（平扫，未做增强），脑内新见多发DWI高信号，部分脑动脉未见显示或显示狭窄、分支减少，符合放疗后所致脑血管炎病变，T_1WI皮层区多发线状高信号，考虑胶质增生、矿物质沉积；脑萎缩明显加重。

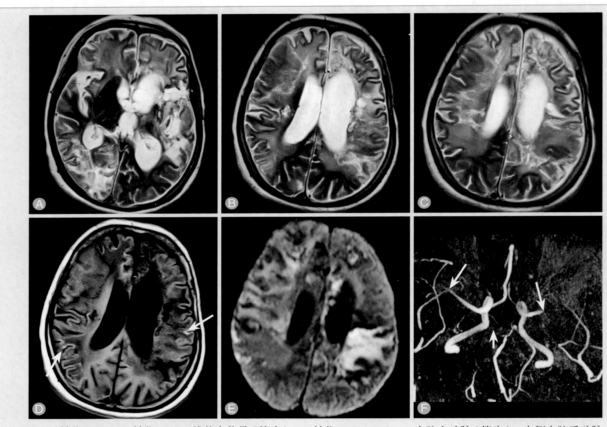

A~C.轴位 T_2WI；D.轴位 T_1WI，线状高信号（箭头）；E.轴位 DWI；F.MRA，大脑中动脉（箭头），右侧大脑后动脉（短箭头）

图7-1-3 头颅MRI和MRA

【临床诊断】

符合放射性脑病（脑萎缩、动脉血管炎、多发梗死），左侧额叶病灶为放射性坏死所致假性进展，治疗后病灶缩小。

【讨论】放射性脑病

1.概述：放射性脑病（radiation encephalopathy，REP）是指脑组织受到放射线照射后，导致神经元发生变性、坏死而引起的中枢神经系统疾病。本病可在放射治疗头颈部恶性肿瘤特别是鼻咽癌等疾病时发生，是放射性治疗后最严重的并发症之一。

病理：根据放射治疗后出现症状的潜伏期长短可分为急性反应期、早期迟发反应期、晚期迟发反应期，其中急性期和早期迟发反应期放射性脑病经治疗后尚可修复，晚期迟发反应期放射性脑病出现脑组织坏死且不可逆转。

临床表现：本病的发病机制尚不完全清楚，可能有3种：①放射线直接损伤：放射线对脑组织的直接损伤，导致白质（少突胶质细胞为主）脱髓鞘、软化、萎缩；②脑血管的继发损伤：以微血管和中、小动脉损伤为主，早期出现血管内皮细胞肿胀、变性、脱落，致使血管通透性升高，晚期血管壁增厚、管腔狭窄，进而引起脑组织缺血、坏死；③免疫损伤机制：放射线照射可以引起脑内通过胶质细胞参与的急、慢性免疫性炎症反应，释放大量的促炎症因子、细胞因子、趋化因子、氧自由基等，介导脑组织的炎症损伤，使得血脑屏障通透性增加、白质脱髓鞘及神经元坏死。然而任何单一因素都不能解释放射性脑损伤的全部病理变化过程，因此多数学者认为，放射性脑损伤的发病机制是多因素综合作用的结果。

2.影像学表现：本病在T_1WI上一般呈低信号，少数可见出血高信号，在T_2WI上以高信号为主，周围可见大小不等的T_1WI低信号、T_2WI高信号水肿区，边界不清楚，而当病变以液化囊变为主时，边界较清、周围水肿较轻。增强扫描显示病灶呈不规则"线状""花环状""斑片状"强化，可以很好地区分液化坏死、囊变区与水肿区。

假性进展是胶质瘤治疗后早期放射性脑损伤的主要表现形式。影像学表现为胶质瘤患者术后同步放化疗后3～6个月内术区出现新的强化病灶，类似肿瘤复发，在常规的MRI增强扫描中，胶质瘤的术后复发和同时放化疗后表现出来的假性进展均可表现为病变部位的异常"肿块样"强化。但是两者之间异常增强的病理基础是不同的，前者主要表现是血管内皮生长因子的表达增加伴发新生血管形成，而后者是由放化疗等治疗因素引起的一过性血脑屏障破坏及血管源性水肿。MRI增强扫描中出现的异常强化仅能反映血脑屏障的破坏，肿瘤血管的生成和微循环灌注信息的反映需要通过多模态成像评估，灌注成像技术（DSC及ASL）可以发挥重要作用。胶质瘤复发时有新生血管形成及血流灌注增加，在PWI中相对脑血容量（relative celebral blood volume，rCBV）、相对脑血流量（relative celebral blood flow，rCBF）可以从不同角度反映微血管的新生程度及血流灌注状态，所以在复发时表现为rCBV和rCBF增加。在假性进展中，由于其主要病理表现为水肿而无新生血管生成，在PWI中rCBV和rCBF为低灌注。ASL技术比传统DSC技术受到血脑屏障影响小，因为ASL是利用本身体内动脉血中的水分子进行成像，而DSC应用的是体外对比剂，所以ASL能更真实地反映组织的血流灌注情况，同时足以区分肿瘤复发、进展和假性进展。

【典型征象】

T_2WI、T_2-FLAIR低信号，可见于凝固性坏死、纤维成分多、合并出血；增强可见不规则"花环状""条片状""线状"强化多壁薄、延展；重度脑萎缩可伴胶质增生、矿物质沉积；ASL呈低灌注（图7-1-4，文后彩图7-1-4D，文后彩图7-1-4E）。

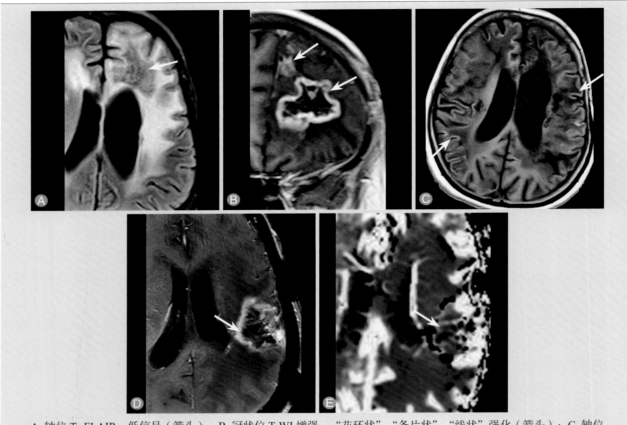

A.轴位 T_2-FLAIR，低信号（箭头）；B.冠状位 T_1WI 增强，"花环状""条片状""线状"强化（箭头）；C.轴位 T_2-FLAIR，脑萎缩（箭头）；D.轴位 T_2-FLAIR 增强；E.轴位 ASL，图 B 箭头所示位置在 ASL 呈低灌注（箭头）

图7-1-4 放射性坏死MRI

【诊断要点】

1.放疗史，病变位于相应放疗区域内。

2.增强扫描不规则"花环状"强化呈"皱缩感"，则更支持放射性脑病。

3.放射性脑病PWI呈低灌注。

（柏天军）

第二节　癫痫持续状态脑病

【临床资料】

患者男性，55岁。

主诉：发作性肢体抽搐11小时，发作时神志不清，发作后左侧肢体活动障碍。

既往史及实验室检查：有高血压病、糖尿病、化脓性脑炎病史；脑脊液蛋白略升高，余生化检查正常。

【影像学检查】

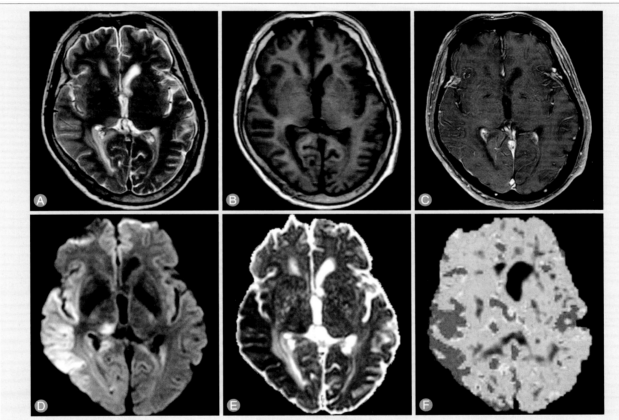

A. 轴位 T₂WI；B. 轴位 T₁WI；C. 轴位 T₁WI 增强扫描；D、E. 轴位 DWI 及相应 ADC；F. 轴位灌注成像

图7-2-1　头颅MRI

【解析思路】

1.临床特征：患者为中老年男性，癫痫发作病史，脑脊液蛋白略升高。

2.影像学特点：①右侧颞岛叶肿胀，信号异常，邻近脑沟变窄，右侧丘脑枕异常信号；②T₁WI呈稍低信号，T₂WI呈稍高信号，DWI呈高信号，ADC图呈低信号；③增强扫描未见明显强化；④灌注成像呈高灌注（图7-2-1，文后彩图7-2-1F）。

【可能的诊断】

1.MELAS

支持点：癫痫病史，以皮层分布为主的T_1WI呈略低信号、T_2WI呈略高信号，DWI及相应ADC显示弥散受限，提示细胞毒性水肿。病变不按血管支配区分布，增强扫描未见明显强化，病变区呈高灌注。

不支持点：MELAS有生长发育落后、运动不耐受、糖尿病、视力听力受损等病史。

2.脑梗死

支持点：脑实质T_1WI略低信号、T_2WI略高信号，DWI及ADC显示弥散受限，提示细胞毒性水肿。

不支持点：脑梗死病变范围与血管分布区一致，多同时累及灰白质，呈低灌注改变。如果是静脉性脑梗死患者多有颅内静脉血栓高危因素，主要为口服避孕药、中耳乳突炎、产褥期等，出血相对多见。

3.单纯疱疹病毒性脑炎

支持点：急性发病，可有癫痫，病变多位于颞岛叶、额叶眶回，多为双侧不对称发病，以一侧为著。早期细胞毒性水肿，弥散受限；急性期多呈高灌注改变。

不支持点：单纯疱疹病毒性脑炎多有发热等感染症状，病变区多为血管源性水肿，弥散不受限（但早期细胞毒性水肿，弥散受限），典型呈"刀切征"，可有出血；增强扫描可见强化。

4.癫痫持续状态

支持点：长时间癫痫病史，皮层肿胀，T_1WI略低信号、T_2WI略高信号，DWI及相应ADC显示弥散受限，提示细胞毒性水肿；增强扫描未见明显强化，病变区呈高灌注。

不支持点：无。

【临床诊断】

癫痫持续状态脑病

【讨论】癫痫持续状态脑病

1.概述：癫痫持续状态（status epilepticus，SE）指持续时间超过大多数同种发作类型患者绝大部分发作的时长而无停止征象或反复发作、期间意识状态不能恢复至基线的发作。参照2015年国际抗癫痫联盟工作小组对SE的概念、分类的修订及同类研究人选标准，SE患者包括全面性惊厥性发作超过5 min，或者非惊厥性发作或部分性发作持续超过15 min，或5~30 min内两次发作间歇期意识未完全恢复正常的患者。排除标准：排除入院时已终止发作患者。

病理：癫痫持续状态脑病的病理生理机制尚未完全阐明。Doherty等认为癫痫发作导致局部脑组织细胞代谢增高和血流量显著增加，高灌注可能会破坏血脑屏障出现血管源性水肿。Cole等则认为在癫痫发作后，大脑耗氧量和耗糖量急剧增加，而脑组织几乎无氧及葡萄糖储备，缺氧和低血糖导致神经元内ATP减少，Na^+-K^+-ATP酶泵衰竭，水和钙、钠离子内流进入细胞，谷氨酸盐的过量释放和离子通透性的增加而引起细胞毒性水肿。研究发现，这些病变常累及后部大脑皮层，这些区域的交感神经较少且活性低，更容易受到癫痫活动引起的高灌注的影响，类似于可逆性后部脑病综合征的脑损伤机制。

2.影像学表现：癫痫持续状态脑病是与癫痫持续状态相关的一过性脑损伤，多数病变累及单侧或双侧大脑半球皮层及皮层下白质，也可累及海马、基底节、胼胝体。癫痫发作导致局部脑组织水肿，T_1WI呈低信号、T_2WI、T_2-FLAIR呈高信号，急性期DWI多呈高信号。软脑膜可出现轻度强化，MRA病变部位血管增多，灌注成像多呈高灌注改变，这种高灌注是暂时性的，可能是癫痫发作时局部脑组织对能量需求提高的反应。癫痫持续状态脑病的MRI序列中DWI是最敏感的，特别是一些局限在大脑皮层的小病灶，DWI可能是唯一出现异常信号的MRI序列，DWI可呈高信号或低信号改变，分别提示细胞毒性水肿和血管源性水肿，二者可单独出现亦可同时出现，同时出现时主要表现为皮层区细胞毒性水肿而皮层下白质血管源性水肿，弥散受限常被认为是脑卒中不可逆性的标志，而癫痫发作导致的弥散受限常常是可逆的，仅少数呈不可逆性改变。

【拓展病例】

　　病例　患者为5岁儿童，癫痫发作2天，双侧顶枕叶灰质区肿胀，邻近脑沟变窄，T₂WI及T₂-FLAIR呈略高信号，DWI呈高信号（图7-2-2）。

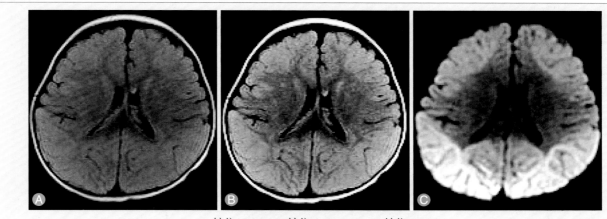

A.轴位 T₂WI；B.轴位 T₂-FLAIR；C.轴位 DWI

图7-2-2　头颅MRI

【诊断要点】

1.患者有癫痫持续状态病史。

2.病变多累及后部的大脑皮层，急性期DWI多呈高信号。

（柏天军）

—— 参考文献 ——

[1] 王可颜，程敬亮，张勇，等．高分辨 MRI 在鉴别烟雾病和动脉粥样硬化相关性烟雾综合征中的价值 [J]．中华放射学杂志，2017，51（1）：3-7．

[2] 中国免疫学会神经免疫学分会，中华医学会神经病学分会神经免疫学组，中国医师协会神经内科医师分会神经免疫专业委员会．原发性中枢神经系统血管炎诊断和治疗中国专家共识 [J]．中国神经免疫学和神经病学杂志，2017，24（4）：229-239．

[3] DUTRA, LA DE SOUZA A W S, GRINBERG-DIAS G, et al. Central nervous system vasculitis in adults：an update[J]. autoimmun Rev, 2017, 16（2）：123-131.

[4] 柴圣婷，夏爽．中枢神经系统血管炎的影像特征及研究进展 [J]．国际医学放射学杂志，2019，42（1）：54-58．

[5] 李建章．中枢神经系统血管炎的共性及诊断标准商讨 [J]．中国实用神经疾病杂志，2017，20（5）：1-2．

[6] 王金月．可逆性脑血管收缩综合征及其影像学表现 [J]．实用医学影像杂志，2016，17（2）：160-163．

[7] 陈越，周仁兰．可逆性脑血管收缩综合征的诊治进展 [J]．中风与神经疾病杂志，2019，36（5）：460-463．

[8] 纪怡璠，李向雨，李晓莎，等．高半胱氨酸与脑小血管病 [J]．国际脑血管病杂志，2020，28（2）：134-139．

[9] 卢东，赵薇，杜静，等．脑小血管病患者外周血同型半胱氨酸水平与认知功能的相关性研究 [J]．中国卒中杂志，2019，14（2）：100-105．

[10] CHANDRASKCARAN S, PATIL S, SUTHAR A, et al. Hyperhomocysteinaemia in children receiving phengtoin and carbamazepine monotherapy：a cross-sectional observational study[J]. Arch Dis Child, 2017, 102（4）：346-351.

[11] 王立志，罗伟良，刘武，等．Percheron 动脉闭塞所致双侧丘脑梗死临床及影像学特征分析 [J]．实用医学杂志，2020，36（4）：553-556．

[12] 曹丽芝，严进华，高雅萱，等．Percheron 动脉闭塞所致双侧丘脑梗死 2 例报告及文献复习 [J]．中风与神经疾病杂志，2019，36（12）：1121-1122. https://doi.org/10.19845/j.cnki.zfysjjbzz.2019.12.015.

[13] 王明慧，张竹青，刘学军，等．41 例颈动脉蹼患者的影像学及临床特征 [J]．中国卒中杂志，2020，15（3）：257-259．

[14] 国家卫生健康委员会脑卒中防治专家委员会房颤卒中防治专业委员会，中华医学会心电生理和起搏分会，中国医师协会心律学专业委员会．中国心源性卒中防治指南（2019）[J]．中华心律失常学杂志，2019，23（6）：463-484．

[15] ISSAR P, CHINNA S, ISSAR S K. Evaluation of cerebral venous thrombosis by CT, MRI and MR venography[J]. J Assoc Physicians India, 2017, 65（11）：16-21.

[16] IV M, YOON B C, HEIT J J, et al. Current clinical state of advanced magnetic resonance imaging forbrain tumor diagnosis and follow up[J]. Semin Roentgenol, 2018, 53（1）：45-61.

[17] FINELLI P F, NOUH A. Three-territory DWI acute infarcts: diagnostic value in cancer-associated hypercoagulation stroke (Trousseau syndrome) [J]. AJNR Am J Neuroradiol, 2016, 37 (11): 2033-2036.

[18] 解俊, 鲁珊珊, 施海彬. Trousseau 综合征致多发急性脑梗死的临床及 MRI 特征 [J]. 临床放射学杂志, 2019, 38 (7): 1160-1163. https://doi.org/10.13437/j.cnki.jcr.20190731.002.

[19] BOLZ J, MEVES S H, KARA K, et al. Multiple cerebral infarctions in a young patient with heroin-induced hypereosinophilic syndrome[J]. J Neurol Sci, 2015, 356 (1-2): 193-195.

[20] 秦伟伟, 赵静, 夏明荣, 等. 以急性脑梗死 / 短暂性脑缺血发作为主要表现的特发性嗜酸性粒细胞增多症 1 例 [J]. 中国实用神经疾病杂志, 2019, 22 (22): 2539-2544.

[21] VARENNES L, TAHON F, KASTLER A, et al. Fibromuscular dysplasia: what the radiologist should know: a pictorial review[J]. Insights Imaging, 2015, 6 (3): 295-307.

[22] SERULLE Y, MILLER T R, GANDHI D. Dural arteriovenous fistulae: imaging and management[J]. Neuroimaging Clin N Am, 2016, 26 (2): 247-258.

[23] 张小伟, 卢丽君, 李新明, 等. 硬脑膜动静脉瘘 3 例报告及文献复习 [J]. 中国卒中杂志, 2018, 13 (12): 1291-1295.

[24] MAIMON S, LUCKMAN Y, STRAUSS I. Spinal dural arteriovenous fistula: a review[J]. Adv Tech Stand Neurosurg, 2016, (43): 111-137.

[25] 杜冰莹, 范存秀, 孙旭, 等. 硬脊膜动静脉瘘影像学研究进展 [J]. 中华神经科杂志, 2018, 51 (6): 478-480.

[26] HENDERSON A D, MILLER N R. Carotid-cavernous fistula: current concepts in aetiology, investigation, and management[J]. Eye (Lond), 2018, 32 (2): 164-172.

[27] BAILEY C R, RAY-MAZUMDER N, SEDIGHI MANESH R. Carotid Cavernous Fistula[J]. J Gen Intern Med, 2017, 32 (4): 483-484.

[28] PEREIRA S, VIEIRA B, MAIO T, et al. Susac's syndrome: an updated review[J]. Neuro ophthalmology, 2020, 44 (6): 355-360.

[29] AGAMANOLIS DIMITRI P, PRAYSON R A, ASDAGHI N, et al. Brain microvascular pathology in Susac syndrome: an electron microscopic study of five cases[J]. Ultrastructural pathology, 2019, 43 (6): 229-236.

[30] MARRODAN M, CORREALE J, ALESSANDRO L, et al. Susac syndrome: a differential diagnosis of white matter lesions[J]. Multiple sclerosis and related disorders, 2017, 15: 42-46.

[31] 江威, 石冰心, 武雷, 等. 中央变异型后部可逆性白质脑病综合征二例报道 [J]. 中华神经医学杂志, 2020 (4): 398-399.

[32] HORKO VIČOVÁ K, HÁJKOVÁ E, KRÁSNIK V. Pres syndrome[J]. Cesk Slov Oftalmol, 2020, 76 (3): 135-138.

[33] ANDERSON R C, PATEL V, SHEIKH-BAHAEI N, et al. Posterior reversible encephalopathy syndrome (PRES): pathophysiology and neuro-imaging[J]. Front Neurol, 2020, 11: 463.

[34] CHARIDIMOU A, BOULOUIS G, GUROL M E, et al. Emerging concepts in sporadic cerebral amyloid

angiopathy[J]. Brain, 2017, 140 (7) : 1829–1850. https://doi.org/10.1093/brain/awx047.

[35] YAMADA M. Cerebral amyloid angiopathy: emerging concepts[J]. J Stroke, 2015, 17 (1) : 17–30.

[36] 李操, 王世界, 唐光才, 等. 颅内梅毒树胶肿的影像学表现 [J]. 中华放射学杂志, 2016, 50 (10) : 798–799.

[37] 高俊华, 李务荣, 伍文清, 等. 46 例神经梅毒临床特征及影像学特点 [J]. 中华实验与临床感染病杂志 (电子版), 2016, 15 (5) : 570–574.

[38] 于春水, 马林, 张伟国. 颅脑影像诊断学 [M]. 3 版. 北京: 人民卫生出版社, 2019: 426–445.

[39] GUEDES B F, FREUA F, PARMERA, J B, et al. Intraventricular neurocysticercosis: the role of advance.MRI sequences[J]. Neurol India, 2020, 68 (3) : 716–717.

[40] RAJA M, GONZALES ZAMORA J A, HASSOUN A. Solitary Brain Mass in a Patient with Seizures: An Unexpected Infectious Etiology[J]. Diseases, 2018, 6 (3) : 54.

[41] NARRANGER, KAMARAJUS K.Giant. eccentric target sign[J]. Neurol. India, 2015, 63 (1) : 124–125.

[42] OH M Y, KIM KE, KIM M J, et al. Breast sparganosis presenting wit a painless breast lump[J]. Korean J Parasitol, 2019, 57 (2) : 179–184.

[43] 叶善可, 徐烈, 黄琴, 等. 8 例脑曼氏裂头蚴病的流行病学特点、临床特征、影像学表现与预后分析 [J]. 中国寄生虫学与寄生虫病杂志, 2018, 36 (2) : 144–147.

[44] TONG D S, HOU R, ZHANG Y, et al. Establishment of an animal model of Sparganum mansoni infection and study on therapeutic methods Ⅰ Establishment of an animal model of Sparganum mansoni infection in mice and changes of serum specific antibody levels post-infection[J]. Chinese journal of schistosomiasis control, 2018, 30 (5) : 537–539.

[45] 李陶然, 何霞, 王天舒, 等. Rasmussen 脑炎 1 例并文献复习 [J]. 中国实用神经疾病杂志, 2017, 20 (23) : 103–105.

[46] 任彦军, 卢洁, 李坤成, 等. 儿童 Rasmussen 脑炎的 MRI 影像特点及诊断 [J]. 医学影像学杂志, 2019, 29 (3) : 350–353.

[47] 卢超, 赵国光, 单永治, 等. Rasmussen 脑炎早期干预 1 例 [J]. 中国临床神经外科杂志, 2018, 23 (12) : 68–69.

[48] 侯效芳, 梅博惠, 赵福涛, 等. 神经元核内包涵体病的临床和 MRI 特征分析 (附 6 例报告) [J]. 医学影像学杂志, 2021, 31 (3) : 535–538.

[49] LIANG H, WANG B, LI Q, et a1. Clinical and pathological features in adult-onset NIID patients with cortical enhancement[J]. Journal of Neurology, 2020, 267 (11) : 3187–3198.

[50] SUGIYAMA A, SATO N, KIMURA Y, et a1. MR imaging features of the cerebellum in aduh-onset neuronal intranuclear inclusion disease: 8 cases [J]. AJNR Am J Neuroradiol, 2017, 38 (11) : 2100–2104.

[51] FILIPPI M, PREZIOSA P, BANWELL B L, et al. Assessment of lesions on magnetic resonance imaging in multiple sclerosis: practical guidelines[J]. Brain, 2019, 142 (7) : 1858–1875.

[52] 章殷希, 郑扬, 沈春红, 等. 自身免疫性胶质纤维酸性蛋白星形胶质细胞病 [J]. 中华神经科杂志,

2020，53（4）：317-320.

[53] FANG B，MCKEON A，HINSON S R，et al. Autoimmune glial fibrillary acidic protein astrocytopathy：a novel meningoencephalomyelitis[J]. JAMA Neurol，2016，73（11）：1297-1307.

[54] SHAN F，LONG Y，QIU W. Autoimmune glial fibrillary acidic protein astrocytopathy：a review of the literature[J]. Front Immunol，2018，9：2802.

[55] KUNCHOK A，ZEKERIDOU A，MCKEON A. Autoimmune glial fibrillary acidic protein astrocytopathy[J]. Curr Opin Neurol，2019，32（3）：452-458.

[56] TZANETAKOS D，VAKRAKOU A G，TZARTOS J S，et al. Heterogeneity of Baló's concentric sclerosis：a study of eight cases with different therapeutic concepts[J]. BMC Neurol，2020，20（1）：400.

[57] GRASSO D，BORREGGINE C，CASTORANI G，et al. Baló's concentric sclerosis in a case of cocaine-levamisole abuse[J]. SAGE Open Med Case Rep，2020，8：2050313X20940532. https://doi.org/10.1177/2050313X20940532.

[58] HU X L，FU S M. Global boundedness and stability for a chemotaxis model of Boló's concentric sclerosis[J]. Math Biosci Eng，2020，17（5）：5134-5146.

[59] OTSU S，ISHIBASHI S，OZAKI K，et al. Elevated lipid peaks during the recovery phase of Baló's concentric sclerosis：a case report[J]. eNeurologicalSci，2019，15：100191.

[60] HOANG V T，TRINH C T，VAN H A T，et al. Balo's concentric sclerosis mimicking tumor on magnetic resonance imaging in a young patient[J]. Clin Med Insights Case Rep，2021，19（14）：1179547621989673. https://doi.org/10.1177/1179547621989673.

[61] JARIUS S，WÜRTHWEIN C，BEHRENS J R，et al. Baló's concentric sclerosis is immunologically distinct from multiple sclerosis：results from retrospective analysis of almost 150 lumbar punctures[J]. J Neuroinflammation，2018，15（1）：22.

[62] BEHRENS J R，WANNER J，KUCHLING J，et al. 7 Tesla MRI of Balo's concentric sclerosis versus multiple sclerosis lesions[J]. Ann Clin Transl Neurol，2018，5（8）：900-912.

[63] KATO M. Genotype-phenotype correlation in neuronal migration disorders and cortical dysplasias[J]. Front Neurosci，2015，9：181.

[64] GERTZ C C，KRIEGSTEIN A R. Neuronal migration dynamics in the developing ferret cortex[J]. J Neurosci，2015，35（42）：14307-14315.

[65] BUDDAY S，STEINMANN P，KUHL E. Physical biology of human brain development[J]. Front Cell Neurosci，2015，9：257.

[66] 李健，李莉，徐梦莹，等. 胎儿前脑无裂畸形经典类型的 MRI 诊断 [J]. 临床放射学杂志，2020，39（2）：282-285.

[67] FALLET-BIANCO C. Neuropathology of holoprosencephaly[J]. Am J Med Genet C Semin Med Genet，2018，178（2）：214-228.

[68] KOUSA Y A，DU PLESSIS A J，VEZINA G. Prenatal diagnosis of holoprosencephaly[J]. Am J Med Genet C Semin Med Genet，2018，178（2）：206-213.

[69] 张凯，于柯，于台飞. 神经纤维瘤病 I 型的 MRI 影像学表现 [J]. 医学影像学杂志，2018，28（2）：

200–202.

[70] GRIFFITH J L，MORRIS S M，MAHDI J，et al. Increased prevalence of brain tumors classified as T2 hyperintensities in neurofibromatosis 1[J]. Neurol Clin Pract，2018，8（4）：283–291.

[71] GUGEL I，GRIMM F，TEUBER C，et al. Presenting symptoms in children with neurofibromatosis type 2[J]. Childs Nerv Syst，2020，36（10）：2463–2470.

[72] 姜涛，李刚，葛新然，等 . VCTP 在脑颜面血管瘤综合征诊断中的应用 [J]. 影像研究与医学应用，2019，3（17）：239–240.

[73] 张玉石 . 结节性硬化症相关肾血管平滑肌脂肪瘤诊治专家共识 [J]. 中华泌尿外科杂志，2017，38（5）：321–325.

[74] HONG S J，BERNHARDT B C，CALDAIROU B，et al. Multimodal MRI profiling of focal cortical dysplasia type Ⅱ [J]. Neurology，2017，88（8）：734–742.

[75] 李林，史建国，董春华，等 . 3D 高分辨 MRI 在局灶性皮质发育不良Ⅱ型患儿中的应用 [J]. 中国医学影像技术，2018，34（11）：1641–1644.

[76] VEERSEMA T J，FERRIER C H，VAN EIJSDEN P，et al. Seven tesla MRI improves detection of focal cortical dysplasia in patients with refractory focal epilepsy[J]. Epilepsia Open，2017，2（2）：162–171.

[77] JAYALAKSHMI S，NANDA S K，VOOTURI S，et al. Focal cortical dysplasia and refractory epilepsy：role of multimodality imaging and outcome of surgery[J]. AJNR Am J Neuroradiol，2019，40（5）：892–898.

[78] CHOI S A，KIM K J. The surgical and cognitive outcomes of focal cortical dysplasia[J]. J Korean Neurosurg Soc，2019，62（3）：321–327.

[79] JIN B，KRISHNAN B，ADLER S，et al. Automated detection of focal cortical dysplasia type II with surface-based magnetic resonance imaging postprocessing and machine learning[J]. Epilepsia，2018，59（5）：982–992.

[80] GUYE M，BARTOLOMEI F，RANJEVA J P. Malformations of cortical development：the role of 7-Tesla magnetic resonance imaging in diagnosis[J]. Rev Neurol（Paris），2019，175（3）：157–162.

[81] SOCIETY FQR MATERNAL-FETAL MEDICINE，MONTEAGUDO A. Vein of Galen aneurysmal malformation[J]. Am J Obstet Gynecol，2020，223（6）：B27–B29. https://doi.org/10.1016/j.ajog.2020.08.181.

[82] SALIOV G，VRAKAI，TEGLAS J P，et al. Pseudofeeders on fetal magnetic resonance imaging predict outcome in vein of Galen malformations[J]. Ann Neurol，2017，81（2）：278–286.

[83] OSBORN A G，DIGRE K B. 神经影像学 [M]. 娄昕，江桂华，译 . 北京：北京大学医学出版社，2019.

[84] 宋清伟 . 放射医学高级医师进阶 [M]. 北京：中国协和医科大学出版社，2016.

[85] 梁长虹，李欣 . 儿科放射诊断学 [M]. 北京：人民卫生出版社，2018.

[86] 王翔，张树桐 . 临床影像学诊断指南 [M]，郑州：河南科学技术出版社，2020.

[87] 卢卡·萨巴 . 脑部及头颈部影像学精要（附成像原理与基础）[M]. 马林，鲜军舫，娄昕，等主译 . 北京：中国科学技术出版社，2020.

[88] 龚起勇，冯晓源 . 神经放射诊断学 [M]. 北京：人民卫生出版社，2018.

[89] 彭芸. 实用儿童磁共振诊断学 [M]. 北京：人民卫生出版社，2019.

[90] 徐克，龚启勇. 医学影像学 [M]. 8 版. 北京：人民卫生出版社，2019.

[91] 韩萍，于春水. 医学影像诊断学 [M]. 4 版. 北京：人民卫生出版社，2017.

[92] 拉尔夫·维斯莱特. 影像学诊断基础教程 [M]. 5 版. 贺文，主译. 北京：北京大学医学出版社，2016.

[93] 马平，郑彬. 肝豆状核变性颅内病变的影像及临床表现 [J]. 医学影像学杂志，2018，28（2）：326-328.

[94] 姚晓敏，张玉超，马红，等. 肾上腺脑白质营养不良 1 例及文献复习 [J]. 山东大学学报（医学版），2019，57（3）：115-116.

[95] 康健捷，彭凯润，刘雁，等. 肾上腺脑白质营养不良两种表型的临床及影像学分析 [J]. 神经损伤与功能重建，2020，15（1）：1-5.

[96] BOXER A L，YU J T，GOLBE L I，et al. Advances in progressive supranuclear palsy：new diagnostic criteria，biomarkers，and therapeutic approaches[J]. Lancet Neurol，2017，16（7）：552-563.

[97] 张玉石. 结节性硬化症相关肾血管平滑肌脂肪瘤诊治专家共识 [J]. 中华泌尿外科杂志，2017，38（5）：321-325.

[98] 党连荣. 亨廷顿病 6 例的临床特点及神经影像学分析 [J]. 实用医学影像杂志，2017，18（4）：334-336.

[99] 李振芝，于进超，王晓华，等. 亨廷顿病的临床特征及影像学研究进展 [J]. 医疗装备，2016，29（12）：201-202.

[100] 张凯，于柯，于台飞. 神经纤维瘤病 I 型的 MRI 影像学表现 [J]. 医学影像学杂志，2018，28（2）：200-202.

[101] GRIFFITH J L，MORRIS S M，MAHDI J，et al. Increased prevalence of brain tumors classified as T_2WI hyperintensities in neurofibromatosis 1[J]. Neurol Clin Pract，2018，8（4）：283-291.

[102] 张艳利，王天红，郭顺林，等. MRI 在监测一氧化碳中毒脑损伤中的应用 [J]. 中国医学影像学杂志，2017，25（8）：637-640.

[103] KIM D M，LEE I H，PARK J Y，et al. Acute carbon monoxide poisoning：MR imaging findings with clinical correlation[J]. Diagn Interv Imaging，2017，98（4）：299-306.

[104] 万里姝，李国祝，姜楠. 豆状核叉状征一例 [J]. 中华神经科杂志，2016，49（5）：398-399.

[105] PALMA J A，NORCLIFFE-KAUFMANN L，KAUFMANN H. Diagnosis of multiple system atrophy[J]. Auton Neurosci，2018，211（5）：15-25.

[106] 刘树元，宋景春，毛汗丁，等. 中国热射病诊断与治疗专家共识 [J]. 解放军医学杂志，2019，44（3）：181-196.

[107] HERMANN B，RUDLER M，GALANAUD D，et al. Magnetic resonance spectroscopy：A surrogate marker of hepatic encephalopathy？[J]. Hepatology，2019，71（5）：1055-1057.

[108] YU F，STEVEN A，BIRNBAUM L，et al. T_2WI^*-based MR imaging of hyperglycemia-induced hemichorea-hemiballism[J]. Neuroradiol，2017，44（1）：24-30.

[109] KAWAKAMI I，ISEKI E，KASANUKI K，et al. A family with hereditary diffuse leukoencephalopathy with spheroids caused by a novel c.2442+2T>C mutation in the CSF1R gene[J]. J Neurol Sci，2016，

367：349-355.

[110] KONNO T，BRODERICK D F，MEZAKI N，et al. Diagnostic Value of Brain Calcifications in Adult-Onset Leukoencephalopathy with Axonal Spheroids and Pigmented Glia[J]. AJNR Am JNeuroradiol，2017，38（1）：77-83.

[111] PATEL K K，MEJIA M J，GUNNESS VRN，et al. Subacute combined degeneration of the spinal cord following nitrous oxide anesthesia：A systematic review of cases[J]. Clin Neurol Neurosurg，2018，173：163-168.

[112] GOVONI M，BORTOLUZZI A，PADOVAN M，et al. The diagnosis and clinical management of the neuropsychiatric manifestations of lupus[J]. J Autoimmun，2016，74：41-72.

[113] BENDORIUS M，PO C，MULLER S，et al. From systemic inflammation to neuroinflammation：the case of neurolupus[J]. Int J Mol Sci，2018，19（11）：3588.

[114] 胡颖，张跃，朱文珍 . 多模态影像学检查诊断 MELAS 综合征的价值分析 [J]. 放射学实践，2020，35（8）：993-998.

[115] YILDIRIM M，GOCMEN R，KONUSKAN B，et al. Acute cerebellitis or postinfectious cerebellar ataxia? clinical and imaging features in acute cerebellitis[J]. J Child Neurol，2020，35（6）：380-388.

[116] 曹玉琳，王嫚，丁园园，等 . Miller-Fisher 综合征 1 例报告 [J]. 神经损伤与功能重建，2018，13（12）：660-661.

[117] 唐晓璐，吕艳秋，陶晓娟，等 . 儿童 Leigh 综合征的脑 MRI 影像学特征及诊断 [J]. 医学影像学杂志，2019，29（2）：178-183.

[118] KIM D M，LEE I H，SONG C J. Uremic Encephalopathy：MR Imaging Findings and Clinical Correlation[J]. AJNR Am J Neuroradiol，2016，37（9）：1604-1609.

[119] RAJAGOPALAN V，PIORO E P. Differential involvement of corticospinal tract（CST）fibers in UMN-predominant ALS patients with or without CST hyperintensity：A diffusion tensor tractography study[J]. Neuroimage Clin，2017，14：574-579.

彩 插

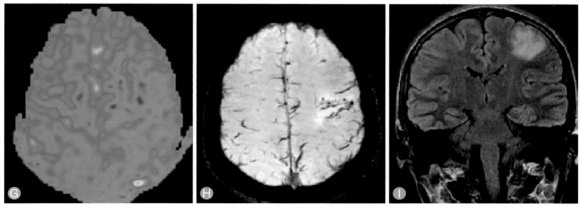

G. 轴位 ASL；H. 轴位 SWI；I. 冠状位 T~2~-FLAIR

图1-3-2　曲霉菌感染继发中枢神经系统血管炎MRI

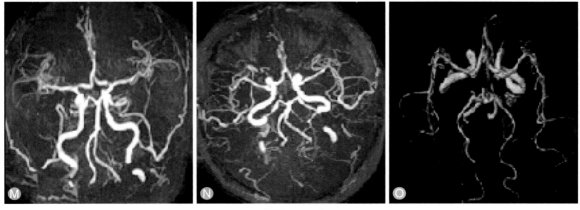

M ~ O. 颅脑 MRA 和 CTA

图1-4-1　治疗前MRI

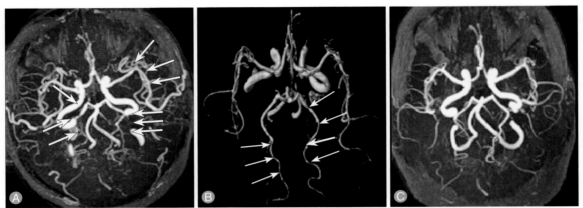

A.MRA，"串珠样"改变（箭头）；B.CTA，"串珠样"改变（箭头）；C.MRA，治疗后恢复正常

图1-4-3 可逆性血管收缩综合征MRA和CTA

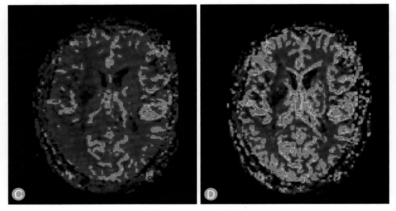

C. 轴位 CBF；D. 轴位 CBV

图1-5-6 脑梗死MRI

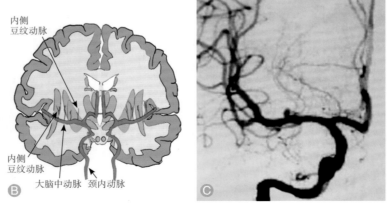

B. 豆纹动脉供血区解剖结构示意；C.DSA。右侧豆纹动脉供血区"地图征"

图1-5-7 脑梗死MRI

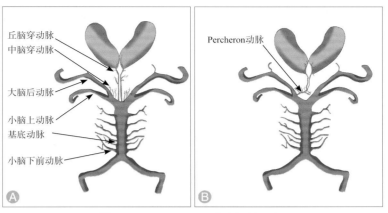

图 1-7-2　Percheron 动脉解剖示意

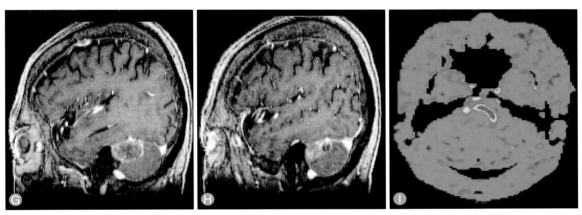

G、H. 矢状位 T₁WI 增强；I. 轴位 ASL

图1-8-3　脑梗死出血转化MRI

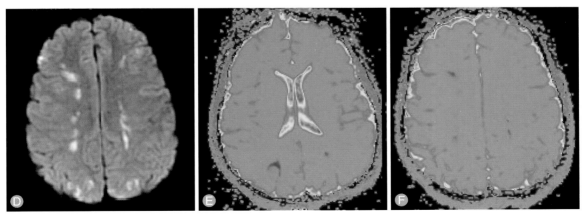

D. 轴位 DWI；E、F. 轴位 ASL。双侧对称性分水岭分布多发小梗死，PWI 低灌注

图1-13-2　嗜酸性粒细胞增多症MRI

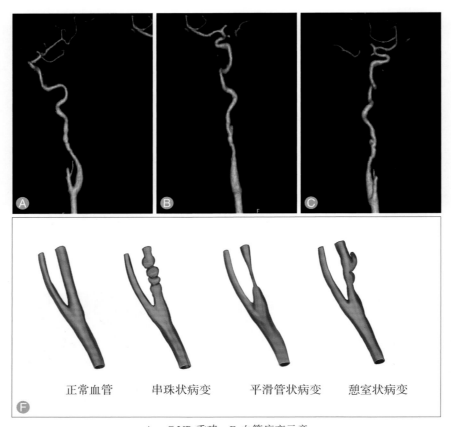

A ~ C.VR 重建；F. 血管病变示意

图1-14-1 颈动脉CTA和纤维肌发育不良血管病变示意

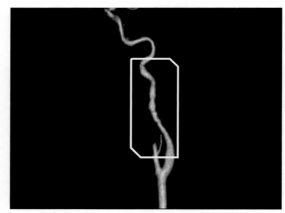

VR 重建，"串珠样"改变（白框）

图1-14-2 纤维肌发育不良

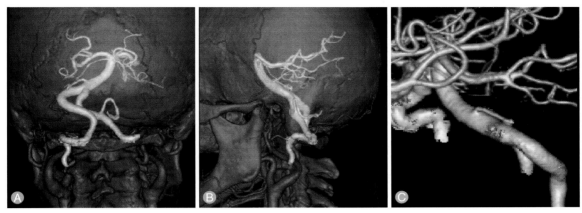

A ~ C.CTA 三维重建

图1-17-1　头颅CTA

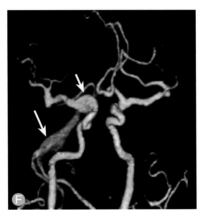

F.CTA-VR，基底动脉起始部（箭头），瘤样扩张（短箭头）

图1-24-1　颅脑MRI和CTA

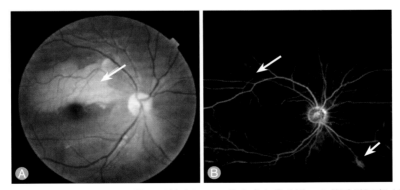

A. 眼底照相，根据受累动脉分支显示颞上区缺血（箭头）；B. 荧光素血管造影，血管受累闭塞（箭头），血管壁高荧光显示（短箭头）

图1-25-5　Susac综合患者眼底检查

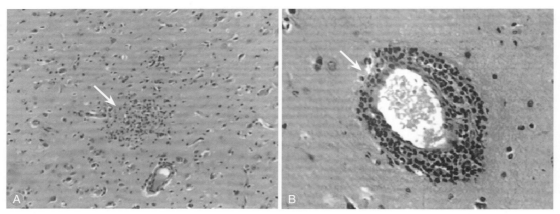

A.箭头指示皮层神经元丢失，小胶质细胞增生（HE，×100）；B.箭头指示皮层内血管周围淋巴细胞套形成（HE，×200）

图2-13-2　Rasmussen脑炎病理组织学检查

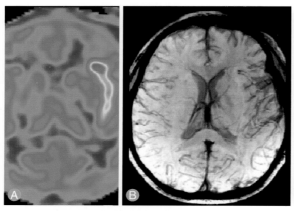

A.轴位 ASL，高灌注；B.轴位 SWI，未见微出血灶

图2-13-3　Rasmussen脑炎MRI

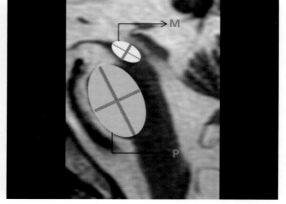

M：中脑面积，P：脑桥面积，绿线与红线分别代表中脑和脑桥的长轴线与垂直线

图3-3-2　中脑脑桥区域比值示意

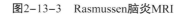

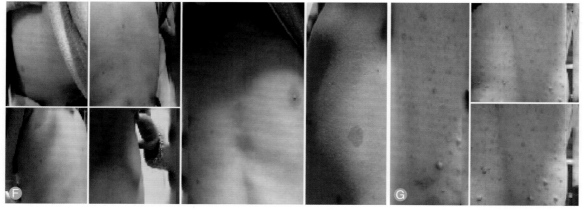

F.患儿体表皮肤多发褐色斑块；G.患儿母亲皮肤多发丛状纤维瘤

图3-6-1　头颅MRI及皮肤照

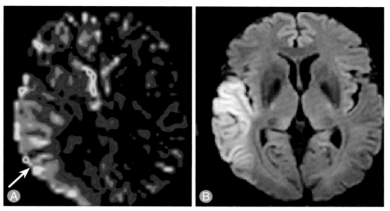

A. 轴位 ASL，高灌注（箭头）；B. 轴位 DWI

图3-9-5 线粒体脑肌病伴高乳酸血病和卒中样发作MRI

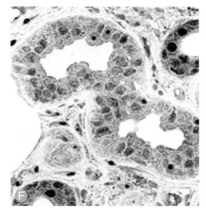

F. 皮肤活检病理组织学检查，包涵体（箭头）

图3-29-1 头颅MRI和皮肤活检病理

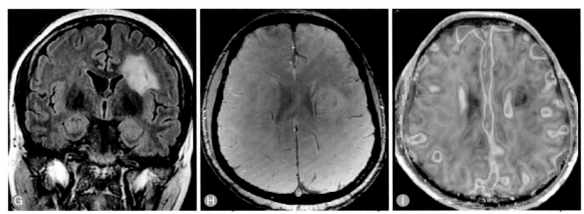

G. 冠状位 T_2-FLAIR；H. 轴位 SWI；I. 轴位 3D-ASL

图4-3-1 头颅MRI

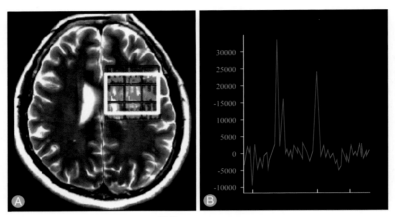

A. 轴位 T$_2$WI；B.MRS

图4-3-2　头颅MRI

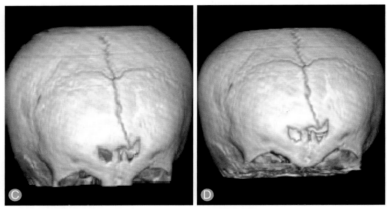

C、D. 颅骨 VR 重建

图5-1-2　头颅CT图像

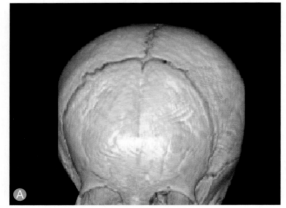

A. 颅骨 VR 重建

图5-11-1　头颅CT图像和MRI

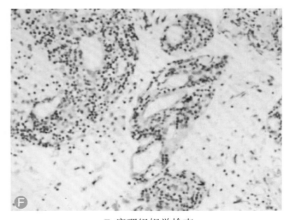

F. 病理组织学检查

图6-1-1　头颅 MRI和病理组织学检查（HE，×100）

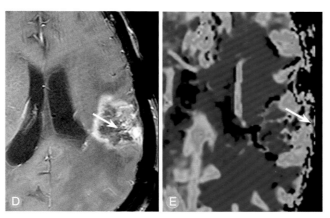

D. 轴位 T$_2$-FLAIR 增强；E. 轴位 ASL，图 B 箭头所示位置在 ASL 呈低灌注（箭头）

图7-1-4　放射性坏死MRI

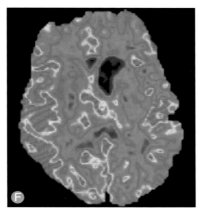

F. 轴位灌注成像

图7-2-1　头颅MRI